MANUEL

DE LA

SAGE-FEMME

ET DE

L'ÉLÈVE SAGE-FEMME

MANUEL

DE LA

SAGE-FEMME

ET DE

L'ÉLÈVE SAGE-FEMME

PAR

ERNEST GALLOIS

PROFESSEUR SUPPLÉANT A L'ÉCOLE DE MÉDECINE DE GRENOBLE
PROFESSEUR ADJOINT AU COURS DÉPARTEMENTAL D'ACCOUCHEMENTS
MÉDECIN INSPECTEUR DE LA NURSERY MUNICIPALE.

Avec figures intercalées dans le texte.

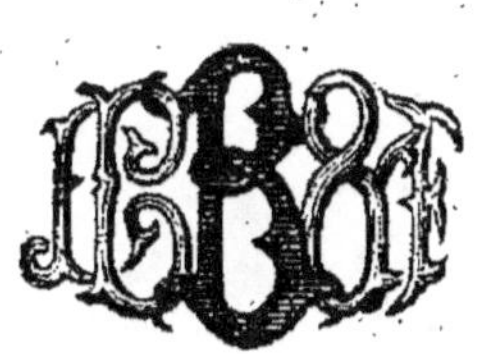

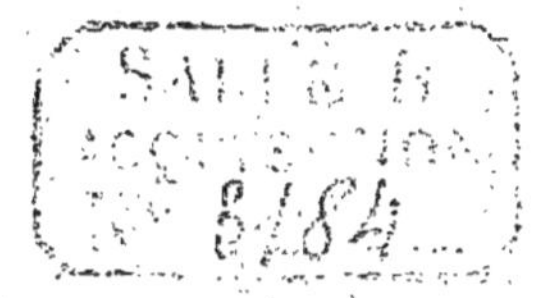

PARIS

LIBRAIRIE J.-B. BAILLIÈRE ET FILS

19, Rue Hautefeuille, près du boulevard Saint-Germain

1886

PRÉFACE

Il n'existe actuellement, à l'usage des sages-femmes, aucun livre qui contienne à la fois tout ce qu'il leur importe de savoir, et seulement ce qui peut leur être utile ; qui à l'École, supplée à l'insuffisance des leçons orales, et qui, dans la pratique, leur soit un guide suffisamment complet à consulter dans tous les cas difficiles.

Les *traités d'accouchements* ne manquent certes pas : le traité si complet de M. le Dr Charpentier, et ce qui a paru jusqu'à présent de l'ouvrage, si parfaitement clair et méthodique, de MM. Tarnier et Chantreuil, répondent à tout ce qu'est en droit d'exiger le praticien le plus compétent et le plus au courant de la science actuelle.

Malheureusement ces livres, si précieux entre les mains d'un accoucheur, sont presque inutiles à la sage-femme, et cette dernière peut se trouver fort embarrassée en présence d'un cas où le mode d'intervention recommandé par l'auteur est précisément l'un de ceux auxquels elle n'a pas le droit de recourir. C'est dans la pensée de combler cette lacune qu'a été écrit le présent livre, résumé d'une série de leçons professées par l'auteur au cours départemental de Grenoble, et écrites presque au jour le jour, au moment même où elles étaient faites.

Le *Manuel de la sage-femme* comprend deux parties distinctes : cours de première année et cours de deuxième année. Cette division toute naturelle répond aux exigences de la loi de ventôse an XI, qui régit encore l'enseignement de l'obstétrique dans les Facultés et dans les Écoles.

Dans le cours de première année, quelques pages sont

consacrées à un résumé extrêmement concis des *notions les plus élémentaires d'anatomie et de physiologie.* J'ai pensé qu'il y avait avantage à ne pas enseigner à l'élève des choses aussi abstraites pour elle que les phénomènes de l'accouchement sans lui avoir dit tout d'abord ce que c'est qu'un muscle, une artère ou une muqueuse.

A l'exemple de tous les accoucheurs, j'ai étudié ensuite *l'anatomie et la physiologie de l'appareil de reproduction chez la femme;* puis la *grossesse normale, l'accouchement normal,* les *suites de couches physiologiques.*

J'ai insisté autant que j'ai pu le faire sur le mécanisme de l'accouchement, et j'ai à ce propos modifié en deux points, que je crois importants, la manière habituelle d'enseigner :

1° La présentation de l'épaule n'a pas été décrite à propos de l'accouchement normal, parce qu'il me semble que l'accoucheuse ne saurait trop se pénétrer de cette idée, que l'accouchement spontané dans ces conditions n'est presque jamais possible ;

2° A propos de la présentation du siège, je n'ai pas cru devoir décrire des positions sacro-iliaques droite ou gauche, antérieure ou postérieure, c'est-à-dire que je n'ai point adopté le sacrum comme point de repère fœtal, et voici pourquoi :

A toutes les élèves accoucheuses des départements voisins que j'ai eu l'occasion d'interroger lors de leurs examens définitifs, j'ai toujours posé la question suivante : « Comment est expulsé le bassin du fœtus en présentation du siège ? » Je puis affirmer qu'invariablement ces élèves m'ont fait passer le siège dans une attitude telle que le sacrum fût dirigé vers le pubis. Cette erreur si constante tient, à mon avis, à ce que le terme « sacro-iliaque gauche antérieure » répond si bien au terme : « occipito-iliaque gauche antérieure », que dans l'assimilation, d'ailleurs exacte, qu'elle fait des deux présentations, l'élève est toujours tentée de faire passer le sacrum là où passe l'occiput. Tout accoucheur comprendra que cette remarque a plus qu'un intérêt théorique.

J'ai insisté beaucoup sur le mécanisme du travail dans la présentation du siège parce que bien des accouchements naturellement simples ont pu devenir très laborieux par suite de l'ignorance de l'accoucheuse sur ce point important. Il serait difficile de retarder volontairement un accouchement en présentation du sommet ; mais je suis persuadé que tous les jours des accouchements en présentation du siège se compliquent d'une intervention maladroite.

Un chapitre est consacré aux *soins à donner au nouveau-né*, à son *alimentation*, au *sevrage*. Un tableau résume les règles de l'alimentation au premier âge.

Le COURS DE DEUXIÈME ANNÉE comprend : la *pathologie de la grossesse*, les *difficultés de l'accouchement*, les *difficultés et les accidents de la délivrance*, les *suites de couches pathologiques*.

Le chapitre des rétrécissements du bassin contient la description sommaire des formes principales. Je crois que l'accoucheuse pourra ainsi dès la grossesse soupçonner plus facilement des difficultés à venir d'après l'aspect extérieur de la femme.

A propos des suites de couches pathologiques qu'une accoucheuse ne doit pas traiter, mais qu'elle doit savoir reconnaître et *surtout savoir éviter*, je n'ai pas admis la fièvre puerpérale comme affection distincte, et j'ai considéré les diverses complications décrites sous ce nom comme des maladies toujours infectieuses, liées à l'introduction dans l'économie de diverses espèces de germes nuisibles. J'ai tâché de faire comprendre ce qu'étaient ces germes. Je n'ai décrit parmi les formes d'infection que celles que j'ai eu l'occasion d'observer. La péritonite n'a été considérée que comme une complication fréquente, mais non constante de diverses formes d'infection.

Après la description des suites de couches pathologiques, le cours d'accouchement peut être considéré comme terminé.

Dans l'intérêt de l'accoucheuse aux prises avec les difficultés de la pratique, j'ai préféré y joindre un chapitre sur les *maladies les plus communes du nouveau-né*, et un autre sur les *médicaments* vraiment utiles, que peut employer une accoucheuse.

Vient ensuite l'énumération avec quelques détails des *opérations* qu'elle peut pratiquer soit *chez la mère*, soit *chez l'enfant*, et celle des *procédés d'exploration* auxquels elle peut et doit avoir recours.

Enfin un court chapitre de *législation* comprend, avec quelques commentaires très simples, les articles de lois, arrêtés et règlements qui concernent l'étude de l'obstétrique, et ceux qui ont rapport à l'exercice de la profession d'accoucheuse.

C'est à dessein que, ne pouvant les donner complètes, j'ai écarté toute indication bibliographique, et aussi toute discussion sur la valeur relative de telle ou telle intervention.

Les figures sont en nombre restreint mais suffisant pour faciliter les descriptions. Elles sont empruntées pour la plupart au *Traité d'accouchements* de M. le Dr Charpentier. Quelques-unes sont originales et ont été gravées d'après mes indications.

Ce livre est donc un véritable manuel destiné non seulement à instruire l'élève, mais encore à renseigner l'accoucheuse qui pratique.

A part les questions d'accouchement prématuré et d'avortement artificiel, à part encore les indications et les règles de l'emploi des instruments, l'ensemble de l'obstétrique et surtout l'accouchement normal sont étudiés avec assez de développements, pour que ce manuel puisse rendre de grands services à l'étudiant, et même au médecin.

Les conditions favorables dans lesquelles il a été écrit, et surtout l'absence de tout ouvrage de ce genre, me font espérer que le public lui fera bon accueil.

Septembre 1885.

E. GALLOIS.

MANUEL
DE LA SAGE-FEMME

ET DE L'ÉLÈVE SAGE-FEMME

COURS DE PREMIÈRE ANNÉE

PREMIÈRE PARTIE

NOTIONS ÉLÉMENTAIRES D'ANATOMIE ET DE PHYSIOLOGIE.

I. — IDÉE GÉNÉRALE DU CORPS HUMAIN.

Considéré extérieurement, le corps apparaît comme revêtu d'une enveloppe à peu près uniforme qui est la *peau*.

La peau est cachée en certains points par les poils ou les ongles qui en dépendent et lui sont intimement unis.

La paume des mains et la plante des pieds sont les seules parties de la peau où il n'existe aucun poil petit ou gros.

L'enveloppe que forme la peau n'est pas tout à fait continue; elle est munie d'ouvertures : narines, bouche, anus, etc. ; mais ces ouvertures ne sont pas taillées brusquement comme avec un emporte-pièce, et il est facile de voir qu'en dedans d'une ouverture, la bouche par exemple, la peau est continuée par une membrane qui lui ressemble beaucoup et qu'on appelle une *muqueuse*. Il existe donc une muqueuse pour la bouche, muqueuse buccale, une pour le nez, muqueuse nasale, une pour l'oreille, pour le dedans des paupières, etc.

Immédiatement au-dessous de la peau est une couche plus ou moins épaisse d'une substance qu'on a désignée sous le nom de *tissu cellulaire* ou de *tissu cellulo-graisseux*, parce qu'en beaucoup de points cette substance renferme de petites masses de graisse. Le tissu cellulaire est très abondant en certaines régions : parois du ventre, fesses, creux de l'aisselle, etc. ; il est presque nul en d'autres, telles que le dos du nez.

Au-dessous du tissu cellulaire sont les *muscles* qui forment ce qu'on appelle vulgairement la chair. Les muscles en diminuant de longueur sous l'influence de la volonté produisent les mouvements. Pour cela ils ont généralement deux points d'attache, l'un fixe et l'autre mobile.

Au centre de toutes ces parties sont les *os*, qui constituent au corps une charpente solide nécessaire pour lui conserver sa forme.

Tout au voisinage des os sont les *vaisseaux* et les *nerfs*, au moins les plus importants. Je dirai bientôt ce que sont ces organes.

Telle est la disposition relativement simple des parties qui composent un membre, un bras, par exemple. Mais si nous examinons un corps ouvert au niveau de la poitrine ou du ventre (le ventre s'appelle aussi *abdomen*), nous trouverons de plus de vastes cavités tapissées par de minces membranes qui sont les *membranes séreuses*. Le péritoine, qui tapisse la cavité abdominale, est pour nous la plus importante.

Dans ces grandes cavités se trouvent un certain nombre d'organes : les poumons, le cœur, l'estomac, le foie, les reins, l'utérus, etc.

L'ensemble du tronc est divisé en deux grandes cavités principales séparées par un muscle très plat et très large tendu à peu près en travers, qu'on appelle le *diaphragme*.

De ces deux cavités, celle de dessus ou *cavité thoracique* renferme essentiellement : les *poumons*, qui s'étendent surtout en arrière et sur les côtés, et le *cœur*, qui est à peu près au milieu et en avant. Celle de dessous ou *cavité abdominale* contient : l'estomac et une grande partie de l'*intestin* en avant, le *foie* à droite et en arrière, a *rate* à gauche, les *reins* en arrière, la *vessie* et l'*utérus* en bas.

Tous ces organes ont une utilité variable. Les uns servent à la vie même du corps, vie qui cesserait si le corps n'était pas nourri, s'il ne respirait pas, etc. C'est ainsi que la plupart des êtres vivants ne pouvant se passer d'eau, il y a dans le corps humain comme chez les plantes des organes chargés d'absorber l'eau. Il est évident que les besoins du corps sont plus compliqués. Par exemple, le sang pour être utile doit être mélangé d'air. Les poumons sont chargés de faire ce mélange.

L'ensemble des organes uniquement destinés à entretenir la vie porte le nom d'*appareil de nutrition*.

Il ne suffit point à l'homme de vivre momentanément, il faut encore qu'il se procure ce que ses organes auront à utiliser ; il faut qu'il évite ce qui pourrait lui nuire, qu'il fuie devant un incendie, qu'il se cramponne à quelque chose quand il tombe, etc. A ces usages infiniment variés sont destinés les organes qui forment l'*appareil de relation*.

Enfin l'espèce humaine a besoin pour se perpétuer d'organes spéciaux qui constituent l'*appareil de reproduction*.

Revenons un peu sur l'énumération de ces diverses sortes d'organes.

Organes de nutrition. — Ils sont nombreux. Parmi les plus importants sont d'abord les *organes digestifs* formés essentiellement par un tube continu de la bouche à l'anus. Ce tube est renflé en certains points : bouche, estomac, gros intestin.

Au tube digestif sont annexés des organes accessoires tels que les glandes salivaires, le foie, le pancréas, etc.

Les aliments qui traversent le tube digestif sont plus ou moins complètement utilisés suivant leur composition.

Les *organes de la circulation* sont le cœur et les vaisseaux qui renferment le sang.

Le sang serait inutile si les organes de la respiration n'intervenaient pour le mêler avec l'air. Tout le sang doit donc nécessairement passer par le cœur et les poumons. C'est par les vaisseaux appelés *artères* que le sang sort du cœur; c'est par les *veines* qu'il y rentre.

On peut rattacher aux organes de nutrition l'*appareil urinaire*, chargé de débarrasser le sang des matières inutiles ou nuisibles.

Organes de relation. — Ces organes forment deux appareils distincts qui sont: 1° *appareil de sensation;* 2° *appareil de* *mouvement*. Un exemple fera comprendre l'utilité de ces deux sortes d'appareils. Pour échapper à un danger, pour éviter par exemple l'approche d'un chien enragé, il ne suffit pas que nos yeux, organes de sensation, nous aient montré le danger ; il faut encore que nos jambes, organes de mouvements, puissent nous porter derrière un arbre ou que notre bras, autre organe de mouvement, puisse saisir et manier un bâton.

L'*appareil de sensation* comprend deux choses : des *organes des sens* et un *système nerveux*.

La plupart des sens : ouïe, vue, odorat, goût, sont localisés en un point limité du corps : l'oreille, l'œil, etc. Le sens du toucher est disséminé un peu partout, mais plus particulièrement à la peau et surtout à l'extrémité des doigts.

Le système nerveux comprend le *cerveau*, la *moelle épinière* et les *nerfs*.

Les *nerfs* sont des cordons blancs et souples dont une extrémité aboutit à un organe sensible, par exemple l'œil, et dont l'autre aboutit au cerveau soit directement soit par l'intermédiaire de la moelle épinière. Les nerfs jouent dans le corps humain le même rôle que les fils télégraphiques dans la transmission des dépêches. Ils ne font aucun mouvement et cependant ils avertissent le cerveau qu'il se passe quelque chose : pincement, brûlure, ou un phénomène quelconque, à leur extrémité.

L'*appareil du mouvement* se compose : 1° d'un centre nerveux, cerveau ou moelle épinière, qui est dans ce cas l'équivalent d'un expéditeur de dépêches envoyant aux membres l'ordre de se mouvoir ; 2° de cordons ou fils pour la transmission de cet ordre. Ces cordons sont encore des nerfs, nerfs-moteurs tout à fait semblables aux nerfs sensitifs avec lesquels ils semblent souvent se confondre.

L'appareil de mouvement comprend encore des muscles, organes capables de se raccourcir sous l'influence de la volonté, des os auxquels se fixent les muscles et des articulations qui unissent entre eux les os.

II. — LE SQUELETTE. — COLONNE VERTÉBRALE ET TÊTE.

Le squelette (fig. 1) est l'ensemble des os. Il y en a 200, tous

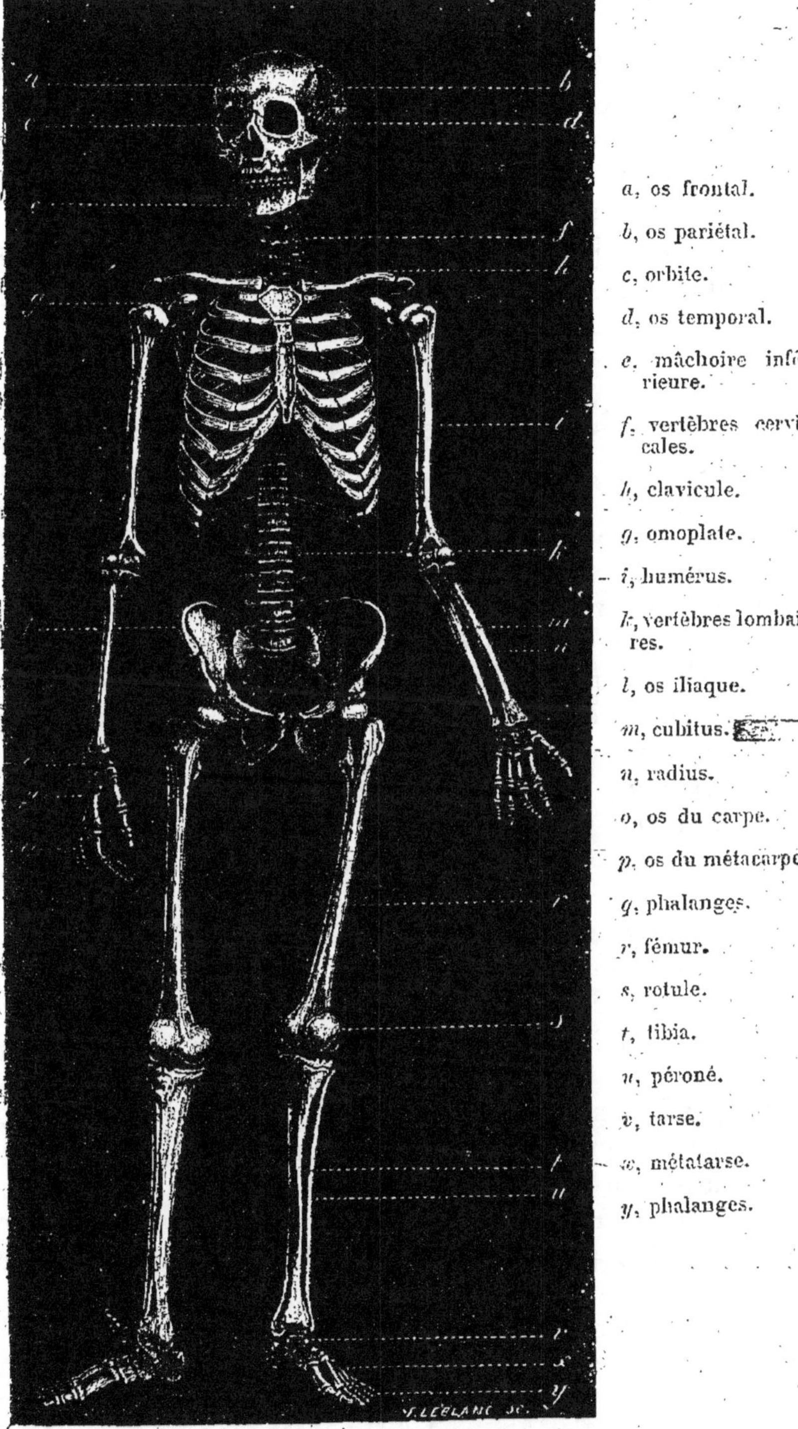

Fig. 1. — Squelette de l'Homme (photographie sur bois, d'après nature).

unis les uns aux autres, sauf un seul situé à la base de la langue. Il n'existe pas un nom à part pour chaque os. Beaucoup d'entre eux sont en double ou même plus nombreux. C'est ainsi qu'il y a 24 côtes, 12 à droite et 12 à gauche.

Les os qui ne jouent aucun rôle en accouchement seront simplement énumérés.

§ 1. — *Colonne vertébrale.*

Vertèbres. — Le squelette a pour base la colonne vertébrale ou rachis composée de 24 petits os ou vertèbres tous unis solidement entre eux avec peu de mouvements possibles. Cependant la première vertèbre, sur laquelle repose la tête, peut tourner sur la deuxième.

Canal vertébral. — La réunion des vertèbres forme une tige creuse que traverse la moelle épinière. Dans quelques cas assez rares, le canal que forme la colonne vertébrale est, chez le nouveau-né, ouvert en arrière et la moelle se trouve ainsi presque à nu. On a appelé cette monstruosité le *spina bifida.*

Courbures. — La colonne vertébrale est courbée en trois points : au cou, au dos et aux lombes. La courbure du cou est dirigée en avant, celle du dos en arrière, celle des lombes en avant.

A chacune des courbures correspond une division importante de la colonne vertébrale : le *cou*, le *dos*, les *lombes.*

Le cou comprend sept vertèbres, le dos en comprend douze, les lombes cinq. Les côtes sont fixées à la partie dorsale de la colonne.

En accouchement une ou plusieurs courbures exagérées ou anormales de la colonne vertébrale peuvent être, chez la femme, un signe fâcheux. Les déviations ou courbures anormales du rachis sont fréquemment l'indice d'une maladie appelée *rachitisme,* maladie qui a pour résultat de modifier les dimensions du bassin.

Surface extérieure. — En arrière de chaque vertèbre se trouve une saillie qui porte le nom d'*apophyse épineuse.* Ces saillies les unes à la suite des autres forment une sorte de crête qui est bien plus prononcée chez la plupart des animaux.

En avant, la colonne vertébrale est au contraire assez lisse et régulière. Il vous faut savoir que l'artère aorte, la plus importante de toutes les artères, passe précisément au devant de la colonne vertébrale, en sorte qu'il est possible de comprimer cette artère à travers les parois du ventre dans les cas d'hémorrhagie foudroyante.

§ 2. — *Tête*.

La tête comprend deux portions : le *crâne* et la *face*.

Le *crâne* se compose de huit os qui sont : un sphénoïde, un ethmoïde, un occipital, deux pariétaux, un frontal et deux temporaux.

Sphénoïde. — Le sphénoïde a la forme d'une chauve-souris. Il est situé tout au centre de la tête. Il peut être atteint par la bouche dont il occupe le fond. Le sphénoïde forme comme la clef de voûte de toute la charpente osseuse du crâne.

Ethmoïde. — Cet os très irrégulier et très fragile sert surtout à former une partie des parois osseuses des fosses nasales ; il est très profond et n'a aucune importance en accouchement.

Occipital. — Il n'en est pas de même de l'occipital situé en arrière de la tête, os très large en forme de coquille et percé d'un grand trou rond pour donner passage à la moelle épinière au point où elle vient s'unir au cerveau.

On retrouve constamment en accouchement ce terme d'occipital : cela tient à ce que, 95 fois sur 100, c'est de tous les os de l'enfant celui qu'on peut reconnaître le premier chez une femme qui accouche. La région occipitale est donc celle qui sort habituellement la première. L'occipital n'est ni divisé ni fendu d'avant en arrière ; il forme en avant une sorte de coin qui vient s'enfoncer entre les deux os pariétaux, en un point qui a une grande importance en accouchement et qui chez le fœtus est désigné sous le nom de *petite fontanelle*.

Pariétaux. — Les deux pariétaux sont presque carrés, et chacun d'eux forme une sorte de bosse, bosse pariétale. Leur forme est assez régulière, et chez le fœtus ils sont nettement séparés l'un de l'autre par une ligne qui est la grande suture du crâne terminée en arrière par la petite fontanelle.

Frontal. — Le frontal est un seul os chez l'adulte ; c'est la réunion de deux os chez le fœtus et la division est surtout marquée en arrière au niveau du point où se termine l'intervalle entre les deux pariétaux. Aussi trouve-t-on là sur la tête du fœtus une surface en forme de losange dont les quatre côtés sont formés par les deux pariétaux et les deux moitiés du frontal ; cette surface, qui est la *grande fontanelle*, est encore l'un des points importants en accouchement.

Le frontal comme les autres os du crâne contribue à protéger le cerveau. En avant il protège aussi la partie supérieure du globe de l'œil.

Temporaux. — De même qu'il y a deux pariétaux, il y a deux temporaux, un droit et un gauche. Chaque temporal comprend trois portions distinctes. La première, ou *écaille du temporal*, vient s'appliquer contre l'un des pariétaux ; la deuxième, ou *rocher*, est très profondément située et renferme l'organe de l'ouïe ; la troisième, ou *apophyse mastoïde*, est une petite masse conique et arrondie qui se dirige en bas derrière l'oreille, elle est très facilement appréciable au toucher.

Face. — La face est une partie très compliquée de la tête et qui sert à deux choses : 1° loger les organes de la vue, de l'odorat et du goût ; 2° former la charpente de l'appareil de mastication.

La face peut être considérée comme formée de deux parties : 1° une mâchoire supérieure très compliquée avec treize os ; 2° une mâchoire inférieure très simple avec un seul os.

Les deux os maxillaires supérieurs sont les plus importants de la mâchoire supérieure. Après eux viennent les deux os malaires ou os des pommettes.

L'os maxillaire inférieur, qui forme à lui seul la mâchoire inférieure, a une forme de fer à cheval. La mâchoire inférieure est l'une des parties fœtales qui, même dans un accouchement normal, peuvent apparaître en premier lieu à la vulve.

III. — SQUELETTE (SUITE). — TRONC ET MEMBRES.

Thorax. — Le thorax est une sorte de cage osseuse qui sert à envelopper à la fois la cavité de la poitrine et une partie de la cavité abdominale.

Le thorax est limité en arrière par la colonne vertébrale, en avant par le sternum. Sur les côtés sont les côtes au nombre de douze de chaque côté. En haut sont les os de l'épaule.

Les côtes sont disposées de manière à pouvoir s'élever et s'abaisser, ce qui contribue pour une grande part au phénomène de la respiration.

La grande cavité que limite le thorax renferme des organes très importants : poumons, cœur, grosses artères, etc.

Épaule. — L'épaule comprend deux os : l'un d'eux est un os long et grêle dirigé en travers, c'est la *clavicule*, qui n'a pour nous d'autre importance que la facilité avec laquelle elle peut se briser. Le deuxième os est en arrière ; il est plat et large ; c'est l'*omoplate*. L'omoplate est prolongée en haut par deux apophyses ou saillies osseuses. L'apophyse la plus extérieure est l'*acromion*, point important parce qu'il se présente quelquefois le premier à l'orifice utérin pendant l'accouchement. C'est la présentation de l'épaule qui est l'une des plus fâcheuses, mais fort heureusement on peut et on doit l'éviter.

Bras. — Le bras est formé d'un seul os, l'*humérus*. Aussi les fractures du bras sont-elles faciles même en accouchement où il arrive quelquefois que la tête venant la dernière, les bras peuvent être relevés. Si l'on vient alors à tirer sans précaution sur le milieu du bras une fracture peut se produire.

Le bras est uni aux os de l'épaule par une articulation qui permet de très grands mouvements.

Avant-bras. — L'avant-bras comprend deux os : le *cubitus* et le *radius*. Ces deux os peuvent tourner un peu l'un autour de l'autre, ce qui permet, sans déplacer le bras, de diriger la paume de la main soit en haut, soit en bas.

L'articulation du coude ne permet que des mouvements de flexion et d'extension.

Main. — La main unie à l'avant-bras par l'articulation du poignet est formée de trois parties :

1° Au poignet, huit petits os dont l'ensemble porte le nom de *carpe*.

1.

2° Entre le poignet et les doigts, cinq os longs qui forment le *métacarpe*.

3° Quatorze phalanges qui constituent les *doigts*. Le pouce a une phalange, c'est-à-dire un os de moins que les autres doigts.

Bassin. — Nous aurons à revenir avec beaucoup de détails sur la description du bassin. Les os qui le composent seront seulement énumérés ici.

Le bassin est formé de quatre os : les deux *os iliaques*, le *sacrum* et le *coccyx*.

Les *os iliaques* très plats et très irréguliers forment surtout les côtés du bassin. Ils viennent se réunir en avant en un point qu'on nomme le *pubis*. En arrière ils s'unissent au sacrum par une articulation qui ne permet aucun mouvement. En bas les os iliaques se terminent par deux tubérosités : *tubérosités de l'ischion* sur lesquelles repose le corps dans la station assise.

Le *sacrum* est creux en avant, bombé en arrière. Il est la continuation de la colonne vertébrale. C'est l'os qui contribue le plus souvent aux rétrécissements du bassin, rétrécissements dus fort souvent à une courbure anormale ou à une direction vicieuse du sacrum.

Le *coccyx*, que nous décrivons ici comme un seul os, comprend en réalité quatre os très petits plus ou moins mobiles les uns sur les autres. Le coccyx, bien développé chez un grand nombre d'animaux, forme chez eux le squelette de la queue.

Le coccyx est habituellement recourbé en avant. Il serait un obstacle sérieux à l'accouchement s'il n'était mobile et ne pouvait être repoussé en arrière au moment du passage de l'enfant.

Outre l'utérus, le bassin renferme la vessie et une partie de l'intestin.

Cuisse. — Il n'existe à la cuisse qu'un seul os, le *fémur*, qui avec des proportions plus grandes ressemble beaucoup à l'humérus ou os du bras. Comme l'humérus, le fémur a une extrémité supérieure arrondie destinée à l'articulation de la hanche, et une extrémité inférieure élargie en forme de poulie qui contribue à former l'articulation du genou.

Près de l'extrémité supérieure, et sur le côté, est une saillie volumineuse qui porte le nom de *trochanter*.

Le fémur est assez fragile chez l'enfant. Souvent il a été brisé pendant l'accouchement par le siège, grâce surtout à l'emploi toujours dangereux des crochets. Le fémur est profondément placé au milieu de muscles très puissants.

En avant du genou est un petit os arrondi, la *rotule*. Le corps repose sur cet os dans la station dite à genoux.

Jambe. — Comme l'avant-bras, la jambe comprend deux os : le *tibia* et le *péroné*.

Le *tibia* est placé en avant de la jambe, presque immédiatement sous la peau.

Le *péroné* est excessivement grêle et fragile. Il est situé sur le côté externe de la jambe; souvent il est fracturé dans l'entorse.

Pied. — De même que l'avant-bras est continué par une réunion de huit petits os dont l'ensemble constitue le carpe, la jambe repose sur une série de sept petits os, ou os *du tarse*.

Après le tarse vient le *métatarse*, composé de cinq métatarsiens.

Le pied se termine par les *orteils*, qui ressemblent absolument aux doigts, avec cette différence qu'ils sont moins longs et que les extrémités de tous les orteils sont sur une même ligne droite, ce qui permet de reconnaître en accouchement si l'on touche une main ou un pied.

L'os du talon a aussi une forme particulière et ne peut être confondu au toucher avec aucun des os de la main.

Il n'est pas très rare de voir un enfant naître avec un pied tordu, de telle sorte que la plante du pied soit dirigée non point en bas, mais en dehors ou plus souvent en dedans. On désigne cette difformité sous le nom de *pied-bot*. Il importe d'y remédier dès la première enfance.

IV. — ARTICULATIONS ET MUSCLES.

Articulations. — Certains os sont très solidement fixés les uns aux autres, de telle sorte que les mouvements sont nuls entre deux os voisins; tel est le cas pour les os du crâne chez l'adulte. Entre ces os immobiles il existe donc une sorte de soudure plutôt qu'une vraie articulation.

D'autres os, au contraire, tels que le fémur, l'humérus, les os des doigts, possèdent des mouvements fort étendus. En général, partout où se passent des mouvements on observe une articulation constituée d'abord par deux surfaces articulaires, surfaces osseuses revêtues d'une substance blanche élastique et très lisse qui est le cartilage.

Une sorte de sac membraneux qui porte le nom de *synoviale* entoure l'articulation. Ce sac renferme un liquide visqueux et limpide, la *synovie*, destinée, comme l'huile dans les machines, à favoriser les glissements. Enfin, le tout est entouré et renforcé par des ligaments qui augmentent la solidité de la jointure.

Nous étudierons plus loin les articulations du bassin. Quant aux autres, nous devons savoir que si à l'état normal les surfaces articulaires ne s'éloignent pas l'une de l'autre, elles peuvent se quitter mutuellement dans certains accidents désignés sous le nom de *luxations*. C'est ainsi que la tête du fémur peut sortir de sa cavité et aller se loger en un point voisin à la surface de l'os iliaque.

Cette luxation s'observe quelquefois chez le nouveau-né et paraît même dans ce cas avoir précédé la naissance. En maniant un nouveau-né il importe de veiller à ne pas provoquer chez lui de luxations.

Les plaies qui pénètrent jusque dans une articulation ont une gravité particulière.

Muscles. — Les muscles sont les masses rouges et charnues que le vulgaire désigne sous le nom de chair. Une côtelette est une côte entourée de muscles.

Il y a deux sortes de muscles : les uns, tels que ceux de la cuisse, servent à faire des mouvements volontaires, la marche par exemple. Les autres n'obéissent en rien à la volonté. Parmi ces derniers nous trouvons le cœur et les muscles de l'utérus. La femme peut bien aider un peu à l'accouchement en contractant les muscles situés au-devant de l'abdomen ; mais elle ne pourrait empêcher l'expulsion du fœtus parce que cette expulsion a lieu surtout grâce aux contractions des muscles utérins sur lesquels la volonté n'a pas d'action.

Exactement sur le milieu des parois du ventre il n'y a point de muscles. Aussi, en ce point qu'on appelle *ligne blanche* (1), la distension des parois abdominales peut causer une véritable hernie volumineuse qui est l'éventration. On pourra dans bien des cas éviter cet accident par l'emploi en temps opportun d'une bonne ceinture.

Les muscles sont extrêmement nombreux. Nous aurons à revenir sur la description de ceux qui jouent un rôle en accouchement.

V. — CIRCULATION.

Cœur. — Le cœur, situé en avant de la poitrine et à peu près au milieu, a une forme que tout le monde connaît. Sa grosse extrémité est en haut et un peu à droite du sternum. Sa pointe est à gauche, presque au niveau, mais un peu au-dessous du mamelon. Le cœur est entouré par une partie des poumons.

Le cœur, qui est un muscle creux, est essentiellement formé de deux parties : une droite et une gauche. Chacune de ces deux parties est creusée de deux cavités. Les deux cavités de droite ne renferment que du sang presque noir. Celles de gauche contiennent du sang rouge. Cela tient à ce que les cavités gauches ne renferment que du sang qui a déjà traversé les poumons. Or, le sang devient rouge dans ces organes. Le cœur droit renferme, au contraire, du sang qui a déjà perdu, en traversant les organes, l'air qu'il avait emprunté aux poumons et qui lui donnait sa couleur rouge (2).

Le cœur se contracte à l'état de santé environ 70 fois par minute sans que nous ayons à y songer. Il fonctionne tout aussi bien pendant le sommeil.

Vaisseaux. — Au cœur viennent aboutir toutes les veines. Du cœur partent toutes les artères. Mais ces artères et ces veines se sont réunies déjà en de très gros troncs, en sorte qu'au niveau même du cœur, il n'y a que deux artères et six veines.

(1) La ligne blanche est presque toujours brune chez la femme enceinte.

(2) Voir la description des phénomènes de la circulation chez l'adulte et chez le fœtus.

La plus importante des artères est l'artère aorte, que nous avons déjà vue suivre la colonne vertébrale.

Pouls. — Tâter le pouls de quelqu'un, c'est appuyer le doigt sur une des artères de l'avant-bras. On choisit habituellement cet endroit-là, parce que c'est le plus facile à trouver; mais on peut tout aussi utilement tâter le pouls en avant de l'oreille, au cou, au pli de l'aine. Chaque pulsation correspond à une contraction du cœur.

Les veines sont habituellement plus superficielles. Ce sont elles qui dessinent sous la peau, et surtout si la peau est fine et transparente, ces réseaux bleuâtres que chacun connaît. C'est l'une des veines du pli du coude que l'on ouvre dans la saignée.

Vaisseaux lymphatiques. — Les vaisseaux lymphatiques sont de petits canaux généralement très fins et très abondants qui servent à apporter au sang tous les matériaux : aliments, médicaments, etc., qu'ils ont pu récolter dans leur trajet. Les vaisseaux lymphatiques sont très abondants sous la peau. Aussi emploie-t-on souvent une piqûre sous la peau pour faire pénétrer un médicament. Les veines absorbent aussi bien que les lymphatiques, puisque tous les lymphatiques sont destinés à aller se jeter dans une grosse veine, mais on n'ouvre pas les veines sans danger.

Ce que nous venons de dire des vaisseaux lymphatiques vous prouve qu'à travers une plaie même infiniment petite de la peau, des poisons ou des substances quelconques, des germes de maladie, par exemple, peuvent facilement pénétrer et envahir bientôt tout le corps. La moindre écorchure peut être la porte d'entrée d'une maladie. Aussi doit-on toujours éviter de toucher une femme malade, ou qui pourrait l'être, avec un doigt dont la peau ne serait pas absolument intacte.

VI. — RESPIRATION. — DIGESTION.

§ 1. — *Respiration.*

La respiration a pour but de mettre le sang en contact avec l'air. Ce contact a lieu dans les poumons.

Poumons. — Il existe un poumon droit et un poumon gauche.

Ils occupent une grande partie de la cavité thoracique. Entre eux est le cœur. Avant d'arriver aux poumons, l'air doit traverser d'abord la bouche ou les fosses nasales. Il est préférable que l'air pénètre par les fosses nasales où il s'échauffe un peu et abandonne la plus grande partie des poussières toujours nuisibles qu'il entraîne.

Larynx. — Au niveau de l'arrière-bouche, l'air passe dans une vaste cavité, le *pharynx*, que traversent aussi les aliments. De là, il franchit le *larynx,* organe de la voix. Une sorte de soupape, l'épiglotte, protège le larynx contre l'introduction des aliments. La soupape cartilagineuse formée par l'épiglotte sert de point de repère dans l'introduction du tube laryngien destiné à faire respirer l'enfant asphyxié.

Trachée. — Au-dessous du larynx est la *trachée*, long tube formé d'une série d'anneaux cartilagineux. La trachée est l'organe dans lequel on fait un trou pour faire respirer les enfants atteints du croup.

La trachée se divise en bas en deux canaux ou bronches, lesquelles vont se ramifiant à l'infini dans chaque poumon.

Mécanisme. — Pour respirer, l'homme élève ses côtes, ce qui élargit le thorax. En même temps, il abaisse son diaphragme. L'air se trouve attiré par ces mouvements comme dans un soufflet dont on écarterait les deux parois. Un mouvement inverse resserre le thorax, élève le diaphragme et chasse au dehors l'air qui a déjà servi et n'est plus utilisable.

On imite ce mécanisme, quand on veut rappeler à la vie un nouveau-né à peu près asphyxié. C'est par l'élévation des bras qu'on opère dans ce cas l'élévation des côtes et l'élargissement du thorax. Pour chasser l'air on comprime le tronc tout entier en abaissant les bras. Ces mouvements d'élévation et d'abaissement doivent être très méthodiquement alternés suivant des règles que nous aurons à préciser.

§ 2. — *Digestion.*

Derrière la trachée est un autre canal plus souple et plus long, qui sert de passage aux aliments. C'est l'*œsophage*, qui fait suite au pharynx et aboutit à l'*estomac*.

Les aliments broyés par la mastication parcourent donc l'œsophage, puis l'estomac. De là, ils traversent un long tube enroulé un grand nombre de fois et qu'on appelle l'*intestin*. La plus grande partie de l'intestin est peu volumineuse, c'est l'*intestin grêle*. La portion terminale forme un canal beaucoup plus large : c'est le *gros intestin*, qui commence à droite du ventre, remonte d'abord, fait ensuite un trajet à peu près horizontal, puis redescend pour se terminer par une partie à peu près droite, le *rectum*, qui aboutit lui-même à l'*anus*.

Le rectum peut se dilater énormément sous l'influence de l'accumulation de matières fécales et devenir une gêne dans l'accouchement, puisque l'ampoule ou renflement du rectum et la tête du fœtus doivent occuper en même temps la cavité du petit bassin. On doit toujours, par des lavements répétés aussi souvent qu'il est nécessaire, vider le rectum au début de l'accouchement.

L'appareil digestif comprend, en outre, un certain nombre d'organes : *glandes salivaires, foie, pancréas*, etc. La plupart de ces organes sont destinés à mêler aux aliments un liquide : salive, bile, etc., qui en facilite l'absorption.

La plupart des aliments ne sont qu'en partie utilisés : une partie est rejetée par l'anus. Le reste se transforme définitivement en un liquide blanc que des vaisseaux particuliers transportent dans une grosse veine où il se mêle au sang. Le nouveau-né ne digère bien que le lait.

VII. — ORGANES URINAIRES. — SYSTÈME NERVEUX.

§ 1. — *Organes urinaires.*

Urine. — L'urine est un liquide chargé des matériaux inutiles ou nuisibles entraînés avec le sang et dont le sang se débarrasse peu à peu au niveau des reins.

Reins. — Les reins sont au nombre de deux et situés un de chaque côté de la colonne vertébrale, ce sont les rognons des boucheries.

L'urine séparée du sang par les reins s'écoule goutte à goutte le long de deux tubes longs et fins jusque dans la vessie, où elle peut s'accumuler et séjourner quelques heures.

Vessie. — La vessie est située dans le bassin en avant de l'utérus. Aussi chez la femme enceinte la vessie peut être assez comprimée pour que l'urine ne puisse s'y accumuler. A mesure que la tête de l'enfant descend dans le bassin, la vessie a de moins en moins la place nécessaire pour se distendre. Les femmes sont souvent obligées vers la fin de leur grossesse d'uriner très fréquemment. Comme le rectum, la vessie doit être vide pour que l'accouchement soit facile. Il faut donc s'assurer de l'état de la vessie au début des douleurs et pendant le travail de l'accouchement. On a soin de sonder toute femme qui ne peut uriner seule alors que sa vessie est pleine.

Urèthre. — L'urine s'écoule de la vessie au dehors par un canal long de 3 centimètres chez la femme ; c'est l'urèthre. Nous verrons que ce canal peut s'allonger à la fin de la grossesse.

L'ouverture extérieure de l'urèthre porte le nom de *méat urinaire*.

§ 2. — *Système nerveux.*

Le système nerveux qui donne la vie à tout le corps comprend deux sortes d'organes : 1° un centre cérébro-spinal ; 2° des cordons de transmission ou nerfs.

Centre cérébro-spinal. — Le centre cérébro-spinal est formé du cerveau renfermé dans le crâne et de la moelle épinière logée dans la colonne vertébrale. Du cerveau et de la moelle partent des nerfs qui servent à la transmission des sensations et des mouvements.

Le cerveau est le siège de l'intelligence. C'est aussi le centre de perception où viennent aboutir les sensations. La moelle épinière est nécessaire à la sensibilité et au mouvement de tout le corps, sauf la tête. Un homme dont la moelle épinière est coupée devient absolument paralysé de toute la partie inférieure du corps jusqu'à un niveau variable suivant la hauteur à laquelle la moelle est coupée.

Nerfs. — Du cerveau et de la moelle partent des nerfs qui servent à la transmission des sensations ou des mouvements.

Les nerfs transmettent, soit des sensations allant au centre cérébro-spinal, soit des ordres de mouvement provenant de ce centre. Il y a des mouvements qui sont volontaires et réfléchis, obéissant aux ordres venus du cerveau ; il y en a d'autres qui sont involontaires, par exemple, ceux que provoquent une piqûre ou un chatouillement du pied. Cette sensation de piqûre ou de chatouillement n'a pas le temps d'être perçue par le cerveau que déjà le pied est retiré par un mouvement brusque. On a appelé ces mouvements involontaires des *mouvements réflexes.*

Grand sympathique. — Enfin, il existe un ensemble de cordons nerveux et de petites masses nerveuses constituant une sorte de système nerveux à part : c'est le *système du grand sympathique.* Disséminé un peu dans tous les organes importants, il commande aux muscles sur lesquels la volonté n'a pas d'action. C'est ainsi qu'il anime les poumons, l'estomac, l'utérus, etc.

DEUXIÈME PARTIE

APPAREIL DE REPRODUCTION CHEZ LA FEMME. — ANATOMIE
ET PHYSIOLOGIE EN DEHORS DE LA GROSSESSE.

L'appareil de reproduction chez la femme comprend : 1° *le bassin*;
2° *les organes génitaux externes*; 3° *les organes génitaux internes*;
4° *les mamelles*.

Jusqu'à la grossesse, les fonctions de ces organes sont *l'ovulation*, la
menstruation et la *fécondation*.

CHAPITRE PREMIER

Anatomie

VIII. — OS ILIAQUES.

Le bassin est, ainsi que nous l'avons vu (page 10), déjà formé
de quatre os : deux os iliaques, un sacrum et un coccyx.

Nous n'avons à étudier qu'un os iliaque, puisqu'à l'état normal celui de droite et celui de gauche sont entièrement semblables.

L'os iliaque a été désigné encore sous les noms d'*os coxal*,
os des îles ou *os des hanches*, *os innominé*. Il est plat et irrégulier; on peut lui considérer deux faces et quatre bords.

Face externe (fig. 2). — Elle est divisée en deux parties iné-
gales par une cavité profonde et très arrondie, la *cavité cotyloïde*, destinée à loger la tête du fémur.

Au-dessus de la cavité cotyloïde, la face externe de l'os iliaque
est assez régulière; on y trouve cependant des lignes courbes
ou moins saillantes qui donnent attache aux muscles des fesses.
Cette partie de l'os constitue la fosse iliaque externe dont l'importance est nulle en accouchement.

Au-dessous de la cavité cotyloïde, la face externe de l'os iliaque est beaucoup plus petite et irrégulière. On y remarque d'abord un grand trou, *trou sous-pubien*, *trou ovale*, qui est sur le vivant fermé par une membrane fibreuse. Ce trou est généralement ovale chez l'homme, triangulaire chez la femme.

La circonférence ou pourtour du trou sous-pubien est constituée en haut par le corps du pubis et la branche horizontale du pubis; en dehors et en arrière par l'ischion; en dedans et en

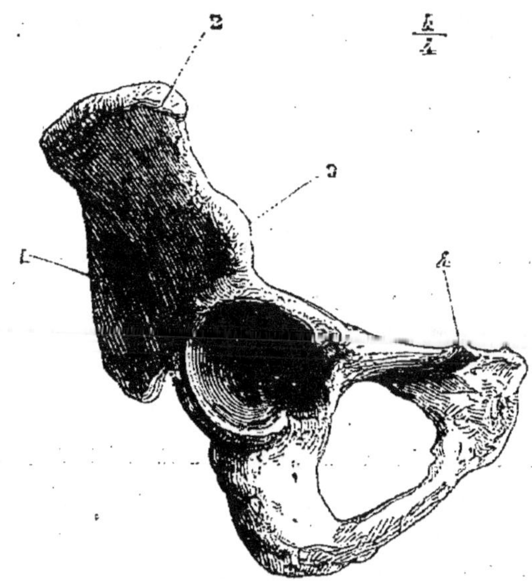

Fig. 2. — Os iliaque, vu par sa face externe. — 1, fosse iliaque externe; 2, crête iliaque et épine antérieure et supérieure; 3, épine antérieure et inférieure; 4, épine du pubis.

avant par la branche ischio-pubienne ou branche ascendante de l'ischion et descendante du pubis.

Au-dessus et au-dessous de la cavité cotyloïde, la face externe de l'os iliaque est couverte d'insertions musculaires.

Face interne (fig. 3). — Cette face est divisée en deux parties par une ligne saillante, *ligne innominée*. Cette ligne saillante contribue à former ce que nous désignerons sous le nom de *détroit supérieur*.

Au-dessus de la ligne innominée, la face interne de l'os iliaque est creuse et assez régulière ; c'est la fosse iliaque interne ou simplement fosse iliaque qui est, à l'état frais, tapissée par des muscles.

Au-dessous de la ligne innominée, la face interne est en grande partie occupée par le trou sous-pubien.

Comme à la face externe, le trou sous-pubien est limité par la branche horizontale du pubis, par le corps du pubis, par la branche ischio-pubienne et par l'ischion.

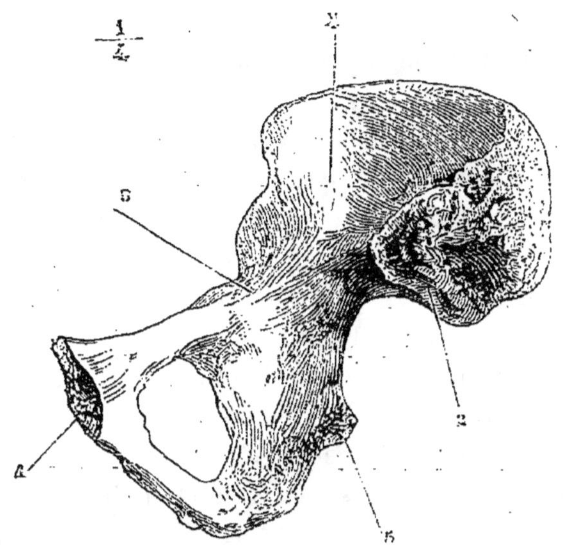

Fig. 3. — Os iliaque, vu par sa face interne. — 1, fosse iliaque interne ; 2, facette auriculaire ; 3, ligne innominée ; 4, surface articulaire du pubis ; 5, épine sciatique.

En arrière du trou sous-pubien est une surface quadrilatère assez régulière qui répond au fond de la cavité cotyloïde.

Toute cette portion inférieure de la face interne joue en accouchement un rôle extrêmement important.

Bords. — Les quatre bords de l'os iliaque sont l'antérieur, le supérieur, le postérieur et l'inférieur. Ces bords se ressemblent deux à deux : l'antérieur au postérieur, le supérieur à l'inférieur.

Le bord supérieur et le bord inférieur sont les plus simples.

Bord supérieur. — Le bord supérieur très arrondi, plus épais à ses extrémités qu'au milieu, porte le nom de *crête iliaque*. Cette crête est facile à sentir sur le vivant. C'est elle qui forme la saillie des hanches. La crête iliaque sert à l'insertion des muscles obliques et transverses des parois antérieures de l'abdomen.

Bord inférieur. — Également simple et arrondi, ce bord est formé par une colonne osseuse qui rejoint en haut et en avant le pubis, en bas et en arrière l'ischion, et qu'on a appelé pour cette raison branche ascendante de l'ischion et descendante du pubis ou plus simplement branche ischio-pubienne. C'est à ce bord que s'attachent les aponévroses du périnée.

Le bord antérieur et le bord postérieur sont tous deux irréguliers et présentent chacun quatre saillies ou éminences et trois échancrures ou enfoncements. Tous deux limitent une vaste échancrure convertie en trou par un ligament.

Bord antérieur. — Au bord antérieur les éminences sont, en allant de haut en bas : 1° l'épine iliaque antérieure et supérieure qui termine en avant la crôte iliaque ; il est très facile de la sentir à travers la peau ; 2° l'épine iliaque antérieure ou inférieure ; 3° l'éminence ilio-pectinée ; 4° l'épine du pubis.

Les trois échancrures sont : 1° une petite échancrure sans nom qui sépare l'une de l'autre les deux épines iliaques antérieures ; 2° une sorte de gouttière, gouttière du muscle psoas iliaque située entre l'épine iliaque antérieure et inférieure et l'éminence ilio-pectinée ; 3° la troisième échancrure est représentée par la surface pectinéale. Cette surface se termine en arrière par un bord tranchant, la crête pectinéale, qui, continuant en avant la ligne innominée, fait comme elle partie du détroit supérieur.

Bord postérieur. — Au bord postérieur les quatre éminences sont, toujours en allant de haut en bas : 1° l'épine iliaque postérieure et supérieure ; 2° l'épine iliaque postérieure et inférieure ; 3° l'épine sciatique ; 4° la tubérosité de l'ischion.

Les trois échancrures sont : 1° une petite échancrure sans

nom qui sépare les deux épines iliaques postérieures ; 2° la grande échancrure sciatique traversée par un certain nombre d'organes dont le plus important est le grand nerf sciatique ; 3° la petite échancrure sciatique.

Surfaces articulaires. — Il ne reste à décrire sur les bords de l'os iliaque que deux surfaces irrégulières, l'une en avant et qui sert à s'articuler avec la partie correspondante de l'autre os iliaque ; l'autre en arrière, plus raboteuse et plus large, et qui s'articule avec le sacrum. Cette dernière surface rappelle vaguement la forme d'une oreille, ce qui lui fait donner le nom de *surface auriculaire*.

IX. — SACRUM ET COCCYX.

§ 1. — *Sacrum*.

Le sacrum est un os placé comme un coin entre les deux os iliaques. Beaucoup plus épais en haut qu'en bas, il présente deux faces, deux bords et deux extrémités.

Face antérieure (fig. 4). — Cette face est concave, et son milieu est occupé par une colonne verticale qui présente quatre saillies correspondant à quatre soudures. Le sacrum est, en effet, formé de cinq pièces soudées entre elles chez l'adulte, mais distinctes chez l'enfant. Ces saillies et surtout la première sont tellement prononcées qu'au toucher, chez la femme vivante, elles peuvent être prises, surtout la première, pour l'angle sacro-vertébral. De chaque côté de la colonne médiane est une série de trous, les quatre trous sacrés antérieurs, qui donnent passage à des nerfs.

La courbure de la face antérieure du sacrum, courbure habituellement très marquée chez la femme, joue un grand rôle dans l'accouchement. Le rectum suit cette courbure.

Face postérieure. — Elle est moins importante et plus irrégulière. On y trouve : 1° au milieu, la crête sacrée qui n'est que la continuation de la série des apophyses épineuses des vertèbres ; 2° sur les côtés, les trous sacrés postérieurs ; 3° un grand nombre de rugosités destinées à des insertions musculaires.

Bords. — Les deux bords du sacrum sont formés de deux parties distinctes : 1° en haut une surface large et rugueuse, surface auriculaire qui correspond à la surface auriculaire de l'os iliaque avec laquelle elle s'articule ; 2° plus bas une surface

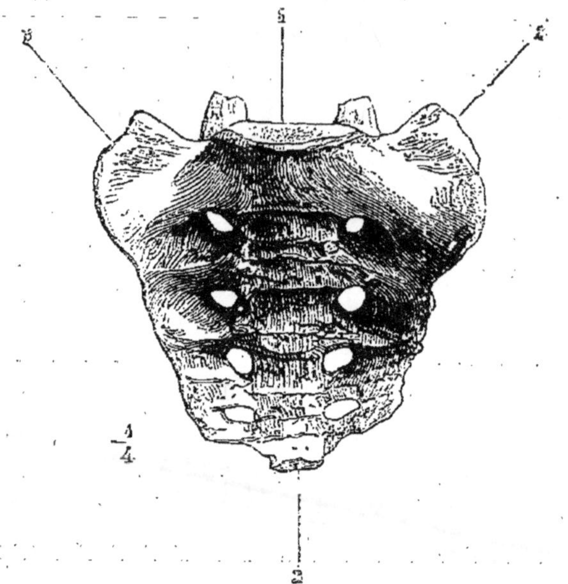

Fig. 4. — Sacrum, vu par sa face antérieure. — 1, base du sacrum ; 2, pointe du sacrum ; 3, 4, ailes du sacrum.

étroite et triangulaire à laquelle s'attachent les ligaments sacro-sciatiques.

Extrémité supérieure. — Cette extrémité est plane au milieu et arrondie sur les côtés. La portion plane est une surface articulaire de forme régulière qui s'unit à une surface semblable de la dernière vertèbre lombaire. Ces deux os en s'unissant forment en avant une saillie très considérable et très importante en accouchement : l'angle sacro-vertébral ou promontoire.

De chaque côté de la facette articulaire est une surface arrondie ou ligne mousse à peu près horizontale, l'aileron du sacrum, qui fait partie du détroit supérieur.

Extrémité inférieure. — Elle n'offre d'intéressant qu'une bifurcation en arrière de la crête sacrée. Cette bifurcation se termine par deux petites éminences, cornes du sacrum. Tout à fait en bas est une petite surface articulaire destinée à s'unir avec une surface correspondante du coccyx.

Canal sacré. — Le sacrum est creusé dans toute sa longueur d'un canal, canal sacré, qui n'est que la continuation du grand canal vertébral dont est creusé le rachis. Le canal sacré renferme les nerfs qui terminent inférieurement la moelle. Ces nerfs sortent du canal sacré par les trous sacrés antérieurs et postérieurs.

Dimensions. — Les dimensions du sacrum sont faciles à retenir : qu'on mesure le sacrum de haut en bas ou de droite à gauche, il a toujours environ 11 centimètres. La mesure de haut en bas est prise en suivant la courbure antérieure.

§ 2. — *Coccyx.*

Le coccyx est composé de quatre ou cinq petits os plus ou moins complètement soudés entre eux (fig. 5 et 6). Sa forme et ses dimensions sont loin d'être constantes, et souvent on le trouve, soit

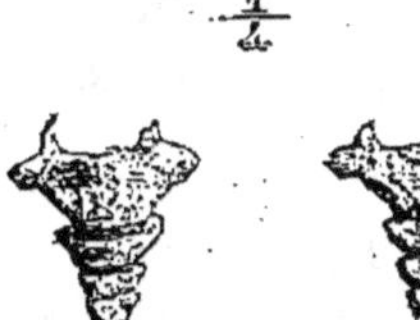

Fig. 5. — Coccyx vu par sa face antérieure.

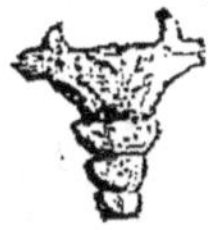

Fig. 6. — Coccyx vu par sa face postérieure.

déjeté sur un côté, soit dirigé en avant. En haut, il présente deux éminences, *cornes du coccyx.* En bas, il se termine par un petit tubercule. A ce niveau s'attachent les muscles qui entourent l'anus.

Le coccyx est facile à toucher par le rectum avec lequel il est directement en rapport. Le coccyx est généralement mobile sur le sacrum et souvent les différentes pièces du coccyx sont mobiles entre elles. Il en résulte en accouchement la possibilité d'un agrandissement sensible en arrière du passage que doit franchir l'enfant.

Il persiste parfois après l'accouchement une douleur extrêmement vive au niveau du coccyx. La cause exacte de cette affection bizarre n'est pas connue.

X. — ARTICULATIONS DU BASSIN.

Les articulations du bassin sont au nombre de trois. Il y a deux articulations sacro-iliaques et une articulation pubienne. Chacune de ces articulations porte le nom de *symphyse*.

Symphyse pubienne. — Cette articulation est formée de deux surfaces articulaires, d'un cartilage et de quatre ligaments. Les surfaces articulaires ont été décrites déjà. Le cartilage qui les sépare forme une sorte de coussin plus volumineux en haut et surtout en arrière ; aussi est-il possible chez quelques femmes de le toucher en parcourant avec le doigt la face postérieure de la symphyse pubienne.

Les ligaments au nombre de quatre sont : un supérieur, un inférieur, un antérieur et un postérieur. Le seul qui ait pour nous quelque importance est le ligament inférieur, très résistant, qui forme sous le pubis une sorte d'arcade très régulière, limite supérieure de l'arcade pubienne. C'est le *ligament triangulaire*.

Symphyses sacro-iliaques. — Elles sont un peu plus compliquées que l'articulation pubienne. Leurs surfaces articulaires appartiennent au sacrum et aux os iliaques. Chacune de ces surfaces articulaires est revêtue d'un cartilage.

Les ligaments de chacune de ces deux articulations sont au nombre de six, en supposant que nous regardions comme appartenant à l'articulation sacro-iliaque les ligaments qui ne la renforcent que de loin.

Les ligaments sacro-iliaques antérieur et postérieur, supérieur et inférieur, unissent le sacrum à la partie la plus large de l'os coxal. Les deux autres ligaments sont plus importants. L'un d'eux relie le bord du sacrum et surtout sa partie inférieure avec la tubérosité de l'ischion et sa branche ascendante, c'est le *grand ligament sacro-sciatique*, qui transforme en un trou la grande échancrure sacro-sciatique. L'autre ligament, *petit ligament sacro-sciatique*, part de l'épine sciatique et va par son autre extrémité se confondre avec le précédent.

L'articulation qui unit le sacrum avec le coccyx est tout à fait rudimentaire.

Mouvements. — Les mouvements que peuvent permettre les articulations du bassin sont peu étendus. Les symphyses sacro-iliaques ne sont le siège d'aucun déplacement sur le vivant. Tout au plus peut-on, sur un bassin frais dont on a sectionné en avant le pubis, obtenir un léger écartement.

Les mouvements de la symphyse pubienne sont presque nuls. Toutefois, à la fin de la grossesse et surtout chez les primipares, on peut, en introduisant le doigt dans le vagin et en faisant marcher la femme, constater à ce niveau une légère mobilité.

Plus importants sont les mouvements qui se passent soit entre le sacrum et le coccyx, soit entre les différentes pièces de ce dernier os.

Chez une femme très jeune le déplacement de la pointe du coccyx peut atteindre 2 et même 3 centimètres.

Chez une primipare âgée, les mouvements sont beaucoup moins étendus, par suite de l'ossification partielle des fibro-cartilages.

A mesure que la femme avance en âge, et à moins qu'il ne survienne une série d'accouchements à intervalles assez rapprochés, le coccyx se soude au sacrum et les différentes pièces du coccyx achèvent de se souder entre elles.

XI. — BASSIN OSSEUX EN GÉNÉRAL.

L'ensemble du bassin est une sorte de grand canal, large et court, plus évasé en haut qu'en bas.

Sa surface extérieure nous est connue; nous y retrouvons en avant le pubis et l'arcade pubienne; sur les côtés l'ischion, les cavités cotyloïdes, la grande surface extérieure de l'os iliaque; en arrière, la crête sacrée, les trous sacrés, etc.

La surface interne forme bien un canal, mais un canal incomplet divisé en deux parties qu'on a désignés sous les noms de *grand* et de *petit bassin*.

Grand bassin. — Le grand bassin, limité en arrière par le corps de la cinquième vertèbre lombaire et sur les côtéspar les fosses iliaques, est échancré en avant où il ne se trouve fermé que par les parois abdominales. Il est terminé en bas par la ligne courbe que forment : l'angle sacro-vertébral, l'aileron du sacrum, la ligne innominée, la crête pectinéale et le bord postérieur du pubis; cette ligne presque circulaire n'est autre chose que le détroit supérieur du petit bassin.

Les dimensions du grand bassin sont : d'une épine iliaque antérieure et supérieure à celle du côté opposé, 24 centimètres; d'une crête iliaque au point le plus éloigné de l'autre, 28 centimètres : ces dimensions sont assez variables. La hauteur des fosses iliaques, depuis la ligne innominée jusqu'à la crête iliaque, est plus variable encore.

Petit bassin. — Le petit bassin situé au-dessous du grand est de beaucoup le plus important en accouchement. Il forme un canal plus complet, et ses dimensions sont telles qu'un enfant à terme ne peut le traverser que si ce canal offre sa largeur normale.

Les deux ouvertures du canal constitué par le petit bassin portent le nom de détroit supérieur et de détroit inférieur. On désigne le canal lui-même par le nom d'*excavation*.

Détroit supérieur (fig. 7). — Ce détroit, qui est à la fois la limite inférieure du grand bassin et la limite supérieure du petit, est constitué par le promontoire, l'aileron du sacrum, la ligne innominée, l'éminence ilio-pectinée, la crête pectinéale, l'épine du pubis et le bord supérieur interne du corps et de la symphyse du pubis.

La forme du détroit supérieur est un triangle à angles arrondis dont la base serait saillante au niveau du promontoire. Ce détroit n'est pas absolument plan; il est un peu plus élevé en arrière et en avant que sur les parties latérales.

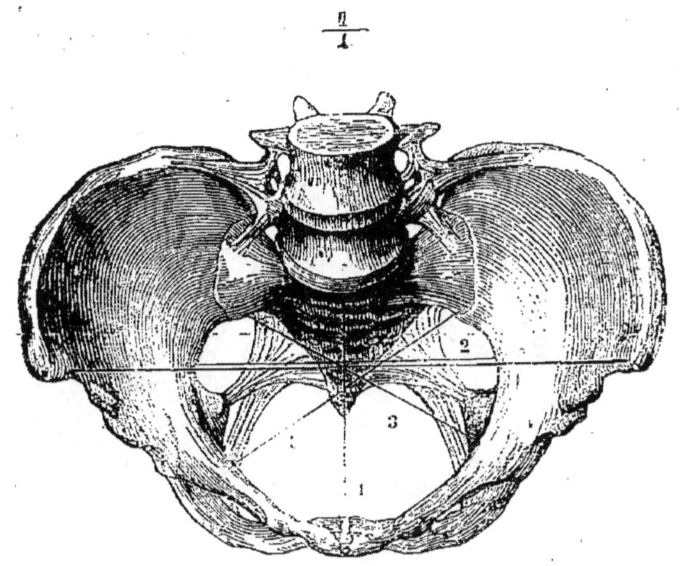

Fig. 7. — Détroit supérieur du bassin. — 1, diamètre antéro-postérieur; 2, diamètre transverse; 3, 4, diamètres obliques.

Le détroit supérieur est entièrement osseux; aussi est-ce à son niveau que siègent le plus souvent les obstacles à l'accouchement.

Détroit inférieur (fig. 8). — Ce détroit qui termine en bas le petit bassin est formé par la pointe du coccyx, les ligaments sacro-sciatiques, la tubérosité de l'ischion, la branche ischio-pubienne et le ligament triangulaire ou sous-pubien.

Ce détroit a donc beaucoup moins que le détroit supérieur une forme régulière. On peut le considérer comme formé de trois saillies ou éminences et de trois échancrures ou dépressions. Les trois éminences sont le coccyx et les deux ischions. Les trois échancrures correspondent au bord inférieur des ligaments sacro-sciatiques et à l'arcade pubienne. L'intervalle qui sépare en bas l'une de l'autre les deux tubérosités de l'ischion est d'environ 9 centimètres.

Le détroit inférieur qui est en partie osseux, en partie ligamenteux, est par ce fait moins rigide que le détroit supérieur. Aussi les obstacles sérieux à l'accouchement siègent-ils fort rarement à ce niveau.

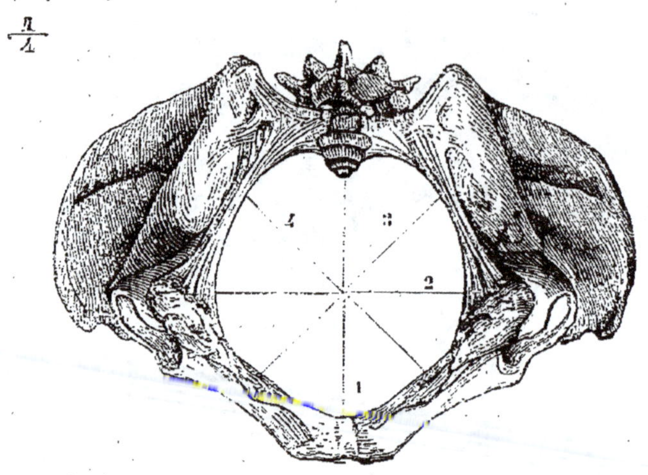

Fig. 8. — Détroit inférieur du bassin. — 1, diamètre antéro-postérieur ; 2, diamètre transverse ; 3, 4, diamètres obliques.

Excavation. — L'excavation est la cavité même du petit bassin ; on lui considère quatre parois : une antérieure, une postérieure et deux latérales.

La paroi antérieure est formée par la face postérieure du pubis, c'est la paroi la moins longue puisqu'elle n'a que 4 à 5 centimètres de hauteur. Elle est inclinée de haut en bas et d'avant en arrière. Cette disposition a une grande importance.

Les parois latérales sont formées par la face interne du corps de l'ischion et surtout par cette surface plane qui répond au fond de la cavité cotyloïde.

La paroi postérieure est presque entièrement formée par la

concavité du sacrum et ses lignes saillantes. Beaucoup plus longue que l'antérieure, cette paroi mesure de l'angle sacro-vertébral à la pointe du coccyx environ 15 centimètres si la mesure
est prise en suivant la courbure du sacrum.

Inclinaison du bassin (fig. 9). — Chez une femme supposée debout, le bassin est incliné de telle sorte que le sommet de
la symphyse pubienne et la deuxième pièce du coccyx se trouvent sur une même tige horizontale.

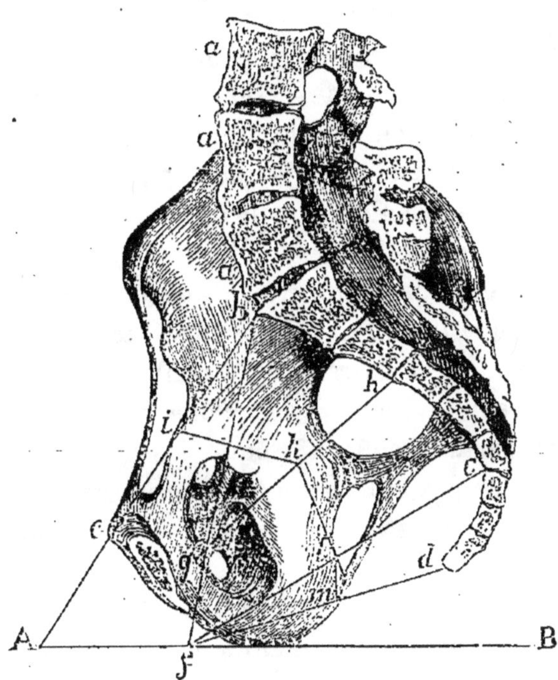

Fig. 9. — Inclinaison et axes du bassin. — A, B, ligne horizontale ; *aaa*, vertèbres ;
b, promontoire ; *be*, plan du détroit supérieur; *df*, plan du détroit inférieur;
jklm, axe de l'excavation.

Si la femme est couchée, c'est sur une même ligne verticale
que se trouvent les deux points de repère que nous venons de
signaler.

Plans. — Le plan du détroit supérieur est une surface plane
fictive qui passerait à la fois par le plus de points possible de

ce détroit. Ce plan est donc fortement incliné de haut en bas et d'arriére en avant.

Le plan du détroit inférieur est également une surface plane fictive passant par le plus grand nombre possible de points du détroit inférieur. Chez la femme debout, ce plan est presque horizontal.

Axes. — On nomme axe d'un détroit une ligne perpendiculaire au centre du plan de ce détroit. L'axe de l'excavation est une ligne courbe qui a en haut la direction de l'axe supérieur et en bas la direction de l'axe inférieur.

Il est important de remarquer combien la position couchée, en modifiant la direction des axes, peut contribuer à faciliter l'accouchement. C'est en effet la première partie du trajet dans l'excavation qui présente pour l'enfant le plus de difficulté. Or, à ce niveau, dans la position couchée, l'enfant n'a presque qu'à descendre verticalement.

Dans la deuxième partie du trajet, au contraire, il n'y a rien à gagner à ce que le détroit inférieur soit trop vite franchi. Un peu de lenteur dans la marche du travail est au contraire, à ce moment, souvent favorable puisqu'elle permet la distension graduelle des parties molles. Si donc il est utile que la femme enceinte ne garde pas le lit pendant la grossesse, il ne peut être que nuisible, le plus souvent, qu'elle se promène pendant le travail.

Comparaison entre le bassin de l'homme et celui de la femme. — Le bassin de l'homme est plus haut, celui de la femme est plus large. Chez l'homme le trou sous-pubien est ovale, il est triangulaire chez la femme. L'arcade pubienne est plus évasée chez la femme et les cavités cotyloïdes sont plus éloignées l'une de l'autre.

Mouvement du bassin dans son ensemble. — Les mouvements qui se passent au niveau de l'articulation du bassin avec la colonne vertébrale sont les seuls qui aient ici quelque importance.

Quand une femme en travail se penche fortement en avant,

il peut arriver que l'utérus soit repoussé par la colonne vertébrale assez en avant pour que la partie fœtale qui se présente
n'appuie plus par son propre poids sur l'orifice utérin. Quelques
femmes trouvent à cette petite manœuvre un soulagement momentané à leurs douleurs. Il suffit souvent de faire reprendre à
la femme la position horizontale pour voir les contractions utérines se reproduire.

XII. — DIAMÈTRES DES DÉTROITS ET DE L'EXCAVATION.

On désigne sous le nom de *diamètre* une ligne droite qui
réunit un point quelconque d'une circonférence au point opposé
de la même circonférence. Bien que les détroits du petit bassin
ne forment pas des circonférences régulières, on leur considère
néanmoins des diamètres.

Il y a pour chaque détroit quatre diamètres principaux :

Un diamètre antéro-postérieur;

Deux diamètres obliques, un droit et un gauche;

Un diamètre transverse.

Détroit supérieur. — Au détroit supérieur, le diamètre
antéro-postérieur porte encore les noms de *diamètre sacro-pubien,
diamètre sacro-sus-pubien, diamètre conjugué, diamètre droit, petit
diamètre*. Il va du bord supérieur de la symphyse pubienne au
milieu de l'angle sacro-vertébral. Il a 11 centimètres.

Les *diamètres obliques* partent d'une éminence ilio-pectinée pour
aboutir à la symphyse sacro-iliaque du côté opposé. Le diamètre
oblique droit est celui qui part de l'éminence ilio-pectinée droite.
Chacun des deux diamètres obliques à 12 centimètres.

Le *diamètre transverse, diamètre bis-iliaque, grand diamètre*, va
du milieu de la ligne innominée au point correspondant du côté
opposé. Il a 13 centimètres et demi et croise le diamètre antéro-
postérieur plus près du sacrum que du pubis. Sur un bassin
sec le diamètre transverse est donc très sensiblement plus
grand que les autres. Le plus court est le diamètre antéro-pos-

térieur, encore le vrai diamètre sacro-pubien utile ou diamètre minimum, qui va du promontoire au point le plus rapproché de la symphyse pubienne, est-il plus court de quelques millimètres.

Détroit inférieur. — Le diamètre antéro-postérieur ou coccy-pubien va de la pointe du coccyx au sommet de l'arcade -pubienne.

Les diamètres obliques vont du milieu du bord inférieur du grand ligament sacro-sciatique au milieu de la branche ischio-pubienne du côté opposé. Celui qui aboutit à la branche ischio-pubienne droite est le diamètre oblique droit.

Le diamètre transverse sépare l'une de l'autre les deux tubérosités de l'ischion en partant de leur face postérieure. Ce diamètre rencontre le diamètre antéro-postérieur plus près du pubis que du coccyx.

Tous les diamètres du détroit inférieur ont une longueur de 11 centimètres.

Le diamètre antéro-postérieur doit cependant être considéré comme plus grand que les autres, grâce au déplacement en arrière que le passage de l'enfant peut imprimer à la pointe du coccyx.

Excavation. — L'excavation a également plusieurs diamètres. En moyenne, ils ont 12 centimètres.

Il existe entre l'épine sciatique droite et l'épine sciatique gauche un diamètre transversal de 10 centimètres seulement. C'est le plus petit de tous les diamètres du bassin.

Il est important de bien retenir ce fait : que l'excavation est en haut plus large que longue, tandis que par le fait du déplacement du coccyx elle est en bas plus longue que large.

XIII. — BASSIN REVÊTU DES PARTIES MOLLES.

Nous avons jusqu'ici considéré le bassin comme préparé et sec et muni seulement de quelques ligaments qui augmentent sa solidité sans modifier sa forme. Un certain nombre d'organes tapissent le bassin soit en dehors, soit en dedans.

Parties molles extérieures. — En avant, le bassin est recouvert par le mont de Vénus et par la vulve. Partout ailleurs le bassin est recouvert extérieurement de muscles, au point que les seules parties facilement accessibles à la palpation extérieure sont la crête sacrée, la crête iliaque surtout à son extrémité antérieure, et les tubérosités de l'ischion. Encore ces deux tubérosités ne peuvent-elles être facilement senties qu'en mettant la femme dans une attitude particulière, sur les coudes et les genoux. Le coccyx est atteint facilement par l'anus.

Parois abdominales. — Je dois signaler les parois abdominales, bien qu'elles ne puissent être rattachées qu'indirectement aux parties molles du bassin. On a donné aux différentes parties de ces parois des noms qu'il faut connaître.

Si nous supposons la paroi antérieure de l'abdomen divisée en neuf régions, nous aurons : 1° en haut l'*épigastre* au milieu et les *hypochondres* sur les côtés ; 2° dans la partie moyenne la *région ombilicale* et les *flancs* ; 3° en bas l'*hypogastre* et les *fosses iliaques*.

La peau de l'abdomen n'adhère fortement aux tissus situés au-dessous d'elle qu'au niveau de l'ombilic. L'ombilic est une cicatrice que laisse la chute du cordon ombilical. L'épaisseur du tissu cellulaire situé sous la peau des parois abdominales est très variable. Au-dessous se trouvent des muscles plats et larges qui jouent un rôle assez important, non seulement à la fin de l'accouchement, mais encore dans tous les cas où se produit le phénomène de l'effort. Exactement sur la ligne médiane, il n'y a pas de muscles, et c'est à ce niveau qu'on voit se produire les éventrations.

Les muscles des parois abdominales sont entourés d'*aponévroses* ou enveloppes fibreuses résistantes qui contribuent à augmenter la solidité de ces parois.

Au niveau de l'ombilic, il existe un espace restreint, une sorte d'anneau exempt d'aponévroses et de muscles. C'est là que se produit assez fréquemment, chez le nouveau-né, une variété de hernie dite hernie ombilicale.

Au-dessous de la couche musculaire vient le *péritoine*, sorte de sac membraneux qui tapisse la cavité abdominale en se repliant sur les organes qu'elle contient. Le péritoine devient facilement malade à la suite des accouchements difficiles et surtout de manœuvres malpropres ou maladroites. C'est surtout la portion de péritoine contenue dans le petit bassin qui a pour nous une importance sérieuse.

Parties molles intérieures. — Nous ne parlerons ici que des muscles, des vaisseaux, des nerfs et des aponévroses. Bien que le bassin renferme aussi la fin du tube digestif et une grande partie des organes urinaires, nous en rattacherons l'étude à celle des organes génitaux internes en raison des rapports importants qui les unissent.

De tous les muscles du bassin, quatre seulement nous intéressent. Deux d'entre eux tapissent les fosses iliaques et viennent sortir du bassin par les gouttières qui leur sont destinées. Ce sont les *psoas-iliaques*, muscles qui vont s'attacher au fémur et diminuent très sensiblement, quand ils sont tendus, la largeur du bassin. Aussi l'engagement de la tête fœtale est-il favorisé par la flexion des cuisses.

Les autres muscles qu'il nous faut connaître entourent le vagin et l'anus. Il en sera question à propos du plancher du bassin qu'ils contribuent à former.

Les *artères* et *veines* importantes sont les *artères iliaques*, branches de bifurcation de l'artère aorte, et les *veines iliaques*.

Les *nerfs* appartiennent presque tous à un gros paquet nerveux, le *plexus sacré*, disposé de chaque côté de la colonne médiane du sacrum en un triangle dont la base est au niveau de la ligne des trous sacrés antérieurs et dont le sommet aboutit à la grande échancrure sciatique. Au niveau de cette échancrure, le *plexus sacré* se continue par le grand nerf sciatique. La présence du plexus sacré contribue à rendre douloureux le passage du fœtus dans l'excavation.

Les *aponévroses du bassin* recouvrent les parties molles et les protègent. Les plus importantes sont celles du périnée que nous étudierons à part.

Sans en venir encore à la description des organes importants que renferme le bassin, nous devons signaler dès à présent la présence du rectum le long de la courbure sacrée. Le rectum suit cette courbure, mais à gauche et non au milieu. Il en résulte ce fait important que le diamètre oblique droit est toujours un peu plus court que le diamètre oblique gauche.

Modifications apportées dans les diamètres du bassin par la présence des parties molles.

Dans le grand bassin, les muscles psoas-iliaques diminuent l'étendue des fosses iliaques, et surtout viennent empiéter sur le diamètre transverse du détroit supérieur. Sur un bassin frais recouvert de ses muscles, le diamètre transverse est sensiblement égal aux diamètres obliques ; parfois même il est plus petit. C'est une raison de plus à ajouter à celle que j'ai déjà indiquée (voisinage de l'angle sacro-vertébral) pour que la tête fœtale s'engage de préférence dans un diamètre oblique.

Une autre cause, la présence du rectum à gauche, intervient pour que celui des diamètres obliques dans lequel s'engage la tête soit le plus souvent le diamètre oblique gauche.

Au détroit inférieur, les parties molles ne sont cause d'aucune modification sérieuse dans les diamètres ; mais au-dessous de ce détroit, nous verrons le plancher du bassin offrir au passage de l'enfant une résistance qui rend parfois l'accouchement difficile.

Dans l'excavation les diamètres sont, par la présence des parties molles, assez régulièrement diminués de 5 millimètres.

En résumé, les parties molles diminuent d'un demi-centimètre les diamètres de l'excavation et ceux du détroit supérieur, sauf ceux du diamètre transverse, qui perd près de 2 centimètres. Elles ne modifient presque pas le détroit inférieur.

GALLOIS.   3

Telles sont les dimensions du bassin frais en le supposant vide ; mais le passage de la tête fœtale à travers les détroits et l'excavation modifie encore les diamètres susceptibles d'augmentation, c'est-à-dire les diamètres coccy-pubien et obliques du détroit inférieur.

L'écartement des ligaments sacro-sciatiques peut faire gagner aux diamètres obliques environ 1 centimètre. Le refoulement du coccyx en arrière peut augmenter le diamètre coccy-pubien d'un centimètre et demi ou même davantage.

Plancher du bassin.

Le plancher du bassin est formé par la peau, par des muscles et par des aponévroses. Il présente deux grandes ouvertures, celle du vagin et celle du rectum, et une petite, celle de l'urèthre.

Le vagin et le rectum sont l'un et l'autre entourés, à leur partie inférieure, par un muscle circulaire : *constricteur du vagin* et *sphincter de l'anus*. Ces muscles se rejoignent en partie, et la déchirure de l'un entraîne parfois une déchirure de l'autre. D'autres muscles plats et minces entourent l'anus et contribuent à fermer en bas la cavité abdominale.

La cloison qui sépare le vagin de l'anus serait sans doute déchirée presque toujours pendant l'accouchement, si les parties molles qui constituent cette cloison n'étaient doublées d'aponévroses résistantes.

Périnée. — La portion du plancher du bassin qui sépare les deux orifices du vagin et de l'anus porte le nom de *périnée*. Les aponévroses qui doublent cet espace sont au nombre de trois superposées et occupent l'espace laissé libre par l'arcade pubienne. En avant elles sont attachées aux deux branches ischio-pubiennes ; elles se rejoignent en arrière au niveau des tubérosités.

Le périnée est élastique. D'une étendue de 2 à 3 centimètres seulement à l'état normal, il peut s'allonger de 10 et même de 12 centimètres pendant l'expulsion de la tête fœtale.

TABLEAU RÉSUMÉ DES DIAMÈTRES DU BASSIN.

		Bassin sec.	Bassin revêtu de ses parties molles.	Bassin au moment du passage de la tête fœtale.
		cent.	cent.	cent.
Détroit supérieur.	D. sacro-pubien........	11	10 1/2	10 1/2
	D. oblique............	12	11 1/2	11 1/2
	D. transverse.........	13 1/2	11 1/2	11 1/2
Détroit inférieur.	D. coccy-pubien........	11	11	12 1/2
	D. oblique............	11	11	12
	D. transverse.........	11	11	11
Excavation.......	Moyenne des diamètres.	12	11 1/2	11 1/2

XIV. — ORGANES GÉNITAUX EXTERNES.

L'ensemble de ces organes porte le nom de *vulve*. La vulve correspond sur le squelette à l'arcade pubienne. Elle est limitée en haut par la région triangulaire et poilue désignée sous le nom de *mont de Vénus*; en bas par le périnée; en dehors par les plis génito-cruraux.

La vulve est un anneau aplati dirigé obliquement de haut en bas et d'avant en arrière. Elle comprend : les grandes lèvres, les petites lèvres, le clitoris, le vestibule, le méat urinaire, l'hymen et les caroncules myrtiformes, l'orifice vulvaire et la fosse naviculaire.

Grandes lèvres. — Les grandes lèvres sont deux replis longitudinaux de la peau, recouverts extérieurement de poils et se continuant en dedans par une muqueuse. Les grandes lèvres sont adossées l'une à l'autre par leur face interne. Elles se rejoignent en haut au point qui porte le nom de *commissure antérieure* et en bas à la *commissure postérieure*.

Au niveau de la commissure postérieure est un repli de la muqueuse appelé *fourchette*. La fourchette se rompt presque toujours pendant l'accouchement chez la primipare. Chaque grande lèvre renferme une glande, *glande vulvo-vaginale* ou *glande de Bartholin* qui sécrète un liquide incolore et visqueux, destiné à lubrifier, c'est-à-dire à rendre glissantes les parois de l'orifice vulvaire.

Petites lèvres. — Les petites lèvres sont des replis muqueux dirigés obliquement de manière à se réunir en haut et à se séparer en bas. Leur face externe répond aux grandes lèvres leur face interne recouvre le vestibule, le méat urinaire et une partie de l'orifice vaginal. Supérieurement, l'extrémité des petites lèvres se bifurque en deux branches. La branche inférieure se continue avec le clitoris ; la branche supérieure va rejoindre celle du côté opposé pour former au clitoris une sorte de capuchon : *prépuce du clitoris*. L'extrémité inférieure des petites lèvres se perd peu à peu dans l'épaisseur des grandes lèvres. Les petites lèvres ont des dimensions extêrmement variables. Chez les Hottentotes elles atteignent souvent de 10 à 15 centimètres de long.

Clitoris. — Le clitoris est un organe érectile situé à un centimètre et demi environ au-dessous de la commissure antérieure des grandes lèvres. Son développement est très variable. Il fait le plus souvent une saillie de 5 à 7 millimètres. Il devient plus volumineux pendant l'érection. Son rôle en accouchement est nul.

Vestibule. — C'est une petite surface triangulaire limitée en haut par le clitoris, latéralement par les petites lèvres et en bas par le méat urinaire. Ce dernier rapport seul fait son importance.

Méat urinaire. — Ce méat ou orifice par où s'écoule l'urine doit être bien connu. il est en effet extrêmement fréquent qu'une femme né puisse uriner seule après l'accouchement.

Une accoucheuse doit toujours savoir sonder une femme avant, pendant ou après le travail. Le méat urinaire semble parfois n'être qu'un simple trou dans la muqueuse, parfois il surmonte une sorte de mamelon. Cette variabilité d'aspect est encore augmentée par la tuméfaction qui envahit souvent toutes les parties génitales après l'accouchement.

Le méat urinaire est la terminaison de l'urèthre, canal que

parcourt l'urine pour sortir de la vessie. L'urèthre est habituellement très court, environ 3 centimètres chez la femme. Il suffit donc de faire pénétrer la sonde à cette profondeur.

Pour sonder une femme, le plus difficile est de trouver le méat. On peut y arriver en découvrant la femme et en écartant les petites lèvres. La plupart des femmes préfèrent être sondées sous la couverture. Il y a pour cela deux manières :

1° Avec le doigt indicateur droit si l'on est à droite de la femme; on pénètre dans le vagin, puis on ressort en suivant la paroi antérieure de cet organe jusqu'à ce qu'on arrive à une sorte de tubercule. Le méat est immédiatement au-dessus de ce tubercule.

2° Avec l'indicateur on part du clitoris et en descendant on reconnaît le vestibule. La première inégalité qu'on rencontre est le méat urinaire. La sonde est poussée avec douceur sans jamais forcer de résistance dès qu'elle a pénétré dans le méat.

Hymen et caroncules myrtiformes. — Chez la femme vierge, l'orifice du vagin est en partie fermé par une membrane, l'hymen, habituellement échancrée en avant au point de permettre l'introduction du petit doigt. Cette échancrure a pour but de laisser passer le sang des règles. L'imperforation totale de l'hymen est, chez certaines jeunes filles, la cause d'accidents graves qu'une simple incision peut faire disparaître.

La déchirure de l'hymen, sous l'influence des premiers rapports sexuels, a pour résultat la formation de lambeaux plus ou moins irréguliers qui s'épaississent peu à peu, prennent la couleur de la muqueuse voisine et finissent par constituer, à l'entrée du vagin, de petits tubercules irréguliers qu'on appelle les *caroncules myrtiformes*. Il y en a habituellement de deux à cinq.

L'*orifice vulvaire* qu'il ne faut pas confondre avec l'orifice vaginal n'est qu'une fente peu profonde que la distension des grandes lèvres peut transformer en une sorte d'entonnoir.

Fosse naviculaire. — On désigne sous le nom de *fosse naviculaire* une petite dépression située derrière la fourchette,

entre ce repli et l'hymen ou les caroncules myrtiformes. La fosse
naviculaire disparaît chez les multipares.

XV. — ORGANES GÉNITAUX INTERNES. — VAGIN.

Le vagin est un canal musculo-membraneux qui fait suite à
la vulve et se dirige vers l'utérus. La direction générale du vagin
est oblique de bas en haut et d'avant en arrière. Il est légèrement recourbé en avant comme le sacrum. Sa longueur est
d'environ 10 centimètres en moyenne avec des différences individuelles qui peuvent atteindre 5 centimètres.

Le vagin paraît quelquefois très court alors qu'il a sa longueur
normale. Ce fait se produit chez les femmes dont l'utérus est
abaissé.

Les parois du vagin sont, à l'état normal, entièrement accolées.
Elles peuvent se distendre dans des proportions énormes, puisque le corps du fœtus peut franchir le vagin, et Pajot a pu dire
que, pour tamponner un vagin avec des boulettes de charpie, la
mesure à adopter était un plein chapeau.

Rapports (fig. 10). — En avant, le vagin répond en haut à la
vessie. Il y a même une paroi d'environ 3 centimètres de long
qui est en quelque sorte commune au vagin et à la vessie.

A la suite d'accouchements trop prolongés il se fait parfois à
ce niveau une perforation faisant communiquer la vessie avec le
vagin. On donne à cette perforation, source d'une infirmité des
plus pénibles, le nom de *fistule vésico-vaginale*.

Plus bas la paroi antérieure du vagin répond à l'urèthre, d'où
la possibilité de *fistules uréthro-vaginales*.

La paroi postérieure du vagin présente deux rapports importants : en haut, le péritoine; en bas, le rectum. Ce dernier
organe communique avec le vagin dans le cas de *fistules recto-
vaginales*.

Le péritoine, dont nous avons signalé l'existence à propos de
la cavité abdominale, recouvre, comme un sac sans ouverture,
la plupart des organes importants de cette cavité. Il suffit que le

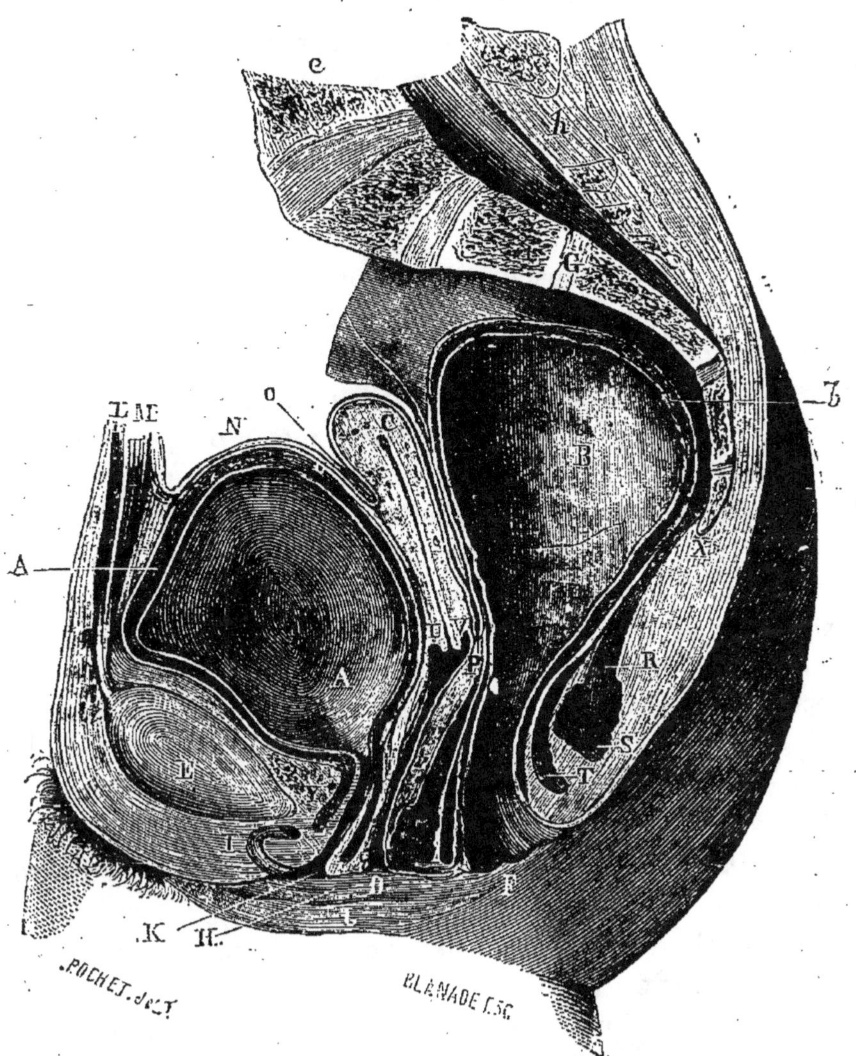

Fig. 10. — Coupe du bassin, rapports de l'utérus. — A, vessie ; B, rectum distendu par les matières fécales ; C, corps de l'utérus ; D, ouverture du vagin ; E, symphyse du pubis ; F, anus ; G, sacrum ; H, petite lèvre droite ; I, clitoris, racine du corps caverneux coupée ; J, grande lèvre droite ; K, méat urinaire ; L, muscle pyramidal ; M, grand droit de l'abdomen ; N, péritoine ; O, cul-de-sac uréthro-vésical ; P, cul-de-sac recto-utérin ; R, releveur de l'anus ; S, sphincter externe de l'anus ; T, sphincter interne ; U, lèvre antérieure du col de l'utérus ; V, lèvre postérieure ; X, coccyx ; Y, plexus veineux de Santorini ; Z, plexus veineux du vagin ; a, tunique musculeuse de la vessie et de l'urèthre ; b, tunique musculeuse du rectum ; c, cinquième vertèbre lombaire ; p, canal rachidien (d'après E.-Q. Legendre, *Anatomie chirurgicale*).

péritoine soit déchiré pour qu'il puisse survenir une péritonite mortelle. Nous devons donc savoir qu'en arrière et en haut du vagin une très mince cloison sépare la cavité vaginale de la cavité péritonéale.

L'introduction maladroite de la main ou d'instruments peut être par ce fait une cause de mort.

En bas, la paroi postérieure du vagin répond au rectum. Ce rapport est facile à constater quand on touche une femme dont le rectum est bourré de matières fécales.

Muqueuse. — La muqueuse du vagin forme des replis transversaux assez prononcés près de la vulve, plus rares et moins saillants dans la partie profonde. Cette même muqueuse forme en outre sur les parois antérieure et postérieure deux replis longitudinaux, *colonnes du vagin*. La colonne postérieure est peu marquée ; l'antérieure, plus facile à reconnaître, se termine en avant par une saillie molle, *tubercule antérieur du vagin*. Nous avons signalé déjà ce tubercule comme point de repère pour l'introduction d'une sonde dans le canal de l'urèthre.

Extrémités. — L'extrémité inférieure du vagin n'est autre que son orifice externe au fond de la cavité vulvaire. L'extrémité supérieure embrasse le col de l'utérus et remonte au-dessus de lui de manière à constituer un cul-de-sac divisé en deux moitiés, *cul-de-sac postérieur* assez profond, *cul-de-sac antérieur* plus court.

Au fond du vagin les tissus de cet organe se confondent insensiblement avec ceux de l'utérus.

Le vagin que doit nécessairement traverser l'enfant est rarement un obstacle à l'accouchement, sauf dans les cas où il est anormalement étroit ou cloisonné.

XVI. — UTÉRUS OU MATRICE.

Cet organe est le plus important de tous en accouchement. Jusqu'au début de la grossesse il tient peu de place et ses dimensions n'atteignent pas celles d'un œuf de poule. Sa forme est celle d'une petite poire allongée dont la grosse extrémité serait en haut. La partie la plus volumineuse est le corps de l'utérus ; la partie étroite et inférieure est le col de l'utérus.

Situation. — L'utérus est situé entre la vessie et le rectum, au fond du vagin. Chez la plupart des femmes il est placé dans le petit bassin, quelquefois au niveau du détroit supérieur.

Direction. — La direction est oblique de haut en bas et d'avant en arrière ; c'est du moins sa direction normale ; mais la présence de l'urine accumulée dans la vessie peut la modifier beaucoup. Chez une femme dont la vessie est pleine, le corps de l'utérus est repoussé en arrière et le col de l'utérus semble ramené en avant ; aussi est-il dans ce cas plus facile à atteindre.

Chez quelques femmes, cette disposition du corps de l'utérus repoussé en arrière est constante, même en dehors des moments où la vessie est pleine. On dit alors que l'utérus est en *rétroversion*. Le contraire se produit souvent, c'est-à-dire que la disposition normale du col en arrière est exagérée, tandis que le corps retombe en avant : c'est l'*antéversion*.

L'*antéflexion* est une disposition de l'utérus telle que le col a sa direction ordinaire, tandis que le corps est incliné en avant. Dans la *rétroflexion* le corps et le col forment un angle ouvert en arrière.

Il existe aussi des *déviations latérales ;* il en sera question plus tard. L'inclinaison du fond de l'utérus vers la droite est très fréquente. Ces diverses anomalies, à moins qu'elles ne soient très prononcées, ont rarement des inconvénients bien sérieux au point de vue de l'accouchement ; mais en dehors de l'état de grossesse, elles peuvent être soit des causes de stérilité, soit l'occasion de troubles graves de la menstruation.

La grossesse a souvent pour résultat de rendre au moins momentanément à un utérus dévié sa direction normale.

Longueur. — L'utérus a 6 centimètres de longueur chez les nullipares, c'est-à-dire chez les femmes qui n'ont jamais été enceintes ; il en a 7 chez les multipares. Le col est presque aussi

3.

long que le corps chez les nullipares ; il est beaucoup plus court chez les multipares.

Poids. — Le poids moyen de l'utérus est de 35 à 50 grammes suivant que la femme a eu ou non des enfants.

On décrit habituellement à l'utérus deux faces : une antérieure et une postérieure ; deux bords, un fond et une extrémité inférieure qui est le col.

Face antérieure. — La face antérieure répond à la vessie ; ces deux organes ont même une petite portion de paroi commune. Mais dans presque toute son étendue la face antérieure de l'utérus est séparée de la vessie par un repli du péritoine appelé le *cul-de-sac vésico-utérin*.

Face postérieure. — La face postérieure de l'utérus répond au rectum dont elle est séparée par un autre repli péritonéal, le *cul-de-sac péritonéal postérieur*, dans lequel pénètrent des anses intestinales. Le cul-de-sac postérieur est plus important que l'antérieur, c'est lui qui a été le plus souvent déchiré par des manœuvres maladroites.

La face postérieure de l'utérus est plus ou moins dirigée en haut suivant que la vessie plus ou moins pleine repousse ou non en arrière le corps de l'utérus.

Bords. — Les bords de l'utérus sont légèrement sinueux. A leur niveau s'attachent les ligaments destinés à maintenir l'utérus en place et à l'empêcher de ballotter au hasard dans la cavité abdominale.

Au sommet de chaque bord on trouve encore l'insertion de l'*oviducte* ou *trompe de Fallope*.

Fond. — Le fond de l'utérus est convexe et recouvert par le péritoine. Il est habituellement un peu au-dessous du détroit supérieur du bassin.

Col de l'utérus. — Le col ou extrémité inférieure de l'utérus est divisé par l'insertion de la muqueuse vaginale en deux parties : 1° une portion libre ou vaginale, celle qu'on peut atteindre avec le doigt ou même qu'on peut voir en faisant usage du spéculum ; 2° une portion profonde ou sus-vaginale dont le doigt ne peut parcourir les contours qu'en refoulant au niveau des culs-de-sac la muqueuse vaginale.

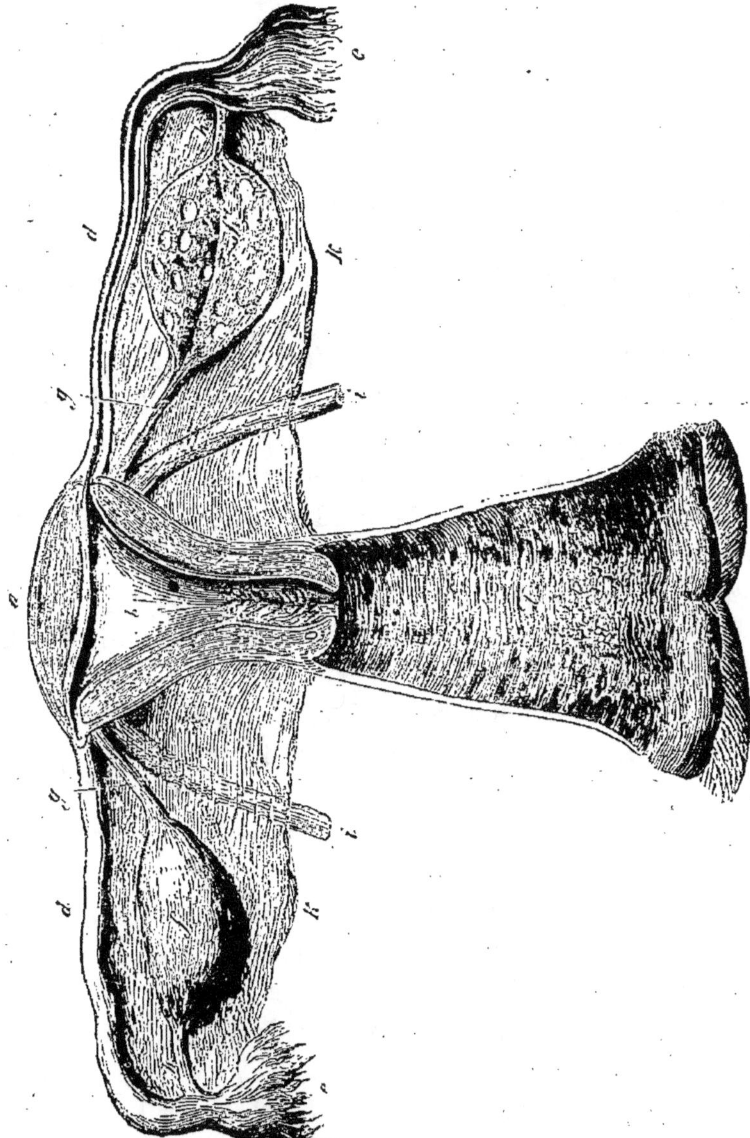

Fig. 11. — Organes génitaux internes de la femme. — L'utérus et le vagin sont ouverts; l'ovaire est fendu d'un côté, ainsi que la trompe; *a*, fond de l'utérus; *b*, cavité de l'utérus; *c*, cavité du col; *d*, trompe utérine; *e*, pavillon de la trompe; *f f'*, ovaires; *g*, ligament de l'ovaire; *h*, ligament de la trompe; *i*, ligament rond; *k*, ligaments larges; *l*, vagin; *o*, col.

La portion vaginale du col est percée à son extrémité libre d'une ouverture : orifice externe du col utérin auquel on donne quelquefois le nom d'*orifice du museau de tanche*.

Cavité de l'utérus. — L'utérus est creusé d'une cavité qui occupe à la fois le corps et le col ; la portion qui occupe le col est désignée sous le nom de *cavité cervicale*.

La cavité du corps est triangulaire. En dehors de l'état de grossesse elle est fort petite et pourrait contenir seulement quelques gouttes de liquide. Il est évident que cette cavité est susceptible de se distendre dans des proportions considérables, puisqu'elle arrive à pouvoir contenir un ou plusieurs enfants.

La cavité du col qui fait suite à celle du corps est presque cylindrique.

Chez la jeune fille, les deux cavités ont à peu près les mêmes dimensions. Chez la femme enceinte au contraire, la cavité du corps est à peu près seule à s'agrandir.

La cavité du corps possède trois ouvertures :

1° L'orifice cervico-utérin par lequel la cavité du corps communique avec celle du col ;

2° et 3° De chaque côté et en haut l'orifice d'une trompe de Fallope ou oviducte qui, parti d'un ovaire, vient aboutir à l'un des angles supérieurs de l'utérus.

La cavité cervicale n'a que deux orifices :

1° Le même orifice cervico-utérin dont il vient d'être question, et

2° L'orifice externe du col, dit du museau de tanche, celui qu'on touche au fond du vagin.

La muqueuse de la cavité cervicale présente un assez grand nombre de plis ramifiés ; on a donné à l'ensemble de ces plis le nom d'*arbre de vie*.

Structure de l'utérus. — L'utérus est formé de trois sortes de tissus superposés :

1° En dehors une enveloppe que lui forme le péritoine, c'est la *couche séreuse* ;

2° Au milieu une grande quantité de fibres musculaires appartenant à cette catégorie de muscles sur lesquels la volonté n'a pas d'action ; c'est la *couche musculaire* ;

3º En dedans une membrane épaisse qui est une véritable muqueuse : *couche muqueuse.*

Les parois de l'utérus renferment un grand nombre de vaisseaux : artères, veines et vaisseaux lymphatiques.

Ces vaisseaux s'accroissent énormément pendant la grossesse.

Les mêmes parois renferment encore des glandes qui sécrètent peu de liquide à l'état normal ; mais cette sécrétion peut devenir purulente et très abondante dans les cas de leucorrhée ou flueurs blanches.

La disposition des fibres musculaires de l'utérus sera étudiée plus loin à propos des modifications produites par la grossesse.

XVII. — LIGAMENTS DE L'UTÉRUS ET OVIDUCTES.

§ 1. — *Ligaments.*

L'utérus est maintenu en place par six ligaments, trois de chaque côté. Ces ligaments sont : les ligaments larges, les ligaments ronds, et les ligaments utéro-sacrés.

Ligaments larges. — Les ligaments larges sont formés par deux feuillets du péritoine. Ces deux feuillets s'écartent pour enfermer l'utérus et ils divisent la cavité du petit bassin en deux parties : l'une antérieure qui contient la vessie, l'autre postérieure qu'occupe le rectum. En dehors, les ligaments larges s'attachent sur les parois de l'excavation.

Sur le bord inférieur du ligament large, les deux feuillets qui le constituent s'écartent pour se replier en avant et en arrière de manière à tapisser le plancher du bassin ; sur le bord supérieur on trouve trois replis ou ailerons du ligament large. L'aileron postérieur renferme l'ovaire ; le moyen contient la trompe de Fallope ; l'aileron antérieur, le ligament rond. L'aileron moyen est le plus grand.

Ligaments ronds. — Les ligaments ronds partent du sommet du bord de l'utérus, sortent du bassin par le canal inguinal, et vont se perdre sous la peau qui recouvre le pubis, jusque dans l'épaisseur des grandes lèvres. Les ligaments ronds servent à ramener l'utérus en avant quand il a été repoussé en arrière par la vessie.

Ligaments utéro-sacrés. — Les ligaments utéro-sacrés sont des replis du péritoine qui, insérés d'un côté à l'utérus et de l'autre au sacrum, empêchent l'utérus d'être trop refoulé en avant par le rectum et les anses intestinales.

§ 2. — *Trompes de Fallope ou oviductes.*

Ces canaux situés dans l'aileron moyen des ligaments larges sont destinés à mettre en communication la cavité utérine avec la cavité péritonéale et surtout avec la surface des ovaires. Chaque trompe a une direction presque horizontale ; elle est d'abord assez droite près de l'utérus, puis se recourbe et vient enfin se terminer en dehors par une extrémité évasée et irrégulièrement frangée qui est le pavillon de la trompe. La longueur de la trompe est d'environ 12 centimètres. Le calibre de ce canal est de 4 millimètres au voisinage de l'utérus, de 5 au milieu, de 7 à 8 près du pavillon.

La trompe de Fallope a deux extrémités :

1° Une extrémité interne ou utérine située dans l'angle supérieur de l'utérus et représentée par un petit trou d'un millimètre de diamètre ;

2° Une extrémité externe ou ovarique constituée par le pavillon.

Le pavillon ressemble à un entonnoir formé de franges dentelées sur leurs bords. La portion évasée de l'entonnoir vient déboucher à la surface de l'ovaire. Une même trompe possède quelquefois deux ou plusieurs pavillons.

Les oviductes sont destinés à transporter l'ovule ou œuf humain de la surface de l'ovaire où il a pris naissance jusque dans l'utérus où il doit se développer.

Les trompes comme l'utérus sont formées de trois tuniques ou couches superposées :

1º Tunique séreuse à l'extérieur ;
2º Tunique musculaire au milieu, et
3º Tunique muqueuse à l'intérieur.

XVIII. — OVAIRES.

Les ovaires sont deux petits corps de la forme et du volume d'une amande, situés de chaque côté de l'utérus dans l'épaisseur de l'aileron postérieur des ligaments larges. Un ligament particulier relie chaque ovaire à l'utérus.

Rapports. — Les rapports de l'ovaire avec l'oviducte ont une grande importance. Le pavillon de l'oviducte vient s'ouvrir très près de la surface de l'ovaire et cette disposition a pour conséquence qu'un ovule ou œuf échappé de l'ovaire est recueilli par le pavillon, puis transporté par l'oviducte jusqu'à l'utérus.

L'écart entre les deux organes : ovaire et pavillon, est cependant suffisant pour que dans quelques cas un ovule échappé de l'ovaire tombe non pas dans le pavillon, mais directement dans la cavité abdominale.

Structure. — L'ovaire est essentiellement formé de deux parties :

1º Une portion centrale très riche en vaisseaux, c'est le bulbe de l'ovaire ;

2º Une portion superficielle : couche ovigène percée d'un très grand nombre de petites cavités, les ovisacs ou follicules de de Graaf.

Les ovisacs sont très petits et très nombreux puisque chaque ovaire en contient environ 300 000. Quinze à vingt seulement arrivent à se développer au point d'être en même temps visibles à l'œil nu. A chaque période menstruelle un ovisac atteint son développement complet. Chaque ovisac contient lui-même un ovule ou œuf qui doit être fécondé pour donner naissance à un enfant.

XIX. — MAMELLES.

Les mamelles, glandes destinés à sécréter le lait, occupent chez une femme bien conformée l'espace compris entre la troisième et la septième côte. Leur volume et leur forme sont très variables.

La portion saillante qui en occupe à peu près le milieu est le *mamelon*. Autour du mamelon est un cercle plus ou moins coloré, c'est l'*aréole*.

La peau de la mamelle est habituellement blanche, sauf chez les femmes qui ont eu des enfants. Il existe cependant chez certaines jeunes filles une aréole brunâtre bien marquée. Au niveau de l'aréole et du mamelon la peau est immédiatement placée sur la glande, tandis que sous la peau du reste de la mamelle on trouve une couche plus ou moins abondante de tissu cellulo-graisseux.

Le mamelon est de forme très variable, tantôt très long, tantôt au contraire presque nul. Dans certains cas il existe même au centre de la mamelle un enfoncement semblable à celui de l'ombilic. Les femmes ainsi conformées font habituellement de mauvaises nourrices.

Le mamelon est percé d'environ 15 ouvertures par où doit s'écouler le lait.

La glande mammaire proprement dite est une masse dure et aplatie, divisée en 15 ou 20 masses plus petites ou lobes. Chaque lobe renferme un grand nombre de petites glandes disposées autour d'un canal principal comme des grains de raisins pour former une grappe. Chaque lobe possède son canal principal, *canal galactophore* et tous ces canaux viennent aboutir au sommet du mamelon.

Il est fréquent de voir une mamelle, presque toujours la gauche, plus grosse que l'autre. Certaines femmes ont plus de deux mamelles, mais le fait est fort rare.

Les mamelles sont relativement très développées chez les

nouveau-nés des deux sexes. Il est très fréquent de voir chez les très petits enfants, filles ou garçons, les mamelles sécréter un peu de lait.

Les pressions répétées que l'on fait quelquefois subir au mamelon des nouveau-nés pour constater ce fait curieux ne sont pas entièrement inoffensives. Ces pressions peuvent déterminer parfois la production d'un abcès dont la conséquence est pour plus tard une malformation du sein.

CHAPITRE II

Physiologie.

Pendant l'enfance les organes génitaux restent à peu près stationnaires comme développement et leurs fonctions sont nulles jusqu'à l'époque variable de treize à dix-huit ans dans nos pays, où le bassin s'élargit, le pubis se couvre de poils, les mamelles se développent et surtout les ovaires commencent à laisser échapper des ovules. Cette période de transition dans l'existence de la femme s'appelle la *puberté*.

XX. — OVULATION.

L'ovulation est une fonction périodique qui comprend trois phénomènes distincts :

1º Développement d'un ovisac à la surface de l'ovaire et rupture de cet ovisac ;

2º Migration à travers la trompe de Fallope d'un ovule échappé de l'ovisac ;

3º Cicatrisation de la surface de l'ovaire.

Développement et rupture d'un ovisac. — Nous avons vu déjà que la couche ovigène ou portion superficielle de l'ovaire renferme un nombre très considérable de petites cavités auxquelles on a donné les noms d'*ovisacs* ou *follicules de de Graaf*. La plupart des ovisacs restent extrêmement petits et sont par-

faitement invisibles à l'œil nu. Douze ou quinze d'entre eux sont
plus gros et atteignent un volume qui varie depuis celui d'une
graine de millet jusqu'à celui d'un pois. Tous les vingt-huit jours
environ, l'un des ovisacs devient plus gros encore, proémine à
la surface de l'ovaire et finit par éclater en laissant échapper
son contenu. C'est tantôt l'ovaire droit, tantôt l'ovaire gauche
qui est le siège de ce phénomène, sans qu'il y ait dans cette
alternance beaucoup de régularité.

L'ovisac renferme trois choses : 1° un liquide visqueux et
transparent ; 2° une petite masse granuleuse ; 3° l'ovule.

L'ovule est le véritable œuf humain. Il est extrêmement petit
puisqu'il en faudrait cinq pour représenter une longueur d'un
millimètre. Nous aurons à étudier plus tard sa structure.

Migration de l'ovule. — Quand un ovisac se rompt à la
surface de l'ovaire, l'ovule se trouve projeté dans la direction de
la trompe de Fallope qui est venue appliquer son pavillon contre
l'ovaire.

A ce moment commence la seconde période de l'ovulation, la
migration de l'ovule qui chemine le long de l'oviducte depuis le
pavillon jusqu'à l'utérus. Ce trajet s'effectue en 12 à 14 jours en
moyenne.

L'ovule parvenu dans l'utérus disparaît ou au contraire se développe suivant qu'il a été ou non fécondé.

Corps jaune. — A la surface de l'ovaire, la déchirure de
l'ovisac laisse nécessairement une sorte de plaie béante. La cicatrisation de cette plaie met environ un mois à se compléter.
On donne le nom de *corps jaune* à ces débris de l'ovisac.

Après un mois écoulé le corps jaune fait place à une vraie cicatrice. S'il y a grossesse le corps jaune ne se transforme en cicatrice qu'après un temps beaucoup plus long : 9 à 10 mois en
moyenne.

XXI. — MENSTRUATION.

Nous savons que tous les mois environ, ou plus exactement
13 fois par an en moyenne, l'un des ovaires de la femme devient

le siège d'une tuméfaction très prononcée au point où se développe un ovisac. Cette tuméfaction s'accompagne d'un afflux de
sang très considérable non seulement au niveau de l'ovaire,
mais aussi dans les trompes et dans l'utérus. La muqueuse
utérine devient rouge et congestionnée; elle finit par laisser
écouler du sang qui s'échappe par le col utérin et par la vulve.
Ce sang est le *sang des règles* ou *sang menstruel*. Le phénomène
de la menstruation est donc lié à celui de l'ovulation ; c'est à la
même époque dans la vie de la femme qu'ils apparaissent; ils
cessent en même temps.

Caractères du sang menstruel. — Habituellement un peu
visqueux et peu coloré au début, puis rouge sombre comme le
sang veineux, le sang menstruel redevient pâle à la fin. Il a une
odeur particulière qui lui est probablement communiquée au
passage sur une muqueuse pourvue de glandes abondantes. Le
mélange de ce sang avec les mucosités acides du vagin lui communique encore une propriété connue depuis longtemps : le sang
des règles se coagule difficilement.

Quantité. — La quantité de ce sang qui s'écoule à chaque
époque menstruelle est très variable. A l'état de santé elle est à
peu près constante chez la même femme. La moyenne est comprise entre 200 et 300 grammes. Toutes les fois que la perte
atteint 500 grammes, il faut rechercher s'il n'existe pas à cette
exagération une cause pathologique, c'est-à-dire liée à une maladie.

On se borne généralement à demander à la femme combien
de serviettes elle salit dans les 24 heures. Le chiffre de trois ou
quatre est une moyenne.

Durée. — L'écoulement sanguin dure de un à dix jours, le
plus souvent trois ou quatre jours. Chez une même femme la
durée est habituellement peu variable.

Périodicité. — Le temps qui s'écoule entre le premier jour
d'une époque menstruelle et le premier jour de l'époque suivante
est d'environ un mois avec quelques variantes. Le plus souvent
cette période est de 28 jours. La périodicité régulière met quel-

quefois plusieurs années à s'établir. Elle cesse avec la ménopause.

Phénomènes généraux. — En même temps que les organes
génitaux deviennent un peu congestionnés et la muqueuse de la
vulve violacée, il n'est pas rare de voir la femme éprouver à
chaque époque menstruelle une sensation de pesanteur et de
chaleur dans le ventre. Il existe souvent de véritables douleurs
dans la région lombaire ; les seins se gonflent douloureusement ;
le corps thyroïde devient plus volumineux (1). Parfois on observe
du hoquet, des vomissements, des envies fréquentes d'uriner.
Le caractère de la femme peut être momentanément modifié.

Tous ces symptômes ont dans quelques cas une telle intensité
que le repos au lit peut devenir nécessaire chez certaines femmes
à chaque époque menstruelle. Parfois une grossesse met fin à
ces accidents dont l'ensemble a reçu le nom de *dysménorrhée*.
Enfin, quelques femmes éliminent au milieu de vives douleurs
des lambeaux membraneux qui ne sont autre chose que des débris de la muqueuse utérine. Cette forme de dysménorrhée (*dysménorrhée membraneuse*) permet rarement l'évolution normale
d'une grossesse.

Premier écoulement menstruel. — Le début de la menstruation est très variable : certaines jeunes filles sentent tout à
coup et sans aucun signe précurseur un écoulement de sang se
faire par la vulve. Plus fréquemment elles éprouvent tous les
mois quelques douleurs vagues dans le ventre et dans les lombes ;
il y a quelques malaises passagers : maux de tête, troubles de
digestion, etc., puis tout rentre dans l'ordre pour un mois et
recommence le mois suivant jusqu'à ce que l'écoulement périodique soit définitivement établi.

C'est de 13 à 18 ans que se montrent les premières règles dans
nos régions. Un certain nombre de causes peuvent influer sur
cette date du début. La température moyenne de la région a une

---

(1) Le corps thyroïde, situé en avant de la trachée et sur ses côtés, est
un organe dont les fonctions sont peu connues. C'est lui qui devient
volumineux dans le goître.

importance assez grande. Dans les pays chauds l'âge moyen auquel apparaissent les premières règles tend à se rappprocher de 12 ans ; il est de 15 ans environ dans les régions tempérées.

Les conditions hygiéniques, l'alimentation et même l'éducation ont aussi leur influence. Dans les villes les règles se montrent plus tôt qu'à la campagne, et les jeunes filles appartenant à des familles riches sont habituellement réglées plus tôt que les jeunes filles pauvres et mal nourries.

On retrouve la menstruation chez les femelles de certains singes. Son utilité n'est pas connue.

Interruption des règles. — La menstruation peut faire défaut momentanément ou définitivement. De toutes les causes qui l'interrompent provisoirement, les plus connues sont la grossesse et l'allaitement. Chez la femme qui devient enceinte, accouche mais n'allaite pas, les règles cessent depuis le moment de la fécondation de l'ovule jusqu'à la 6e ou 7e semaine après l'accouchement. Chez les bonnes nourrices, les règles ne reparaissent habituellement qu'après qu'elles ont cessé d'allaiter. Parfois même chez de bonnes nourrices il n'existe que de l'irrégularité.

Si la cessation des règles survient chez une femme jeune et non enceinte, cela tient le plus souvent à une maladie grave, la phtisie pulmonaire par exemple, ou toute autre maladie qui débilite profondément l'organisme. Chez une femme jeune et vigoureuse la cessation des règles est presque toujours le premier indice d'une grossesse.

Ménopause. — La *ménopause, âge de retour, âge critique*, est l'époque de la vie de la femme qui correspond à la cessation définitive de l'écoulement menstruel. Cette époque varie beaucoup. Dans nos régions la moyenne paraît se rapprocher de 50 ans. Exceptionnellement quelques femmes peuvent cesser d'être réglées à 40 ans, d'autres à 60. La durée totale de la fonction menstruelle est donc très variable, d'autant plus que les femmes réglées de bonne heure sont souvent celles qui restent réglées le plus longtemps. Il y a là des différences tout inviduelles et qui paraissent liées uniquement à l'énergie plus ou moins grande des fonctions sexuelles.

Il est rare que les règles disparaissent brusquement. Le plus souvent la menstruation devient d'abord irrégulière, tantôt nulle et tantôt très abondante ; les intervalles sont de plus en plus longs. Une fois la cessation définitive bien constatée, toute perte de sang par la vulve doit faire craindre une lésion sérieuse des organes génitaux, souvent une tumeur utérine.

Après la ménopause les organes génitaux tendent à s'atrophier de plus en plus. Chez les très vieilles femmes l'utérus très petit finit par ne pas même présenter de cavité.

XXII. — FÉCONDATION.

La fécondation est une fonction physiologique dont le but est de transformer un ovule, qui sans cela serait perdu pour la reproduction, en un œuf véritable qui n'aura plus qu'à évoluer tout seul dans l'utérus pour se transformer en un enfant.

La fécondation nécessite le contact de deux éléments : 1° un ou plusieurs spermatozoïdes, petits corps microscopiques contenus dans le liquide fécondant de l'homme ; 2° un ovule récemment échappé à la surface de l'ovaire d'un ovisac parvenu à maturité.

Nous connaissons déjà l'ovule, petite sphère d'un cinquième de millimètre, que nous avons vu quitter la surface de l'ovaire pour être recueilli dans le pavillon de la trompe et cheminer jusqu'à l'utérus.

C'est pendant ce trajet que l'ovule s'imprègne du liquide fécondant de l'homme, le *sperme*. Ce liquide introduit dans le vagin lors d'un rapprochement sexuel monte peu à peu par l'utérus et l'oviducte à la rencontre de l'ovule.

Le sperme renferme à l'état normal une quantité innombrable de petits corps allongés, les spermatozoïdes, semblables à de petits serpents qui se meuvent avec rapidité et peuvent vivre des jours entiers soit dans l'utérus, soit dans les trompes. Les spermatozoïdes sont tout à fait invisibles sans le secours d'un bon microscope.

Il est évident que la rencontre des spermatozoïdes et de l'ovule ne se produit pas toujours. Quand elle a lieu, les spermatozoïdes pénètrent dans l'ovule et y disparaissent; à ce moment commence l'évolution de l'œuf. C'est donc surtout à l'époque de la menstruation, époque qui correspond à la migration d'un ovule, que la fécondation s'opère. Outre la présence des spermatozoïdes dans le sperme, et l'introduction de ce liquide dans les organes génitaux de la femme, plusieurs conditions sont nécessaires pour que la fécondation ait lieu. Il faut en effet : 1° que le sperme ait pu pénétrer dans l'utérus et de là dans les trompes ; 2° que le pavillon de la trompe ait recueilli un ovule ; 3° que des spermatozoïdes vivants aient rencontré l'ovule pendant sa migration ; 4° il faut enfin que l'ovule imprégné puisse se fixer sur la muqueuse utérine pour y achever son développement. Cette dernière circonstance explique comment la plupart des grossesses datent des jours qui suivent les règles et non de ceux qui les précèdent. Un ovule parvenu sur une muqueuse qui saigne de tous côtés est habituellement entraîné par l'hémorrhagie, et tout fécondé qu'il est, il ne parvient pas à se fixer.

Stérilité. — Il y a des femmes qui n'ont jamais d'enfants. Cela peut tenir à plusieurs causes. Je suis ainsi amené à dire quelques mots de la stérilité chez la femme. Nous supposerons bien entendu toutes les conditions réalisées du côté de l'homme, c'est-à-dire que nous admettrons le dépôt effectué au fond du vagin de sperme pourvu de spermatozoïdes bien vivants.

Outre les arrêts de développement et l'absence des organes génitaux, les causes de la stérilité peuvent avoir pour siège : l'ovaire, les trompes ou l'utérus.

Du côté de l'*ovaire* nous trouverons l'absence d'ovulation.

Du côté des *trompes*, soit une exagération de l'intervalle qui les sépare de l'ovaire, soit l'oblitération de leur canal.

Du côté de l'*utérus* : 1° une direction vicieuse de l'utérus entier, ou seulement de sa portion cervicale ; 2° l'oblitération plus ou moins complète de son orifice externe; 3° un état de la muqueuse tel que l'ovule ne puisse s'y fixer.

Les arrêts de développement de l'utérus et des ovaires peuvent être : soit l'absence de ces organes, soit leur persistance dans l'état qui les caractérise pendant l'enfance. Ces arrêts de développement sont rares et coïncident avec l'absence de la menstruation. L'impossibilité de la fécondation dans ces cas est absolue.

L'absence d'ovulation est également rare. On l'observe quand l'ovaire est atteint d'une maladie grave et chronique ou bien encore dans certains cas d'obésité avec dégénérescence graisseuse de l'ovaire. L'ovulation est assez souvent interrompue par le fait d'une maladie grave quelconque. Ce dernier cas ne peut être considéré que comme une cause passagère de stérilité.

L'impossibilité pour le pavillon de la trompe de venir s'appliquer contre l'ovaire peut être primitive, c'est-à-dire dépendre d'une disposition anormale du pavillon ; le plus souvent, elle est la conséquence d'affections aiguës, telles que péritonites localisées plus ou moins anciennes.

L'oblitération plus ou moins complète des oviductes peut avoir la même origine.

Toutes les causes dont il vient d'être question sont exceptionnelles. Le plus souvent l'obstacle à la reproduction siège dans l'utérus, soit que le sperme ne pénètre pas sa cavité, soit que l'ovule fécondé ne s'y fixe pas.

Les causes du premier ordre, non pénétration du sperme, sont : 1° l'étroitesse exagérée de l'orifice cervical; 2° les déviations utérines très prononcées : anté ou rétroflexion, anté ou rétroversion, inclinaisons latérales. Il arrive en pareil cas que l'orifice utérin appliqué contre les parois du vagin est dans une situation défavorable pour recevoir le liquide fécondant.

Ces causes de stérilité ne sont point toujours des empêchements absolus. On a raison de l'étroitesse de l'orifice par une dilatation mécanique prudemment faite. Quant à la stérilité qui tient à une direction vicieuse de l'orifice externe du col, elle a pour traitement le traitement même, dont je n'ai pas à parler ici, des déviations utérines.

Nous avons encore signalé comme cause de stérilité l'impossibilité pour l'ovule fécondé de se fixer sur la muqueuse utérine. Dans ce cas sont les femmes atteintes de dysménorrhée membraneuse. Chez elles, la muqueuse utérine déchirée par lambeaux à chaque menstruation n'arrive pas à se reformer pendant le temps qui s'écoule jusqu'à la période menstruelle suivante.

Les écoulements pathologiques abondants de sang, ou de mucus plus ou moins acide, ou de pus à la surface de la muqueuse, peuvent avoir le même résultat. Chez beaucoup de femmes on ne trouve comme cause de stérilité qu'une métrite ou inflammation de la muqueuse utérine, intense et chronique.

TROISIÈME PARTIE

GROSSESSE (MODIFICATIONS APPORTÉES DANS L'ORGANISME
FÉMININ, DIAGNOSTIC ET HYGIÈNE)

La grossesse, qu'on appelle encore *gestation*, est l'état de la femme depuis le moment où un ovule a été fécondé en elle jusqu'à l'expulsion de l'œuf et de son contenu.

Nous ne parlerons ici que de la grossesse commune, c'est-à-dire de celle qui correspond au développement dans l'utérus d'un seul fœtus normal. Pour simplifier cette étude, nous supposerons le fœtus en présentation du sommet, c'est-à-dire dans l'attitude qu'il présente dix-neuf fois sur vingt, les pieds en haut et la tête reposant sur l'orifice interne du col utérin.

CHAPITRE PREMIER

Modifications de l'organisme féminin.

Ces modifications portent non seulement sur les organes génitaux, mais aussi sur d'autres organes et sur certaines fonctions physiologiques.

XXIII. — MODIFICATIONS DU BASSIN ET DE SES PARTIES
MOLLES EXTÉRIEURES ET INTÉRIEURES, SAUF L'UTÉRUS.

§ 1. — *Bassin.*

Les modifications du bassin ont pour siège les articulations. A la symphyse pubienne le fibro-cartilage augmente de volume. De plus, on constate vers la fin de la grossesse une certaine mobilité de cette articulation. Pour observer cette mobilité, il faut introduire un doigt dans le vagin, et, tenant appliqué ce doigt derrière la symphyse pubienne, faire marcher la femme. En général, les mouvements sont d'autant plus prononcés que la femme a déjà eu plus d'enfants.

Les articulations sacro-iliaques semblent seulement se distendre un peu. Dans aucun cas leur mobilité n'est assez prononcée pour être appréciable sur la femme vivante.

La mobilité des différentes pièces du coccyx, soit sur le sacrum soit entre elles, paraît augmenter assez sensiblement vers la fin de la grossesse.

§ 2. — Paroi abdominale antérieure.

Pendant la durée de la grossesse, cette paroi se laisse distendre peu à peu. Il en résulte un certain nombre de modifications habituellement fort apparentes, ce sont : les vergetures, la pigmentation anormale et l'effacement de l'ombilic. Comme conséquence de certaines distensions extrêmes, nous aurons de plus à signaler l'éventration.

Vergetures. — Les vergetures sont des stries plus ou moins irrégulières, blanches, rosées ou violacées qu'on trouve sur la peau de la région abdominale chez les neuf dixièmes des femmes enceintes. Ces stries sont rarement disposées en ligne droite. Le plus souvent, elles forment une série de lignes courbes dont le centre serait au-dessous de l'ombilic.

La région voisine des aines est habituellement la plus riche en vergetures ; mais on peut en observer sur les cuisses et jusque dans le dos.

Chez les multipares les vergetures peuvent être anciennes ou récentes, c'est-à-dire provenir soit d'une grossesse antérieure, soit de la grossesse actuelle. Il est ordinairement possible de les distinguer.

Les vergetures anciennes sont blanches et nacrées. Il est rare que les vergetures nouvelles ne présentent pas un ou plusieurs points roses ou violacés. On s'exposerait à des erreurs parfois fort regrettables en se basant sur ce seul caractère pour affirmer une grossesse antérieure.

Les vergetures sont essentiellement liées à la distension de la peau. Ce qui le prouve, c'est qu'on trouve des vergetures soit chez des femmes, soit chez des hommes dont le ventre a été distendu pendant un certain temps par une tumeur intra-abdominale, par un épanchement péritonéal abondant ou par un abcès volumineux. L'époque d'apparition des vergetures est variable. Il est rare qu'elles soient visibles avant le septième mois.

Pigmentation. — On l'observe surtout au niveau de la ligne verticale médiane de l'abdomen ou ligne blanche qui devient ainsi la ligne brune. Cette ligne de couleur plus ou moins foncée n'est pas toujours très droite ; souvent sa partie supérieure est légèrement déviée sur un côté, presque toujours à droite.

La ligne brune est très nette chez la plupart des femmes brunes, noire chez les négresses, assez pâle chez les femmes blondes, souvent nulle chez les femmes rousses.

La ligne brune apparaît du cinquième au sixième mois.

Effacement de l'ombilic. — C'est vers le milieu de la grossesse que l'enfoncement normal formé par l'ombilic commence à diminuer de profondeur. Au commencement du septième mois il est rare que l'effacement ne soit pas complet.

A la fin de la grossesse on trouve souvent l'ombilic, non plus déprimé, mais saillant. Parfois, l'orifice aponévrotique situé sous la peau s'élargit assez pour que des efforts produisent à ce niveau une hernie, c'est-à-dire le passage à travers l'ombilic d'une partie de l'intestin qui vient proéminer sous la peau.

Éventration. — L'éventration n'est pas l'une des modifications constantes apportées par la grossesse à l'état des parois abdominales. Elle se produit seulement chez les femmes à parois abdominales minces et peu résistantes, surtout après plusieurs grossesses rapprochées. L'éventration consiste en un écartement des muscles avec distension ou même déchirure des aponévroses au niveau de la ligne blanche. Les anses intestinales, surtout pendant l'effort, viennent se placer immédiatement sous la peau. C'est donc, en réalité, une forme gênante, mais peu grave de hernie. On prévient cet accident et on y remédie au besoin par l'emploi d'une bonne ceinture.

§ 3. — *Plancher du bassin.*

Les modifications du plancher du bassin consistent surtout en une exagération de l'élasticité du périnée et en une pigmentation plus marquée de la peau à ce niveau. Quelquefois on observe un peu d'œdème dû à la gêne circulatoire qui se produit dans toute cette région.

§ 4. — *Parties molles intérieures du bassin.*

Rectum. — Le rectum a beaucoup plus de tendance qu'à l'état normal à se remplir de matières fécales qu'il expulse difficilement. La constipation est donc la règle pendant la grossesse. Il importe de savoir qu'elle peut coïncider avec un peu de diarrhée de temps en temps.

Le régime alimentaire de la femme enceinte sera calculé de manière à éviter le plus possible les complications qui pourraient résulter d'une constipation opiniâtre. On évitera surtout les purgatifs salins : sels de soude, de magnésie, eaux minérales purgatives qui m'ont paru être le moyen le plus efficace de provoquer une constipation habituelle.

Vessie et urèthre. — La vessie est peu à peu repoussée par le développement de l'utérus au-dessus du détroit supérieur ; l'urèthre devient un peu plus long. Les envies d'uriner sont plus fréquentes et quelquefois cette fonction devient assez difficile pour qu'il soit nécessaire de sonder la femme deux ou trois fois par jour vers la fin de la grossesse. C'est surtout quand la tête fœtale est déjà dans l'excavation que les difficultés d'uriner peuvent être portées aussi loin.

§ 5. — *Vulve et vagin.*

Vulve. — Elle devient souple et comme tuméfiée. Souvent, elle est le siège de varices. La peau des grandes lèvres se pigmente ; la muqueuse est assez souvent violacée.

Vagin. — La muqueuse du vagin prend également une teinte plus sombre ; mais il est utile de faire remarquer qu'une modification analogue peut être fréquemment observée en dehors de la grossesse à chaque époque menstruelle.

Au début de la grossesse, le vagin semble être un peu plus long que de coutume. Il est aussi plus humide.

XXIV. — MODIFICATIONS DU CORPS DE L'UTÉRUS ET DE SES ANNEXES.

§ 1. — *Modifications du corps.*

Les modifications que subit le corps de l'utérus portent sur le volume, le poids, la capacité, la forme, la situation, la direction, les rapports et la structure.

Volume. — Il est évident que le corps de l'utérus augmente de volume, puisqu'il arrive à renfermer un enfant à terme. Il importe de savoir que cette augmentation de volume tient non seulement à la distension des parois de la matrice par le développement de son contenu, mais aussi au développement de ces parois.

La hauteur de l'utérus, qui est de 6 ou 7 centimètres à l'état normal, atteint 30 ou 35 centimètres à la fin de la grossesse.

Poids. — Les parois seules de l'utérus, fœtus et ses annexes non compris, arrivent à la fin de la grossesse à peser 20 fois plus qu'à l'état normal.

Capacités. — Chez la femme vierge, la capacité utérine est à peu près nulle. Au moment de l'accouchement, cette capacité est variable suivant le volume de l'enfant et l'état de l'œuf. On peut admettre à ce moment une capacité moyenne de 4 à 5 litres.

Forme. — Au début de la grossesse, l'utérus a la forme d'un triangle ou d'un cône aplati d'avant en arrière ; vers le troisième mois, il est sphérique et ressemble à un petit ballon ; à la fin, la matrice a la forme d'un ovoïde ou œuf à grosse extrémité dirigée en haut.

Situation. — C'est vers la fin du troisième mois que le fond de l'utérus, situé jusque-là tout entier dans l'excavation, commence à pouvoir être palpé au-dessus de la symphyse pubienne.

Dans le cours du sixième mois, il atteint l'ombilic ; puis il continue à s'élever jusqu'au commencement du neuvième mois. A ce moment, chez les primipares surtout, il est rare que le fond de l'utérus ne commence pas à s'abaisser par suite de la descente de la tête fœtale dans l'excavation.

Direction. — Rarement l'utérus, en augmentant de volume, reste verticalement placé. Presque toujours le fond s'incline vers un des côtés, le plus souvent le droit. Nous devons encore signaler une rotation sur lui-même de l'utérus gravide, rotation qui a pour résultat de diriger en avant le bord de l'utérus opposé à celui vers lequel se fait l'inclinaison. C'est pour cette raison qu'on entend habituellement à gauche le souffle utérin. Ce bruit a pour siège les artères qui parcourent les bords de la matrice, et chez la plupart des femmes l'utérus étant incliné à droite, c'est le bord gauche qui se dirige en avant.

Rapports. — L'utérus refoule peu à peu, en se développant, les anses intestinales situées au-dessus de lui. Ces anses se tassent sur les côtés au point qu'à terme le fond de l'utérus atteint presque la grande courbure de l'estomac et le bord antérieur du foie. Les rapports de l'extrémité inférieure du corps de l'utérus sont peu modifiés et restent tels que nous les connaissons, importants surtout avec la vessie en avant et le rectum en arrière.

Structure. — Nous savons que les tissus utérins forment trois couches superposées : une couche séreuse extérieure formée par le péritoine, une moyenne musculeuse, une interne muqueuse.

La couche musculeuse, disposée elle-même en trois plans distincts, se modifie beaucoup par l'accroissement en longueur des fibres musculaires existantes et par l'apparition d'un grand nombre de fibres qui n'existaient pas antérieurement. Les fibres musculaires sont en général transversales ou obliques dans le plan le plus extérieur, disposées en grillages dans le plan moyen, longitudinales ou obliques dans le plan le plus interne.

La couche muqueuse subit, elle aussi, des modifications importantes puisqu'elle est destinée à fournir à l'œuf une enveloppe, la caduque.

C'est par bourgeonnement autour de l'ovule et non, comme on l'a cru longtemps, par un déplacement de la muqueuse utérine que l'ovule s'entoure de la caduque. Cette membrane, épaisse au début de la gestation, s'amincit plus tard au point d'avoir moins d'un millimètre d'épaisseur. On peut à ce moment considérer la muqueuse utérine comme formée de deux feuillets distincts : l'un, caduque utérine, continuera à tapisser la cavité de la matrice ; l'autre, caduque ovulaire, accompagnera l'œuf au moment de son expulsion.

Les vaisseaux utérins acquièrent pendant la grossesse un développement considérable, surtout dans les points qui correspondent aux bords de l'utérus. On peut y trouver à ce moment des vaisseaux aussi gros que l'artère fémorale (1). Les veines surtout arrivent parfois à un état de développement énorme ; elles constituent de véritables lacunes ou larges canaux, les sinus utérins. La plupart de ces sinus veineux occupent la couche moyenne ou musculeuse.

On a discuté longtemps la question de savoir si les parois utérines devenaient plus minces ou plus épaisses pendant la gestation. Il est aujourd'hui à peu près démontré que ces parois sont habituellement un peu plus minces qu'à l'état de vacuité.

____

(1) L'artère fémorale est la principale artère de la cuisse.

Outre cet amincissement général, il peut exister des amincissements partiels. On ne saurait prendre trop de précautions pour éviter de perforer, avec la main ou des instruments, les parois amincies de l'utérus.

La consistance fibreuse de l'utérus se modifie pendant la grossesse dans le sens d'une élasticité bien plus marquée. On a comparé cette élasticité à celle d'un tissu de caoutchouc.

§ 2. — *Modifications des annexes de l'utérus.*

Les ligaments augmentent de largeur et d'épaisseur; ils prennent une direction plus verticale. Il en est de même pour les trompes. Quant aux ovaires, ils deviennent plus volumineux; mais leurs fonctions cessent. La plaie laissée par la dernière ovulation (corps jaune) n'est entièrement cicatrisée qu'après l'accouchement.

XXV. — MODIFICATIONS DU COL DE L'UTÉRUS.

Les modifications du col de l'utérus, essentiellement différentes des modifications du corps, ne portent que fort peu sur les dimensions, mais surtout sur la consistance et l'état des orifices. Nous avons à étudier les changements qui se produisent soit chez la primipare, soit chez la multipare dans la longueur, la forme, la situation, la consistance, l'état des orifices et de la cavité du col. Ces modifications sont en effet variables suivant que la femme a eu ou non des enfants.

Longueur. — Jusqu'à la dernière quinzaine de la grossesse, le col conserve toute sa longueur. A ce moment il s'efface, c'est-à-dire que son orifice interne, de plus en plus distendu, tend à se confondre avec l'externe. Au moment de l'accouchement, l'orifice externe persiste seul. La cavité du col renferme à ce moment la tête fœtale et fait suite, sans démarcation bien tranchée, à la cavité du corps.

Forme. — La forme du col est celle d'un cône chez la primipare, d'un cylindre ou d'une massue chez la multipare. Chez cette dernière le col est plus gros en bas qu'en haut. C'est le contraire chez la primipare. Il n'est ici question que de la forme du col avant la dernière quinzaine de la grossesse, puisque après huit mois et demi le col n'existe pour ainsi dire plus.

Situation. — La situation du col, liée à celle du fond de l'utérus, est inverse. Le fond de l'utérus est presque toujours, chez la femme enceinte, incliné en avant et à droite; c'est donc en arrière et à gauche qu'on trouve le col chez la plupart des femmes grosses. Cette déviation en arrière est parfois si accentuée que le col devient inaccessible. La situation du col très en avant derrière le pubis est fort rare.

Consistance. — La consistance du col chez une femme non enceinte est celle du lobule du nez. Le col est donc habituellement un peu dur et élastique.

A la fin du premier mois, il semble au toucher que le doigt parcourt une surface dure recouverte d'une couche plus molle, par exemple le lobule du nez recouvert d'un morceau de drap. Ce ramollissement, d'abord superficiel, du col s'accroît de plus en plus en procédant de bas en haut.

A huit mois toute la portion vaginale est ramollie.

A la fin de la grossesse, il devient parfois presque difficile de reconnaître le col, tant la sensation de chiffon mouillé que l'on perçoit est uniforme dans tout le fond du vagin.

État des orifices. — A moins d'exceptions, et les exceptions sont ici assez fréquentes, les deux orifices restent fermés chez la primipare jusqu'à la fin de la grossesse. Chez elle l'orifice interne s'ouvre par effacement avant l'orifice externe.

Chez la multipare, au contraire, on peut dès les premiers mois de la grossesse introduire le doigt dans l'orifice externe. Cet orifice s'ouvre de plus en plus : ses bords se renversent en dehors comme un pavillon de trompette et finissent, vers le neuvième mois, par être épais et mous au point de pouvoir être confondus avec des replis de la muqueuse vaginale.

Chez la multipare, l'orifice interne reste habituellement fermé jusqu'à la fin de la grossesse. Cependant il n'est pas rare de pouvoir, un mois et quelquefois plus avant l'accouchement, pénétrer avec le doigt à travers l'orifice interne chez les femmes qui ont eu beaucoup d'enfants.

Cavité du col. — Comprise entre les deux orifices du col, la cavité cervicale subit nécessairement des modifications en rapport avec celles de ces orifices.

Chez la primipare, la cavité du col reste jusqu'à son effacement fusiforme, c'est-à-dire renflée au milieu et resserrée à ses deux extrémités.

Chez la multipare, la cavité avant l'effacement est conique à grosse extrémité inférieure. C'est le col en entonnoir de Cazeaux, en éteignoir de Pajot.

La cavité disparaît évidemment dans la dernière quinzaine de la grossesse par effacement du col.

Toutes ces modifications sont loin d'être toujours fort nettes ; les exceptions sont fréquentes. C'est ainsi qu'il n'est pas fort rare de voir accoucher, au bout de quelques jours, une femme chez laquelle on avait constaté la persistance de longueur du col.

Il est cependant un caractère du col primipare qui trompe rarement ; ce caractère est le suivant : quand à la fin de la grossesse on introduit, avec plus ou moins de facilité, l'extrémité du doigt dans l'orifice externe et qu'on sent ce doigt serré très uniformément par un bord mince, tranchant et très arrondi, on peut admettre que la femme n'a jamais accouché.

Chez la multipare, les bords de l'orifice externe sont plus épais, plus mous, moins tranchants, moins régulièrement arrondis. Il existe une cause d'erreur bien commune, c'est l'avortement ou une série d'avortements antérieurs.

XXVI. — MODIFICATIONS DES MAMELLES.

Ces modifications portent sur le volume, l'aspect de la surface et la sécrétion.

Volume. — L'augmentation de volume se produit dès le

début de la grossesse. Chez la primipare surtout, il est rare qu'elle ne s'accompagne pas de sensations douloureuses de tension et de picotements. L'augmentation de volume a pour siège la partie glandulaire de la mamelle.

Aspect de la surface. — Les modifications d'aspect de la surface de la mamelle sont : 1° l'apparition de veines bleuâtres plus saillantes ; 2° celle de vergetures plus petites, mais semblables à celles qu'on observe sur l'abdomen ; elles sont loin d'être aussi fréquentes ; 3° l'augmentation de volume du mamelon ; cette modification est souvent peu prononcée ; 4° la coloration plus foncée et le gonflement de l'aréole en même temps que l'apparition d'une série circulaire de petites élevures *tubercules de Montgomery*. Les modifications de couleur ne sont pas constantes : chez les femmes très blondes et surtout chez les femmes rousses, l'aréole peut rester rose. Les tubercules de Montgomery peuvent aussi faire défaut.

Un quatrième phénomène est la formation de l'*aréole secondaire*. On désigne sous ce nom une zone de couleur sombre qui entoure l'aréole. L'aréole secondaire est moins nettement limitée que l'autre ; sa couleur est moins foncée et surtout moins uniforme, d'où les noms d'*aréole mouchetée, aréole tachetée*.

Aux mamelles, les changements d'aspect de la surface ne sont habituellement bien appréciables qu'au cinquième ou sixième mois.

Sécrétion. — Vers le troisième jour seulement après l'accouchement, les mamelles sécrètent véritablement du lait. Cependant, dans le cours du dernier mois de la grossesse, on voit souvent un liquide jaunâtre, le *colostrum*, s'échapper des orifices du mamelon. Contrairement à ce qu'on a cru longtemps, le colostrum paraît ne posséder aucune propriété particulière ; ce n'est en réalité que du lait peu abondant et très riche en matières nutritives.

XXVII. — MODIFICATIONS DES GRANDES FONCTIONS PHYSIOLOGIQUES.

Digestion. — Dès la fin du premier mois, et beaucoup plus souvent dans le cours du deuxième, on peut voir apparaître des troubles digestifs plus ou moins graves : perte d'appétit, vomissements, etc., etc. Ces troubles sont parfois exagérés au point de compromettre l'existence. Nous y reviendrons à propos de la pathologie de la grossesse. La constipation habituelle des femmes enceintes a déjà été signalée.

Circulation. — La grossesse a pour conséquence une hypertrophie, c'est-à-dire une augmentation de volume passagère du cœur. On constate une énergie plus grande des pulsations artérielles. En revanche, il arrive souvent que les veines des membres inférieurs et des organes génitaux externes se désemplissent difficilement, d'où varices, œdème, etc. Ces troubles augmentent beaucoup pendant la dernière quinzaine de la grossesse.

Respiration. — Le refoulement en haut du diaphragme par l'utérus gravide est souvent la cause d'une gêne plus ou moins grande de la respiration. Cette gêne diminue le plus souvent pendant la dernière quinzaine de la gestation en raison de ce que la tête fœtale s'engage à ce moment dans l'excavation et que le fœtus tout entier participe à ce mouvement de descente. Le fond de l'utérus s'abaisse et le diaphragme devenu plus libre fonctionne mieux.

Système nerveux. — Souvent plus irritables qu'avant leur grossesse, les femmes enceintes présentent parfois des troubles nerveux plus ou moins bizarres : dépravation du goût, modification du caractère, etc. On observe quelquefois de véritables accès ordinairement passagers d'aliénation mentale. C'est la folie des femmes enceintes, beaucoup plus rare que la folie des accouchées.

Outre celles que nous venons de signaler, il peut survenir

beaucoup d'autres modifications dans l'organisme de la femme enceinte. La plupart de ces modifications sont des phénomènes pathologiques, c'est-à-dire de véritables maladies. Nous aurons à les décrire plus tard.

Je dois cependant signaler dès à présent l'une d'entre elles, c'est la présence dans l'urine d'une quantité plus ou moins considérable d'albumine. Il existe entre les crises d'éclampsie et l'urine albumineuse une relation incontestable.

Chez les primipares surtout, vers la fin de la grossesse, il est utile dans tous les cas, il est indispensable s'il existe la moindre trace d'œdème, de rechercher l'albuminurie et d'instituer immédiatement, si on la constate, le seul traitement rationnel de l'albuminurie : la diète lactée.

CHAPITRE II

Signes et diagnostic de la grossesse.

Les signes de la grossesse sont quelquefois divisés en *signes rationnels* et *signes sensibles*. Les premiers sont tirés surtout des renseignements donnés par la femme ou par son entourage ; l'accoucheuse observera directement les signes sensibles par la vue, le palper, l'auscultation et le toucher.

XXVIII. — SIGNES TIRÉS DES RENSEIGNEMENTS, DE LA VUE ET DU PALPER.

§ 1. — *Renseignements.*

Les renseignements fournis par la femme doivent porter d'abord sur l'état de la menstruation. Il est de notion vulgaire que la suppression des règles est le premier indice d'une grossesse chez une femme jeune et vigoureuse ; cette suppression est un signe de grande importance, et Pajot a pu formuler cette loi :

« Toutes les fois qu'une femme a ses règles égales en qua-
« lité, quantité et régularité à ce qu'elles sont habituellement,
« la première pensée de l'accoucheur doit être que cette femme
« n'est pas enceinte. »

D'autres renseignements importants peuvent être obtenus sur
les douleurs qui accompagnent le gonflement des mamelles,
sur les troubles digestifs, nausées, vomissements, qui chez certaines femmes ne manquent jamais au début de chaque grossesse. Les renseignements tirés des troubles du système nerveux
sont moins utiles.

§ 2. — Vue.

L'examen peut porter sur la face, les mamelles, le ventre. A
la face, on peut constater une pigmentation anormale, masque
des femmes enceintes parfois très prononcé, souvent nul. Les
modifications des mamelles ont été étudiées déjà ainsi que
celles du ventre. On pourra attacher une certaine importance
aux modifications de couleur de l'aréole mammaire chez la
primipare.

§ 3. — Palper.

Les signes tirés du palper doivent être étudiés avec plus de
détails. Le palper, qui est un des modes les plus précieux d'exploration, consiste dans l'examen par le toucher à travers les parois
du ventre, du contenu de la cavité abdominale. Par le palper
on délimite l'utérus et on étudie les dimensions et la situation
exacte de son contenu.

Règles du palper. — La femme doit être couchée, la tête
un peu fléchie, les bras allongés le long du corps, les cuisses
légèrement écartées, allongées ou très peu fléchies. Le palper
doit se pratiquer à nu ou à travers une chemise très fine. La
main de l'accoucheuse ne doit pas être froide, de crainte de
provoquer des contractions nuisibles. Le palper se pratique surtout avec l'extrémité des doigts qui doivent chercher à délimiter
exactement à travers les parois abdominales tout ce qu'ils ren-

contrent. La vessie doit être vide et il est utile que le rectum ne soit pas distendu par des matières fécales.

Signes fournis par le palper. — Au point de vue du diagnostic de la grossesse, le palper permet de reconnaître dans l'excavation, dès le deuxième mois de la grossesse, l'existence d'une sorte de tumeur arrondie et élastique le plus souvent inclinée à droite. Cette tumeur n'est autre chose que l'utérus gravide.

A la fin du troisième mois, il est rare qu'on ne puisse percevoir le fond de l'utérus au niveau du pubis.

Outre l'augmentation de volume de l'utérus, le palper permet, à quatre mois, la perception du ballottement abdominal. Si nous supposons réunies toutes les conditions favorables pour le palper, l'utérus gravide est la seule tumeur abdominale dans laquelle on puisse faire ballotter une masse solide au milieu d'une masse liquide.

Pour constater le ballottement abdominal, il faut déprimer brusquement les parois abdominales en un point variable, mais que l'on peut rapidement trouver par tâtonnement. Sous l'influence de cette sorte de choc la partie fœtale située immédiatement au-dessous du point déprimé s'éloigne de la main pour revenir bientôt à son point de départ. On a ainsi la sensation d'une masse solide enfoncée dans un liquide et remontant d'elle-même à la surface.

A ce moment, fin du quatrième mois, le palper fait percevoir quelquefois les mouvements actifs du fœtus. C'est là l'un des meilleurs signes de la grossesse.

XXIX. — AUSCULTATION.

On pratique l'auscultation obstétricale soit en appliquant directement l'oreille contre le ventre de la femme, soit, ce qui est préférable, en se servant d'un stéthoscope à pavillon large. Cet instrument doit être appliqué bien perpendiculairement sur les parois abdominales. On évitera avec soin tout frottement contre les vêtements ou les draps.

Les bruits que l'oreille peut percevoir au niveau des parois abdominales d'une femme enceinte se passent soit dans les vaisseaux utérins, soit dans les organes de la circulation du fœtus. Ces bruits sont : 1° le souffle utérin ; 2° les bruits du cœur fœtal ; 3° le souffle fœtal ; 4° les bruits de mouvements fœtaux (choc fœtal de Pajot).

Souffle utérin. — C'est au niveau des bords de l'utérus qu'on perçoit le mieux le souffle utérin, le plus souvent à gauche en raison de la direction fréquente du bord gauche en avant.

Le bruit de souffle est isochrone aux pulsations artérielles chez la mère, c'est-à-dire qu'il se produit en même temps, avec les mêmes intervalles. Ce bruit, qui se passe uniquement dans les artères de l'utérus, devient ordinairement appréciable vers la fin du quatrième mois de la grossesse. Nous verrons qu'il ne peut être considéré comme un signe de certitude.

Bruits du cœur fœtal. — Ces bruits ont beaucoup plus d'importance. Il suffit que l'oreille perçoive au niveau des parois abdominales un tic-tac régulier, mais plus fréquent que les pulsations maternelles, pour que la grossesse puisse être affirmée avec certitude. Dès le quatrième mois, ce bruit est souvent perceptible, et un observateur attentif ne peut le confondre avec aucun autre. A cet âge, c'est presque toujours dans la fosse iliaque droite qu'il faut le chercher ; son intensité varie avec l'âge de la grossesse. Difficiles à entendre avant le cinquième mois, les bruits du cœur fœtal sont habituellement très nets à la fin de la grossesse. Ils varient avec la situation de l'enfant, en raison de la distance plus ou moins grande qui sépare le cœur fœtal des parois abdominales de la mère.

Au point de vue du diagnostic de la grossesse, la constatation de l'existence des bruits du cœur fœtal doit suffire. Nous verrons que, pour le diagnostic des présentations et des positions, il y a lieu de chercher de plus quel est le maximum des bruits, c'est-à-dire quel est le point où on les entend le mieux.

Il est très important d'éviter en auscultation obstétricale deux causes d'erreur : confondre les bruits du cœur fœtal soit avec le retentissement des bruits artériels de la mère, soit avec le choc périodique contre le stéthoscope de l'artère temporale superficielle de l'observateur lui-même. On évitera des méprises de ce genre en tâtant le pouls de la femme et en se tâtant le pouls à soi-même en auscultant. Il serait au moins fort extraordinaire que le cœur de l'enfant battît exactement un même nombre de fois à la minute que le cœur de la mère ou que celui de l'accoucheuse.

Le nombre moyen des battements du cœur, chez un fœtus à terme, est de cent quarante à la minute. L'existence bien constatée de ces battements est donc un signe certain de la grossesse; c'est en même temps un signe non moins certain de la vie du fœtus.

Souffle fœtal. — L'auscultation fait percevoir dans quelques cas un souffle isochrone aux bruits du cœur fœtal. Ce souffle, qui a rarement pour siège le cœur même du fœtus, se produit presque toujours dans les vaisseaux du cordon ombilical. On a cru trouver une relation entre ce signe et la présence de circulaires autour du cœur, du tronc ou des membres. Rien n'est prouvé à cet égard.

Le souffle fœtal est, comme le bruit du cœur fœtal, un signe certain de la grossesse et de la vie du fœtus.

Choc fœtal. — A un âge de la grossesse où les bruits du cœur fœtal ne peuvent encore être entendus, une oreille exercée peut percevoir dans quelques cas des bruits de choc ou de frôlement dus aux mouvements du fœtus venant heurter les parois de l'utérus. Cette sensation particulière à la fois de choc et de bruit est parfois perceptible dès le troisième mois. Elle permet, comme les précédents signes, d'affirmer l'existence d'un fœtus vivant dans l'utérus.

XXX. — TOUCHER.

On peut utiliser pour le diagnostic de la grossesse le *toucher vaginal* et le *toucher rectal*. Le toucher vaginal est le plus employé. Le toucher rectal ne se pratique que dans les cas difficiles ou dans certaines circonstances exceptionnelles.

§ 1. — *Toucher vaginal.*

Règles du toucher vaginal. — La femme est debout ou couchée. La situation debout est souvent préférable au début de la grossesse, et il est utile dans ce cas que le dos de la femme soit immobilisé contre le lit ou contre le mur ou un meuble, de manière à ce que la main qui ne touche pas puisse déprimer de haut en bas les parois abdominales et faciliter le toucher en abaissant l'utérus.

Le doigt indicateur, préalablement graissé (nous employons de préférence la vaseline), est introduit lentement, sans tâtonnements, dans le vagin. Pour éviter les tâtonnements, la main est portée de bas en haut entre les deux cuisses de la femme, l'index étendu, les autres doigts repliés jusqu'à ce que la face externe de l'index rencontre le périnée et s'applique sur lui. On retire alors lentement le doigt en suivant la commissure, et le bout du doigt touche successivement l'anus, le périnée, la fourchette ; il rencontre enfin une ouverture dans laquelle il pénètre en se portant en haut et en arrière. Le coude de l'accoucheuse doit être autant que possible abaissé, déprimant le plan du lit si la femme est couchée.

Pour l'exploration du cul-de-sac antérieur, le pouce est relevé contre le mont de Vénus, les trois derniers doigts repliés dans la paume de la main.

Pour atteindre le cul-de-sac postérieur et souvent même déjà pour atteindre le col, il devient nécessaire d'allonger les trois derniers doigts dans le sillon interfessier.

Il peut être indispensable dans beaucoup de cas de repousser fortement de bas en haut le périnée, comme si l'on voulait rapprocher la commissure postérieure de l'anus. L'emploi des deux doigts au lieu d'un fait gagner un peu de longueur, mais cette modification au procédé classique est rarement nécessaire.

Résultats obtenus par le toucher. — Au point de vue du diagnostic de la grossesse, le toucher permet de reconnaître toutes les modifications du col : longueur, forme, situation, consistance, état des orifices et de la cavité. Il permet de plus de vérifier le volume et la mobilité de l'utérus et de constater l'existence d'un excellent signe de la grossesse, le ballottement vaginal. Les modifications du col constatées par le toucher sont celles que nous avons déjà décrites. Souvent le premier signe sensible de la grossesse est le ramollissement partiel du col.

Le volume de l'utérus s'apprécie assez bien par le palper et le toucher combinés. Le doigt pressant sur le col peut aussi déterminer le degré de mobilité de l'utérus. Une diminution dans cette mobilité peut être pour un observateur exercé l'un des signes les plus précoces de la grossesse.

Le ballottement vaginal consiste, comme le ballottement abdominal, dans le déplacement d'une masse solide, mobile, dans une masse liquide. Ce signe important, plus facile à rechercher et presque toujours plus nettement perçu que le ballottement abdominal, est un des plus précieux et des plus précoces. Pour le produire on place l'extrémité de l'index dans le cul-de-sac antérieur contre la paroi utérine, puis on fait brusquement une petite poussée de bas en haut, et on maintient le doigt en place sans accompagner la masse chassée par le choc. Bientôt cette masse, qui n'est autre que le fœtus flottant dans le liquide amniotique, retombe sur le doigt, donnant ainsi une sensation particulière de choc en retour.

Mensuration approximative du bassin. — La mensuration du bassin chez la femme vivante sera étudiée à propos des bassins déformés. Nous devons cependant signaler dès à présent l'une des applications les plus importantes du toucher vaginal.

Chez une femme petite, rachitique, bossue, boiteuse, mal conformée de quelque façon que ce soit, ou bien encore chez toute femme dont les accouchements précédents ont été fort difficiles, il est nécessaire, dès le milieu de la grossesse, de mesurer aussi exactement que possible tous les diamètres accessibles du bassin.

Chez une femme bien conformée en apparence, on se contente habituellement de mesurer d'une façon approximative le diamètre sacro-pubien, qui est de tous le plus fréquemment rétréci. On profite pour cette recherche du moment même où l'on pratique le toucher vaginal. On tâche pour cela de porter l'extrémité de l'index dirigé profondément en haut et en arrière jusque sur l'angle sacro-vertébral en ayant bien soin de ne pas prendre pour cet angle l'une des saillies transversales de la concavité sacrée.

Il est rare que le doigt d'une accoucheuse puisse atteindre le promontoire. S'il l'atteint facilement, une mensuration plus précise est nécessaire. S'il ne l'atteint pas du tout, le diamètre sacro-pubien peut être considéré comme suffisant.

Il faut toujours profiter de ce que l'on a le doigt dans le vagin d'une femme pour parcourir avec ce doigt le détroit supérieur et l'ensemble de l'excavation. On pourra aussi éviter dans quelques cas la surprise désagréable, au moment de l'accouchement, de complications inattendues.

§ 2. — Toucher rectal.

On a besoin dans certaines circonstances, pour constater exactement l'accroissement en volume de l'utérus, de parcourir avec le doigt sa face postérieure. On se sert alors du toucher rectal, c'est-à-dire qu'on touche au moyen du doigt introduit par l'anus dans le rectum.

Ce mode d'exploration ne s'applique guère au diagnostic de la grossesse que dans les cas où l'on est amené à soupçonner une grossesse chez une jeune fille qui se dit vierge. On peut alors, sans même qu'elle se doute du but de cette recherche, pratiquer le toucher à travers les parois fort minces du rectum,

5.

XXXI. — RÉSUMÉ DES SIGNES ET DIAGNOSTIC DIFFÉRENTIEL DE LA GROSSESSE.

§ 1. — *Résumé des signes.*

On divise les signes de la grossesse en *signes de présomption, signes de probabilité* et *signes de certitude.* Pour nous conformer à cet usage, nous allons reproduire ici l'énumération des signes de la grossesse dans l'ordre croissant de leur importance.

Signes de présomption. — Troubles nerveux et de la digestion, suppression des règles; développement du ventre et de l'utérus, modifications des parois abdominales, modifications des mamelles, souffle utérin; modifications du col utérin.

Signes de probabilité. — Palpation de parties fœtales; mouvements actifs du fœtus; perception du choc fœtal; ballottement abdominal, ballottement vaginal.

Signes de certitude. — Perception par l'auscultation des bruits du cœur fœtal ou d'un souffle fœtal; toucher à travers le col de parties fœtales faciles à reconnaître.

Cette classification est nécessairement un peu arbitraire; la certitude dépend surtout de la netteté des perceptions; il est évident par exemple que la perception très nette au palper des mouvements actifs du fœtus donnera plus de certitude que l'audition vague des bruits du cœur affaiblis par l'éloignement.

§ 2. — *Diagnostic différentiel.*

Un certain nombre d'états pathologiques, c'est-à-dire de maladies, peuvent simuler la grossesse ou l'accompagner et en rendre le diagnostic difficile.

Parmi ceux qui modifient seulement les signes d'une grossesse réellement existante, nous trouvons surtout les hémorrhagies, les tumeurs de l'abdomen et la mort du fœtus.

Hémorrhagies. — Une hémorrhagie peut faire croire à un

retour de règles et faire ainsi repousser l'idée de grossesse. Il importe donc de vérifier d'abord si le sang qui s'écoule par la vulve provient réellement de l'orifice du col. Il faut s'assurer que ce phénomène ne se reproduit pas à intervalle fixe d'un mois environ, ce qui éliminerait la grossesse même après une interruption momentanée. Les hémorrhagies provenant de la présence même de l'œuf (insertion vicieuse du placenta) sont rares au début de la grossesse.

Tumeurs. — Les tumeurs abdominales mais non utérines gênent le palper, mais elles modifient en général fort peu la plupart des signes de la grossesse.

Les tumeurs utérines rendent le diagnostic de la grossesse beaucoup plus difficile, d'autant plus qu'elles s'accompagnent souvent d'écoulement sanguin à intervalles plus ou moins éloignés. Dans ce cas les signes tirés du fœtus et en particulier l'auscultation du cœur fœtal seront presque seuls à pouvoir lever tous les doutes.

Mort du fœtus. — Cet accident peut rendre fort difficile et parfois même impossible le diagnostic de la grossesse. Si la mort du fœtus n'a pas pour conséquence l'avortement, ce qui est la règle, il n'est pas très rare cependant que le contenu de l'utérus diminue peu à peu de volume, les eaux de l'amnios se résorbent et la matrice reprend lentement sa consistance normale. L'étude plus complète de ces cas difficiles ne se rapporte pas à la grossesse normale et sera faite à propos de la pathologie de la grossesse.

Les états pathologiques pouvant simuler une grossesse non existante sont évidemment tous ceux qui comptent parmi leurs symptômes une ou plusieurs des modifications de l'organisme féminin que nous avons indiquées comme signes de la grossesse.

Aménorrhée. — L'un des plus communs parmi ces symptômes est l'aménorrhée ou suppression des règles. — Si chez une femme jeune, vigoureuse et très bien portante, l'arrêt de la menstruation doit faire songer à la grossesse, il n'en est plus de même chez une femme très anémiée, chlorotique, phthisique, et toutes les fois qu'une maladie grave quelconque a débilité profondément l'organisme.

Les cas, d'ailleurs assez rares, dans lesquels la menstruation a lieu, mais sans écoulement de sang au dehors (rétention des règles), s'accompagnent de douleurs trop vives et trop manifestement périodiques pour qu'une erreur durable soit possible.

Métrite chronique. — La métrite chronique ou état persistant d'inflammation de l'utérus a pour conséquence l'augmentation de volume de l'utérus avec irrégularités de la menstruation. Les modifications de consistance du col manquent dans ce cas, et l'exagération de volume ne tarde pas à devenir stationnaire.

Tumeurs utérines. — Les tumeurs dont le siège est l'utérus ont causé plus d'une erreur. Cependant, dans ces cas, à part l'augmentation de volume de la matrice, tous les signes de la grossesse font défaut. Non seulement il n'y a pas aménorrhée, mais les hémorrhagies sont fréquentes. Il existe surtout une discordance bien nette entre le volume de l'utérus et le retard dans l'apparition des autres modifications, celles du col en particulier.

Tumeurs abdominales. — Il est moins facile de prendre pour une grossesse une tumeur abdominale dont le siège n'est pas l'utérus, un kyste de l'ovaire par exemple. Le diagnostic porte précisément sur ce point que la grossesse normale étant précisément une sorte de tumeur intra-utérine, toute tumeur située hors de l'utérus ne pourra être une grossesse. Nous faisons abstraction des cas extraordinairement rares de grossesse tubaire ou abdominale.

Dans tous les cas où le diagnostic se pose entre une grossesse et une tumeur abdominale, le palper combiné avec le toucher peut rendre de grands services. Les mouvements que le palper imprime à une tumeur abdominale ne se transmettent pas au col, et le col se laisse déplacer ou soulever par le doigt avec une facilité que ne comporterait pas le volume de la tumeur si cette tumeur était un utérus gravide.

L'ascite ou épanchement de liquide dans la cavité péritonéale, la *distension chronique de l'intestin* par des gaz, l'*épaississement des parois abdominales* chargées de graisse, ne pourront être méconnues à la suite d'une exploration sérieuse.

Fausse grossesse. — Il faut se méfier parfois de certaines femmes arrivées, à leur grand regret, sans avoir d'enfants jusqu'à l'âge voisin de la ménopause et pour qui tout retard de quelques jours prend les proportions d'une grossesse véritable. Il importe de se tenir en garde contre les renseignements les plus précis, mais aussi les plus inexacts qu'elles ne manquent pas de donner, souvent de bonne foi, dans leur ardent désir d'être mères.

XXXII. — DIAGNOSTIC DE L'AGE DE LA GROSSESSE.

Il ne suffit point à une accoucheuse de savoir qu'une femme est enceinte, il importe de plus qu'elle connaisse au moins approximativement l'âge de la grossesse, c'est-à-dire le nombre de mois écoulés depuis la conception.

Nous avons, à l'exemple de Tarnier, disposé sous forme de tableau les signes de la grossesse classés suivant leur ordre d'apparition ; mais, pour simplifier ce tableau, nous adopterons dans toute la période de la gestation quelques points de repère qui seront : le début du deuxième mois, la fin du troisième, le milieu du cinquième, la fin du sixième, le commencement et la fin du neuvième. De même que pour l'étude des modifications de l'organisme maternel, nous supposerons qu'il s'agit d'une grossesse commune, présence dans un utérus normal d'un seul fœtus en présentation du sommet.

Tableau des signes qui permettent de reconnaître l'âge de la grossesse.

ÉPOQUE.	VUE.	PALPER.	AUSCULTATION.	TOUCHER.
1er mois..........	Augmentation de volume des seins.	Le fond de l'utérus est encore caché dans l'excavation.	Rien.	Ramollissement très superficiel du col, orifice externe du col légèrement entr'ouvert chez les multipares. Utérus un peu moins mobile.
Fin du 3e mois....	Légère coloration de l'aréole chez les femmes brunes.	Le fond de l'utérus atteint ou commence à dépasser le pubis.	Dans quelques cas favorables, perception du choc fœtal (Pajot).	Le ramollissement occupe le quart de la portion vaginale du col. Segment inférieur de l'utérus volumineux et arrondi. On peut, chez les multipares, introduire dans l'orifice externe la pulpe de l'index.
4 mois 1/2........	Coloration plus marquée de l'aréole.	Le fond de l'utérus est un peu plus rapproché de l'ombilic que du pubis. Mouvements actifs du fœtus. Ballottement abdominal.	Souffle utérin. Bruits du cœur fœtal. Dans quelques cas, souffle fœtal.	Le ramollissement occupe le tiers de la portion vaginale du col. Ballottement vaginal.
Fin du 6e mois....	Presque effacement de la cicatrice ombilicale, aréole mouchetée.	Le fond de l'utérus dépasse l'ombilic.	Perception de plus en plus nette des bruits du cœur fœtal.	Le ramollissement occupe la moitié de la portion vaginale, l'orifice externe permet, chez les multipares, l'introduction de l'ongle entier.
Première quinzaine du 9e mois.	Cicatrice ombilicale saillante. Ventre volumineux. Vergetures.	Le fond de l'utérus atteint les côtes au point de gêner la respiration.	Maximum des bruits du cœur fœtal à peu près à la hauteur de l'ombilic.	Toute la longueur du col est ramollie. Cavité du col en entonnoir chez les multipares. Orifice interne perméable chez les femmes qui ont eu plusieurs enfants. Orifice externe très légèrement entr'ouvert chez les primipares. Le ballottement vaginal est moins net, mais la tête fœtale peut encore être soulevée.
Deuxième quinzaine du 9e mois.	Varices. Œdème de la vulve et des membres infér. Marche difficile.	Le fond de l'utérus s'abaisse.	Le maximum des bruits est abaissé et entendu au-dessous de l'ombilic.	Effacement progressif du col. Ouverture de l'orifice externe chez les primipares. La tête fœtale est engagée et immobile.

CHAPITRE III

Soins à donner à la femme enceinte.

XXXIII. — HYGIÈNE DE LA GROSSESSE.

La grossesse est une fonction physiologique; c'est dire qu'elle ne nécessite par elle-même l'emploi d'aucune médication.

Le plus souvent rien n'est à changer dans les habitudes de la femme. Un repos trop complet de même que des mouvements exagérés sont nuisibles. Quelques femmes prédisposées aux avortements doivent cependant, et cela plusieurs mois de suite, garder le repos chaque mois au moment qui correspondrait à une époque menstruelle.

Les vêtements de la femme enceinte doivent être souples et peu serrés. Si le ventre tend à se développer outre mesure et surtout à tomber en avant, une ceinture large et bien faite rend de grands services, et je suis assez disposé à conseiller l'emploi d'une ceinture à presque toutes les femmes enceintes.

L'alimentation doit être en rapport avec l'appétit souvent augmenté chez la femme enceinte. Elle devra être choisie de manière à éviter la constipation si fréquente pendant la grossesse. Sous ce rapport le pain, les légumes, les fruits cuits sont indiqués de préférence à une nourriture exclusivement animale.

Si la constipation survient, on pourra recourir aux petits moyens laxatifs : verre d'eau froide le matin à jeun, café au lait froid, graine de lin, lavements, etc., plutôt qu'aux purgatifs et surtout qu'aux purgatifs salins ou drastiques.

Il n'y a aucun inconvénient à ce que la femme enceinte prenne des bains à une température modérée. Il ne faut pas tomber ici dans cette exagération d'une époque encore récente, où l'on ne permettait jamais un bain avant le 6e ou 7e mois, mais où en revanche la fin de la grossesse et l'accouchement se passaient en grande partie dans un bain de siège, meuble rarement utile, souvent sale et toujours encombrant.

Les mamelles de la femme qui a l'intention de nourrir seront examinées d'avance. Il est utile de faire sur le mamelon des lotions alcooliques destinées à le durcir.

Je regarde comme inutile et dangereux l'emploi avant l'accouchement de tout moyen destiné à allonger les mamelons. D'une part ces manœuvres ne sont pas toujours sans inconvénients, puisqu'elles provoquent quelquefois l'accouchement avant terme ; d'un autre côté il me paraît que l'usage d'un bout de sein bien fait, celui de Bailly par exemple, permettra tout aussi utilement plus tard l'allongement du mamelon sous l'influence de la succion exercée par l'enfant lui-même.

La toux et la diarrhée, quand on les observera chez une femme grosse, seront combattues le plus tôt possible ; l'une et l'autre peuvent amener des contractions utérines prématurées et produire ainsi l'avortement ou l'accouchement avant terme.

XXXIV. — EXAMEN DE LA FEMME ENCEINTE PAR L'ACCOUCHEUSE. — DURÉE DE LA GROSSESSE.

Appelée à donner des soins à une femme dans le cours de la grossesse, l'accoucheuse devra se poser d'abord les deux questions suivantes : 1° la femme est-elle enceinte ? 2° à quelle époque de la grossesse est-elle parvenue, ou en d'autres termes, quelle est la date probable de l'accouchement ?

Le rôle de l'accoucheuse commence en effet bien avant l'accouchement, et toute sage-femme qui attendrait les premières douleurs pour visiter sa malade serait coupable de négligence.

Nous avons énuméré avec assez de détails les signes de la grossesse pour qu'il vous soit facile de vous rendre compte de ce que doit rechercher l'accoucheuse.

Elle débutera par l'interrogatoire de la femme : renseignements sur les accouchements ou les avortements antérieurs avec toutes leurs circonstances ; état de la menstruation, régulière ou non ; époque de la dernière apparition des règles.

Elle recherchera ensuite par l'examen extérieur de la femme,

par le palper, l'auscultation et le toucher, les signes caractéristiques de la grossesse et l'âge de cette grossesse ; elle s'assurera
que l'enfant est vivant, qu'il est seul ; elle tâchera de prévoir au
moins approximativement la date de l'accouchement.

Elle s'assurera que le rectum n'est pas rempli de matières
dures, que la vessie se vide facilement. Elle cherchera chez les
primipares surtout si l'urine filtrée contient de l'albumine, elle
examinera les seins, etc.

Ce n'est point habituellement en une fois que tout cet examen
peut être fait. L'accoucheuse y procédera peu à peu en terminant
par le toucher dont elle ne manquera jamais de profiter pour vérifier les dimensions du bassin. Il faut qu'avant l'accouchement
aucune des circonstances ci-dessus énumérées ne puisse rester
ignorée.

Nous verrons plus loin comment la sage-femme devra
même être renseignée sur l'attitude et la situation exacte de
l'enfant dans l'utérus, de peur de se laisser surprendre par quelque
grosse difficulté qu'une intervention opportune eût évitée.

En ce qui concerne la date probable de l'accouchement, l'accoucheuse doit tenir compte surtout des modifications du col ;
mais elle doit aussi baser son appréciation sur la durée normale
de la grossesse. Il me reste à vous dire quelques mots de cette
question.

Durée de la grossesse. — La durée de la grossesse est de
neuf mois environ ; elle oscille entre 260 et 290 jours avec une
moyenne de 272. Ces chiffres sont tirés d'observations dans lesquelles on connaissait exactement la date des rapports sexuels
suivis de fécondation. En pratique, on est habituellement obligé
de prendre comme point de repère la dernière époque menstruelle. Voici comment doit se faire le calcul pour obtenir la date
probable de l'accouchement :

A la date de la fin des dernières règles on ajoute 5 jours et
9 mois. Soit par exemple le 10 janvier date de la fin des dernières règles : l'accouchement doit se faire vers le 15 octobre.

Le procédé qui consiste à compter quatre mois et demi depuis

le moment où la mère a senti pour la première fois les mouvements du fœtus est un procédé défectueux ou tout au moins trop
peu précis.

Assez fréquemment l'enfant naît avant terme; mais il est extraordinairement rare que la durée de la grossesse dépasse le
neuvième mois de plus de quelques jours.

QUATRIÈME PARTIE

DÉVELOPPEMENT DE L'ŒUF. — LE FŒTUS ET SES ANNEXES.
— LE FŒTUS A TERME.

CHAPITRE PREMIER

Développement de l'œuf et de l'embryon. Vie intra-utérine.

XXXV. — DÉVELOPPEMENT DE L'ŒUF.

Nous avons laissé l'ovule fécondé au moment où il pénètre en quittant l'oviducte dans la cavité de l'utérus. A ce moment il est habituellement fécondé déjà depuis quelques jours, aussi les premières modifications que subit cet ovule précèdent-elles habituellement sa fixation sur la muqueuse utérine. Nous allons étudier ces modifications qui, commencées dans la trompe, se terminent dans l'utérus.

L'ovule n'est point seulement une enveloppe arrondie (1). Dans cette enveloppe est un liquide, le vitellus. Dès que la fécondation a lieu, c'est-à-dire dès qu'un ou plusieurs spermatozoïdes ont pu traverser son enveloppe, le liquide vitellin se partage en deux masses distinctes (segmentation du vitellus). Chacune des masses ainsi formées se divise à son tour.

Les quatre masses sont bientôt, à la suite d'une nouvelle seg-

---

(1) L'ovule est formé : 1º d'une enveloppe transparente, membrane vitelline ; 2º d'un liquide granuleux, le vitellus ; 3º d'un noyau ou vésicule germinative. La vésicule germinative est dix fois plus petite que l'ovule ; elle présente elle-même un noyau plus petit encore, c'est la tache germinative.

mentation, au nombre de huit, puis de seize, puis de trente-deux et ainsi de suite, en sorte que l'ovule, sans avoir augmenté sensiblement de volume, se trouve contenir un nombre immense de corps excessivement petits qui, accolés les uns aux autres, forment une membrane continue appelée le *blastoderme*. C'est aux dépens du blastoderme que vont se former l'embryon et ses annexes.

A partir de ce moment il y a trois phases ou périodes dans le développement de l'œuf.

Première phase. — L'embryon n'est qu'un épaississement limité en un point de la membrane que nous avons appelée blastoderme. Cet embryon prend la forme d'une petite nacelle recourbée en dedans, le dos contre les parois de l'œuf, le ventre dirigé vers le centre de ce même œuf.

A la fin de cette période, qui correspond environ aux douze premiers jours, l'embryon n'a qu'un millimètre de long. De chaque côté, c'est-à-dire en avant et en arrière, est une cavité remplie de liquide. Celle qui est en avant est la vésicule ombilicale destinée à disparaître plus tard ; celle qui est en arrière est l'amnios, qui s'accroît au contraire de plus en plus jusqu'à la fin de la grossesse.

Les parois de l'œuf commencent à adhérer fortement à la muqueuse utérine.

Deuxième phase. — Cette deuxième phase finit avec le premier mois. L'œuf, gros à ce moment comme un œuf de pigeon, est entouré par une partie de la muqueuse utérine qui a bourgeonné autour de lui de manière à l'envelopper complètement.

Cette portion de la muqueuse de l'utérus est appelée *caduque*, d'un mot latin qui veut dire tomber, parce qu'elle est destinée à tomber ou à se détacher de l'utérus pendant l'accouchement.

Au-dessous de la caduque qui forme donc la première membrane enveloppante de l'œuf, se trouve une deuxième membrane, le *chorion*, qui a succédé à la membrane enveloppante de l'ovule primitif. Le chorion persiste jusqu'à la fin de la grossesse ; il est hérissé de villosités insérées sur lui comme des poils sur une peau.

A ce moment on trouve dans l'œuf : 1° l'embryon long de un centimètre ; 2° la vésicule ombilicale très agrandie, mais qui ne tardera pas à s'atrophier pour disparaître plus tard complètement ; elle occupe à la fin du premier mois presque tout l'espace situé sur le côté ventral de l'embryon ; 3° l'amnios, qui est toujours sur le côté dorsal, mais ne tardera pas à grandir au point d'atteindre la face ventrale en prenant peu à peu la place occupée par la vésicule ombilicale ; 4° enfin une nouvelle cavité s'est formée, cavité limitée par une membrane pourvue de nombreux vaisseaux. Cette membrane est l'*allantoïde*. L'allantoïde part de l'embryon sur son côté ventral et grandit jusqu'à rencontrer les parois de l'œuf, prenant ainsi une partie de la place occupée par la vésicule ombilicale.

L'allantoïde sert à relier le cœur et les vaisseaux de l'embryon avec les vaisseaux qui se développent de leur côté dans une partie limitée des parois de l'œuf. Cette partie limitée des parois, épaissie et très vasculaire, sera plus tard le placenta.

Troisième phase. — La troisième phase va du deuxième mois à la fin de la grossesse. A part les dimensions, l'œuf diffère peu pendant toute cette période de ce qu'il sera à terme. Voici comment est constitué l'œuf à terme :

Œuf à terme (fig. 12). — 1° Une première enveloppe extérieure complète, qui n'est autre que cette couche superficielle de la muqueuse utérine dont nous avons déjà parlé : la *caduque* ; 2° une deuxième enveloppe complète, assez épaisse, mais plus résistante, c'est le *chorion* dont presque toutes les villosités ont disparu ; 3° une troisième enveloppe presque complète, mince et transparente ; c'est l'*amnios* qui limite une grande cavité pleine d'un liquide, le liquide amniotique ; 4° le *fœtus* plongé en entier dans le liquide amniotique ; 5° le *placenta*, masse en quelque sorte commune à la mère et à l'enfant, située en un point limité dans l'épaisseur de la caduque et du chorion, tous deux épaissis à ce niveau ; 6° le *cordon ombilical* formé par des vaisseaux qui du placenta vont rejoindre l'ombilic du fœtus. La membrane de

l'amnios accompagne comme un doigt de gant retourné les vaisseaux du cordon ombilical.

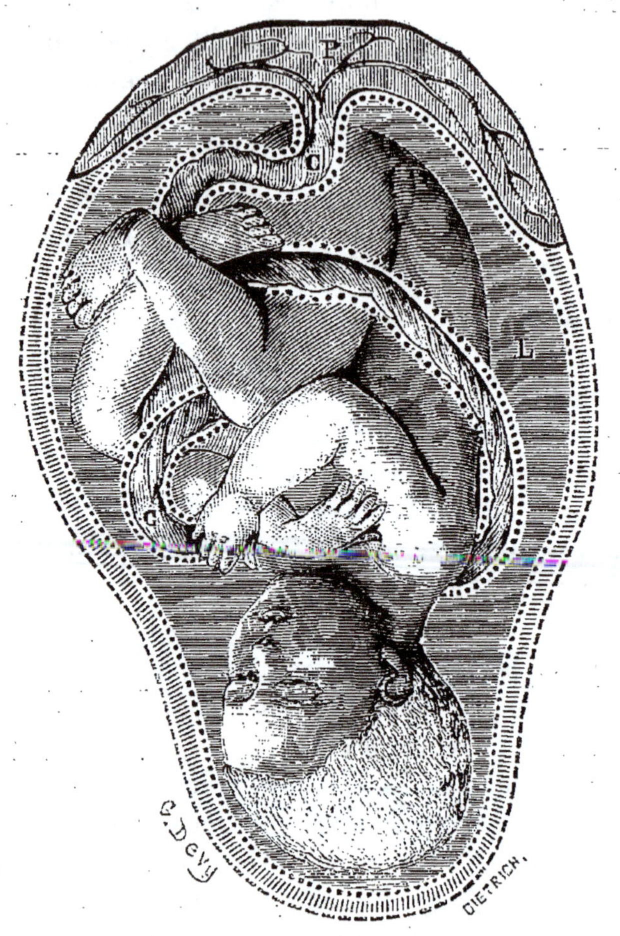

Fig. 12. — Œuf à terme. — P, placenta; L, liquide amniotique; C, cordon
ombilical; •••••••••• amnios; ||||||||||||||||||||| chorion ; ▬ ▬ ▬ ▬ ▬ caduque.

XXXVI. — DÉVELOPPEMENT DE L'EMBRYON ET DU FŒTUS.

L'embryon commence seulement vers la fin de la quatrième
semaine à présenter une forme qui rappelle vaguement un être
vivant. Sa longueur est à ce moment d'environ 1 centimètre.
Les membres ne sont encore représentés que par des bourgeons

arrondis. Le cœur, les poumons et une partie du tube digestif existent déjà.

Deux mois. — A la fin du deuxième mois l'embryon a 4 centimètres. La plupart des organes importants sont reconnaissables : estomac, reins, vessie, etc. La tête est relativement volumineuse et représente à elle seule un tiers du corps entier. Un certain nombre d'os sont déjà développés. Les plus avancés sont la clavicule et le maxillaire inférieur. La peau est rose et transparente.

Trois mois. — A partir du troisième mois l'embryon est généralement désigné sous le nom de *fœtus*. A cet âge, c'est-à-dire vers le quatre-vingt-dixième jour, le fœtus a 10 centimètres. La tête et le ventre sont encore les parties les plus volumineuses ; les fontanelles et les sutures sont très apparentes. La peau, encore mince, n'est plus transparente. Les paupières commencent à recouvrir une partie des yeux volumineux. Le sexe peut être reconnu. Les articulations des membres sont bien visibles. Le cordon ombilical est encore inséré près du pubis.

Quatre mois. — A quatre mois la tête n'a plus que le quart de la longueur totale qui est de 16 centimètres. La peau commence à se couvrir de duvet. Les membres inférieurs sont un peu plus longs que les supérieurs. Les ongles apparaissent. Le cordon s'éloigne du pubis.

Cinq mois. — La longueur du corps est de 20 à 25 centimètres. Il existe de véritables cheveux. La peau commence à se recouvrir d'un enduit blanchâtre. Un point d'ossification apparaît au calcanéum (os du talon). A cet âge un fœtus peut vivre quelques heures.

Six mois. — Longueur 30 centimètres. Peau plus épaisse et déjà moins rouge. Méconium dans le gros intestin. Les ongles n'atteignent pas l'extrémité des doigts.

Sept mois. — Longueur 35 centimètres. Les paupières jusque là fermées commencent à s'entr'ouvrir. Le cordon ombilical est inséré à 2 ou 3 centimètres seulement du point qui représente le milieu du corps. Les ongles recouvrent toute la dernière phalange.

Huit mois. — Longueur 40 centimètres. Le fœtus diffère peu de ce qu'il sera à terme. Les ongles commencent à dépasser l'extrémité des doigts.

C'est à la fin du huitième mois qu'apparaît habituellement un point d'ossification entre les condyles du fémur. Ce point d'ossification sert en médecine légale à reconnaître si un fœtus mort était venu à terme.

XXXVII. — PHYSIOLOGIE DU FŒTUS.

Circulation. — Nous savons que chez l'adulte le sang qui provient d'une partie quelconque du corps se rend au cœur droit par les veines, puis est envoyé par le cœur aux poumons où il s'unit à l'air, et rentre de là au cœur gauche d'où il est chassé de nouveau pour atteindre en parcourant les artères tous les points du corps. La moitié droite du cœur ne renferme donc jamais chez l'adulte que du sang veineux, la moitié gauche que du sang artériel.

L'absence de toute utilisation des poumons chez le fœtus modifie profondément ce mécanisme. Sans parler de cette phase transitoire où toute la circulation fœtale, qui est à ce moment presque extra-fœtale, se passe dans la vésicule ombilicale, nous devons dire quelques mots de la circulation telle qu'elle existe chez le fœtus depuis le troisième mois jusqu'à terme. Nous aurons à revenir plus tard sur cette importante question.

Ce n'est point chez le fœtus du sang artériel pur qui est envoyé du cœur aux organes. La moitié droite du cœur communique avec la moitié gauche directement par une ouverture (le trou de Botal), et l'ensemble du système artériel est de plus en communication avec l'ensemble du système veineux par deux troncs destinés à disparaître après la naissance.

Une même contraction du cœur envoie du sang au placenta et aux organes fœtaux. De même le sang qui revient au cœur a deux origines, le placenta et le corps fœtal. Ce sang est donc nécessairement un mélange de sang artériel et de sang veineux. Un pareil mélange ne conviendrait point à un adulte, mais il suffit à assurer l'existence du fœtus jusqu'à la naissance, ou plutôt jusqu'au moment où le cœur envoie aux poumons le sang qu'il envoyait au placenta, c'est-à-dire jusqu'à la première inspiration.

Nutrition. — Le sang fœtal emprunte au sang maternel, au niveau du placenta, les matériaux nécessaires à la nutrition du fœtus. Le liquide amniotique n'y est pour rien. Beaucoup de substances et en particulier la plupart des médicaments peuvent ainsi passer très rapidement dans le sang du fœtus. Ce passage se fait à travers les parois des vaisseaux sans qu'il y ait jamais communication libre et directe entre la moitié fœtale et la moitié maternelle du placenta.

Sécrétions. — La plupart des sécrétions paraissent être, chez le fœtus, analogues à ce qu'elles sont chez l'adulte.

Les reins sécrètent de l'urine, et il est probable que, au moins vers la fin de la vie intra-utérine, le fœtus urine dans l'œuf.

La sécrétion des glandes intestinales unie à celle des glandes annexes, foie, pancréas, produit une substance particulière, le *méconium*, qui n'est qu'un mélange de bile, de mucus, de suc pancréatique, etc., mêlés à des débris superficiels de la muqueuse intestinale. Le méconium, pendant une grande partie de la vie fœtale, n'occupe que l'intestin grêle. A la fin, il s'accumule dans le gros intestin et surtout dans le rectum, d'où il ne sort habituellement qu'après la naissance.

De même que chez l'adulte, la peau sécrète de la matière sébacée, substance blanchâtre et comme huileuse qui, n'étant soumise à aucun frottement, s'accumule, recouvre souvent tout le fœtus au moment de la naissance et contribue probablement à faciliter l'accouchement en rendant plus glissantes les parties fœtales.

Système nerveux. — Le fœtus est sensible et répond aux excitations extérieures, telles que la palpation, par des mouvements. Il paraît avoir des moments de veille et des moments de sommeil.

CHAPITRE II
Les annexes du fœtus.

L'œuf à terme est expulsé en entier. Le fœtus est donc accômpagné à sa naissance par le reste de l'œuf, qui cesse à ce moment de lui être utile.

Les annexes ou portions de l'œuf autres que le fœtus sont :
Les membranes de l'œuf ;
Les eaux de l'amnios ;
Le placenta ;
Le cordon ombilical.

XXXVIII. — MEMBRANES DE L'ŒUF ET LIQUIDE AMNIOTIQUE.

Membrane de l'œuf. — Ces membranes sont au nombre de trois superposées : 1° la *caduque;* 2° le *chorion*; 3° l'*amnios*.

La *caduque* est cette couche interne où superficielle de la muqueuse utérine qui reste pendant la durée de la grossesse adhérente à la couche profonde, mais s'en sépare sous l'influence des contractions utérines au moment de l'accouchement et surtout après. La caduque à la fin de la grossesse a environ un millimètre d'épaisseur ; elle est peu résistante et se laisse déchirer facilement. Après l'expulsion de l'œuf, la face extérieure utérine de la caduque est seule apparente ; elle est rugueuse et saignante. La face interne adhère au chorion. La caduque s'épaissit peu à peau au voisinage du placenta, de manière à se confondre insensiblement avec la surface extérieure de cet organe.

Le *chorion*, membrane moyenne de l'œuf, est mince, résistant et transparent plus que la caduque, mais moins que l'amnios. Les villosités qui recouvraient sa face externe ont presque entièrement disparu au neuvième mois; seules les villosités de la portion placentaire ont au contraire acquis plus d'importance. Le chorion peut être, sauf au niveau du placenta, assez facilement séparé des deux autres membranes.

L'*amnios*. — Une des trois enveloppes de l'œuf, la plus interne ; c'est la plus mince et la plus transparente, mais aussi la plus résistante. L'amnios ne contribue pas, comme le chorion et la caduque, à la formation du placenta ; il se réfléchit sur le cordon ombilical qu'il entoure d'une sorte de gaine et va s'unir à la peau du fœtus tout autour de l'ombilic. La surface libre de l'amnios est très lisse et n'est séparée du fœtus que par le liquide amniotique.

L'œuf vient habituellement retourné, surtout si l'on a exercé des tractions sur le cordon ombilical. On aura donc soin, pour étudier en place les membranes, de les disposer de manière à ce que le cordon soit en dedans d'une cavité à parois lisses.

Liquide amniotique. — Ce liquide, d'une couleur jaunâtre clair, est habituellement limpide. Quelquefois il renferme des flocons de matière sébacée, et, si l'enfant a souffert, du méconium. La quantité de ce liquide est très variable ; elle est habituellement comprise entre un demi-litre et un litre. Chez quelques femmes cette quantité est énorme, 15 ou 20 litres par exemple ; mais alors il est rare que le fœtus soit très bien développé. L'excès de liquide amniotique ou hydramnios est une des complications sérieuses de la grossesse.

Les eaux de l'amnios paraissent être sécrétées à la fois par la mère et par le fœtus ; elles servent à éviter au fœtus des chocs nuisibles, et surtout à isoler le cordon ombilical. Ce rôle de protection se continue même pendant le travail de l'accouchement, jusqu'à la rupture des membranes.

XXXIX. — PLACENTA ET CORDON OMBILICAL.

Placenta. — Le placenta est une masse charnue très vasculaire, formée par un épaississement limité du chorion et de la caduque, et destinée à rapprocher autant que possible les vaisseaux sanguins maternels des vaisseaux sanguins du fœtus.

Le placenta est ordinairement à peu près rond ou ovale ; il est épais de 1 à 3 centimètres en son milieu, un peu plus mince sur les bords.

Son poids varie et semble être en rapport avec le degré de développement du fœtus ; il dépasse rarement 600 grammes.

Le placenta est le plus souvent accolé au fond de l'utérus, presque toujours en arrière. Exceptionnellement on peut trouver le placenta sur la partie inférieure de la matrice (insertion vicieuse).

La face externe ou utérine de cet organe est divisée par des sillons en lobes ou *cotylédons*. La face interne est lisse ou recouverte par l'amnios, sous lequel on aperçoit les vaisseaux ombilicaux.

La structure du placenta est telle, que les vaisseaux des villosités choriales, vaisseaux qui, par conséquent, appartiennent à la circulation fœtale, viennent se ramifier au voisinage et dans l'épaisseur de la caduque dans de vastes dilatations vasculaires appartenant à la circulation maternelle. Les deux circulations sont distinctes, mais leur contact est cependant assez intime pour que le sang non aéré ou plus exactement non oxygéné du fœtus vienne s'oxygéner au voisinage du sang maternel. D'autres échanges se font encore entre les deux circulations, mais toujours au travers des parois des vaisseaux et sans qu'il existe jamais entre les deux circulations une communication directe.

Cordon ombilical. — Le cordon ombilical relie les vaisseaux du fœtus au placenta. Il est essentiellement formé de trois vaisseaux, une veine et deux artères, le tout entouré d'une gaine formée par l'amnios. Entre la gaine amniotique et les vaisseaux est une masse de remplissage, la *gélatine de Warthon*, qui est une variété de tissu cellulaire.

Le cordon ombilical a en moyenne le volume du petit doigt; mais il peut être bien plus gros ou bien plus mince. La longueur, plus variable encore, peut être de 15 centimètres à 1 mètre ou même plus. La moyenne est de 50 centimètres. Cette longueur moyenne est favorable pour deux motifs : 1° si le cordon est trop court, il peut se briser pendant l'accouchement ou bien tirailler le placenta qu'il décolle, ce qui entraîne, soit la mort du fœtus, soit la possibilité d'une hémorrhagie sérieuse chez la mère; 2° s'il est trop long, le cordon risque beaucoup plus de s'engager en même temps que l'une des parties fœtales, la tête le plus souvent, d'où compression des vaisseaux et mort du fœtus.

Les cordons qui renferment beaucoup de gélatine de Warthon sont dits *cordons gras* ; l'absence de gélatine fait les *cordons maigres* ou *grêles*.

Presque toujours les deux artères du cordon ombilical décrivent autour de la veine des spirales qui déterminent une torsion apparente de tout le cordon. Rarement on constate sur le cordon de véritables nœuds.

Le cordon ombilical s'insère habituellement à peu près au centre du placenta. Assez fréquemment l'insertion a lieu près du bord ; on dit alors que le placenta est en raquette. Enfin, dans quelques cas, la division du cordon en un certain nombre de vaisseaux se fait avant même que le cordon ait atteint le placenta. C'est la variété d'*insertion* dite *vélamenteuse*.

CHAPITRE III

Fœtus à terme.

XL. — DESCRIPTION GÉNÉRALE ET PRINCIPAUX ORGANES.

§ 1. — *Description générale.*

Aspect extérieur. — A sa naissance, l'enfant est presque toujours assez gras. Le ventre et la tête paraissent volumineux comparativement au reste du corps. La peau est un peu rouge et recouverte d'un fin duvet, surtout au niveau des épaules (ce duvet paraît être moins abondant chez les enfants très vigoureux). Les cheveux sont souvent longs de plusieurs centimètres et colorés. Les ongles dépassent l'extrémité des doigts. L'ombilic est situé à peu près au niveau du milieu du corps, mais en général un peu au-dessous.

Poids. — Le poids d'un fœtus à terme est habituellement de 3000 à 3500 grammes. Les enfants de 5 kilogrammes et au-dessus sont extrêmement rares, et il faut se méfier des récits plus ou moins fantastiques concernant des enfants qui auraient pesé à leur naissance 12, 14 livres et quelquefois bien davantage ! Souvent le nouveau-né pèse moins de 3 kilogrammes. Il est rare, cependant, que le poids d'un enfant bien portant et né à terme soit inférieur à 2500 grammes. Tout enfant doit être pesé à sa naissance.

Longueur. — La longueur totale, en supposant les membres inférieurs allongés, est de 50 centimètres en moyenne.

§ 2. — Principaux organes.

Parmi les principaux organes du fœtus à terme, ceux qui offrent pour nous quelque intérêt sont : 1° dans la cavité thoracique le thymus, les poumons et le cœur; 2° dans la cavité abdominale, le foie.

Thymus. — Le thymus est un organe transitoire qui a disparu chez l'adulte, mais qui cependant occupe chez le fœtus à terme une place considérable à la partie supérieure du thorax. Ses fonctions sont fort peu connues.

Poumons. — Les poumons sont loin d'avoir pendant la vie intra-utérine, et par conséquent chez le fœtus même à terme, l'importance qu'ils auront dès la naissance. Ils ne constituent jusqu'à ce moment que deux petites masses rougeâtres logées de chaque côté de la colonne vertébrale (1).

Cœur. — Le cœur couché presque en travers de la poitrine, assez superficiellement, est relativement volumineux. La pointe vient presque toucher en avant le plan latéral gauche de la poitrine. C'est en ce point, situé un peu au-dessous de l'aisselle gauche, qu'on entend le mieux les bruits du cœur. Le maximum de ces bruits, c'est-à-dire le point où on les perçoit le plus nettement, est assez sensiblement au milieu de l'ovoïde fœtal. On désigne

____

(1) On admet en médecine légale que des fragments de poumons jetés dans l'eau surnagent dans le cas où l'enfant a respiré, se précipitent au fond si l'enfant n'a jamais respiré.

sous le nom d'*ovoïde fœtal* l'ensemble du fœtus pelotonné dans son attitude ordinaire.

Foie. — Le seul organe volumineux de la cavité abdominale est le foie, qui remplit presque à lui seul cette cavité. Très friable, il est fort exposé aux déchirures sous l'influence des pressions extérieures. Il y a lieu d'en tenir compte toutes les fois que pendant l'accouchement on saisit à pleines mains le corps du fœtus au niveau de l'abdomen, ce qu'il faut éviter le plus possible.

Tube digestif. — Il est entièrement vide, sauf à sa partie inférieure, qui contient le méconium.

La plupart des autres organes du fœtus sont en petit ce qu'ils seront chez l'adulte.

On admet en médecine légale la présence d'un point ossifié large d'environ 5 millimètres au niveau de l'extrémité inférieure du fémur comme preuve qu'un fœtus mort était à terme.

Considéré au point de vue spécial de l'accouchement, le fœtus se compose de deux parties : la *tête* et le *corps*.

XLI. — TÊTE DU FŒTUS A TERME.

Description générale. — La tête du fœtus à terme a la forme d'un ovoïde, c'est-à-dire d'un œuf dont le gros bout serait représenté par l'occiput, et le petit bout par le menton.

Il existe de chaque côté un renflement formé par l'une des bosses pariétales.

Comme chez l'adulte, le squelette de la tête est formé de 22 os : 8 pour le crâne et 14 pour la face.

La tête du fœtus diffère cependant de la tête de l'adulte par plusieurs particularités importantes, qui sont : 1° la division du frontal en deux os distincts; 2° la présence de lignes et de points non ossifiés, qui sont les sutures et les fontanelles; 3° la mobilité des os de la voûte du crâne les uns sur les autres.

La ligne de séparation des deux moitiés du frontal constitue une partie de la grande suture du crâne. Elle permet de reconnaître au toucher le frontal de l'occipital, ce qui n'est pas sans importance. Elle rend en outre possible un léger chevauchement des deux moitiés du frontal l'une sur l'autre.

Sutures (fig. 12 et 13). — Les sutures sont au nombre de

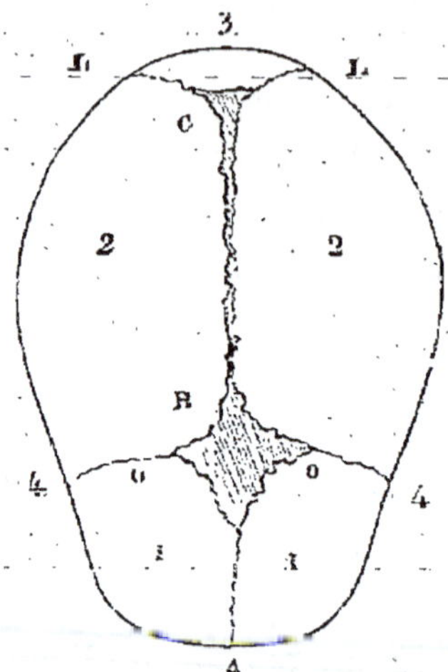

Fig. 13. — Tête du fœtus à terme. — 1, os frontal ; 2, 2, os pariétaux ; 3, os occipital 4, 4, os temporaux ; *acb*, sutures.

trois : la *grande suture*, la *suture transverse* et la *suture lamb-doïde*.

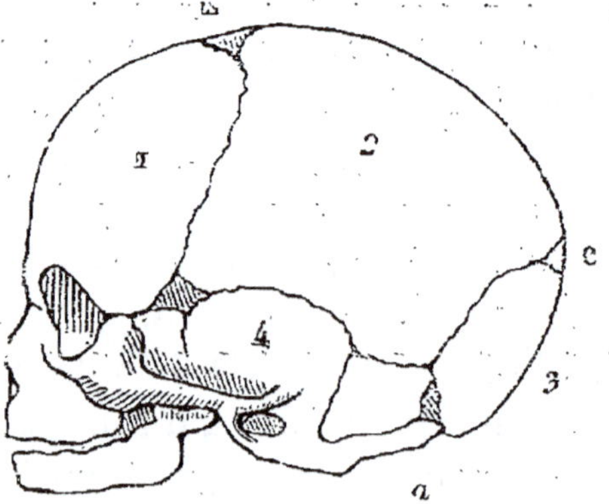

Fig. 14. — Tête de fœtus à terme. — 1, os frontal ; 2, os pariétal ; 3, os occipital 4, os temporal ; *abc*, sutures.

La *grande suture*, appelée aussi *suture longitudinale* ou *suture antéro-postérieure*, va de la racine du nez jusqu'à l'angle supérieur de l'occipital. C'est la plus importante.

La *suture transverse* ou *suture fronto-pariétale* est perpendiculaire à la précédente. Elle sépare les pariétaux du frontal. Cette suture se termine de chaque côté à l'os temporal, et par conséquent près de l'oreille, ce qui permet d'éviter dans quelques cas rares qu'on la confonde avec la grande suture.

La *suture lambdoïde* ou *suture occipito-pariétale* n'est pas une ligne droite comme les précédentes. Elle forme un V renversé, à pointe dirigée en avant. Ce n'est en quelque sorte qu'une bifurcation en arrière de la grande suture longitudinale.

Fontanelles. — Au point de vue de l'accouchement, il n'y a que deux fontanelles importantes : l'antérieure et la postérieure.

Au point de rencontre de la suture longitudinale et de la suture transverse, est une surface en forme de losange dont les quatre angles sont prolongés par les sutures. Cette surface, beaucoup plus molle que le reste du crâne, est la *grande fontanelle* ou *fontanelle antérieure*.

La fontanelle antérieure est très facile à reconnaître chez un nouveau-né ou même chez un fœtus non engagé. Il n'en est pas toujours de même pendant le travail et surtout si le travail se prolonge, parce que le chevauchement des os de la voûte du crâne modifie beaucoup la forme de la fontanelle. Il devient alors nécessaire de l'étudier attentivement par le toucher.

Toute surface molle à quatre côtés rigides et à laquelle aboutissent quatre sutures ne peut être que la fontanelle antérieure. On aura soin dans tous les cas douteux de bien compter les sutures. La partie de la tête fœtale où siège la fontanelle antérieure porte le nom de *bregma*.

La *fontanelle postérieure* n'est point une surface molle, ou du moins il est rare qu'elle en soit une. Ce n'est, comme nous l'avons vu déjà, qu'une bifurcation de la suture longitudinale à son extrémité postérieure. Elle est donc constituée par la réunion en un même point de trois sutures.

C'est la fontanelle postérieure ou petite fontanelle qui se présente presque toujours au toucher. Il faut donc savoir bien la reconnaître. Toutes les fois que, suivant avec le doigt une suture rectiligne très longue, on arrive à une bifurcation, cette bifurcation est la petite fontanelle.

On ne prendra pas pour la fontanelle postérieure le point où la suture transverse aboutit au temporal. Cette erreur sera difficilement commise pour deux raisons : non seulement ce point est moins superficiel et par conséquent moins facile à toucher, mais encore le voisinage d'une oreille est un point de repère précieux. D'ailleurs les cas de présentations très inclinées du sommet, seuls cas dans lesquels l'erreur soit possible, se rencontrent très rarement.

Mobilité des os du crâne. — Les os qui constituent la base du crâne, ainsi que les temporaux et les os de la face, conservent pendant le travail leur situation normale. Il n'en est pas de même pour les os de la voûte qui, au niveau des sutures, peuvent chevaucher les uns sur les autres.

Ce sont les pariétaux qui ont le plus de tendance à se déplacer sous l'influence de la compression qu'ils subissent. Ils peuvent non seulement s'engager l'un sur l'autre par leur bord interne, mais encore recouvrir soit le bord postérieur du frontal, soit le bord antérieur de l'occipital. Ce chevauchement rend parfois difficile le toucher des sutures et des fontanelles ; mais il facilite dans une certaine mesure l'accouchement en réduisant le volume de la tête.

Cette réduction est encore favorisée par la charnière occipitale, lame cartilagineuse horizontale qui divise en deux parties l'occipital au-dessous du grand trou occipital. Les deux moitiés de cet os peuvent donc basculer l'une sur l'autre, diminuant ainsi la distance qui sépare le front de l'occiput.

XLII. — DIAMÈTRES DE LA TÊTE FŒTALE.

De même que les diamètres du bassin sont des lignes fictives allant d'un point de la circonférence d'un détroit ou de l'excavation au point opposé, de même les diamètres de la tête fœtale sont des lignes fictives allant d'un point de la tête en un autre point qu'on peut considérer comme opposé, si la région intermédiaire à ces deux points est l'une de celles qui puissent se présenter au passage à travers le petit bassin. Or la présentation de telle ou telle partie de la tête n'est pas sans importance. Il importe donc de connaître très exactement la longueur des principaux de ces diamètres.

La tête fœtale à terme a sept diamètres importants : trois antéro-postérieurs ou longitudinaux, deux transverses et deux verticaux.

Diamètres longitudinaux. — Les diamètres longitudinaux ou antéro-postérieurs sont :

1° Le *sous-occipito-bregmatique*, qui part du milieu de la charnière occipitale pour aboutir au bregma. Ce diamètre, le plus important de tous, a 9 centimètres et demi ;

2° L'*occipito-frontal*, qui va de la pointe de l'occiput à la racine du nez ; il a 12 centimètres ;

3° L'*occipito-mentonnier*, qui va de la pointe de l'occiput à la pointe du menton ; il a 13 centimètres.

Diamètres transverses. — Les deux diamètres transverses sont :

1° Le *bitemporal*, qui va d'une tempe à l'autre, et mesure 8 centimètres ;

2° Le *bi-pariétal*, qui va d'une bosse pariétale à l'autre ; il a 9 centimètres et demi.

Diamètres verticaux. — Les deux diamètres verticaux sont :

1° Le *fronto-mentonnier*, qui part du point le plus élevé du front pour aboutir au menton. Il mesure 8 centimètres.

2° Le *sous-mento-bregmatique*, appelé encore *cervico-bregmatique* ou *laryngo-bregmatique*, qui unit le bregma à l'angle que forment en arrière du menton la tête et le cou. Ce diamètre a 9 centimètres et demi.

La tête fœtale a donc trois diamètres égaux à 9 centimètres et

demi : un longitudinal, un transverse, un vertical ; deux diamètres
plus petits que 9 centimètres et demi : un transverse et un vertical ; deux diamètres supérieurs à 9 centimètres et demi : tous
deux longitudinaux.

Nous verrons à propos du mécanisme l'importance de ce fait
que les diamètres les plus grands sont tous antéro-postérieurs.

TABLEAU RÉSUMÉ DES DIAMÈTRES.

Diamètres longitudinaux...	D. sous-occipito-bregmatique.....	9 cent. 1/2.
	D. occipito-frontal...............	12 —
	D. occipito-mentonnier...........	13 —
Diamètres transverses.....	D. bi-temporal...................	8 —
	D. bi-pariétal...................	9 — 1/2.
Diamètres verticaux.......	D. fronto-mentonnier............	8 —
	D. sous-mento-bregmatique......	9 — 1/2.

Telles sont les dimensions moyennes de la tête fœtale, mais
il y a des variations individuelles assez considérables, beaucoup plus que pour les diamètres du bassin. C'est ainsi que
chez les garçons la tête est presque toujours plus volumineuse
que chez les filles. En outre, les chiffres donnés plus haut se
rapportent à une tête non engagée. Or, certains diamètres peuvent être très sensiblement réduits pendant le travail, tels sont
les diamètres longitudinaux et aussi le bi-pariétal.

XLIII. — DIMENSIONS DU CORPS ET ATTITUDE DU FŒTUS.

Corps du fœtus. — Au point de vue obstétrical, le corps
du fœtus comprend tout ce qui n'est pas la tête, c'est-à-dire
les membres supérieurs, les membres inférieurs, et une masse
assez régulière, le tronc, de forme à peu près cylindrique, mais
aplatie d'avant en arrière.

D'avant en arrière, du sternum à la colonne vertébrale, le
diamètre du corps est sans compression de 9 centimètres et
demi. Il diminue très sensiblement par la compression.

Le *diamètre bi-acromial*, qui va du sommet d'une épaule au

sommet de l'épaule opposée, a 12 centimètres. La compression le réduit à 9 centimètres et demi.

A l'extrémité inférieure du corps, le *diamètre bitrochantérien*, portion la plus large de cette extrémité, n'a que 9 centimètres; mais il n'est pas réductible.

Les membres pelotonnés en avant du tronc modifient un peu ses dimensions; mais leur compressibilité est telle que la présence des membres à la partie antérieure du corps n'empêche pas les diamètres antéro-postérieurs de l'ensemble d'être toujours, sous l'influence de la compression, plus petits que les diamètres transverses.

Ainsi, tandis que pour la tête tous les diamètres supérieurs à 9 centimètres et demi sont antéro-postérieurs, pour le reste du corps tous les diamètres supérieurs après compression à 9 centimètres sont transverses. Cette notion nous facilitera beaucoup la compréhension du mécanisme de l'accouchement.

Attitude du fœtus. — Le fœtus est presque toujours pelotonné dans l'utérus de manière à occuper le moins de place possible. Courbé en avant, arrondissant le dos, il applique ses membres supérieurs en avant de la poitrine, ses membres inférieurs en avant de l'abdomen. Les cuisses et les jambes sont fléchies, les talons touchant les fesses, les jambes habituellement croisées.

Ainsi pelotonné, le fœtus a la forme d'un œuf dont la tête serait le petit bout, la grosse extrémité étant formée par ce qu'on désigne en accouchement sous le nom de *siège complet*, c'est-à-dire par le bassin, les fesses et les membres inférieurs.

Pendant la première moitié de la grossesse, l'ovoïde fœtal peut prendre toutes les positions. Le plus souvent même, la tête, plus volumineuse que le reste du corps, occupe le fond ou la partie supérieure de l'utérus; mais, plus la grossesse approche de son terme, plus la tête ou petite extrémité de l'ovoïde tend à se placer en bas, reposant sur l'orifice interne du col.

A terme, la tête est en bas dix-neuf fois sur vingt. Quelle est la cause de cette fréquence? Pour Pajot et la plupart des accoucheurs français, c'est une question d'*accommodation* de la forme du fœtus à la forme de la cavité utérine.

L'attitude du fœtus se modifie assez fréquemment pendant la grossesse, surtout quand cette attitude n'est pas la plus ordinaire : tête en bas, membres pelotonnés, tête et dos fléchis.

XLIV. — PRÉSENTATIONS (ÉTUDE GÉNÉRALE).

Il est facile de comprendre que si l'attitude du fœtus est variable, variable aussi sera la partie fœtale qui viendra la première s'engager dans l'excavation.

Que les premières contractions utérines viennent surprendre le fœtus au moment où une fesse repose sur le détroit supérieur, il est évident que cette fesse descendra la première de toutes les parties fœtales, ou en d'autres termes *se présentera*. L'étude de ces variétés dans la descente en premier lieu de telle ou telle partie fœtale est l'étude des *présentations*.

Il semble qu'il puisse exister un nombre infini de présentations. En pratique cependant, il y en a fort peu, et les contractions utérines *dans un bassin normal* ont pour résultat de déterminer presque toujours les mêmes attitudes fœtales, ce qui réduit à un chiffre restreint le nombre des présentations que nous avons à décrire.

Nous avons considéré le fœtus comme formé de deux parties, la tête et le corps. Quelles sont les présentations possibles de chacune de ces parties ?

Tête. — Tous les accoucheurs savent depuis des siècles que la tête du fœtus est habituellement fléchie, le menton rapproché du sternum, et que dans ces conditions l'occiput franchissant le premier les détroits, le sommet de la tête apparaît le premier à la vulve.

Mais on sait de plus que, dans quelques cas beaucoup plus rares, le fœtus relève la tête, éloigne le menton de la poitrine et rapproche même l'occiput de la colonne vertébrale au niveau du dos. Que le fœtus soit saisi dans cette attitude par les contractions utérines, la tête se renversera de plus en plus en arrière et ce ne sera plus l'occiput, mais le menton qui parcourra le premier l'excavation.

Il y a donc deux présentations possibles de la tête :

1° *Tête fléchie* ou *sommet;*

2° *Tête défléchie* ou *face.*

Corps. — Le corps du fœtus, si nous supposons, ce qui est le cas ordinaire, les membres pelotonnés, n'a qu'une extrémité libre formée par le bassin, les fesses et les membres inférieurs qui leur sont accolés. On a désigné sous le nom de *siège complet* cet ensemble de parties fœtales. Quant à l'autre extrémité du corps : thorax, épaules et cou, elle est liée à la tête et ne peut s'engager que dans des circonstances assez rares, et surtout assez défavorables pour que l'étude complète de ces présentations fâcheuses (présentations du tronc) me paraisse devoir être rattachée à la dystocie et non à l'accouchement normal. Il n'en sera question ici qu'à titre d'anomalie de présentation.

Revenant au cas où l'ovoïde fœtal a une attitude telle que sa grosse extrémité soit dirigée en bas, nous voyons que cette grosse extrémité n'est point une masse compacte comme la tête, mais un ensemble de parties tout à fait disparates dont les portions les plus saillantes sont les talons, les ischions, les grands trochanters.

Ce ne sont évidemment pas les talons, très mobiles, qui dirigeront la marche du fœtus dans l'excavation. Ces talons peuvent descendre isolément ou ensemble, avant ou après le bassin; les membres inférieurs peuvent être fléchis complètement (*siège complet*), ou défléchis (*siège décomplété*), sans que le mécanisme de l'accouchement en soit sensiblement modifié.

La partie importante du siège est nécessairement la plus volumineuse et la plus irréductible, c'est-à-dire le diamètre bitrochantérien.

Nous allons reprendre en détail l'étude de chacune des trois présentations normales : sommet, face et siège (1). Sous le nom de *situation transversale du fœtus* nous étudierons ensuite cette attitude fâcheuse qui peut se terminer, si elle ne se modifie d'elle-même ou si l'on n'y remédie à temps, par la présentation d'une épaule.

XLV. — PRÉSENTATION DU SOMMET.

Fréquence. — De beaucoup la plus favorable, la présentation du sommet est aussi la plus fréquente. On la constate 19 fois sur 20 ou 95 fois sur 100. Cette fréquence tient à l'attitude ordinaire du fœtus, dont la tête est déjà fléchie et occupe la partie inférieure de l'utérus (fig. 15) chez la plupart des femmes, au moins pendant les derniers mois de la grossesse.

Diagnostic pendant la grossesse. — C'est surtout par le palper et le toucher que ce diagnostic est facile. L'auscultation est ici moins utile. — Le diagnostic porte d'abord sur la présence de la tête dans la moitié inférieure de l'utérus. Au palper, la tête se reconnaît à l'existence d'une masse *ronde* et *dure* que l'on peut saisir avec les deux mains si elle n'est pas engagée, que l'on peut encore comprimer de chaque côté avec les extrémités des doigts si elle commence à descendre dans l'excavation. La palpation d'une masse ronde mais plus volumineuse,

(1) La présentation du siège complet ou décomplété se réduit, pour nous, à une présentation de l'un des trochanters, le droit ou le gauche. Au point de vue du mécanisme de l'accouchement, le trochanter joue ici le même rôle que l'occiput dans la présentation du sommet, le menton dans celle de la face, l'épaule dans celle du tronc, et il serait logique de décrire pour la moitié inférieure du corps, c'est-à-dire pour le siège complet ou décomplété, deux présentations : trochanter droit et trochanter gauche. Dans un ouvrage destiné uniquement à des élèves accoucheuses, j'ai cru devoir sacrifier à la simplicité une classification qui eût été rationnelle des présentations normales en : présentations du sommet, de la face, du trochanter droit et du trochanter gauche. Je n'admets pas le sacrum comme point de repère fœtal, parce que le sacrum n'est ni l'extrémité d'un grand diamètre ni une partie fœtale destinée à se dégager sous le pubis.

plus irrégulière et moins dure, le siège, en un point opposé de l'utérus, sert de contrôle.

Quant au diagnostic différentiel entre une tête fléchie (sommet) et une tête défléchie (face), la palpation peut aussi y conduire.

1º Avant le travail, la tête en présentation de la face ne s'en-

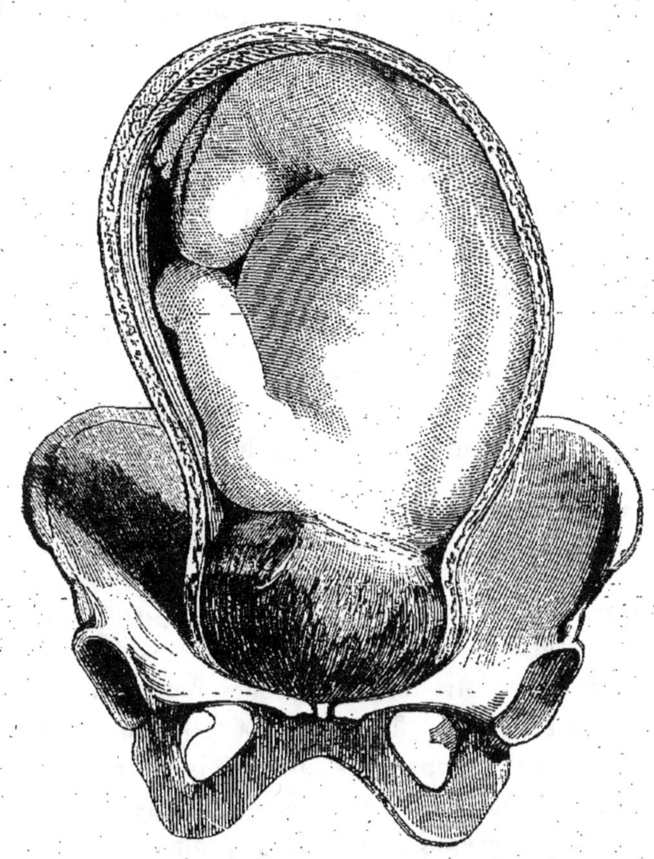

Fig. 15. — Présentation du sommet en OIGA.

gage jamais dans l'excavation et reste au contraire fort élevée.

2º Si l'on a bien reconnu le dos, la tête fléchie lui fait suite sans ligne de démarcation bien tranchée, tandis qu'il existe au contraire entre le dos et la tête un enfoncement très net si la tête est défléchie, ce qui avant le travail paraît être extrêmement rare.

Au toucher le sommet se reconnaît encore à la présence d'une masse régulièrement arrondie et dure accessible soit à travers le col, soit à travers un segment de l'utérus, le plus souvent l'antérieur. Dans quelques cas ce segment est si mince qu'on reconnaît facilement les sutures. Le toucher du sommet de la tête peut être difficilement confondu avec le toucher de n'importe quelle partie fœtale. Il suffit d'ailleurs qu'une partie fœtale volumineuse soit accessible au toucher avant le travail pour qu'on puisse affirmer la présentation du sommet.

L'auscultation, si précieuse pour le diagnostic de la grossesse et la constatation de l'état de santé du fœtus, rend ici peu de services. D'une manière générale dans la présentation du sommet le maximum des bruits du cœur est plus bas que dans les présentations de la face ou du siège; mais la hauteur de ce maximum ne dépend guère que du degré de l'engagement. L'auscultation ne peut donc servir ici qu'à contrôler les renseignements plus précis fournis par la palpation et par le toucher.

XLVI. — PRÉSENTATION DE LA FACE.

Fréquence. — La présentation de la face primitive (fig. 16), c'est-à-dire observée avant le travail, est extrêmement rare, au point qu'elle a pu être niée. Pour quelques accoucheurs, elle ne serait jamais qu'une déflexion de la tête pendant le travail. Il existe cependant quelques cas authentiques dans lesquels la présentation de la face a pu être reconnue dès la dernière semaine de la grossesse, avant les premières contractions utérines.

Son degré de fréquence est difficile à évaluer, faute de statistiques précises. Toutefois, en tenant compte de ces deux faits : 1° que les présentations primitives et secondaires réunies ne s'observent qu'une fois en moyenne sur 200 accouchements, et 2° que la présentation de la face paraît être le plus souvent secondaire, on peut juger de la rareté extrême de cette présentation pendant la grossesse.

Causes. — Les causes de cette présentation sont peu connues. La multiparité, l'obliquité de l'utérus, le poids du fœtus
semblent jouer un certain rôle. Si nous supposons en effet un
fœtus dans son attitude ordinaire, mais placé dans un utérus
dont le fond soit fortement incliné, le corps du fœtus devra

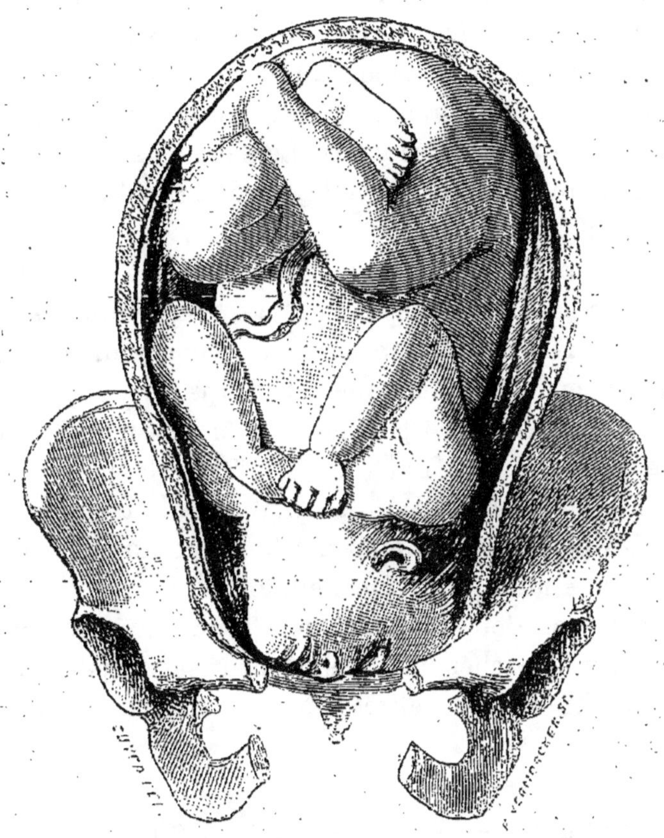

Fig. 16. — Présentation de la face en MIDA.

nécessairement participer à cette inclinaison. L'occiput venant
buter sur le rebord du détroit supérieur a un peu plus de tendance à se relever. Dans l'immense majorité des cas cependant,
l'obliquité utérine n'empêche pas la flexion de se produire tôt
ou tard.

Diagnostic. — Comme pour le sommet, il s'agit d'abord de déterminer la situation de la tête en haut ou en bas. Voici comment on peut ensuite reconnaître que cette tête est défléchie : 1° par tous les procédés d'explorations on constate que la tête est très haute et non engagée ; 2° par le palper on trouve entre le dos et la tête un enfoncement brusque désigné en accouchement sous le nom de coup de hache ; 3° par le toucher, il est rare qu'on arrive, même à travers les segments de l'utérus, à atteindre quelque chose. Cependant avec un doigt très long et en forçant un peu on parvient quelquefois à toucher très haut plusieurs saillies et enfoncements. Ce n'est plus du tout la sensation que donne la masse ronde, dure et régulière constituée par le sommet.

L'auscultation sert seulement de moyen de contrôle dans la plupart des cas. Il est cependant à ce sujet une observation à faire : dans la présentation de la face, non seulement la tête est défléchie, mais habituellement le corps l'est aussi, c'est-à-dire que la convexité n'est plus du côté du dos, mais du côté du plan antérieur du fœtus. Dans ces conditions le plan antérieur, surtout s'il est dirigé en avant, se met plus directement en rapport avec les parois abdominales. Les bruits du cœur du fœtus sont alors entendus avec une netteté qu'on ne retrouve dans aucun autre cas. Cette circonstance (bruits du cœur extrêmement nets et rapprochés de l'oreille) peut servir parfois à donner l'éveil. Elle ne permettra jamais à elle seule d'affirmer la présentation.

XLVII. — PRÉSENTATION DU SIÈGE.

Fréquence. — Vers la fin de la grossesse, c'est une fois sur trente que le siège occupe la partie inférieure de l'utérus (fig. 17).

Causes. — Une conformation particulière de l'utérus, la multiparité, la petitesse du fœtus, l'insertion vicieuse du placenta, l'hydropisie de l'amnios, l'excès de volume de la tête fœtale, telles sont les causes les plus probables de cette présentation.

Variétés. — Le fœtus en présentation du siège est généralement assis sur le rebord du détroit supérieur, non engagé par
conséquent, jusqu'aux premières douleurs et souvent même
pendant une partie du travail. Cette situation du fœtus facilite
un certain degré de déflexion des membres inférieurs, dé-

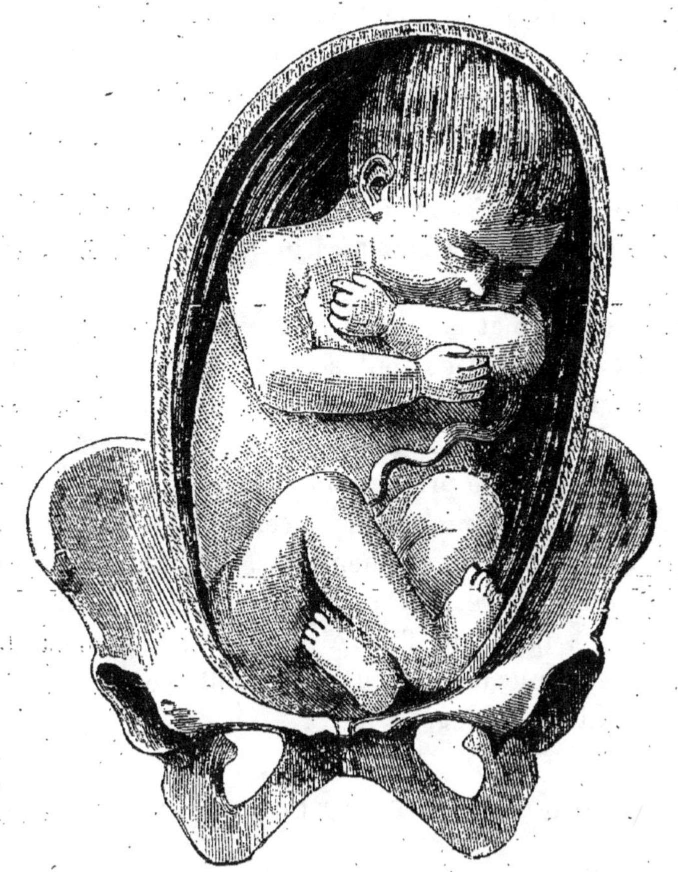

Fig. 17. — Présentation du siège.

flexion à peine indiquée pendant la grossesse, mais qui cons-
tituera la variété de présentation dite présentation des pieds.
Dans quelques cas tout à fait exceptionnels un ou deux genoux
occupent l'extrémité inférieure de l'utérus. Ces variétés n'ont
absolument aucune importance pendant la grossesse. Elles n'en
auront pas beaucoup plus pendant l'accouchement.

7.

On désigne quelquefois sous le nom de présentation des fesses une variété de présentation du siège décomplété dans laquelle les cuisses sont fléchies, mais les jambes étendues et les membres inférieurs entièrement relevés le long du tronc.

Diagnostic. — La palpation dans la partie inférieure de l'utérus d'une masse volumineuse qui n'est ni ronde, ni dure, ni régulière, est une première raison de soupçonner une présentation du siège. La présence de la tête ronde, dure, régulière et mobile dans le fond de l'utérus, devient une preuve certaine.

Le ballottement céphalique obtenu par le palper dans le fond de la cavité utérine est caractéristique de la présentation du siège.

Le toucher permet rarement d'atteindre le siège complet. Dans le cas où les pieds sont abaissés, on peut cependant à la fin de la grossesse les reconnaître quelquefois. On aura soin de vérifier s'il ne s'agit pas d'un ou plusieurs membres en procidence dans un cas de présentation de la tête.

L'auscultation, comme pour la face, ne peut donner ici que des renseignements complémentaires. Depaul affirme cependant que si l'on divise par la pensée le globe utérin en deux moitiés, l'une supérieure, l'autre inférieure, la constatation du maximum des bruits du cœur dans la moitié supérieure indique une présentation du siège.

XLVIII. — ANOMALIES ET ABSENCE DE PRÉSENTATION.

§ 1. — *Situation transversale du fœtus.*

On décrit habituellement sous le nom de *présentation du tronc* cette disposition anormale. Le terme de présentation ne doit être, suivant moi, appliqué qu'à une partie fœtale engagée ou du moins tendant à s'engager, c'est-à-dire définitivement en rapport avec l'orifice supérieur de l'excavation. Dans cette étude des présentations pendant la grossesse je ne puis donc considérer l'attitude transversale du fœtus que comme une des variétés de l'absence de présentation ou comme une anomalie de présentation.

Fréquence. — Les cas dans lesquels l'enfant a définitivement dans l'utérus une situation transversale sont assez rares : une fois sur 125 accouchements environ. Cette disposition est donc plus rare que la présentation du siège, plus commune que celle de la face.

Causes. — Les causes sont : 1° une conformation particulière de l'utérus dont les grandes dimensions sont alors transversales. Cette cause est indiscutable, puisque certaines femmes dont le bassin est normal ont pu avoir plusieurs accouchements successifs avec présentation de l'épaule; 2° la multiparité, dont l'influence est aussi très évidente et qui paraît agir en rendant moins résistantes les parois de l'utérus; 3° toutes les causes de distension exagérée de l'utérus : hydramnios, grossesse gémellaire, etc.; 4° les circonstances qui empêchent l'accommodation dans une attitude normale : insertion vicieuse du placenta, tumeurs utérines, etc.; 5° les cas dans lesquels l'accommodation n'est pour ainsi dire pas provoquée : petitesse du fœtus, mort du fœtus suivie de son ramollissement, etc.; 6° les rétrécissements du bassin qui empêchent la tête de s'engager; 7° l'excès de volume de la tête ou du siège : hydrocéphalie, tumeurs fœtales, etc.

En résumé, toutes les causes qui empêchent l'accommodation normale du fœtus dans une direction à peu près verticale sont directement ou indirectement des causes possibles de la situation transversale de ce fœtus.

Nous n'avons pas à étudier ici les différentes variétés que comporte cette situation anormale, puisque, reconnue pendant la grossesse, elle ne doit point être considérée comme définitive. Mais comme il importe que les premières contractions utérines ne viennent pas surprendre le fœtus dans cette attitude vicieuse, il nous faut pouvoir la reconnaître et savoir la modifier.

Diagnostic. — Le diagnostic de la situation transversale du fœtus est facile, surtout par le palper.

A l'auscultation les bruits du cœur peuvent n'être pas perçus du tout si le dos est en arrière, ou bien, si le dos est en avant, ils s'entendent au même point que pour l'une des positions du sommet ou du siège.

Au toucher le doigt n'atteint *aucune partie fœtale*. Le palper seul est ici fort utile. Il faut percevoir en général fort nettement la tête, masse dure et arrondie dans l'une des fosses iliaques, ou même quelquefois un peu au-dessus, au niveau de la crête iliaque. La constatation du siège et des membres inférieurs en un point diamétralement opposé sert de contrôle.

Pronostic. — La situation transversale du fœtus offre une certaine gravité, d'abord parce que l'apparition des douleurs d'accouchement peut déterminer la présentation d'une épaule, présentation de toutes la plus défavorable, ensuite parce que l'intervention à laquelle il faut recourir et qui consiste en un redressement vertical de l'ensemble du fœtus peut être rendue presque inutile par la difficulté qu'on éprouve parfois à maintenir la direction qu'on vient de donner artificiellement au fœtus.

Cependant cette situation n'est réellement dangereuse qu'au dernier mois. Avant cette époque, on a beaucoup de raisons de compter sur un redressement spontané, et l'apparition du travail est moins immédiatement à redouter.

Conduite à tenir. — D'après ce qui vient d'être dit, il y a peu de choses à faire pendant le cours de la grossesse jusqu'au neuvième mois, dans les cas de situations transversales du fœtus. Au neuvième mois au contraire si cette situation persiste, plus tôt même s'il existe une menace de commencement de travail, votre devoir est d'intervenir. L'intervention consiste dans la version par manœuvres externes. Nous décrirons, à propos des opérations que peut faire une accoucheuse et bien que ce ne soit pas en réalité une opération, cette manœuvre, aussi facile qu'inoffensive.

§ 2. — *Présentations inclinées.*

Dans la présentation du sommet, le diamètre bipariétal est presque toujours assez sensiblement horizontal ou, du moins, si l'un des pariétaux, le plus souvent l'antérieur, est un peu plus abaissé, il est rare que cet abaissement soit considérable. Il est cependant des cas où une moitié du crâne, le pariétal droit par exemple, se présente en plein, alors que l'autre moitié est encore élevée. Ces variétés de présentations inclinées se régularisent presque toujours avant la fin de la grossesse, ou au moins pendant le travail.

§ 3. — *Absence de présentation.*

Il n'est pas toujours possible, même au dernier mois de la grossesse, de déterminer exactement la présentation. Souvent au toucher aucune partie fœtale n'est accessible, parce que toutes sont trop élevées. On dit alors qu'il n'y a pas de présentation. Dans la dernière quinzaine de la grossesse, chez une primipare surtout, l'impossibilité d'atteindre une partie fœtale par le toucher est souvent une preuve que ce n'est pas le sommet qui se présente.

§ 4. — *Mutation de présentation.*

Il arrive assez fréquemment que telle présentation bien constatée se transforme en une autre ; qu'on trouve par exemple l'occiput là où, quelques jours auparavant, on avait bien reconnu la présence du siège. Ces transformations ou mutations sont extrêmement fréquentes avant le huitième mois. Elles deviennent d'autant plus rares que le terme de la grossesse est plus proche. Il est remarquable que le plus grand nombre des mutations a pour résultat de transformer une autre présentation en une présentation du sommet.

XLIX. — POSITIONS (ÉTUDE GÉNÉRALE).

Il ne suffit pas en accouchement de savoir que telle ou telle partie fœtale tend à descendre la première dans l'excavation. Il faut encore se rendre compte des rapports exacts de cette partie fœtale avec le bassin et surtout avec le détroit supérieur. De même que nous avons admis un nombre très restreint de présentations, nous décrirons pour chacune d'elles un nombre également restreint de positions.

Si dans une présentation du sommet, par exemple, il se trouve que l'occiput réponde à l'éminence ilio-pectinée gauche, le front à la symphyse sacro-iliaque droite, la bosse pariétale droite à l'éminence ilio-pectinée droite, la bosse pariétale gauche à la symphyse sacro-iliaque gauche, nous n'aurons pas besoin, pour définir la position, d'énumérer tous ces rapports.

Dans le cas que je viens de citer, les grands diamètres de la tête fœtale occupent précisément le diamètre oblique gauche du bassin. Si, connaissant ce fait que les diamètres antéro-postérieurs de la tête fœtale occupent le diamètre oblique gauche du détroit supérieur, nous disons que l'occiput occupe la partie antérieure de ce diamètre, nous aurons suffisamment déterminé la position.

Toutes les positions peuvent se rapporter à deux groupes :

1° Le grand diamètre de la partie fœtale occupe le diamètre oblique gauche du détroit supérieur;

2° Le grand diamètre de la partie fœtale occupe le diamètre oblique droit du détroit supérieur.

Or le grand diamètre d'une partie fœtale ne peut avoir que deux extrémités. Dire que l'une est en avant, c'est dire que l'autre est en arrière.

Quant au choix de l'extrémité du grand diamètre fœtal qui doit servir de point de repère, nous adopterons dans tous les cas celle de ces deux extrémités qui tend à descendre la première, c'est-à-dire l'occiput pour le sommet, le menton pour la face, l'un des trochanters pour le siège.

Je dois rappeler ici les raisons pour lesquelles les grands diamètres d'une partie fœtale s'engagent toujours dans l'un des diamètres obliques du détroit supérieur.

Si nous supposons ce détroit revêtu de ses parties molles, son diamètre le plus court est l'antéro-postérieur; ce n'est donc pas dans le sens de ce diamètre que se fera l'engagement.

Le diamètre transversé est bien encore légèrement plus grand que les diamètres obliques, mais à la condition que le relâchement des muscles soit complet; et de plus, il est trop voisin de l'angle sacro-vertébral pour qu'une partie fœtale volumineuse, tête ou siège, ne soit pas un peu repoussée en avant par cet angle.

Mais si nous admettons alors que le grand diamètre fœtal correspond à un diamètre transversal situé plus en avant que le vrai diamètre transverse, nous verrons que l'engagement devient difficile parce que ce nouveau diamètre transversal est plus petit. La partie fœtale n'aurait, pour s'engager dans ce sens, qu'un espace d'environ 11 centimètres.

La seule direction que tendra à prendre le grand diamètre fœtal sera donc toujours un diamètre oblique qui a encore près de 12 centimètres.

Nous verrons, à propos de la fréquence relative des positions, que le diamètre oblique gauche est celui dans lequel se fait le plus souvent l'engagement. Ce fait paraît tenir à deux causes : 1° la présence du rectum en arrière et à gauche. Lorsqu'il renferme des matières fécales cet organe diminue sensiblement l'étendue du diamètre oblique droit; 2° l'obliquité ordinaire de l'utérus en avant et à droite. L'ensemble de la cavité utérine et du petit bassin constitue une sorte de canal oblique dont la direction générale est celle du diamètre oblique gauche. Le fœtus tendra toujours à s'y accommoder.

En résumé, nous trouvons pour chaque partie fœtale en présentation quatre positions normales qui correspondent aux quatre extrémités des diamètres obliques :

En avant et à gauche.
En arrière et à droite.
En avant et à droite.
En arrière et à gauche.

Bien entendu, il n'est ici question que des positions constatées dans des bassins bien conformés et avant le début du travail.

L. — POSITIONS DU SOMMET.

L'occiput, extrémité d'un grand diamètre et partie fœtale facile à reconnaître, est ici le point de repère fœtal universellement adopté. Ainsi que nous l'avons vu, on peut le trouver en avant et à gauche, en arrière et à droite, en avant et à droite, en arrière et à gauche ; d'où les noms donnés à ces diverses positions :

Occipito-iliaque gauche antérieure, ou par abréviation............ OIGA
Occipito-iliaque droite postérieure,   —   .... OIDP
Occipito-iliaque droite antérieure,   —   .... OIDA
Occipito-iliaque gauche postérieure,   —   .... OIGP

La position occipito-iliaque gauche antérieure est de beaucoup la plus fréquente. Vient ensuite la position occipito-iliaque droite postérieure. Les deux autres : droite antérieure et gauche postérieure, ont été classées dans l'ordre adopté par la plupart des accoucheurs français ; mais la position gauche postérieure a sans doute été souvent méconnue et, d'après les statistiques allemandes, elle serait plus fréquente que la position droite antérieure.

Il faut éviter de se servir, pour désigner les positions, des expressions de première, deuxième, etc., expressions tout à fait défectueuses puisqu'elles varient avec chaque auteur.

DIAGNOSTIC DES POSITIONS DU SOMMET.

Palper. — La présentation du sommet étant reconnue, on cherche à déterminer d'abord si le dos est en avant ou en arrière. C'est par une exploration attentive du corps du fœtus qu'on y arrive. Le dos se reconnaît à une surface longue, large, régulière et de consistance uniforme, s'il est en avant. La présence de petites extrémités saillantes et mobiles immédiatement sous les parois de l'abdomen et en leur milieu, indique au contraire la présence en avant du plan antérieur du fœtus.

Dans les positions antérieures de l'occiput on peut bien trouver au palper de petites extrémités mobiles, mais seulement dans le fond de l'utérus, là où sont les pieds.

Pinard a le premier insisté sur le moyen suivant de reconnaître si l'occiput est à droite ou à gauche :

Si dans l'exploration méthodique du corps du fœtus on parcourt, avec une main de chaque côté, l'ensemble de la surface du corps et que, partant du fond de l'utérus, on descende peu à peu vers l'excavation, il arrivera un moment où les deux mains toucheront la tête fœtale. Mais, tandis que d'un côté une main semble pouvoir descendre encore sans difficulté, l'autre main est un peu arrêtée par une masse saillante qui est le front. Si le front est à droite, c'est nécessairement à gauche que doit se trouver l'occiput.

Toucher. — Par le toucher il est habituellement impossible de reconnaître entre elles, avant le travail, les différentes positions du sommet. Cependant les parois utérines sont quelquefois assez minces au niveau des segments accessibles ou le col assez entr'ouvert pour permettre de distinguer nettement les sutures ou une fontanelle. La situation de la petite fontanelle est évidemment celle de l'occiput.

Auscultation. — L'auscultation ne peut à elle seule assurer le diagnostic de la position ; mais c'est un moyen de contrôle fort précieux des résultats obtenus surtout par le palper.

C'est en un point déterminé du fœtus, point qui appartient au plan latéral gauche, que retentissent le mieux les bruits du cœur. Si donc on peut reconnaître la situation qu'occupe par rapport au bassin de la mère le plan latéral gauche du fœtus, la position sera déterminée.

Il y a cependant une difficulté : dans la position OIGP, le plan latéral gauche est si profondément caché qu'on chercherait en vain à entendre quoi que ce soit au niveau de la région qu'il occupe. Ce n'est plus alors le plan latéral gauche, mais le plan latéral droit qui transmet les bruits.

Que l'un des plans du tronc fœtal se rapproche beaucoup plus que les autres des parois abdominales de la mère, c'est sur un point de ces parois correspondant à ce plan qu'on percevra les bruits du cœur; mais seul le plan latéral gauche, dans la présentation du sommet, peut les transmettre très nettement. Dans la position la plus fréquente OIGA, le dos du fœtus est en avant, le plan latéral gauche, très superficiel, est un peu à gauche de la ligne médiane de l'abdomen ou ligne brune. C'est donc un peu à gauche de cette ligne, en un point compris entre l'ombilic et l'épine iliaque antérieure et supérieure gauche, que s'entendra le maximum.

Dans la position OIDA, c'est encore le plan latéral gauche qui transmet les bruits. On les entend alors près de la ligne médiane, le plus souvent sur elle ou un peu à droite, rarement un peu à gauche.

Dans la position OIDP le dos est en arrière, et ce qui répond à la paroi abdominale antérieure n'est plus que le plan antérieur du fœtus, ou plutôt l'ensemble des membres pelotonnés qui transmettent mal les bruits. Le plan latéral gauche du fœtus est accolé à la partie latérale droite de l'abdomen. C'est donc en un point assez variable, mais toujours peu éloigné de l'épine iliaque antérieure et supérieure droite qu'on entendra les bruits du cœur.

Dans la position OIGP les bruits sont habituellement moins nets. Ils sont en effet transmis par le plan latéral droit. La position de ce plan est assez voisine de celle qu'occupe le plan latéral gauche dans OIGA, c'est-à-dire l'espace compris entre l'ombilic et l'épine iliaque antérieure et supérieure gauche.

En réalité il est extrêmement difficile de distinguer par l'auscultation OIGP de OIGA. Cette difficulté n'est probablement pas sans influence sur les résultats de certaines statistiques dans lesquelles on voit presque invariablement figurer OIGA, et jamais OIGP.

En résumé, l'auscultation appliquée au diagnostic des positions du sommet sert surtout à reconnaître l'une de l'autre les deux positions OIGA et OIDP, qui sont de beaucoup les plus fréquentes.

TABLEAU DES POINTS OU L'ON ENTEND LE MAXIMUM DES BRUITS DU CŒUR FŒTAL DANS CHACUNE DES POSITIONS DU SOMMET.

OIGA   À gauche de la ligne brune, entre l'ombilic et l'épine iliaque antérieure et supérieure gauche.

OIGP   Comme pour OIGA ou un peu plus à gauche. Les bruits s'entendent moins nettement.

OIDA   Sur la ligne brune ou dans le voisinage immédiat de cette ligne. Souvent un peu à droite.

OIDP   Loin de la ligne brune ; au voisinage de l'épine iliaque antérieure et supérieure droite.

Il existe donc trois foyers principaux d'auscultation : le premier entre l'ombilic et l'épine iliaque antérieure et supérieure gauche, le deuxième au niveau de la ligne brune, le troisième au voisinage de l'épine iliaque antérieure et supérieure droite. Que vous ayez ou non entendu déjà les bruits du cœur, vous aurez soin de ne quitter le stéthoscope qu'après avoir écouté successivement à chacun de ces trois foyers.

LI. — POSITIONS DE LA FACE.

La présentation de la face n'est qu'une présentation du sommet défléchie. Aussi les positions de la face offrent-elles avec les positions du sommet une similitude parfaite. De même que pour le sommet nous avons adopté comme point de repère l'occiput, extrémité postérieure du grand diamètre de la tête fœtale, de même pour la face nous choisirons le menton, extrémité antérieure de ce même diamètre.

Les quatre positions de la face exactement correspondantes aux quatre positions du sommet sont, par ordre de fréquence :

Mento-iliaque droite postérieure, ou par abréviation............ MIDP.
Mento-iliaque gauche antérieure,   —   .... MIGA
Mento-iliaque gauche postérieure,   —   .... MIGP
Mento-iliaque droite antérieure.   —   .... MIDA

L'ordre que nous venons d'adopter ne semble pas au premier abord être le même que celui dans lequel nous avons énuméré les positions du sommet. Il est facile de se rendre compte cependant que la direction du grand diamètre fœtal n'a pas changé; elle est toujours celle d'un diamètre oblique, le plus souvent le gauche.

Dans la position du sommet OIGA, puisque l'occiput est à gauche et en avant, le menton est à droite et en arrière.

Il suffit donc que la tête se défléchisse pour que, sans déplacement aucun du fœtus, nous ayons MIDP à la place de OIGA : MIDP se trouve en effet être la plus fréquente des positions de la face. Pour les mêmes raisons MIGA vient ensuite par ordre de fréquence. Les deux autres positions auront de même le rang qui correspond à celui que nous avons admis pour la présentation du sommet.

Diagnostic des positions de la face. — Le diagnostic de la position, en supposant bien reconnue la présentation, est ici fort difficile avant le travail, et il est extrêmement rare qu'on ait l'occasion de le faire.

Ce diagnostic précis est rarement utile à ce moment, parce que les premières contractions utérines ont pour effet le plus souvent de fléchir la tête et de transformer la présentation.

Palper. — Au palper on peut chercher à déterminer si le dos est en avant ou en arrière. Ce n'est pas facile parce que le dos est plus ou moins renversé en arrière. Si le dos est en avant, on peut reconnaître l'enfoncement en coup de hache qui le sépare de l'occiput.

Auscultation. — L'auscultation renseignera moins que dans la présentation du sommet, et cela pour deux motifs : le premier, c'est que le plan du fœtus par lequel se transmettent les bruits paraît être très variable; le deuxième, c'est que la rareté des présentations primitives de la face ne permet à personne d'avoir à ce sujet beaucoup d'expérience.

On tiendra compte cependant de ce fait que la déflexion de la tête s'accompagne presque toujours de la déflexion du corps et que le dos se recourbe en arrière. C'est donc la région sternale du fœtus qui transmet le mieux les bruits.

On pourra aisément suppléer par le raisonnement à l'énumération détaillée des foyers d'auscultation dans chaque position de la face.

Toucher. — Avant le travail le toucher rend ici moins de services encore. Il est tout à fait exceptionnel que la face en présentation soit accessible.

LII. — POSITIONS DU SIÈGE. — ANOMALIES ET MUTATIONS DE POSITIONS.

§ 1. — *Positions du siège.*

Que le siège soit complet ou décomplété, les positions restent les mêmes; mais ici, contrairement à ce que nous avons dit des autres présentations, la position est sans importance sérieuse. Tout au plus peut-il être utile de savoir pendant le travail quelle hanche du fœtus est en avant.

Le diamètre bitrochantérien est toujours situé dans un diamètre oblique, le plus souvent le gauche, d'après Nægelé, le plus souvent le droit, d'après P. Dubois.

Si nous adoptons ici comme point de repère fœtal celui des deux trochanters qui tend à descendre le premier et forme par conséquent l'extrémité d'un grand diamètre, nous aurons pour chaque trochanter quatre positions possibles, soit une à chaque extrémité de chacun des diamètres obliques.

Bien que le diagnostic de la position dans une présentation du siège soit, avant le travail, presque toujours inutile, nous signalerons qu'il est en général plus facile que celui d'une position de la face.

Le dos conserve ici sa courbure ordinaire ; il sera donc facile de le reconnaître au *palper* s'il est en avant.

L'auscultation donnera les mêmes renseignements que nous avons déjà énumérés quant à la situation du plan latéral gauche du fœtus.

Au *toucher*, avant le travail, ainsi que le fait observer Pajot, on sent le plus souvent qu'on ne sent rien.

§ 2. — *Anomalies de position.*

Nous avons admis jusqu'à présent que le grand diamètre de la partie fœtale en présentation était toujours dirigé dans le sens de l'un des diamètres obliques du détroit supérieur.

Sauf dans la présentation du sommet, l'engagement n'a presque jamais lieu avant le travail, et avant tout commencement d'engagement, la mobilité du fœtus peut empêcher la position d'être franche et définitive. Mais pour le sommet et surtout chez les primipares, en raison de ce que la tête fœtale commence à descendre dans l'excavation bien avant les premières douleurs de l'accouchement, il y a plus d'importance à savoir quelles causes peuvent empêcher la position d'être très exactement l'une de celles que nous avons décrites.

On peut observer, très exceptionnellement il est vrai, des cas dans lesquels le grand diamètre de la partie fœtale en présentation se maintient dans la direction du diamètre sacro-pubien (positions directes) ou du diamètre transverse (positions transversales).

Les positions directes ou transversales coïncident toujours soit avec une difformité fœtale, soit beaucoup plus fréquemment avec un vice de conformation du bassin, ou au moins avec un déplacement de l'utérus dans sa totalité (ventre en besace).

§ 3. — *Mutations.*

Les mutations ou changements de position sont en quelque sorte inévitables pendant la grossesse dans toute présentation autre que celle du sommet. L'absence d'engagement en est la cause.

Mais, pour le sommet lui-même, et alors que l'engagement est commencé, il n'est pas très rare de voir la position se modifier, surtout dans le sens d'une position plus commune.

Nous verrons, à propos du mécanisme de l'accouchement, que la transformation pendant le travail des positions postérieures en positions antérieures est un phénomène à peu près constant, au point de constituer l'un des temps de l'accouchement normal.

CHAPITRE IV

LIII. — GROSSESSE GÉMELLAIRE.

Fréquence. — On l'observe en France une fois seulement sur cent. En Allemagne et en Angleterre cette fréquence est considérablement plus grande. En Irlande et en Bohême elle atteint presque une fois sur cinquante.

Causes. — Les causes qui semblent favoriser la grossesse gémellaire sont l'hérédité, qui provient alors presque toujours de la mère, et la multiparité. Une femme a d'autant plus de chances d'avoir à la fois deux enfants qu'elle appartient elle-même à une famille où les cas de ce genre sont plus communs et qu'elle a eu jusqu'à ce moment plus d'enfants.

Au point de vue physiologique, on admet généralement que la grossesse gémellaire tient à l'une ou à l'autre de ces deux causes : 1° développement simultané de deux ovisacs, 2° présence dans un même ovisac de deux ovules.

Quant aux cas de fécondation successive de plusieurs ovules à un ou plusieurs mois d'intervalle (*superfétation*), ils sont tellement exceptionnels qu'il en existe à peine quelques exemples authentiques.

Œuf. — Trois cas peuvent se présenter. Dans le premier il existe une caduque, deux chorions et deux amnios. Les deux enfants, situés chacun dans une poche distincte, sont séparés par une cloison épaisse formée de quatre feuillets. Les deux placentas sont séparés, les deux circulations distinctes et indépendantes.

Dans un deuxième cas chaque fœtus possède un amnios, le chorion et la caduque sont communs, les placentas habituellement réunis en une seule masse, mais les deux circulations distinctes ; la cloison qui sépare les deux fœtus n'est formée que des deux amnios adossés.

Dans un troisième cas l'œuf est unique. Deux cordons ou bien un seul cordon bifurqué. Un seul placenta avec ou sans communauté de circulation.

Fœtus jumeaux. — Le plus souvent les deux jumeaux sont de même sexe. Leur poids, leurs dimensions, sont moindres que ceux de fœtus isolés du même âge. Souvent l'un d'eux est beaucoup plus développé que l'autre.

La présentation et la position sont variables. Dans un grand nombre de cas ils se présentent tous deux par le sommet. Souvent aussi l'un d'eux se présente par le sommet, l'autre par le siège. Deux présentations du siège sont plus rares.

Diagnostic. — Le développement exagéré du ventre, sa forme, l'œdème sus-pubien (Guéniot), l'exagération des phénomènes de compression des vaisseaux du bassin, peuvent faire songer à une grossesse double. On sera renseigné plus complètement par le palper et le toucher combinés. L'auscultation pourra donner la certitude.

La constatation bien nette au palper de deux têtes ou bien d'une tête et d'un siège dans la même moitié de l'utérus est ce que l'on cherchera tout d'abord s'il existe un soupçon de grossesse gémellaire. On pourra sans crainte de se tromper l'affirmer encore si, en même temps que le palper perçoit le ballottement céphalique dans le fond de l'utérus, on touche par le vagin une tête avec tous ses caractères ordinaires de forme et de consistance.

Enfin l'auscultation surtout permet un diagnostic certain si en deux points éloignés on perçoit deux maxima des bruits du cœur et si ces deux maxima donnent en même temps deux nombres de pulsations sensiblement différents.

Rarement la grossesse gémellaire atteint le terme normal :

Une accoucheuse ne se pressera jamais, avant d'en avoir la certitude absolue, d'annoncer même comme probable à la famille, et elle n'annoncera en aucun cas à la femme la présence de deux jumeaux.

La présence dans l'utérus de plus de deux enfants est extraordinairement rare. On a constaté une grossesse triple sur 6 ou 8000 accouchements, une grossesse quadruple sur près de 40000.

CINQUIÈME PARTIE

ACCOUCHEMENT.

CHAPITRE PREMIER

LIV. — NOTIONS GÉNÉRALES. — SIGNES PRÉCURSEURS.

L'accouchement est une fonction physiologique dont le résultat est une séparation définitive entre l'organisme maternel d'une part, le fœtus et ses annexes de l'autre.

L'*accouchement à terme* est celui qui a lieu environ neuf mois après le début de la grossesse. Aux sixième, septième et huitième mois l'accouchement est dit *prématuré*.

L'expulsion d'un fœtus non viable constitue l'*avortement*.

Malgré l'existence d'un nombre assez considérable de théories plus ou moins ingénieuses, les causes de l'accouchement, si régulières et si constantes dans leurs effets, ne sont pas connues.

Toute classification des accouchements en *accouchements naturels* ou *artificiels*, *simples* ou *laborieux*, etc., est nécessairement défectueuse et inutile.

On désigne sous le nom de *travail de l'accouchement*, ou simplement de *travail*, un ensemble de phénomènes qui ont pour agent l'organisme maternel expulsant le fœtus.

On réserve particulièrement le nom de *délivrance* à l'expulsion du placenta et des membranes de l'œuf.

Le fœtus, tout comme ses annexes, ne joue dans l'accouchement qu'un rôle entièrement passif. Il se meut cependant, puisqu'engagé dans un certain diamètre, il est invariablement expulsé dans une position différente.

A ces mouvements nécessaires, mais passifs, on donne le nom de *phénomènes mécaniques de l'accouchement*, réservant à toutes les autres parties de cette importante fonction le nom de *phénomènes physiologiques*.

Signes précurseurs. — Chez certaines femmes, le travail paraît débuter brusquement. Chez le plus grand nombre il est précédé d'un certain nombre de signes qui font prévoir un accouchement prochain. Ces phénomènes précurseurs sont : sensation plus marquée de pesanteur dans le bas-ventre, envies fréquentes d'uriner, parfois diarrhée ; tuméfaction de la vulve, écoulement de glaires jaunâtres et parfois sanguinolentes, sensations de contriction dans le ventre et dans les lombes.

Deux surtout de ces signes sont importants : 1° le fond de l'utérus s'abaisse à mesure que l'engagement se fait ; 2° le col de l'utérus s'efface.

CHAPITRE II

Phénomènes physiologiques du travail.

Une fois commencé, le travail de l'accouchement se poursuit jusqu'à l'expulsion du fœtus, donnant lieu à un certain nombre de phénomènes qui sont :

1° Les contractions utérines aidées à la fin par les contractions des parois abdominales ;

2° La dilatation de l'orifice utérin ;

3° La formation et la rupture de la poche des eaux ;

4° La distension du vagin, de la vulve et du périnée.

LV. — CONTRACTIONS UTÉRINES.

Action sur l'utérus. — Les contractions utérines constituent l'élément actif principal de l'accouchement. Ces contractions, faciles à constater avec la main appliquée sur le ventre de la femme, s'étendent aux ligaments et surtout aux ligaments ronds ;

aussi modifient-elles non seulement la forme, mais aussi la situation de l'utérus. — Cet organe, habituellement incliné à droite, revient sur la ligne médiane et tend à soulever la paroi abdominale antérieure. Quant à la forme de l'utérus, elle s'accommode de plus en plus à celle du contenu utérin, contenu dont l'ensemble ne tarde pas à être presque cylindrique.

Les contractions paraissent n'être pas simultanées dans toutes les parties de l'utérus, mais commencer tantôt en un point, tantôt en un autre pour envahir bientôt tout l'organe.

Intermittence. — Le caractère le plus important des contractions utérines est leur intermittence. A une même période du travail, l'intervalle qui sépare l'une de l'autre deux contractions utérines est à peu près constant, bien que très variable avec chaque femme. Cet intervalle, qui est en moyenne de vingt minutes au début du travail, n'est un peu plus tard que de dix minutes; à la fin, il dépasse rarement deux ou trois minutes.

Il n'est pas rare cependant de voir l'utérus se reposer en quelque sorte pendant une demi-heure et quelquefois plus. Les contractions reprennent ensuite leur allure habituelle.

Durée. — La durée peu variable d'une contraction est rarement inférieure à une demi-minute. A l'état normal elle n'atteint jamais deux minutes.

L'énergie d'une contraction est généralement lié à sa durée : les plus longues sont aussi les plus énergiques.

Contractions associées. — Souvent on observe des contractions associées deux à deux : une forte contraction suivie d'un court repos, puis une contraction plus faible et un repos plus long. La série recommence par une forte contraction, un court repos, etc.

Douleur. — Les contractions sont douloureuses, au moins dans la presque totalité des cas. Aussi sont-elles souvent désignées sous le nom de *douleurs*.

La douleur ne débute qu'un peu après la contraction ; elle se termine avant : sa durée est donc sensiblement moindre.

Quelques femmes accouchent sans ou presque sans douleur.

La douleur ressentie par la femme paraît offrir des caractères différents suivant la période à laquelle est parvenu l'accouchement. Pendant la dilatation de l'orifice utérin, les douleurs son extrêmement pénibles, d'autant plus que la femme, ne pouvant se rendre compte des progrès du travail, croit souffrir inutilement. C'est la période de désespoir.

A la fin, pendant l'expulsion, les douleurs sont peut-être plus vives; elles sont cependant mieux supportées parce que la femme a conscience à ce moment des résultats obtenus à chaque poussée énergique.

Le siège de la douleur est variable : sur les côtés de l'utérus d'abord, puis dans la profondeur de l'excavation. Elle paraît d'autant plus vive, pendant la période de dilatation, que la partie fœtale appuie plus fortement sur l'orifice ; aussi certaines femmes se tiennent-elles presque assises pour repousser en avant le corps du fœtus, dont le poids cesse alors de venir presser en entier sur l'orifice utérin. Il n'est pas rare que cette attitude défavorable de la femme ralentisse le travail.

Pour peu que l'engagement soit difficile, la douleur se fait sentir surtout au niveau de la région lombaire (douleurs de reins).

On a donné aux différentes variétés de la douleur qui accompagne la contraction utérine les noms assez expressifs de *mouches, douleurs préparantes, douleurs expulsives, douleurs conquassantes.*

Nous verrons qu'il existe actuellement un médicament doué de la propriété précieuse d'atténuer les douleurs qui accompagnent la période de dilatation.

La volonté n'a aucune influence sur les contractions utérines, qui peuvent se produire non seulement pendant le sommeil, mais même un peu après la mort.

Action sur le fœtus. — Les contractions utérines ont pour conséquence d'amener chez le fœtus une gêne circulatoire assez considérable pour que le nombre des battements du cœur diminue en même temps que leur intensité. L'explication la plus

8.

plausible de ce phénomène se trouve dans un certain degré d'asphyxie du fœtus par compression du placenta.

Les membranes une fois rompues, l'asphyxie deviendrait bientôt complète si les contractions étaient permanentes, comme elles ne manquent pas de le devenir sous l'influence de l'administration intempestive d'un médicament beaucoup trop employé, le seigle ergoté.

Fausses douleurs. — On désigne sous ce nom des sensations douloureuses, intermittentes ou non, siégeant dans le ventre de la femme enceinte, mais qui ne sont pas la conséquence de contractions utérines. On pourrait les prendre pour de vraies douleurs de l'accouchement si l'on n'avait soin de vérifier par le toucher l'état du col utérin ou par le palper l'absence de contractions utérines.

Contraction des muscles abdominaux. — Pendant toute la première partie du travail, jusqu'au moment où la partie fœtale entièrement descendue dans l'excavation vient s'appuyer sur le plancher du bassin, la parturiente, loin d'aider aux contractions utérines, évite habituellement tout ce qui pourrait les provoquer. Dès que la partie fœtale a franchi le détroit inférieur, il survient au contraire un irrésistible besoin de pousser, et la femme contracte presque involontairement ses muscles abdominaux, qui jouent ici un rôle tout à fait analogue à celui qu'ils ont dans le mécanisme de la défécation difficile.

C'est en immobilisant son thorax que la femme tâche de prendre un point d'appui. Il en résulte ce qui se produit toujours pendant l'effort, une certaine gêne de la respiration. Les cris, jusque-là aigus, deviennent gutturaux et comme étouffés. Ils sont déchirants quand la première partie fœtale franchit l'anneau vulvaire.

Il est probable que pendant la dernière partie du travail le vagin, organe contractile contribue, pour une faible part, à l'expulsion.

LVI. — DILATATION DE L'ORIFICE UTÉRIN.

Les progrès de l'effacement ont transformé le col en un simple orifice. C'est à ce niveau que se produisent les modifications dont l'ensemble est désigné sous le nom de *dilatation*.

Situation. — L'orifice, situé d'abord le plus souvent en arrière et à gauche, tend à occuper de plus en plus le centre du bassin. Difficilement accessible parfois au début du travail, il ne tarde pas à pouvoir être facilement reconnu.

Action des contractions. — Si, pendant que le doigt touche l'orifice, il survient une contraction utérine, on constate que les bords deviennent plus tendus. Ils paraissent, au contraire, au moins au début du travail, se relâcher un peu pendant l'intervalle des douleurs.

Forme. — La forme de l'orifice est le plus habituellement circulaire, rarement ovale ou irrégulière, sauf dans les cas où le col utérin est malade, ou dans ceux où pour une cause quelconque le col est le siège de cicatrices.

Épaisseur des bords. — L'épaisseur des bords est variable suivant qu'on l'observe chez une primipare ou chez une multipare. Chez la première les bords, extrêmement minces au début, deviennent un peu plus épais pendant le travail. Chez la multipare les bords paraissent au contraire un peu plus épais au commencement.

La partie postérieure de l'orifice s'amincit presque toujours plus que l'antérieure, ce qui paraît tenir à une sorte de gonflement œdémateux qui atteint la lèvre antérieure de l'orifice comprimée par la partie fœtale contre le pubis. Cette compression peut aller dans quelques cas, heureusement fort rares, jusqu'à la section complète d'une petite portion des tissus utérins.

Causes. — Deux causes semblent contribuer à la dilatation : 1o les contractions utérines et surtout celle des fibres longitudinales et obliques ; 2o la pression exercée sur l'orifice par la poche des eaux qui tend à s'y enfoncer comme un coin lors de chaque contraction. — Quand la poche des eaux est rompue, la partie fœtale qui se présente joue à son tour ce rôle de coin.

Les causes qui peuvent modifier la dilatation sont : d'abord le plus ou moins d'énergie des contractions, ensuite la facilité plus ou moins grande de l'engagement, et par conséquent la présentation. La dilatation se fait toujours mieux, plus régulièrement et plus vite dans la présentation du sommet. Elle est ralentie par les rétrécissements du bassin.

Mesure. — On désigne le degré de la dilatation en comparant le diamètre de l'orifice utérin avec celui d'une pièce de monnaie usuelle. C'est ainsi que la dilatation peut être dite : comme 50 centimes, comme 1 franc, 2 francs, 5 francs. Au delà on se sert de la paume de la main comme terme de comparaison ; à 10 centimètres environ de diamètre, la dilatation est dite *complète*.

Marche. — Les progrès de la dilatation ne sont pas uniformes. Ainsi l'orifice met plus de temps à atteindre le diamètre d'une pièce de 5 francs qu'il n'en met ensuite pour arriver à la dilatation complète. Quelle que soit la dilatation, l'accoucheuse n'oubliera jamais cet important précepte qu'aucune opération obstétricale n'est possible à travers un orifice qui n'est pas largement dilaté.

Orifice dilatable. — Il arrive quelquefois qu'un orifice fortement dilaté par la poche des eaux vient, après la rupture de cette poche, à se rétrécir sensiblement. En pareil cas l'orifice pendant quelque temps n'est plus dilaté, mais dilatable. L'engagement d'une partie fœtale lui rend bientôt ses dimensions.

Diagnostic. — La dilatation ne peut-être reconnue que par le toucher seul. Il importe de se méfier pendant le toucher d'une importante cause d'erreur, erreur qu'une accoucheuse un peu expérimentée ne commettra jamais. Le fait s'observe surtout chez les primipares, et voici en quoi il consiste. A la partie supérieure du vagin est un rebord circulaire un peu épais, presque large comme la paume de la main. Au dedans de ce

cercle on sent très nettement la tête fœtale à travers quelque
chose de mince que l'on peut prendre pour des membranes de
l'œuf, mais qui est en réalité l'utérus aminci.

Le rebord circulaire n'est lui-même qu'un repli de la partie
supérieure du vagin au niveau de son union avec l'utérus.
Quant à l'orifice véritable, il est presque toujours en arrière, et
ses bords sont parfois si minces que le doigt peut passer sur
eux sans les reconnaître.

On comprend aisément les effroyables résultats d'une erreur
de ce genre suivie d'une intervention par le forceps ou par des
tentatives de rupture artificielle des membranes. Il suffit d'être
prévenu de la possibilité d'une pareille faute pour ne la commettre jamais.

Il n'est pas besoin de beaucoup d'habitude des accouchements
pour reconnaître toujours, quand il est accessible, l'orifice utérin ;
car *pendant le travail*, quand l'orifice n'est pas accessible, c'est
qu'on n'a pas su le chercher.

Glaires. — A la dilatation de l'orifice, et même déjà à l'effacement du col, se rattache un phénomène sur lequel tous les
auteurs ont insisté, c'est la sécrétion de glaires : liquide visqueux, jaunâtre d'abord, puis rougeâtre, quelquefois strié de
sang. C'est plutôt l'un des signes du travail qu'un phénomène
important de l'accouchement. Les glaires, grâce à leur consistance, paraissent jouer un rôle dans la lubrification du vagin
et de la vulve. Leur abondance paraît être en rapport avec le
degré de la dilatation.

LVII. — FORMATION DE LA POCHE DES EAUX.

La poche des eaux est formée par les trois membranes de
l'œuf renfermant encore les eaux de l'amnios, et faisant hernie
à travers l'orifice utérin dilaté.

Caractères de la poche. — Dès que la dilatation est suffisante, le toucher perçoit la poche des eaux sous forme d'une
saillie arrondie, lisse, à contenu manifestement liquide, mais à

consistance variable suivant qu'on l'examine pendant les contractions utérines ou pendant leurs intervalles.

Pendant la contraction, la poche des eaux est habituellement très tendue, et on sent qu'il suffirait pour la déchirer d'appuyer fortement sur elle.

En dehors des contractions, la poche est molle, plissée et peut être repoussée par le doigt au contact de la partie fœtale située au-dessus d'elle.

C'est donc seulement dans l'intervalle des contractions qu'on devra pratiquer le toucher, non seulement parce qu'à ce moment on reconnaît mieux la partie fœtale, mais encore parce qu'il y a intérêt dans la plupart des cas à conserver intacte la poche des eaux jusqu'à sa rupture spontanée.

Exceptionnellement le toucher perçoit dans l'épaisseur des membranes quelques cordons arrondis, parfois nettement animés de pulsations et qui sont les vaisseaux ombilicaux prolongés. Cette disposition est fâcheuse en ce qu'elle peut être pour le fœtus la cause d'une hémorrhagie sérieuse au moment de la rupture des membranes.

Variétés de forme. — Souvent très arrondie en forme de demi-sphère, la poche des eaux peut aussi être allongée (*poche en boudin*). Dans d'autres cas elle fait à peine saillie et se trouve presque exactement appliquée contre la partie fœtale (*poche plate*).

En général la forme de la poche importe peu. Cependant les poches en boudin paraissent être plus fréquentes dans les présentations élevées de la face ou du siège par exemple.

Les poches très plates ne s'observent que dans les cas où la partie fœtale vient s'appliquer très exactement sur le détroit supérieur. Dans ce cas la présentation est presque nécessairement le sommet.

Il ne faut pas attacher trop d'importance à ces rapports constatés quelquefois entre la présentation et la forme de la poche, d'abord parce qu'il existe des moyens beaucoup plus précis de reconnaître la présentation, et ensuite parce que la forme de la poche peut ne dépendre que du plus ou moins d'extensibilité des membranes.

Utilité. — La poche des eaux est utile au fœtus, parce qu'elle permet une dilatation plus prompte et plus régulière de l'orifice utérin. Elle fait elle-même une partie de la dilatation ; parfois elle la fait en entier en dehors de la descente du fœtus. Il en résulte que le fœtus, à partir du moment où il n'est plus protégé par les eaux qui l'environnent, n'a plus que pendant un temps très court à subir l'influence des contractions utérines. Il importe donc de conserver la poche des eaux intacte *tant que la dilatation continue et quelle que soit la lenteur de ses progrès.*

L'importance de ce principe est telle qu'on a imaginé en Allemagne des vessies que l'on introduit dans le vagin et que l'on remplit de liquide une fois qu'elles sont en place, de manière à maintenir un peu refoulée la poche des eaux et à en retarder la rupture. La précaution qui consiste à ne jamais toucher la femme que dans l'intervalle des contractions suffit habituellement.

LVIII. — RUPTURE DE LA POCHE DES EAUX.

Rupture dans les conditions normales. — La poche des eaux se rompt ordinairement sous la seule influence des contractions utérines. La forme de la ligne de rupture, droite, courbe, etc., importe peu. Dans quelques cas exceptionnels, et qu'on observe seulement dans la présentation du sommet, la rupture est circulaire ; la tête de l'enfant apparaît alors à la vulve *coiffée* d'une sorte de calotte constituée par une partie des membranes rompues.

Les membranes une fois déchirées se relèvent habituellement autour de la partie fœtale.

C'est presque toujours au niveau de l'orifice qu'a lieu la rupture ; rarement au-dessus, en un point plus ou moins éloigné. Il faut être prévenu de la possibilité de ces ruptures élevées ; elles ont comme conséquence une certaine difficulté dans le diagnostic de l'état de la poche des eaux. On peut la croire intacte alors qu'elle est déjà rompue.

Le moment de la rupture est variable suivant plusieurs circonstances qui sont : la résistance des membranes, la rapidité de la dilatation et l'énergie des contractions utérines. Cette variabilité est très grande, puisque certaines femmes perdent les eaux dès le début des douleurs ; tandis que chez d'autres les membranes sont encore intactes longtemps encore après l'achèvement de la dilatation, et que l'accoucheuse se voit obligée de les rompre artificiellement pour éviter que l'accouchement ne se prolonge au delà du temps nécessaire.

Il est même difficile d'indiquer un chiffre moyen pour le temps qui se passe entre les premières douleurs et l'écoulement des eaux, ou bien entre cet écoulement et la naissance de l'enfant.

Chez le plus grand nombre des femmes la rupture des membranes se fait moins de deux heures avant l'expulsion définitive.

L'écoulement du liquide amniotique peut être brusque. C'est presque toujours le cas dans les présentations élevées avec dilatation avancée et rupture au centre de l'orifice. Cet écoulement peut être, au contraire, lent et intermittent dans la présentation déjà bien engagée au moment de la rupture, et surtout si cette rupture se fait à une certaine distance au-dessus de l'orifice.

L'écoulement brusque s'accompagne quelquefois d'un bruit assez intense pour être perçu même par les assistants. La femme se sent tout à coup mouillée ou même inondée. Il n'en est pas toujours ainsi, et il y a avantage que l'écoulement ne soit pas trop brusque, parce que ce mode d'écoulement peut se compliquer de procidence soit d'un membre ou du cordon ombilical, soit entraînés par le courant.

Rupture prématurée. — Parfois la rupture des membranes est le premier phénomène de l'accouchement, et c'est l'écoulement des eaux qui provoque les premières contractions. Il arrive même quelquefois que la rupture et le début des douleurs sont séparés par un intervalle assez considérable. Cet intervalle a pu être de quelques semaines. Ces faits sont exceptionnels, mais il est bon de les connaître quand ce ne serait que pour éviter d'affirmer toujours le commencement du travail en se basant sur ce seul fait : la rupture des membranes.

L'écoulement prématuré du liquide amniotique est souvent lié à la mort du fœtus, et dans les cas où la rupture s'est faite très prématurément (plusieurs semaines), l'enfant vient presque toujours mort.

Il n'en est plus de même, si la rupture est simplement devancée de quelques heures ou même d'un ou deux jours. Dans ces cas assez fréquents, le travail paraît n'être modifié en rien, et il peut même arriver que l'enfant en souffre peu. On aura soin, cependant, dans tous les cas de rupture prématurée, de vérifier souvent par l'auscultation l'état de vitalité du fœtus.

Diagnostic de l'état des membranes. — Il n'est pas toujours aussi facile qu'on pourrait le supposer au premier abord de savoir si l'on touche au travers de l'orifice utérin une tête fœtale nue ou une tête recouverte encore par les membranes, de savoir par conséquent si la poche des eaux est rompue ou non.

Lorsque l'écoulement des eaux a été brusque ou très abondant, le doute n'est pas possible ; la rupture est évidemment faite. Mais chez bien des femmes l'urine, les glaires, les sécrétions du vagin ou des glandes vulvo-vaginales, et surtout toutes ces sécrétions réunies peuvent en imposer pour un écoulement des eaux amniotiques, et c'est alors qu'on est amené à rechercher par le toucher l'existence ou la non-existence de la poche.

L'écoulement bien constaté d'une certaine quantité de liquide amniotique n'est même pas une preuve absolue de la rupture, et voici comment : les trois membranes de l'œuf ne sont pas tellement adhérentes entre elles qu'elles ne puissent se décoller dans une certaine étendue. Ce décollement n'est pas très rare entre l'amnios d'un côté, le chorion et la caduque de l'autre. Le liquide amniotique traverse assez facilement l'amnios seul, d'où la formation possible d'une poche secondaire, *poche amnio-cho-riale* dont la paroi externe peut se déchirer isolément. Cependant, l'amnios seul est rarement très résistant : aussi l'existence de la poche amnio-choriale peut-elle être une cause momentanée d'erreur dans le diagnostic de la rupture, mais jamais une cause sérieuse de difficulté dans l'accouchement.

Tarnier a démontré de plus qu'une petite quantité de liquide amniotique peut, sous l'influence de contractions énergiques, transsuder au travers des trois membranes intactes.

Le diagnostic de l'état des membranes est souvent difficile, quand une tête bien engagée peut être touchée à travers un orifice peu ou moyennement dilaté. Dans ces conditions, la présence d'une bosse séro-sanguine très fluctuante peut faire croire à tort à l'existence d'une poche des eaux. Il importe de pouvoir distinguer l'une de l'autre. Vous avez à votre disposition plusieurs moyens :

Les contractions utérines ne tendent pas la peau qui recouvre une bosse sanguine comme elles tendent les membranes. La peau reste plissée pendant les contractions, ce que ne fait pas la poche des eaux.

Il est rare qu'on ne puisse pas sur une tête nue reconnaître quelques cheveux. On y arrive en râclant un peu avec l'ongle la surface que touche l'index. La présence bien constatée des cheveux lève évidemment les doutes ; mais leur perception bien nette demande une certaine habitude du toucher que tout le monde ne possède pas.

Il peut donc être utile de recourir à un autre moyen indiqué par Charpentier, moyen qu'on ne manquera pas d'employer dans tous les cas où il sera *nécessaire* de savoir si la poche est ou non rompue. Ce procédé consiste à introduire le doigt entre la tête fœtale et les bords de l'orifice aussi haut que possible, de manière à pénétrer un peu au-dessus de la ligne de contact entre la tête fœtale et les parois de l'excavation ; le liquide amniotique ne manque pas alors de s'écouler si les membranes sont déjà rompues.

Enfin, dans les cas tout à fait douteux et alors qu'un diagnostic précis est *absolument indispensable*, on peut appliquer un spéculum et chercher ainsi à *voir* directement les membranes intactes ou les cheveux de l'enfant.

Je me borne à signaler ici, mais pour y revenir plus tard, les difficultés de diagnostic provenant d'anomalies fœtales, telles que l'hydrocéphalie. Cette affection du fœtus a pour conséquence, que le toucher donne parfois la sensation d'une masse fluctuante dont les enveloppes se tendent pendant les contractions.

Rupture artificielle des membranes. — Si le diagnostic de l'état de rupture ou d'intégrité de la poche des eaux a quelque importance pour l'accoucheuse, c'est surtout en raison de ce que chez quelques femmes les membranes sont tellement résistantes qu'elles deviennent une cause sérieuse de retard dans l'expulsion de l'enfant. Il arrive, en effet, quelquefois que la dilatation étant complète depuis longtemps et les contractions très énergiques, la poche des eaux ne se rompt pas.

L'accoucheuse est ici autorisée à intervenir après avoir bien vérifié la présentation et la position, constaté que l'accouchement peut se faire spontanément, et après s'être bien convaincue surtout que la résistance opposée par les membranes est bien la vraie cause d'arrêt du travail.

Il suffit pour rompre les membranes de profiter d'une contraction un peu énergique pour pousser brusquement l'extrémité de l'index au point le plus saillant de la poche. On peut au besoin se servir de l'ongle.

Les cas où ce moyen ne suffit pas sont tellement rares que l'accoucheuse se demandera toujours en pareil cas, et avant d'employer le plus simple et le plus inoffensif des instruments, si elle n'a pas pris pour la poche des eaux une bosse séro-sanguine très fluctuante.

La rupture artificielle de la poche des eaux est utile surtout dans les cas d'*hydramnios* ou exagération de la quantité de liquide amniotique. Dans ces cas, la contractilité utérine s'épuise quelquefois assez rapidement sans résultats sur une masse très volumineuse. Mais il faut savoir que, dans l'immense majorité des cas, la rupture artificielle des membranes est plus nuisible qu'utile.

RÉSUMÉ DES INDICATIONS DE LA RUPTURE ARTIFICIELLE.

1° Existence bien démontrée d'une poche des eaux résistante, plus lisse, plus saillante et plus dure à chaque contraction ;

2° Dilatation complète depuis longtemps ou bien arrêt de la dilatation depuis plusieurs heures ;

3° Bassin normal ;

4° Présentation et position bien reconnues et pouvant permettre l'accouchement spontané.

Si ces quatre conditions ne se trouvent pas réunies, l'accoucheuse devra toujours s'abstenir de toute tentative de rupture.

LIX. — DISTENSION DU VAGIN, DU PÉRINÉE ET DE LA VULVE.

L'orifice utérin non encore complètement dilaté est, de toutes les parties des organes génitaux de la femme, celle qui fait le plus longtemps et le plus sérieusement obstacle à l'accouchement normal. Mais une fois cet orifice entièrement dilaté, le fœtus doit encore parcourir le vagin, refouler devant lui le périnée et entr'ouvrir largement la vulve.

Vagin. — A la partie supérieure du vagin, la dilatation est facile et prompte ; elle est souvent plus lente à la partie inférieure, d'où la possibilité de retard dans l'accouchement par le seul fait de la résistance d'un vagin insuffisamment extensible. Il n'est pas très rare d'observer des déchirures de la muqueuse vaginale à la suite de distension portée au delà des limites d'élasticité de ce canal.

Périnée. — La partie fœtale qui se présente, tête ou siège, est toujours trop volumineuse pour franchir sans arrêt le vagin et la vulve. L'ensemble de la partie fœtale ne peut se porter en avant, parce qu'à ce niveau il est arrêté par le pubis. En arrière, au contraire, des parties molles seulement ferment en bas le bassin et, de toutes ces parties molles, celle qui se trouve le plus directement soumise à la pression est le périnée.

Le périnée n'a que 2 ou au plus 3 centimètres à l'état normal. Quand une partie fœtale volumineuse presse sur lui depuis un certain temps, il se distend beaucoup et atteint parfois 15 centimètres.

En même temps qu'il se distend, le périnée s'amincit au point que parfois il peut céder et se rompre brusquement, ce qui constitue l'un des accidents graves de l'accouchement.

Vers la fin de l'accouchement normal, on voit le périnée repoussé par la partie fœtale proéminer et bomber fortement à chaque contraction.

L'anus devient saillant et s'entr'ouvre. Chaque douleur exagère la distension et l'amincissement, puis, tout d'un coup, une fois accompli le dégagement à la commissure de l'extrémité antérieure du grand diamètre fœtal, le périnée glisse sur la face inférieure de la partie fœtale qui se présente et contribue au dégagement définitif par son élasticité.

Vulve. — L'anneau vulvaire, souvent chez la primipare, moins fréquemment chez la multipare, offre au passage de la partie fœtale une résistance sérieuse. Les contractions semblent s'épuiser alors à refouler cette partie contre le périnée. Quelquefois la résistance est telle que l'accouchement est utilement terminé par une intervention opératoire (forceps).

C'est surtout aux dépens de la partie postérieure de la vulve, c'est-à-dire du côté du périnée, que se fait la distension.

Action sur le rectum et la vessie. — L'ampliation générale des parties molles qui accompagne la période d'expulsion n'est pas sans action sur le rectum et la vessie assez fortement comprimés tous deux l'un contre le sacrum, l'autre contre le pubis et les parois abdominales. Non seulement l'anus s'entr'ouvre ; mais il laisse souvent échapper des matières fécales si l'on n'a pas eu la précaution toujours utile de le vider d'avance. Quant à la vessie, elle se vide, si elle le peut ou plutôt si elle est pleine, ce qui est heureusement assez rare dans les

cas où le travail ne se prolonge pas trop. Dans tous les cas difficiles, on doit s'assurer de l'état de vacuité de la vessie et, s'il le
faut, sonder la femme.

L'écoulement spontané de l'urine pendant la période d'expulsion est une circonstance favorable, parce qu'il élimine l'idée
d'une compression énergique de l'urèthre contre le pubis.

LX. — DIVISION DES PHÉNOMÈNES PHYSIOLOGIQUES EN DEUX PÉRIODES. DIAGNOSTIC DU TRAVAIL.

L'ensemble des phénomènes physiologiques du travail consiste, d'après ce que nous avons vu, en une dilatation du canal
formé par l'œuf, l'orifice utérin, le vagin et la vulve, sous
l'influence du passage du fœtus chassé d'abord par les contractions utérines, puis par les contractions utérines et abdominales réunies.

En clinique, on distingue ici deux périodes :

1° Période de dilatation ;

2° Période d'expulsion.

Cette distinction n'est pas toujours pratiquement bien nette,
puisque dans beaucoup de cas les douleurs dites expulsives
commencent avant la dilatation complète.

Cependant on peut adopter comme règle générale qu'à la
période de dilatation correspondent les contractions espacées,
mais plus continuellement douloureuses, la formation et la rupture de la poche des eaux.

A la période d'expulsion correspondent les douleurs plus
précipitées, mais plus nettement intermittentes, plus vives et
accompagnées d'efforts; la distension du périnée et la dilatation
de l'orifice vulvaire.

Diagnostic du travail. — Des contractions utérines intermittentes coïncidant avec un effacement complet du col utérin et
un commencement de dilatation, si petite soit-elle, caractérisent le travail commencé ou au moins imminent. Une accoucheuse fera donc bien de s'habituer à reconnaître par le palper

l'existence des contractions utérines sans se fier trop au symptôme douleur qui peut manquer. Elle saura reconnaître par le toucher l'état du col et de son orifice qui à ce moment est unique.

Les autres signes : engagement de la partie fœtale, écoulement des eaux, etc., sont incertains et peuvent précéder le travail véritable de plusieurs jours ou même de plusieurs semaines.

Chacun des signes ou phénomènes du travail donnera l'éveil et fera que l'accoucheuse se tiendra prête ; aucun d'eux constaté isolément ne lui permettra d'affirmer le commencement du travail.

CHAPITRE III

Diagnostic de la présentation et de la position pendant le travail.

LXI. — RÈGLES DE L'EXPLORATION PENDANT LE TRAVAIL.

Nous avons supposé jusqu'ici la recherche de la situation exacte du fœtus faite pendant la grossesse ; mais l'accoucheuse n'a malheureusement pas toujours l'occasion de faire cette recherche avant le travail, et de plus, il peut s'être fait depuis l'exploration jusqu'à l'accouchement des mutations de présentation et de position.

C'est toujours par les trois procédés classiques d'exploration : palper, auscultation et toucher, qu'on arrive à un diagnostic certain ; mais ici les conditions sont changées.

Palper. — Le ventre moins souple est plus difficile à palper et les contractions utérines viennent fréquemment interrompre les recherches, d'autant plus que le palper lui-même les provoque. En outre, si les eaux sont écoulées, le fœtus est plus fortement pelotonné sur lui-même ; presque toutes ses parties sont dures et immobiles ; le palper, si précieux pendant la grossesse, ne donne donc pas ici tous les résultats qu'on a obtenus de lui jusqu'à ce moment. Il sera néanmoins toujours employé ; mais il ne faut pas compter sur ce seul mode d'exploration.

Auscultation. — L'auscultation est encore utile, au moins dans l'intervalle des douleurs. Chaque contraction a bien pour effet de masquer les bruits du cœur au point d'en rendre la perception difficile ; mais, après la contraction, on peut revenir à l'auscultation, soit comme moyen de diagnostic de la position, soit surtout comme moyen de vérifier l'état de santé de l'enfant.

Toucher. — Le toucher pendant la grossesse n'était, au point de vue du diagnostic de la présentation et de la position, que d'une utilité médiocre, et le palper lui était de beaucoup préférable. Pendant le travail, le toucher devient non seulement plus utile, mais indispensable. Ce n'est plus en effet au travers de segments utérins plus ou moins épais, mais seulement au travers des membranes ou même à nu que le doigt atteint les parties fœtales. Il peut ainsi les reconnaître aisément. De plus, le travail a pour conséquence l'engagement de la partie fœtale, même si cette partie n'est pas le sommet ; aussi les résultats du toucher peuvent-ils être fort nets dans presque tous les cas.

L'accoucheuse est obligée de toucher la femme pour savoir si le travail est commencé ; elle commettrait une faute grave si elle ne profitait de ce qu'elle a un doigt dans le vagin pour se faire une idée nette, même si elle l'a cherché déjà, des dimensions du bassin, de la présentation et de la position.

Le toucher doit être pratiqué non seulement au début du travail, mais encore dans le cours de l'accouchement, afin que l'accoucheuse se rende constamment bien compte de la situation exacte de la partie fœtale en présentation. Nous verrons en effet, à propos du mécanisme, qu'une position donnée peut être accidentellement modifiée pendant le travail de plusieurs manières qui sont loin d'avoir toutes les mêmes conséquences.

Le toucher pratiqué pendant le travail comporte des règles

particulières. Non seulement l'accoucheuse doit avoir les mains propres, mais encore elle doit les laver au dernier moment dans un liquide antiseptique, la liqueur de Van-Swieten par exemple, ou l'eau phéniquée à 3 p. 100, et ne pas les essuyer.

Le corps gras dont elle se sert ne doit pas être pris n'importe ou, ainsi qu'on le fait si souvent. Le mieux est d'employer la vaseline, qui elle aussi doit être antiseptique. Telle est la vaseline phéniquée à 2 ou 3 p. 100.

La vie de la femme peut dépendre de ces précautions qui font encore sourire quelques personnes peu au courant des véritables causes de la mortalité chez les accouchées.

La femme doit être couchée très exactement sur le dos, les deux épines iliaques à la même hauteur, l'axe général du corps bien parallèle à l'axe du lit. Le doigt est introduit avec précaution, pendant l'intervalle entre deux douleurs, et laissé un instant en place sans avancer, s'il atteint une poche des eaux encore tendue et saillante. L'extrémité du doigt sent peu à peu le retrait de cette poche, si elle existe, et atteint les limites supérieures du vagin pour vérifier d'abord le degré de la dilatation.

Il faut profiter de ce moment pour mesurer le bassin si ses dimensions ne sont pas connues d'avance. Dans beaucoup de cas cette mensuration n'est pas possible en raison du degré d'engorgement de la partie fœtale, tête ou siège ; mais cet engagement même est une preuve que le bassin est assez large pour permettre l'accouchement.

Que les membranes soient rompues ou non, c'est à travers l'orifice utérin que le doigt peut le mieux reconnaître la partie fœtale. Cette recherche est plus facile après la rupture, non que la présence des membranes soit un obstacle sérieux à la netteté des perceptions, mais parce que la crainte de les rompre trop tôt oblige à plus de ménagements. Le doigt cherche alors à reconnaître, pour chaque présentation et position, les points de repère qu'il nous reste à énumérer.

9.

LXII. — DIAGNOSTIC DE LA PRÉSENTATION ET DES POSITIONS DU SOMMET.

Présentation. — Le sommet se reconnaît facilement à une masse dure et ronde qui occupe presque uniformément l'excavation.

On trouve bien vite sur cette masse ronde une longue suture, la suture longitudinale, et le diagnostic est encore plus complet si l'on atteint une bifurcation de cette suture (fontanelle postérieure). Dans les cas où la fontanelle postérieure n'est pas accessible encore, il suffit de parcourir avec le doigt tout ce qu'on peut atteindre de la suture. Si l'on ne trouve dans ce trajet aucune partie saillante, on peut encore affirmer la présentation du sommet

La suture longitudinale seule ou terminée par une bifurcation est donc la vraie caractéristique de la présentation du sommet. Si, en effet, on parcourt d'avant en arrière le sommet en présentation, le doigt doit fatalement rencontrer une suture, et cette suture est fatalement la grande. Le sommet étant reconnu, la constatation à côté de lui d'une main ou d'un pied ne prouvera pas qu'on s'est trompé. On recherchera dans ce cas si ce pied ou cette main appartiennent à un autre fœtus ou s'ils sont simplement en procidence, comme on l'observe quelquefois.

La mort du fœtus, surtout si elle remonte à quelques semaines, est une cause de difficulté dans le diagnostic parce qu'elle rend extrêmement molles toutes les parties fœtales. Les os du crâne peuvent alors chevaucher de telle sorte que les erreurs les plus invraisemblables peuvent être commises.

Position. — C'est encore en prenant la suture longitudinale comme point de repère qu'on détermine la position.

La femme étant bien placée dans son lit, il sera généralement facile de déterminer la direction de la suture. Cette direction est toujours, au début du travail, celle d'un diamètre oblique. La constatation à ce moment d'une direction différente correspond à deux circonstances bien distinctes suivant que l'engagement est ou n'est pas fait.

Si la tête n'est pas engagée, la direction antéro-postérieure ou transversale de la suture indique un rétrécissement du bassin ou au moins une disproportion entre les dimensions du fœtus et celles du bassin ; si l'engagement est fait, la direction antéro-postérieure ou transversale indique simplement que le travail est déjà très avancé.

Connaissant la direction de la suture longitudinale, il ne reste plus qu'à reconnaître la situation exacte des fontanelles ou au moins de l'une des deux. Dans une présentation régulière du sommet la fontanelle antérieure n'est jamais sentie que derrière le pubis ou plus fréquemment encore très haut en arrière. C'est presque toujours la fontanelle postérieure seule qu'on peut atteindre. Sur une tête très petite, on touche parfois les deux.

La difficulté porte donc surtout sur la dictinction entre les deux fontanelles. Il semble au premier abord que cette distinction soit toujours facile, puisque la fontanelle antérieure est une surface relativement large, tandis que la fontanelle postérieure n'est qu'une bifurcation de la suture.

Grâce au chevauchement des os du crâne, pareille facilité n'existe plus en pratique et l'on n'arrive à se faire une opinion exacte qu'en comptant avec soin combien de sutures aboutissent à la fontanelle touchée.

Les fontanelles supplémentaires sont rarement des causes d'erreur. La plus commune d'entre elles siège sur la suture longitudinale dont elle n'est en quelque sorte qu'un élargissement limité. Deux sutures seulement y aboutissent.

Il arrive souvent qu'une bosse séro-sanguine volumineuse rend fort difficile le diagnostic de la position. On essaye alors, en refoulant les téguments qui la recouvrent, d'atteindre quand même la suture. Si l'on n'y parvient pas, on porte le doigt sur l'un des côtés de la tête, le plus haut possible, de manière à atteindre une oreille. Le côté convexe de cet organe est toujours dirigé comme l'occiput.

LXIII. — DIAGNOSTIC DE LA PRÉSENTATION ET DES POSITIONS DE LA FACE.

Présentation. — Au début du travail cette présentation fort élevée est difficilement accessible ; mais à mesure que l'engagement se fait, le doigt la reconnaît mieux.

La face n'est pas une surface régulière et dure, mais un ensemble d'enfoncements et de saillies. De toutes ces saillies, la plus facile à reconnaître est le nez.

Lorsque la déflexion s'accentue par les progrès du travail, on atteint la bouche nettement caractérisée par la présence d'une ou deux barres dures qui paraissent presque rectilignes (rebords des maxillaires). Les yeux se reconnaissent à deux petites tumeurs molles et arrondies limitées par des rebords durs et saillants. Le toucher doit être ici pratiqué avec précaution de peur de léser les yeux de l'enfant.

Sous l'influence d'un travail prolongé, il se produit bien à la face une tuméfaction assez analogue à la bosse séro-sanguine de la présentation du sommet ; mais il est rare que toute la face y participe. Le plus souvent le nez conserve à peu près intacte sa forme normale.

Position. — Une fois reconnue la présentation de la face, le diagnostic de la position est facile. On se guide sur la direction du nez. Les narines sont toujours dirigées du côté où est le menton.

LXIV. — DIAGNOSTIC DE LA PRÉSENTATION DU SIÈGE.

Comme la face, le siège est élevé au début du travail et souvent le diagnostic ne se fait qu'après la rupture des membres. Les eaux, dans ce cas, contiennent souvent du méconium délayé. L'écoulement du méconium avec sa consistance poisseuse normale et sa couleur très foncée est un bon signe de la présentation du siège.

Un certain nombre de parties molles appartenant au siège complet ou décomplété peuvent être reconnues par le toucher : les pieds, la rainure interfessière, l'anus, le coccyx, les ischions ou au moins l'un des deux, les organes génitaux, très rarement les genoux.

Les pieds sont faciles à reconnaître si on se rappelle bien les caractères qui les distinguent des mains (voir p. 11). On aura soin de s'assurer qu'ils ne sont point en procidence à côté d'une tête.

Dans le diagnostic de la présentation du siège, la possibilité d'introduire l'extrémité de l'index dans l'anus de l'enfant lève tous les doutes. Il y a là une sensation particulière qu'il me semble difficile de confondre avec celle que donne la bouche ; de plus, il est rare que le doigt ne revienne pas enduit de méconium.

En arrière de l'anus, on trouve un petit os saillant et un peu mobile, le coccyx. Les ischions se reconnaissent assez bien en déprimant les fesses. Les trochanters situés un peu plus haut échappent habituellement au toucher tant que le travail n'est pas un peu avancé.

Les organes génitaux sont très mous, assez difficiles à distinguer. Quant aux genoux, leur descente en premier lieu est tellement rare qu'il est difficile de se faire une idée bien nette de leurs caractères habituels.

La présentation complète se reconnaît à la présence en même temps dans l'excavation de l'anus et des pieds.

Position. — Le diagnostic de la position du siège dans l'accouchement normal est le plus souvent sans importance. On pourra cependant, par la position relative du coccyx, de l'anus et des organes génitaux, déterminer la position du plan antérieur et du dos.

Quand un pied est dehors, rien n'est plus facile que de distinguer si c'est le droit ou le gauche. On pourra même les reconnaître beaucoup plus haut par le toucher, à ce caractère que le bord interne qui correspond au gros orteil est plus épais que le bord externe.

On se rappellera que dans le siège complet les pieds sont

presque toujours croisés. Ils ont au contraire leurs rapports normaux s'ils descendent seuls.

CHAPITRE IV

Phénomènes mécaniques de l'accouchement.

On désigne sous le nom de *phénomènes mécaniques de l'accouchement* ou simplement de *mécanisme de l'accouchement* l'ensemble des mouvements passifs qu'exécute le fœtus sous l'influence des contractions utérines, mouvements dont le résultat définitif est l'expulsion du fœtus.

Ces mouvements sont assez nombreux pour qu'il soit utile de les classer en plusieurs groupes, chaque groupe correspondant à un résultat utile obtenu. On appelle *temps* de l'accouchement chacun de ces groupes de mouvements. Quelle que soit la présentation, les temps de l'accouchement sont au nombre de six. Nous allons les passer en revue dans chaque présentation ; nous comparerons ensuite entre elles les présentations pour arriver à constater, comme l'a démontré Pajot, qu'une même loi régit, dans tous les cas et quelle que soit la présentation, le mécanisme de l'accouchement spontané.

LXV. — MÉCANISME DE L'ACCOUCHEMENT DANS LA PRÉSENTATION DU SOMMET.

Avec Tarnier, nous décrirons quatre temps pour l'expulsion de la tête et deux pour l'expulsion du corps.

Ces temps sont :

1° Flexion de la tête ;

2° Engagement de la tête et descente dans l'excavation ;

3° Rotation de la tête ;

4° Déflexion ou dégagement de la tête ;

5° Rotation du corps ;

6° Dégagement du corps.

§ 1. — *Premier temps. Flexion de la tête.*

Ce temps n'est qu'une exagération de la flexion normale déjà signalée à propos de l'attitude du fœtus avant le travail. Le menton tend à s'appliquer de plus en plus contre le sternum.

Causes et conditions nécessaires. — Trois causes interviennent pour faire fléchir la tête : 1° la flexion déjà commencée par l'attitude du fœtus ; 2° les contractions utérines ; 3° l'arrêt ou les frottements subis par la tête fœtale.

La flexion commencée est fort utile en rendant beaucoup plus rares les cas dans lesquels la face tend à descendre la première.

Étant donné les dimensions relatives de la tête fœtale et celles du bassin, il faut un concours bien rare de circonstances exceptionnelles pour qu'une tête une fois fléchie, même légèrement, puisse se défléchir en parcourant l'excavation.

Les contractions interviennent pour saisir la tête un peu fléchie et la forcer à descendre en exagérant de plus en plus toutes les conditions qui doivent rendre cette descente plus facile.

La flexion n'aurait pas lieu, ou du moins n'aurait pas besoin de se produire si la tête fœtale parcourait sans résistance un canal assez large pour permettre le passage facile d'un diamètre quelconque de cette tête. C'est la résistance même opposée par les parois de l'excavation qui retient certains diamètres et laisse passer les autres.

Moment. — Le moment où se fait la flexion est variable avec le moment où elle devient nécessaire. Avec une tête très petite et un bassin normal, la flexion peut ne s'opérer que dans l'excavation, ou même seulement sur le plancher du bassin ; avec une tête volumineuse, au contraire, c'est au détroit supérieur qu'aura lieu la flexion.

Résultats. — Quand une tête non fléchie repose sur le détroit supérieur, le diamètre occipito-frontal tend à s'engager dans ce détroit. Quand au contraire la tête se fléchit, le diamètre qui va s'engager tend de plus en plus à être le sous-occipito-bregmatique. Or, le diamètre occipito-frontal a 12 centimètres, le sous-occipito-bregmatique n'en a que 9 et demi. Le résultat le plus net de la flexion est donc l'engagement d'un petit diamètre à la place d'un grand.

Avec un bassin normal et un fœtus normal, cette modification est absolument nécessaire puisque tous les diamètres de l'excavation sont inférieurs à 12 centimètres.

Un autre résultat de la flexion est de transformer la tige brisée et vacillante que constituent le corps et la tête, en une tige plus rigide sur laquelle agissent mieux les contractions.

Diagnostic. — La situation respective des fontanelles antérieure et postérieure indique si la flexion est ou n'est pas faite.

Le toucher très facile de la fontanelle postérieure indique que la flexion est complète. Si au contraire la fontanelle antérieure est accessible, c'est que la flexion est à peine commencée.

LXVI. — SUITE DU MÉCANISME DANS LA PRÉSENTATION DU SOMMET.

§ 2. — *Deuxième temps. Engagement et descente de la tête dans l'excavation.*

Deux phénomènes distincts constituent le deuxième temps. Ce sont : 1° l'engagement des diamètres antéro-postérieur de la tête fœtale dans l'un des diamètres obliques du bassin ; 2° la descente de la tête dans l'excavation.

Moment. — Le moment où se produisent l'engagement et la descente est très variable et peut même précéder de beaucoup les phénomènes physiologiques *apparents* du travail. Chez les primipares en particulier, on trouve ordinairement, dès la dernière quinzaine de la grossesse et quelquefois avant, la tête engagée dans l'excavation.

Dans d'autres cas au contraire, et surtout chez les multipares, ce n'est qu'après un certain nombre de contractions utérines et une fois le travail nettement commencé, que se fait l'engagement.

On a discuté beaucoup au sujet de la situation relative des deux bosses pariétales pendant la descente dans l'excavation : l'une d'elles, l'antérieure, descend-elle avant l'autre, comme l'admet Nægelé, ou bien les deux pariétaux se maintiennent-ils à la même hauteur, ainsi que le croient la plupart des accoucheurs anglais? Pour Tarnier les deux bosses pariétales sont au même niveau, à la partie supérieure de l'excavation; mais la bosse pariétale antérieure s'abaisse davantage au moment où la tête fœtale franchit le détroit inférieur.

Le deuxième temps peut être considéré comme terminé lorsque la tête du fœtus presse fortement sur le plancher du bassin.

Diagnostic. — On reconnaît que la tête est engagée à son absence de mobilité. Ce caractère est important et facile à constater.

On reconnaît la descente dans l'excavation à la facilité avec laquelle le doigt atteint le sommet. On évitera seulement de prendre une bosse séro-sanguine pour la tête elle-même et on aura soin de ne tenir compte, dans la recherche du degré d'engagement, que du toucher de la voûte osseuse.

LXVII. — SUITE DU MÉCANISME DANS LA PRÉSENTATION DU SOMMET. 3ᵉ ET 4ᵉ TEMPS.

§ 3. — *Troisième temps. Rotation de la tête.*

Au troisième temps, la tête fœtale pivote sur elle-même de manière à ce que l'occiput, quelle que soit sa position, soit ramené en avant sous le pubis. La rotation se fait soit à gauche, soit à droite, par le chemin le plus court. Si l'occiput est en arrière, il aura donc un trajet assez long à faire et la rotation sera plus difficile que si la position est antérieure.

Causes. — Les causes de la rotation résident, comme d'ailleurs la plupart des phénomènes mécaniques de l'accouchement, dans une accommodation aussi parfaite que possible de l'attitude du fœtus à la forme du canal génital. Si l'occiput tend à venir en avant, c'est qu'il est entraîné dans le mouvement que fait la partie la plus volumineuse de la tête, c'est-à-dire la partie antérieure pour se diriger vers la partie la plus large du bassin, la concavité sacrée.

Moment. — Dans les conditions normales, la rotation n'a jamais lieu avant l'engagement, mais elle peut se faire soit pendant, soit après la descente dans l'excavation, le plus habituellement en même temps. Si la tête est très petite, la rotation peut ne se produire qu'au détroit inférieur, ou même seulement au moment où la tête franchit la vulve.

Résultats. — La rotation a pour résultat de maintenir toujours les plus grands diamètres de la partie fœtale, c'est-à-dire les diamètres antéro-postérieurs, dans les plus grands diamètres disponibles du bassin, c'est-à-dire dans un diamètre oblique au détroit supérieur, dans le diamètre coccy-pubien au détroit inférieur.

Un autre résultat du troisième temps est de placer sous le pubis, c'est-à-dire le plus près possible de la terminaison du canal génital, la partie fœtale qui descend la première ; la durée du travail se trouve ainsi abrégée.

A la fin du troisième temps, l'occiput est hors du bassin.

Diagnostic. — On reconnaît la rotation à la direction de la suture longitudinale qui, d'abord située dans un diamètre oblique, tend à occuper le diamètre antéro-postérieur. Si l'occiput était primitivement en arrière, il arrive un moment où la suture est dirigée en travers du bassin.

§ 4. — *Quatrième temps. Extension ou dégagement de la tête.*

Lorsque le troisième temps est terminé, mais le quatrième non encore commencé, l'attitude du fœtus est la suivante : tête fléchie, occiput hors du bassin et immobile sous le pubis. A ce moment la nuque semble prendre un point d'appui sous l'arcade pubienne, pendant qu'à chaque contraction on voit la tête entr'ouvrir de plus en plus la vulve ; puis la tête se redresse et se défléchit; la commissure postérieure distendue découvre peu à peu le vertex, le front, le nez, la bouche, et enfin le menton. La tête se dégage donc par déflexion et il est facile de voir qu'elle ne pourrait se dégager autrement.

Causes. — Jusqu'au quatrième temps les contractions utérines ont agi sur l'ensemble de la tête fœtale et c'est l'occiput, le mieux disposé pour avancer, qui a le plus utilisé ces contractions. Mais à partir du moment où la région sous-occipitale est venue se fixer sous le pubis, une progression semblable à celle qui s'est faite jusqu'à ce moment n'est plus possible. Il faudrait pour cela que le cou fût expulsé en même temps que la tête, ce qui ne peut être.

Cependant les contractions utérines, aidées à ce moment par les contractions abdominales, agissent toujours. Ce qu'elles peuvent faire progresser, ce n'est plus l'occiput sur lequel elles n'ont pas d'action et que l'impossibilité du dégagement du cou retient sous le pubis. Ce qui peut avancer alors, c'est la partie antérieure de la tête, le front et la face. Rien n'empêche à ce moment la déflexion, et même l'élasticité de la commissure postérieure et du périnée tend à la produire.

Moment. — Le quatrième temps coïncide avec les douleurs les plus vives, alors que la femme contracte ses muscles abdominaux, pour aider à l'expulsion. C'est à ce moment que peut se produire la déchirure du périnée. En aucun cas, le quatrième temps n'est possible avant l'achèvement des trois premiers.

Le résultat du quatrième temps est évident : c'est l'expulsion de la tête hors des parties génitales. Quant à sa constatation, elle est facile, puisque la déflexion a lieu sous les yeux de l'accoucheur.

LXVIII. — SUITE DU MÉCANISME DANS LA PRÉSENTATION DU SOMMET. 5ᵉ ET 6ᵉ TEMPS.

§ 5. — *Cinquième temps. Rotation du corps.*

Ce temps porte encore les noms de rotation extérieure de la

tête et intérieure du corps, ou temps de *restitution*. Il est remarquable en ce que la rotation du corps non dégagé coïncide avec une rotation dans le même sens de la tête située déjà hors du canal génital.

Après l'achèvement du quatrième temps il est rare qu'il ne se produise pas un peu d'arrêt momentané des contractions utérines et abdominales. A ce moment la tête peut se tourner légèrement vers un des côtés par suite d'une légère détorsion du cou. Ce mouvement est peu apparent. L'occiput est donc encore dirigé en avant ; les épaules ont à peu près au détroit supérieur la direction d'un diamètre oblique.

Dès que les contractions utérines reparaissent on peut constater à la fois deux mouvements : 1° L'occiput se dirige vers l'un des côtés, le droit ou le gauche suivant qu'il occupait primitivement l'une ou l'autre des deux moitiés du bassin ; 2° une épaule vient par un mouvement de rotation et par le chemin le plus court se placer sous le pubis. C'est l'épaule la plus rapprochée du pubis qui vient se fixer sous lui. Dans une position OIGA par exemple, l'épaule droite est au niveau de l'éminence ilio-pectinée droite alors que l'épaule gauche est au voisinage de la symphyse sacro-iliaque gauche. Il est évident dans ce cas que l'épaule droite pourra plus facilement que la gauche se diriger vers le pubis, et c'est en effet ce qui se produit.

Il est important de bien connaître le sens de la rotation quand on est obligé de favoriser ce mouvement. On conçoit aisément quels mauvais résultats donnerait, une fois la tête dehors, une tentative de rotation vers la droite dans les cas où le dos est déjà, par le fait de la position, tourné vers la gauche.

Causes. — Les causes du cinquième temps sont les contractions utérines agissant sur un corps dont les grands diamètres sont transverses pour faire parcourir à ce corps un canal dont les diamètres transverses deviennent de plus en plus petits et les diamètres antéro-postérieurs de plus en plus grands.

Quant à la rotation extérieure de la tête dont s'accompagne la rotation intérieure du corps, elle est due moins au mouvement de détorsion du cou, qui existe il est vrai, mais à un faible degré, qu'à une solidarité devenue facile entre la direction du dos et celle de l'occiput. Si rien n'immobilise plus la tête, et c'est le cas après l'achèvement du quatrième temps, il est évident qu'un mouvement de rotation imprimé au corps se transmettra à la tête.

Moment. — Le cinquième temps ne se produit qu'après l'expulsion complète de la tête, non pas immédiatement, mais seulement dès que reparaissent les contractions utérines un instant interrompues.

Résultats. — Les résultats du cinquième temps sont : 1° d'amener les grands diamètres du corps du fœtus dans le plus grand diamètre du détroit inférieur ; 2° de venir placer l'une des épaules sous le pubis et par conséquent hors du bassin.

Diagnostic. — On reconnaîtra toujours facilement la rotation de la tête qui s'accomplit hors de la vulve. Quant à la rotation intérieure des épaules, elle est assez intimement liée à la rotation de la tête pour qu'on puisse juger de celle-là par celle-ci. Cependant, la nécessité dans beaucoup de cas de soutenir et de soulever la tête fœtale expulsée vient modifier parfois la direction de cette tête. On aura soin, toutes les fois que l'accouchement se prolongera dans cette situation, de vérifier la direction des épaules, soit par le degré et le sens de la torsion du cou, soit par le toucher direct des épaules toujours facile à reconnaître de chaque côté du cou.

Si le temps de rotation ne se produisait pas assez vite et qu'on eut quelque crainte pour la vie de l'enfant, rien n'empêcherait d'aider à la rotation, mais à la condition toutefois d'avoir une certitude complète de la position.

Si l'accoucheuse a laissé la tête sortir librement seule et sans y toucher, l'occiput se dirigera toujours de lui-même, au moins faiblement, du côté où est le dos : à gauche si l'épaule droite tend à venir sous le pubis, à droite si c'est l'épaule gauche.

§ 6. — *Sixième temps. Dégagement du corps.*

Ce temps complète l'expulsion définitive du fœtus. Il n'a d'autres causes que les contractions utérines et abdominales agissant sur le corps fœtal placé par le temps précédent dans des conditions favorables à l'expulsion. Ses résultats et les moyens de la constater n'ont pas besoin d'être décrits. Il importe seulement de bien savoir quelle marche suit dans son dégagement le corps du fœtus.

Au début du sixième temps, la tête est hors de la vulve, l'occiput tourné vers l'une des épines iliaques de la mère, l'une des épaules sous le pubis, l'autre au voisinage du coccyx.

L'épaule placée sous le pubis joue ici le rôle qu'a joué l'occiput dans le dégagement de la tête. Cette épaule sortie déjà du bassin osseux ne franchit point immédiatement la vulve; elle s'arrête au contraire sous le pubis pendant que les contractions utérines agissant toujours sur le corps fœtal dégagent l'autre épaule au détroit inférieur et lui font parcourir toute l'étendue du périnée.

Le corps du fœtus décrit en ce moment une courbe semblable à la courbure du sacrum, l'épaule postérieure apparaît à la vulve, s'y dégage au niveau de la commissure postérieure et presque en même temps l'épaule antérieure est expulsée au niveau de la commissure antérieure.

Le diamètre bi-acromial est le plus grand des diamètres du corps du fœtus. Les deux épaules sorties, il ne reste donc plus à passer que le diamètre bi-trochantérien relativement petit et dont le passage est bien rarement difficile.

Comme le bi-acromial, et comme tous les grands diamètres, la ligne bi-trochantérienne franchit le détroit inférieur et la vulve dans la direction du diamètre coccy-pubien, le trochanter antérieur apparaissant le premier sous le pubis, le postérieur décrivant une courbe à concavité antérieure.

LXIX. — MÉCANISME DE L'ACCOUCHEMENT DANS CHAQUE POSITION DU SOMMET.

§ 1. — *Position occipito-iliaque gauche antérieure.*

Attitude du fœtus. — Le fœtus est courbé sur son plan antérieur, le dos regardant en avant et à gauche, les membres dirigés en arrière et à droite, l'occiput au niveau de l'éminence ilio-pectinée gauche, le front vers la symphyse sacro-iliaque droite, le diamètre bi-pariétal dirigé dans le même sens que le diamètre oblique droit du bassin, l'épaule et le trochanter droit en avant et à droite, l'épaule et le trochanter gauche en arrière et à gauche.

Premier temps. — La tête se fléchit de manière à amener dans le diamètre oblique gauche le diamètre sous-occipito-bregmatique, au lieu de l'occipito-frontal.

Deuxième temps. — Le diamètre antéro-postérieur de la tête fœtale étant toujours dans le diamètre oblique gauche du bassin, l'occiput parcourt la surface quadrilatère qui forme le fond de la cavité cotyloïde, pendant que le front glisse en arrière sur le muscle psoas-iliaque droit.

Troisième temps. — L'occiput tourne de gauche à droite jusqu'à ce qu'il atteigne la ligne médiane et il vient se placer sous le pubis et même un peu en avant de manière à ce que la région sous-occipitale occupe le sommet de l'arcade pubienne.

Quatrième temps. — La tête se défléchit. Le vertex, le front, le nez, la bouche et enfin le menton se dégagent à la commissure postérieure.

Cinquième temps. — La tête fait d'abord par détorsion du cou un très léger mouvement de rotation qui dirige un peu l'occiput vers la gauche. Ce premier mouvement peut avoir lieu en dehors de toute contraction utérine. Dès que les contractions reparaissent l'occiput tourne franchement à gauche, l'oreille droite en avant, l'oreille gauche en arrière. L'épaule droite vient se fixer sous le pubis, hors du bassin, mais non en dehors de la vulve.

Sixième temps. — L'épaule gauche se dégage à la commissure postérieure. Presque en même temps l'épaule droite se dégage à la commissure antérieure. Le tronc et les bras sont expulsés. Les trochanters sortent comme les épaules.

§ 2. — *Position occipito-iliaque droite postérieure.*

Attitude du fœtus. — Le dos est en arrière et à droite, les membres en avant et à gauche, l'occiput dans le voisinage de l'articulation sacro-iliaque droite, le front près de l'éminence ilio-pectinée gauche, le diamètre bi-pariétal dans le même sens que le diamètre oblique droit; l'épaule et le trochanter gauche en avant et à droite, l'épaule et le trochanter droit en arrière et à gauche.

Premier temps. — Le même que pour OIGA.

Deuxième temps. — C'est encore dans le diamètre oblique gauche que s'engage le diamètre sous-occipito-bregmatique, mais le front parcourt la face postérieure de la cavité cotyloïde gauche pendant que l'occiput glisse sur le psoas droit.

Troisième temps. — L'occiput parcourt tout le trajet qui le sépare du pubis en tournant de droite à gauche. A un moment donné la position est tout à fait transversale, ce qui a lieu en général dans le milieu de l'excavation. A la fin, comme pour les autres positions du sommet, la région sous-occipitale se place sous le pubis. Le temps de rotation est donc plus long et plus difficile que dans la position gauche antérieure.

Quatrième temps. — Le même que pour OIGA.

Cinquième temps. — La rotation extérieure de la tête se fait de gauche à droite; c'est l'épaule gauche qui vient en avant sous le pubis.

Sixième temps. — Le même que pour OIGA.

§ 3. — *Position occipito-iliaque droite antérieure.*

Attitude du fœtus. — Le dos est tourné en avant et à droite, les membres dirigés en arrière et à gauche. L'occiput est au niveau de l'éminence ilio-pectinée droite, le front près de la symphyse sacro-iliaque gauche. Le diamètre bi-pariétal est dirigé dans le sens du diamètre oblique gauche du bassin. L'épaule et le trochanter gauche sont en avant et à gauche ; l'épaule et le trochanter droit en avant et à droite.

Premier temps. — Le même que pour les positions précédentes.

Deuxième temps. — Le diamètre sous-occipito-bregmatique s'engage dans le diamètre oblique droit ; l'occiput parcourt la surface qui correspond au fond de la cavité cotyloïde droite ; le front glisse sur le psoas gauche.

Troisième temps. — L'occiput tourne de droite à gauche.

Quatrième temps. — Le même que dans les autres positions.

Cinquième temps. — La rotation extérieure de la tête se fait de gauche à droite. L'épaule gauche vient se placer sous le pubis.

Sixième temps. — Le même dans toutes les positions.

§ 4. — *Position occipito-iliaque gauche postérieure.*

Attitude du fœtus. — Dos en arrière et à gauche, membres en avant et à droite ; l'occiput est près de la symphyse sacro-iliaque gauche, le front contre l'éminence ilio-pectinée droite ; le diamètre bi-pariétal dirigé comme le diamètre oblique gauche ; l'épaule et le trochanter droits en avant et à gauche, l'épaule et le trochanter gauche en arrière et à droite.

Premier temps. — Le même que pour les autres positions.

Deuxième temps. — Le diamètre sous-occipito-bregmatique s'engage dans le diamètre oblique droit. Le front glisse sous la paroi postérieure de la cavité cotyloïde droite ; l'occiput sur le muscle psoas gauche.

Troisième temps. — L'occiput parcourt tout le trajet compris entre la symphyse sacro-iliaque gauche jusqu'au pubis en tournant de gauche à droite. Comme pour OIDP, il vient un moment où les diamètres antéro-postérieurs de la tête occupent dans le bassin une situation transversale.

Quatrième temps. — Le même que pour les autres positions.

Cinquième temps. — Le même que dans OIGA. L'épaule droite vient se placer sous le pubis.

Sixième temps. — Le même dans toutes les positions du sommet.

LXX. — IRRÉGULARITÉS DU MÉCANISME DANS LA PRÉSENTATION DU SOMMET.

1° *Flexion.* — Les irrégularités de ce temps sont : le défaut, l'exagération et la perversion.

Nous avons vu qu'avec une tête petite et un bassin large, la flexion peut ne se compléter qu'au moment où le sommet vient presser sur le plancher du bassin. Le même fait se produit quelquefois, mais très rarement dans des conditions normales de dimensions de la tête et du bassin. Ces cas dans lesquels le vertex tend à s'engager et parfois même arrive à le faire constituent des causes sérieuses de dystocie. J'ai vu cette absence de flexion coïncider avec la présence sous le menton d'une portion de membre (main ou avant-bras).

L'exagération de la flexion, qui se reconnaît à la situation de la fontanelle postérieure exactement au centre de l'excavation, se modifie ordinairement d'elle-même par les progrès du travail.

Dans quelques cas (positions inclinées) la flexion se fait de telle sorte que l'une des bosses pariétales tend à s'engager.

Là encore les contractions utérines régularisent le plus souvent la position. Lorsque cette inclinaison persiste elle peut être une complication sérieuse.

2° *Engagement et descente.* — Ce temps ne peut manquer puisqu'une grande partie de l'accouchement se résume dans le parcours de l'excavation par la tête fœtale ; mais l'engagement et la descente dans l'excavation sont soumis à de très nombreuses variations de facilité, de durée, etc.

3° *Rotation de la tête*. — Les anomalies de la rotation sont les plus fréquentes. Comme celles du premier temps, nous les diviserons en absence, exagération et perversion.

L'absence de rotation au moins jusqu'au passage de la vulve peut s'observer dans deux cas bien différents : 1° tête très petite dont la rotation n'est pas nécessaire, 2° bassin vicié.

On peut admettre comme règle générale que si la rotation ne s'est pas faite encore dans le parcours de l'excavation, elle ne manque jamais de se produire au passage du détroit inférieur, ou au moins au passage à la vulve.

L'exagération est rare. Dans les cas où la rotation est exagérée l'occiput, au lieu de s'arrêter au niveau du pubis, dépasse la ligne médiane et la position se trouve ainsi transformée. Cette exagération de la rotation ne se produit que dans les cas où une tête relativement petite fait sa rotation très haut avant la descente dans l'excavation, presque toujours alors il se produit un recul dans la rotation ; l'occiput se dégage à la vulve, et le cinquième temps s'accomplit comme si la nouvelle position eut existé dès le début du travail. J'ai observé plusieurs fois cette anomalie.

Il n'est pas rare que dans les positions postérieures la rotation se fasse de telle sorte que les diamètres antéro-postérieurs de la tête fœtale soient bien toujours dirigés dans le sens du diamètre coccy-pubien, mais que l'occiput, au lieu de venir sous le pubis, occupe au contraire la concavité sacrée. Dans cette situation irrégulière l'accouchement est cependant possible et voici comment :

Dégagement du sommet en position occipito-sacrée. — Les contractions utérines abaissent la tête dans l'excavation, la flexion s'exagère, l'occiput glisse le long de la couture sacrée, le front vient apparaître sans se dégager encore sous le pubis. La flexion de la tête atteint alors son maximum, l'occiput parcourt toute l'étendue du périnée et, après un temps quelquefois fort long, en distendant énormément le périnée, vient se dégager à la commissure postérieure.

Ce dégagement accompli, la tête se défléchit, mais le quatrième temps est renversé.

4° *Déflexion de la tête.* — La seule anomalie ou irrégularité possible est celle qui succède à une perversion du troisième temps, c'est-à-dire à la rotation en arrière de l'occiput.

Dès que la région sous-occipitale a franchi la commissure postérieure elle déprime fortement en arrière cette commissure contre laquelle elle s'immobilise. On voit alors se dégager successivement à la commissure antérieure le front, le nez, la bouche et enfin le menton. La tête se défléchit donc d'avant en arrière et non d'arrière en avant; le quatrième temps est renversé; l'ordre d'apparition à la vulve des différentes parties reste le même; mais c'est ici la commissure antérieure et non le périnée qui glisse sur ces parties.

5° *Rotation du corps.* — Le cinquième temps peut manquer avec un fœtus exceptionnellement petit. Quant à la rotation exagérée amenant par exemple l'épaule gauche sous le pubis dans OIGA, cette anomalie, si elle existe, est probablement fort rare.

6° *Expulsion du corps.* — Le sixième temps ne présente presque jamais d'irrégularités sauf dans les cas peu communs de monstruosités fœtales. Cependant la brièveté du cordon et même la présence de circulaires peut être un obstacle à l'accomplissement normal de ce temps.

Cette difficulté d'expulsion peut même dans quelques cas être poussée au point de nécessiter la section prématurée du cordon.

LXXI. — MÉCANISME DE L'ACCOUCHEMENT DANS LA PRÉSENTATION DE LA FACE. 1er ET 2e TEMPS.

Comme pour le sommet, l'ensemble des phénomènes mécaniques comprend six temps :

1° Déflexion ou extension de la tête;

2° Engagement et descente dans l'excavation;

3º Rotation de la tête ;
4º Flexion ou dégagement de la tête ;
5º Rotation du corps ;
6º Expulsion du corps.

§ 1. — *Premier temps : Extension ou déflexion.*

La tête fœtale, au lieu de se fléchir en avant, se redresse au contraire, puis se renverse en arrière au point que l'occiput vient s'appliquer contre le dos.

Causes. — Les causes de ce premier temps sont analogues aux causes du premier temps dans la présentation du sommet : 1º la déflexion déjà commencée par l'attitude fœtale ; 2º les contractions utérines ; 3º l'arrêt ou les frottements subis par la tête.

Nous savons que dans le plus grand nombre des cas à la fin de la grossesse, soit 199 fois sur 200, l'attitude générale du fœtus est la flexion ; mais il arrive exceptionnellement que le fœtus accommode sa forme à la forme de l'utérus par une sorte de flexion en sens inverse ; le dos recourbé en arrière, le cou, la poitrine, le ventre et les membres faisant saillie en avant.

Que la tête soit saisie dans cette situation par les contractions utérines, elle tendra, pour peu qu'elle trouve de la résistance, à se renverser en arrière, ou en d'autres termes à se défléchir de plus en plus. C'est alors l'occiput qui offre le plus de résistance ; c'est le menton qui tend à descendre le premier.

Le plus souvent la présentation de la face paraît être secondaire, c'est-à-dire produite par la déflexion de la tête dans une présentation primitive du sommet. L'obliquité utérine paraît être l'une des causes qui favorisent le mieux cette déflexion. Le front rencontrant un obstacle tel que l'une des branches pubiennes est retenu, en sorte que la tête au lieu de continuer à se fléchir se redresse, c'est-à-dire se défléchit.

Moment. — Le premier temps ne peut commencer qu'avec l'engagement ; il doit nécessairement se compléter pendant le

10.

parcours de l'excavation, la descente sans lui serait impossible.

Résultats. — Le temps de déflexion ou d'extension a pour résultats :

1° De remplacer l'engagement d'un diamètre mento-bregmatique par celui d'un diamètre sous-mento-frontal beaucoup plus court ;

2° De rendre plus rigide l'ensemble du fœtus. L'occiput s'immobilise en effet contre la colonne vertébrale comme le menton s'immobilise contre le sternum dans la présentation du sommet.

Diagnostic. — On reconnaît le degré de la déflexion à la facilité plus ou moins grande avec laquelle le doigt atteint le menton. On ne touche que le front et tout à fait en haut la fontanelle antérieure quand la déflexion commence ; on touche surtout le menton et la bouche quand elle est complète.

§ 2. — *Deuxième temps. Engagement et descente dans l'excavation.*

Le diamètre sous-mento-frontal vient ici s'engager dans un diamètre oblique. La descente dans l'excavation se fait ensuite, habituellement assez lente. Il est très important de savoir que cette descente ne pourrait se compléter si la déflexion restait incomplète ou si la tête fœtale se maintenait engagée dans un diamètre oblique.

L'engagement au détroit supérieur se fait avec assez de facilité, mais la descente ne peut être complète que si le cou se trouve en rapport avec une paroi peu élevée de l'excavation. L'achèvement du deuxième temps n'est donc possible qu'avec l'achèvement du troisième.

Il est toujours facile de constater par le toucher le degré d'engagement de la face d'après la hauteur à laquelle le doigt peut atteindre les parties fœtales.

LXXII. — SUITE DU MÉCANISME DE L'ACCOUCHEMENT DANS LA PRÉSENTATION DE LA FACE. 3ᵉ, 4ᵉ, 5ᵉ ET 6ᵉ TEMPS.

§ 1. — *Troisième temps. Rotation de la tête.*

La rotation de la tête dans la présentation de la face amène par le chemin le plus court le menton sous le pubis.

Causes. — Les causes sont analogues à celles du troisième temps dans la présentation du sommet. Ici encore, les diamètres antéro-postérieurs de la tête fœtale viennent nécessairement au bas de l'excavation dans les diamètres antéro-postérieurs du bassin. De plus la partie la plus volumineuse de la tête fœtale se trouve être, grâce à la déflexion, la partie postérieure ou occipitale. C'est celle qui tend à aller se loger dans la concavité sacrée.

Moment. — Le moment où se produit la rotation est variable ; mais toujours il précède la descente complète dans l'excavation. Nous avons expliqué pourquoi.

Résultats. — Les résultats de la rotation de la face sont extrêmement importants, puisque sans elle l'accouchement serait impossible.

Cette rotation amène d'abord les grands diamètres de la tête fœtale dans le grand diamètre du détroit inférieur. De plus, la partie la plus engagée vient se fixer sous le pubis et se dégage ainsi hors du bassin.

Il est facile de comprendre que le cou, grâce à sa longueur et à sa flexibilité, peut venir s'appliquer derrière le corps du pubis, tandis qu'il ne pourrait sans arrêter la progression de la tête occuper la concavité sacrée.

Le troisième temps fait dégager hors du bassin l'extrémité du plus grand diamètre de la tête fœtale. Ce grand diamètre ne peut passer à la fois tout entier comme il devrait le faire cependant si le menton restait en arrière.

Diagnostic. — La rotation se reconnaît à la situation du menton, situation reconnue elle-même à la direction des narines. Il est rare que cette recherche des narines offre quelque difficulté. Pendant toute la durée du travail et malgré le gonflement des parties qui l'entourent, le nez conserve habituellement au toucher ses caractères de forme et de consistance.

§ 2. — *Quatrième temps. Dégagement de la tête par flexion.*

Dès la fin du troisième temps, la région sous-mentale du fœtus est fixée sous le pubis. A ce moment, la commissure postérieure distendue découvre successivement la bouche, le nez, le front, le vertex et enfin l'occiput. C'est par un mouvement de flexion que se dégage la tête. Le mécanisme de cette flexion est exactement le même que celui de la déflexion dans la présentation du sommet : contractions utérines n'agissant plus que sur la partie postérieure de la tête et élasticité du périnée.

La disposition des parties rend ce troisième temps un peu moins facile et moins rapide que le temps correspondant de la présentation du sommet.

§ 3. — *Cinquième et sixième temps. Rotation et expulsion du corps.*

Dès l'achèvement du quatrième temps il se produit presque toujours un très léger mouvement de détorsion du cou. Après un temps variable de repos commence le cinquième temps.

Le menton vient reprendre la direction qu'il avait au début de l'engagement par un mouvement de rotation absolument analogue au cinquième temps de la présentation du sommet. De même l'une des épaules, la plus rapprochée, vient se fixer sous le pubis. Le sixième temps ne diffère en rien du sixième temps dans la présentation du sommet.

LXXIII. — MÉCANISME DE L'ACCOUCHEMENT DANS CHAQUE POSITION DE LA FACE.

§ 1. — *Position mento-iliaque droite postérieure.*

Attitude du fœtus. — L'ensemble du fœtus est courbé sur

son plan postérieur ; le dos et l'occiput forment une concavité dirigée en avant et à gauche ; la face, le ventre, la poitrine et les membres forment une convexité dirigée en arrière et à droite. Les rapports généraux restent à peu près les mêmes que dans OIGA, mais le diamètre fœtal en rapport avec le détroit supérieur est un diamètre voisin du mento-bregmatique. Le menton touche la symphyse sacro-iliaque droite ; le front est au niveau de l'éminence ilio-pectinée gauche.

Premier temps. — La déflexion tend à engager le diamètre sousmento-frontal dans le diamètre oblique gauche. Elle n'est complète que lorsque l'occiput vient appuyer fortement contre le dos.

Deuxième temps. — Pendant que le front descend contre la paroi postérieure de la cavité cotyloïde, le menton glisse sur le psoas droit et la descente se continue ainsi jusqu'au moment où le détroit supérieur est occupé par le thorax et l'occiput réunis. A ce moment le cou occupe une partie de la paroi du bassin en arrière du diamètre oblique gauche ; la progression de la tête subit forcément un temps d'arrêt.

Troisième temps. — La tête est entièrement défléchie, le menton par un mouvement de rotation de droite à gauche se dirige lentement en avant jusqu'à ce qu'il soit venu se fixer sous le pubis. Comme l'occiput dans la présentation du sommet, le menton est ici presque toujours, pendant la rotation, descendu momentanément au niveau du milieu de la branche ischio-pubienne droite. C'est là ce qui explique pourquoi le menton vient sous le pubis et non derrière lui.

Quatrième temps. — Le cou est appliqué derrière le pubis. Le menton apparaît à la commissure antérieure. Au centre de la vulve est la bouche. La commissure postérieure dégage peu à peu le nez, le front, le vertex et en dernier lieu l'occiput.

Cinquième et sixième temps. — Ils sont exactement les mêmes que dans la position du sommet OIGA. L'épaule droite se dégage sous le pubis.

§ 2. — *Position mento-iliaque gauche antérieure.*

Attitude du fœtus. — Dans cette position qui est une OIDP défléchie, le menton èst vers l'éminence ilio-pectinée gauche ; le front près de la symphyse sacro-iliaque droite. Les membres sont en avant très faciles à reconnaître au palper : le dos est incurvé en arrière et à droite.

Premier temps. — Il ne diffère en rien du premier temps dans MIDP.

Deuxième temps. — C'est ici le menton qui parcourt la surface quadrilatère formant le fond de la cavité cotyloïde gauche pendant que le front glisse contre le muscle psoas droit. La descente se fait habituellement plus vite que dans les positions postérieures parce que le troisième temps s'accomplit plus tôt, que le cou parvient plus facilement à occuper toute la hauteur de la paroi postérieure du corps du pubis et que le vertex et le front n'ont de mouvements à faire que dans la concavité du sacrum.

Troisième temps. — La rotation du menton de gauche à droite est presque toujours plus facile et plus prompte que dans le cas précédent.

Quatrième, cinquième et sixième temps. — Ils ne présentent rien de particulier.

§ 3. — *Position mento-iliaque gauche postérieure.*

Les divers temps de l'accouchement sont exactement les mêmes que dans MIDP ; seulement l'engagement se fait dans le diamètre oblique droit ; le menton fait son temps de rotation de gauche à droite et l'épaule gauche vient la première se fixer sous le pubis.

§ 4. — *Position mento-iliaque droite antérieure.*

La position MIDA est analogue au point de vue du mécanisme

à la portion MIGA. Elle en diffère en ce que l'engagement se fait dans le diamètre oblique droit; la rotation du menton a lieu de droite à gauche; l'épaule droite se dégage sous le pubis.

En aucun cas les cinquième et sixième temps ne diffèrent de ce qu'ils sont dans la présentation du sommet.

LXXIV. — IRRÉGULARITÉS DU MÉCANISME DANS LA PRÉSENTATION DE LA FACE.

1o *Déflexion.* — L'absence de déflexion ne peut exister d'une manière complète dans une présentation de la face, parce que dans ces conditions les progrès du travail ne manqueraient pas d'amener une présentation du sommet. Mais il arrive parfois qu'au début du travail la déflexion est si peu prononcée encore que le front seul se présente. Cette situation peut se prolonger et devenir une cause grave de dystocie. Dans le plus grand nombre des cas cependant on ne tarde pas à voir se produire une présentation franche de la face ou du sommet.

L'exagération de la déflexion, qui amène au centre de l'excavation la base de la mâchoire, se corrige habituellement d'elle-même par les progrès du travail. Il en est de même des présentations inclinées de la face, dans lesquelles une joue tend à s'engager.

Toutes ces irrégularités, bien que le plus souvent elles ne soient que passagères, doivent être considérées comme peu favorables.

2o *Engagement et descente.* — Les irrégularités de ce temps ne portent que sur le temps plus ou moins long que met la tête à parcourir l'excavation. La durée du travail est parfois considérable.

3o *Rotation de la tête.* — Les irrégularités du troisième temps sont de toutes les plus importantes, puisque sans une rotation régulière l'accouchement est presque toujours impossible.

Il est extrêmement rare que la rotation fasse défaut dans les positions antérieures. Mais il n'en est plus de même dans les positions postérieures.

Qu'il y ait alors absence ou perversion de la rotation, que le menton reste accolé à la symphyse sacro-iliaque ou qu'il vienne s'immobiliser dans la concavité sacrée, l'accouchement ne peut se faire seul et ce n'est même qu'au prix des plus grandes difficultés que l'on peut intervenir.

Une accoucheuse ne doit jamais garder seule la responsabilité d'un accouchement dans ces conditions.

Une grande patience est nécessaire, parce qu'il arrive quelquefois qu'après un travail prolongé de longues heures, le menton est peu à peu ramené en avant et, une fois la rotation commencée, il est rare qu'elle ne continue pas.

Dans certains cas absolument exceptionnels l'accouchement se fait sans rotation. C'est alors qu'une tête très petite dans un bassin relativement grand a pu, en refoulant fortement les ligaments sacro-sciatiques, passer de la présentation de la face à une présentation du sommet.

Une irrégularité moins grave du troisième temps consiste dans une rotation incomplète qui ramène en avant le menton, non pas sous le pubis, mais seulement sous une branche ischio-pubienne. On peut admettre dans ce cas moins une irrégularité du troisième temps qu'une précipitation du quatrième.

4° *Dégagement de la tête.* — Outre l'irrégularité que nous venons de signaler, accomplissement du quatrième temps avant que le menton ait atteint la ligne médiane antérieure, on peut observer quelquefois le dégagement momentané du front à la commissure postérieure, avant que le menton ait apparu à la commissure antérieure. Dans ces cas rares qui indiquent une déflexion incomplète, cette déflexion ne tarde généralement pas à se produire. Le front distendant énormément le périnée apparaît de temps en temps pour rentrer bientôt dans les parties génitales. Le menton n'en reste pas moins la partie fœtale qui vient la première se dégager définitivement à la vulve.

Les irrégularités du cinquième et du sixième temps ont moins d'importance. Ce sont les mêmes que dans la présentation du sommet.

LXXV. — MÉCANISME DE L'ACCOUCHEMENT DANS LA PRÉSENTATION DU SIÈGE (1).

Que le siège soit complet ou décomplété, le mécanisme est toujours analogue à celui que nous avons décrit dans les présentations du sommet et de la face : seulement ici l'ordre suivi dans l'expulsion successive des deux parties du fœtus, tête et corps, est renversé.

L'accouchement en présentation du siège comprend six temps :

1° Pelotonnement du siège ;
2° Engagement et descente du siège dans l'excavation ;
3° Rotation du siège ;
4° Expulsion du corps ;
5° Rotation de la tête ;
6° Expulsion de la tête.

§ 1. — *Premier temps.* — *Pelotonnement du siège.*

Ce temps consiste dans l'amoindrissement progressif de la masse volumineuse formée par le bassin, les fesses et les membres inférieurs du fœtus. Ce pelotonnement est plus ou moins nécessaire suivant que l'attitude du fœtus au début du travail comportait une flexion plus ou moins complète des membres inférieurs.

(1) L'étude du mécanisme de l'accouchement dans la présentation du siège est, à mon avis, l'un des points les plus importants de l'enseignement à des élèves accoucheuses. Celles-ci ne sauraient trop apprendre et réapprendre que la moindre manœuvre en apparence inoffensive, mais en réalité inopportune, que le seul fait de saisir maladroitement le corps du fœtus, peut transformer le plus simple des accouchements en un cas grave de dystocie.

Avec un siège complet le premier temps est plus long et plus important. Il a moins d'importance si les membres inférieurs sont étendus (présentation des pieds) ou même s'ils sont incomplètement fléchis (présentation des genoux ou des fesses).

Le pelotonnement du siège a pour résultat la transformation d'une masse irrégulière en une masse plus uniformément arrondie qui pourra ainsi descendre avec plus de facilité dans l'excavation.

Le premier temps est suivi d'un véritable amoindrissement dans le volume du siège, grâce à la compressibilité des parties qui le constituent. Une seule chose ne peut être réduite par compression, c'est le diamètre bitrochantérien.

§ 2. — *Deuxième temps.* — *Engagement et descente dans l'excavation.*

Le siège complet ou décomplété s'engage toujours par son diamètre transverse, le diamètre bitrochantérien, dans l'un des diamètres obliques du bassin. Cet engagement a lieu seulement pendant le travail.

La descente dans l'excavation se produit habituellement avec assez de lenteur, soit parce que le siège complet forme une masse assez volumineuse et toujours un peu irrégulière, soit parce que le siège décomplété est formé de parties trop peu arrondies pour contribuer efficacement à la dilatation de l'orifice utérin.

Il est rare que la hanche antérieure ne descende pas avant la postérieure.

Pendant que la partie inférieure du tronc du fœtus descend dans l'excavation, l'abdomen se trouve de plus en plus comprimé ; aussi, après la rupture de la poche des eaux, l'écoulement du méconium est-il l'un des phénomènes presque constants du deuxième temps.

On reconnaît assez facilement le temps de descente à la hauteur plus ou moins grande à laquelle le doigt peut atteindre les parties fœtales. La fesse antérieure est souvent le siège d'une tuméfaction assez marquée, ou même d'une véritable bosse sanguine. On aura donc soin de prendre comme point de repère soit une partie osseuse, ischion ou coccyx, soit l'anus, facile à reconnaître et qui ne se déplace pas.

Avant l'engagement, il n'y a généralement pas de parties fœtales accessibles.

LXXVI. — SUITE DU MÉCANISME DANS LA PRÉSENTATION DU SIÈGE. 3ᵉ ET 4ᵉ TEMPS.

§ 1. — *Troisième temps. — Rotation du siège.*

De même que la rotation de la tête dans les présentations du sommet et de la face a amené les grands diamètres de la tête dans le diamètre antéro-postérieur au bas de l'excavation, de même dans la présentation du siège un mouvement de rotation amène le grand diamètre du siège, c'est-à-dire le diamètre bi-trochantérien dans le diamètre coccy-pubien.

La hanche, qui est en avant, vient se fixer sous le pubis comme s'y sont fixés l'occiput et le menton dans les présentations de la tête.

Le corps tout entier peut participer à ce mouvement de rotation, et le diamètre bi-acromial se trouve alors, lui aussi, amené dans une direction antéro-postérieure. Ce n'est cependant pas le cas le plus ordinaire, et la rotation des épaules ne paraît ordinairement se faire qu'après leur engagement.

La rotation du siège se produit assez tard, au moment où le périnée se trouve déjà fortement déprimé. On la reconnaît moins facilement que la rotation dans les autres présentations, en raison de la diversité et de la variabilité de situation des parties fœtales accessibles, et surtout de la mobilité de plusieurs de ces parties. Le coccyx et les organes génitaux sont à ce point de vue les meilleurs points de repère.

A la fin du troisième temps, l'une des hanches est hors du bassin sous le pubis ; le corps tout entier subit une légère torsion momentanée.

§ 2. — *Quatrième temps.* — *Dégagement du corps.*

Ce temps comprend non seulement l'expulsion du siège, mais celle du corps tout entier, tronc et membres.

Quand l'une des hanches, l'antérieure (fig. 18), est par le fait du troisième temps parvenue sous le pubis, les contractions utérines abaissent de plus en plus la hanche postérieure, lui font parcourir toute l'étendue du périnée, et c'est cette hanche pos-

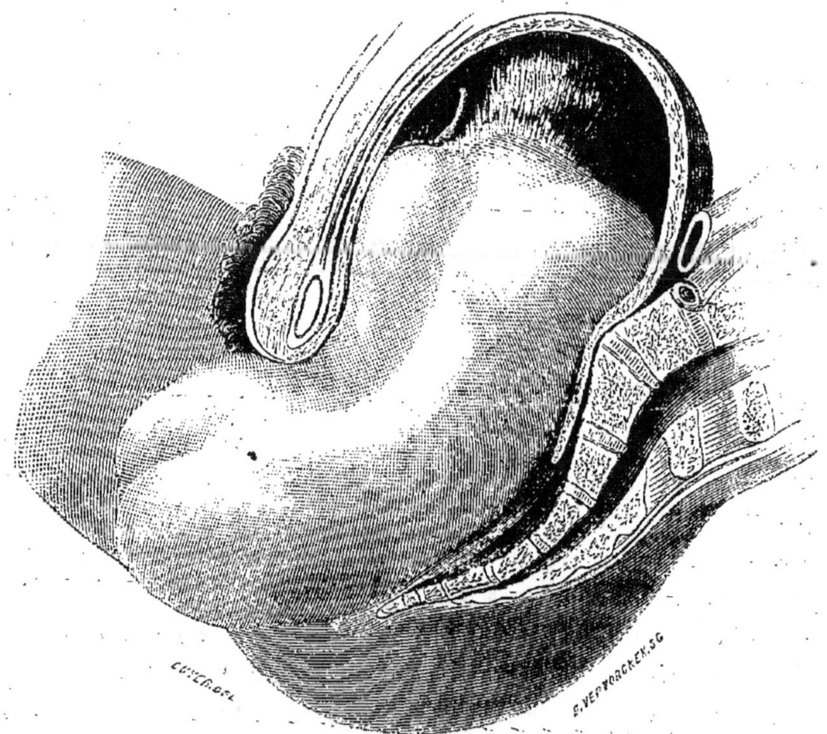

Fig. 18. — Dégagement du siège.

térieure qui apparaît la première à la vulve; la hanche antérieure se dégage immédiatement après. — Les membres inférieurs sont expulsés après ou avant les hanches suivant que le siège est complet ou qu'il présente l'une des variétés du siège décomplété : pieds, fesses, genoux.

Ces parties dégagées, le tronc décrit une courbe à convexité postérieure ; l'un des côtés du fœtus s'applique contre la concavité sacrée pendant que l'autre est derrière le pubis.

S'il n'a été exercé sur le corps fœtal aucune traction, les membres supérieurs viennent habituellement fléchis, accolés et croisés sur le devant de la poitrine. Ils se relèvent au contraire sur les côtés de la tête sous l'influence des tractions et surtout des tractions faites dans l'intervalle des contractions utérines. Il importe donc de ne jamais tirer sur le corps du fœtus déjà en partie expulsé sans avoir réfléchi au relèvement possible des bras. Nous reviendrons sur cet important sujet à propos des soins à donner à la femme pendant le travail.

Les coudes passent ordinairement comme les trochanters, l'un sous le pubis, l'autre à la commissure postérieure.

Dans les conditions normales, les épaules sortent avec facilité, surtout si le passage d'un siège complet a dilaté largement l'orifice utérin. L'expulsion des épaules se fait comme celles des trochanters, c'est-à-dire que l'une d'elles, l'antérieure, venant se fixer un instant sous le pubis, l'autre parcourt le périnée et vient se dégager à la vulve.

Le corps entier une fois dégagé retombe entre les cuisses de la mère. Une partie du cordon est dehors, l'autre est dans l'excavation, fort exposée à être comprimée par la tête fœtale à un moment où le fœtus ne peut encore respirer. Il importe donc que le quatrième temps ait une courte durée et qu'il soit aussi rapidement suivi par le cinquième. Beaucoup d'enfants meurent à ce moment.

LXXVII. — SUITE DU MÉCANISME DANS LA PRÉSENTATION DU SIÈGE. 5e ET 6e TEMPS.

§ 1. — *Cinquième temps. — Rotation de la tête.*

La tête fœtale non encore expulsée conserve son attitude ordinaire, la flexion, et sous l'influence des contractions utérines s'engage par ses diamètres longitudinaux dans un diamètre oblique du détroit supérieur. Les contractions utérines continuant, un mouvement de rotation tout à fait analogue à celui que nous avons décrit dans la présentation du sommet amène l'occiput en avant. Les diamètres antéro-postérieurs de la tête prennent de plus en plus la direction du diamètre coccy-pubien et enfin la région sous-occipitale arrive sous le pubis.

Pour que ce temps de rotation s'accomplisse, la situation du corps déjà expulsé doit être telle que le mouvement de la tête ne soit point mécaniquement empêché ou perverti.

La transmission par le cou à tout le corps du mouvement de rotation de la tête n'est possible qu'à la condition que le corps fœtal ne soit point maladroitement dirigé et qu'il ait pu conserver au moins à peu près la direction qu'il avait pendant le quatrième temps, ou même que le dos ait été dirigé en avant par un mouvement convenablement dirigé.

De même que le cinquième temps dans la présentation du sommet, le cinquième temps dans la présentation du siège a de la tendance à ne se produire qu'après un petit intervalle et un arrêt momentané des contractions utérines. Cet arrêt est heureusement presque toujours très court ; il ne saurait se prolonger sans faire courir de graves dangers à l'enfant.

L'accoucheuse qui soulève en dehors de la vulve le corps déjà expulsé du fœtus peut à volonté empêcher ou favoriser le cinquième temps. La vie du fœtus dépend donc à ce moment de l'habileté et surtout de la prudence de l'accoucheuse.

§ 2. — *Sixième temps.* — *Expulsion de la tête.*

Au début du sixième temps, le ventre du fœtus est dirigé vers l'anus de la mère le dos vers le pubis. Toutes les parties fœtales autres que la tête doivent être déjà dehors ; la *tête doit être restée fléchie.* Dans ces conditions, pendant que la nuque se fixe sous le pubis, le front parcourt rapidement la concavité sacrée, puis le périnée ; la flexion s'exagère de plus en plus et la commissure postérieure découvre successivement le menton, la bouche, le nez, le front, le vertex. L'occiput, arrêté un instant derrière le pubis, sort le dernier du canal génital.

Le poids du corps fœtal, pendant en quelque sorte au-devant de la vulve, tend plutôt à ralentir qu'à favoriser le sixième temps. Il y a donc avantage à ce que le corps soit soulevé par les mains de l'accoucheuse de manière à rapprocher lentement le dos du fœtus du ventre de la mère. Mais autant cette petite manœuvre est utile quand elle est faite à propos, autant elle est dangereuse si on cherche à la faire trop tôt ou si on la fait mal.

Il faut que le menton sorte le premier, c'est là ce que vous ne devrez jamais oublier, et pour qu'il sorte le premier il est indispensable que la tête soit fléchie.

Au sixième temps comme au cinquième, l'existence du fœtus est donc encore entre les mains de l'accoucheuse.

§ 3. — *Mécanisme dans les diverses positions du siège.*

Nous n'avons pas, à propos de la grossesse, étudié avec détails les positions du siège; nous avons seulement fait remarquer qu'il pouvait être utile pendant le travail de savoir quelle hanche ou quel trochanter tendait à venir sous le pubis.

On peut exprimer la même idée en disant qu'il faut savoir de quel côté est le dos, à droite ou à gauche.

Il ne peut en effet exister au point de vue du mécanisme que deux cas : ou bien le dos est à droite et alors le trochanter droit est en avant au niveau de l'une des éminences ilio-pectinées; ou bien le dos est à gauche, et c'est alors le trochanter gauche qui se trouve vers l'éminence ilio-pectinée droite ou gauche.

Ainsi, que la direction générale du dos, toujours oblique au début du travail, soit en avant et à droite ou en arrière et à droite, c'est toujours la même hanche, la droite, qui vient sous le pubis. Seul le sens de la rotation est changé, puisque dans les deux cas le trochanter droit vient sous le pubis. Il part de l'éminence ilio-pectinée gauche dans le premier cas, de l'éminence ilio-pectinée droite dans le deuxième.

LXXVIII. — IRRÉGULARITÉS DU MÉCANISME DANS LA PRÉSENTATION DU SIÈGE.

1° *Pelotonnement.* — Le temps de pelotonnement est variable comme facilité et comme rapidité. On pourrait admettre comme irrégularités de ce temps certaines variétés de présentation produites pendant le travail, présentation des pieds par exemple.

2° *Engagement et descente.* — La descente dans l'excavation est habituellement lente et les irrégularités du deuxième temps portent surtout sur cette lenteur plus ou moins grande.

La déflexion des membres inférieurs au moment de l'engagement ou pendant la descente se produit quelquefois. Au lieu d'être une circonstance favorable, cette déflexion est plutôt nuisible parce qu'un siège décomplété dilate peu les parties maternelles, et il est utile qu'elles soient bien dilatées pour que la tête fœtale puisse les franchir rapidement.

3° *Rotation du siège.* — La rotation est quelquefois incomplète, et l'accouchement ne se fait pas moins, pour peu que le fœtus soit petit. Le diamètre bitrochantérien est dans ce cas assez court pour que son dégagement puisse se faire dans un diamètre voisin du coccy-pubien ou même dans un diamètre oblique.

4° *Expulsion du corps.* — Le quatrième temps est celui qui peut présenter le plus d'irrégularité, parce qu'il comprend l'expulsion de parties fœtales très dissemblables.

Si le siège est complet, son dégagement est assez long, mais le reste du corps suit avec plus de rapidité.

Le quatrième temps s'effectue en général d'autant mieux qu'il est plus spontané, c'est-à-dire qu'on a mieux laissé agir seules les contractions utérines.

Une des irrégularités les plus importantes est le relèvement des bras contre la tête. Ce relèvement est presque impossible dans la plupart des cas où les contractions utérines agissent seules sur le fœtus. Il se produit au contraire à peu près fatalement, si l'on tire dans l'intervalle des contractions sur les parties fœtales déjà expulsées.

Le relèvement des membres inférieurs le long du tronc (présentation des fesses) est défavorable en ce que ces membres forment avec le tronc une masse rigide qui s'accommode difficilement à la courbure du canal génital ; mais cette difficulté, habituellement sans importance grave, n'est jamais la conséquence d'une manœuvre maladroite comme l'est le relèvement des bras.

Les épaules s'engagent dans un diamètre oblique au détroit supérieur. Quelquefois elles prennent une direction presque transversale, surtout sous l'influence de manœuvres extérieures. Il suffit habituellement d'une contraction utérine pour les remettre dans une direction favorable. On évitera surtout de chercher à faire passer sous le pubis l'épaule qui doit spontanément passer en arrière, la droite par exemple, si le trochanter gauche est venu sous le pubis.

On modifiera le moins possible, à moins de nécessité urgente, l'expulsion spontanée. Encore dans les cas pressés aura-t-on soin de n'intervenir qu'en observant avec soin les règles que nous énumérerons à propos des soins à donner pendant le travail.

5° *Rotation de la tête.* — Il arrive quelquefois que la rotation de l'occiput se fasse non pas en avant, mais en arrière, presque toujours, encore grâce à une intervention maladroite.

Quand l'occiput est en arrière, l'accouchement est encore possible par le mécanisme que voici :

Premier cas. — Occiput en arrière, tête fléchie.

La région sous-occipitale vient s'immobiliser à la commissure postérieure, la tête se fléchit de plus en plus. Le menton franchit l'arcade pubienne sous laquelle on voit apparaître successivement la bouche, le nez, le front, le vertex. Ce mécanisme est absolument analogue au mécanisme normal, avec cette différence que le dégagement se fait à la commissure antérieure au lieu de se faire à la commissure postérieure. Il n'est possible que si le corps du fœtus peut être abaissé fortement (hors du lit) et si la tête fœtale est non seulement fléchie, mais susceptible de subir une flexion exagérée.

Deuxième cas. — Occiput en arrière, tête défléchie.

Dans ce cas défavorable, dû encore presque toujours à des tractions intempestives, le menton encore dans le bassin vient s'immobiliser derrière le pubis, et la tête, grâce aux contractions utérines, tend à se défléchir de plus en plus. Dans ces conditions, si la tête n'est pas trop volumineuse, l'accouchement se termine ainsi : l'occiput apparaît à la commissure postérieure, la déflexion s'accentue, et le périnée, de plus en plus distendu, découvre successivement à la commissure postérieure le vertex, le front, le nez, la bouche ; le menton sort le dernier. Ce mécanisme est peu favorable ; sa lenteur ordinaire fait qu'il y a lieu de l'éviter le plus possible.

6° *Expulsion de la tête.* — Le sixième temps ne présente comme irrégularités que les conséquences de la déflexion et celles de la rotation. Nous venons de voir à quoi aboutit la rotation en arrière.

L'expulsion de la tête, sauf dans le cas particulier signalé à propos du cinquième temps, n'est possible que si la tête est fléchie. Si elle ne l'est pas, c'est presque toujours parce qu'on a tiré mal à propos sur le tronc ou les membres du fœtus. La petite manœuvre qui consiste à maintenir, avec le doigt recourbé dans la bouche, le menton rapproché du sternum suffit habituellement à empêcher la déflexion.

La durée plus ou moins longue du sixième temps est d'une importance extrême. Beaucoup d'enfants meurent par compression du cordon pendant le dégagement de la tête.

Vers la fin de l'accouchement en présentation du siège, la femme doit être placée en travers du lit pour qu'une intervention, si elle doit avoir lieu, puisse se faire sans perte de temps.

L'accoucheuse se rappellera surtout que presque toutes les irrégularités dans le mécanisme de l'accouchement par le siège ont pour cause des tractions inopportunes exercées sur les parties fœtales déjà expulsées.

LXXIX. — MÉCANISME GÉNÉRAL DE L'ACCOUCHEMENT SPONTANÉ.

Les diverses présentations offrent au point de vue du mécanisme de l'accouchement une analogie telle qu'on peut admettre avec Pajot une même loi résumant le mécanisme dans tous les cas.

Le fœtus est composé de deux parties: la tête et le corps. Quelle que soit celle de ces deux parties qui soit expulsée la première, le mécanisme de l'accouchement comporte toujours six temps qui sont:

1er TEMPS. — Amoindrissement de la première partie fœtale.

2e TEMPS. — Engagement dans un diamètre oblique au détroit supérieur et descente dans l'excavation de la première partie fœtale.

3e TEMPS. — Rotation de la première partie fœtale.

4e TEMPS. — Dégagement de la première partie fœtale.

5e TEMPS. — Rotation de la deuxième partie fœtale.

6e TEMPS. — Dégagement de la deuxième partie fœtale.

Si l'on veut appliquer à chaque cas cette loi générale, on pourra dresser le tableau suivant :

1er TEMPS. — Amoindrissement de la première partie fœtale.....	*Sommet.*	Par flexion de la tête.
	Face.	Par déflexion de la tête.
	Siège.	Par pelotonnement.
2e TEMPS. — Engagement et descente	*Sommet.* *Face.* *Siège.*	Dans tous les cas engagement du grand diamètre dans un diamètre oblique du détroit supérieur, puis descente par simple progression.
3e TEMPS. — Rotation de la première partie fœtale	*Sommet.*	Point sous-occipital amené sous le pubis.
	Face.	Point sous-mental amené sous le pubis.
	Siège.	Trochanter situé en avant amené sous le pubis.
4e TEMPS. — Dégagement de la première partie fœtale........	*Sommet.*	Par déflexion de la tête.
	Face.	Par flexion de la tête.
	Siège.	Par simple progression.

5ᵉ TEMPS. — Rotation de la deuxième partie fœtale.............

   Sommet.
   Face. } Épaule antérieure amenée sous le pubis
   Siège. Point sous-occipital amené sous le pubis

6ᵉ TEMPS. — Dégagement de la deuxième partie fœtale........

   Sommet.
   Face. } Le corps se dégage par simple progression.
   Siège. Flexion exagérée et progression de la tête.

CHAPITRE V

LXXX. — ÉTAT DES PRINCIPALES FONCTIONS DE LA MÈRE ET DU FŒTUS PENDANT LE TRAVAIL. PHÉNOMÈNES GÉNÉRAUX DU TRAVAIL.

§ 1. — *Chez la mère. Phénomènes généraux du travail.*

On désigne sous le nom de phénomènes généraux du travail l'ensemble des modifications éprouvées par l'organisme maternel sous l'influence du travail de l'accouchement. Ces modifications portent sur la sensibilité, les mouvements, la circulation, la température, la respiration, la digestion, la miction et la défécation.

Sensibilité. — Il est rare que les douleurs de l'accouchement ne s'accompagnent pas d'un peu d'agitation. Cette agitation peut aller jusqu'au délire. Quand l'accouchement est long et difficile malgré des contractions énergiques, la femme devient très irritable et il est parfois difficile de la contenir.

Mouvements. — Après une série de mouvements désordonnés, il survient quelquefois des crampes extrêmement pénibles, qui immobilisent douloureusement un des membres inférieurs, le plus souvent celui qui correspond à la présentation.

Circulation. — La circulation est activée pendant le travail ; le pouls devient plus fort et plus fréquent.

Température. — La température s'élève, mais rarement de plus d'un demi-degré. Cette augmentation paraît être proportionnelle à la durée et à l'intensité des contractions.

Respiration. — La respiration s'accélère, surtout si les cris sont fréquents. Le maximum d'accélération correspond à l'intervalle des douleurs.

Digestion. — La digestion est assez difficile; et si la femme a pu faire un repas tout à fait au début du travail, elle ne tarde pas à éprouver un véritable dégoût pour la nourriture. Quelquefois il survient des vomissements.

Miction. — La plupart des femmes urinent fréquemment pendant le travail, et la vessie a cessé depuis quelque temps de pouvoir contenir beaucoup de liquide. Quelquefois cependant, la vessie est pleine au début du travail et la compression que subit l'urèthre empêche qu'elle se vide spontanément.

Défécation. — Chez beaucoup de femmes, des matières fécales sont expulsées au moment où une partie fœtale parcourt le périnée. Si ces matières sont trop dures, elles restent dans le rectum, mais retardent quelquefois la terminaison de l'accouchement.

La plupart des phénomènes généraux cessent brusquement après l'expulsion du fœtus et surtout après la délivrance.

§ 2. — Chez le fœtus.

Circulation. — Au début des contractions utérines, le nombre des battements du cœur fœtal paraît un peu augmenté ; mais, après un certain temps, les contractions produisent, au contraire, un ralentissement dans la circulation fœtale. Dans les accouchements trop laborieux, ce ralentissement peut aller jusqu'à l'arrêt complet.

Le danger ne commence habituellement pour le fœtus que lorsqu'il s'est écoulé un temps assez long depuis la rupture des membranes.

L'intégrité de la poche des eaux est ce qui le protège le mieux.

Respiration prématurée. — La compression du cordon et du placenta, surtout lorsqu'une partie du fœtus est déjà expulsée et surtout si cette partie du corps est le siège, a pour conséquence un certain degré d'asphyxie auquel le fœtus cherche à remédier par des efforts prématurés d'inspiration. Il arrive alors que des mucosités ou du sang peuvent pénétrer dans ses voies respiratoires.

Les efforts prématurés de respiration dans la présentation du siège sont malheureusement aussi fréquents que dangereux.

Méconium. — L'expulsion prématurée du méconium est une conséquence des contractions utérines énergiques long-temps répétées ; sans importance lorsque le siège se présente, cet écoulement devient un signe défavorable dans les autres présentations.

CHAPITRE VI

LXXXI. — MODIFICATIONS DE FORME DU FŒTUS PENDANT LE TRAVAIL.

Quand on considère une tête fœtale immédiatement ou peu après son expulsion, il est très fréquent et même très constant de voir que cette tête n'est plus régulière et qu'aplatie d'un côté, elle proémine de l'autre. Cette proéminence elle-même sert souvent de base à une saillie molle et fluctuante qu'on désigne sous le nom de *bosse séro-sanguine.*

La déformation peut exister aussi ailleurs que sur la tête, mais le tronc et les membres ont assez de souplesse pour reprendre presque toujours de suite leur forme et leur aspect normaux.

La tête, plus résistante et aussi mieux disposée pour subir pendant le travail une longue compression, reste déformée plus longtemps. La déformation tient donc surtout à la compression que les contractions utérines font éprouver à la partie fœtale en présentation pour accommoder sa forme à celle du canal génital.

L'importance des déformations est généralement en rapport avec la durée et les difficultés de l'accouchement. Les déformations elles-mêmes sont variables avec la présentation et la position.

Bosse séro-sanguine (fig. 19). — La bosse séro-sanguine est une tuméfaction limitée qui siège au niveau de la partie fœtale en présentation. Quelques auteurs lui donnent le nom de *thrombus*.

La bosse séro-sanguine renferme un liquide séreux, mais plus ou moins sanguinolent et dont la couleur varie du rose au rouge foncé. Cette sérosité soulève la peau et lui communique sa couleur.

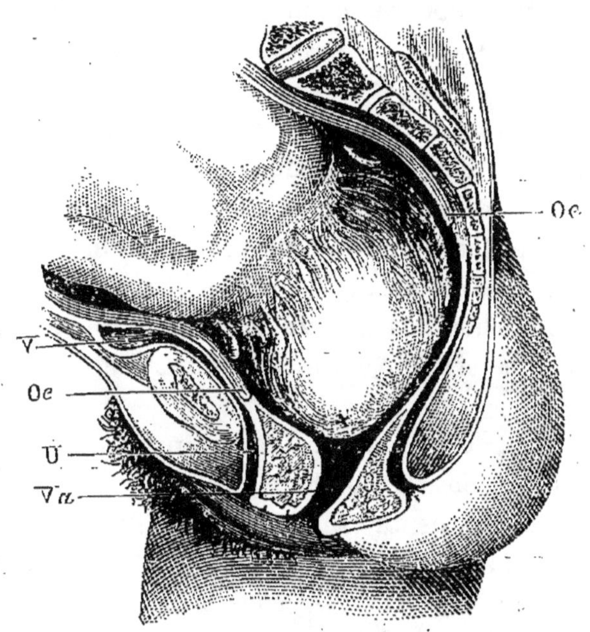

Fig. 19. — Formation de la bosse sanguine : V, vessie ; Oe, orifice externe ; U, urèthre ; Va, vagin ; +, point où se trouve la bosse sanguine.

La bosse séro-sanguine se forme après la rupture de la poche des eaux, toujours au niveau de la région qui proémine le plus dans l'excavation ou à la vulve. Avec des membranes très souples, il n'est pas extrêmement rare qu'une bosse sanguine peu volumineuse commence à se former avant la rupture de la poche.

La bosse séro-sanguine correspond toujours au vide que laisse l'orifice utérin pendant la période de dilatation ou au vide que laisse l'anneau vulvaire pendant la période d'expulsion; aussi arrive-t-il que, pendant un accouchement un peu long, une bosse séro-sanguine puisse se former successivement en deux points différents.

La formation d'une bosse séro-sanguine même volumineuse n'a presque jamais d'inconvénients sérieux, au moins dans l'accouchement normal. Elle peut seulement rendre plus difficile le diagnostic par le toucher de la présentation et de la position. Elle peut encore, quand elle atteint des proportions énormes, faire espérer à tort une prompte terminaison de travail.

Le plus habituellement, la bosse séro-sanguine disparaît d'elle-même peu d'heures, quequefois peu de jours après la naissance. Les cas dans lesquels elle a pu devenir le point de départ d'un véritable abcès sont probablement tous des cas dans lesquels il a été pratiqué sur la partie en présentation des manœuvres imprudentes ou maladroites. L'intégrité complète de la peau est la véritable garantie d'innocuité de la bosse séro-sanguine.

Déformation et bosse séro-sanguine dans chaque présentation. — 1° *Sommet.* — Le travail a pour conséquence un chevauchement des os du crâne que nous avons déjà décrit, et qui modifie certains diamètres de la tête. Les diamètres bipariétal, bitemporal et surtout le sous-occipito-bregmatique sont les plus diminués. Le diamètre sus-occipito-mentonnier s'allonge plus ou moins suivant la position.

Dans les positions antérieures, la déformation la plus apparente est le défaut de symétrie. La tête est aplatie du côté qui correspond à l'angle sacro-vertébral.

Dans les positions postérieures, si la rotation se fait normalement, la déformation est la même que si l'occiput eût été primitivement en avant; elle est seulement plus prononcée.

Dans les positions postérieures non réduites, c'est-à-dire avec anomalie de rotation, la tête est comme étirée en haut, le dos, la nuque et l'occiput presque sur une même ligne droite. La face, le front, les pariétaux forment une autre ligne presque droite.

Le siège de la bosse séro-sanguine est variable avec la position. C'est au niveau de l'angle antérieur et supérieur du pariétal qu'on l'observe habituellement : sur le pariétal droit dans les positions gauches, sur le pariétal gauche dans les positions droites.

On peut admettre que la bosse sanguine siège sur le pariétal le plus rapproché du pubis. Toutefois, ce moyen de reconnaître après l'accouchement quelle a été la position au début. n'est applicable qu'aux cas dans lesquels la tête est restée peu de temps à la vulve.

Pour peu que la tête fœtale, après avoir accompli son mouvement de rotation, séjourne à la vulve, c'est sur le sommet même et en son centre que se forme bientôt une deuxième bosse sanguine pendant que s'efface la bosse sanguine pariétale.

2° *Face.* — Après l'expulsion en présentation de la face, la tête fœtale est prolongée en arrière, aplatie de haut en bas et offre même une dépression entre le front et le vertex.

La bosse séro-sanguine occupe l'une des joues, celle qui est en avant, et par conséquent la droite dans les positions mento-droites, la gauche dans les positions mento-gauches.

La bosse séro-sanguine est ici moins nettement limitée que dans la présentation du sommet ; les joues, les paupières sont boursouflées ; l'ensemble de la face est parfois méconnaissable. Le nez et le menton ne sont pas déformés.

3° *Siége.* — La forme de la tête est peu modifiée ; elle est un peu plus ronde que normalement dans les cas où le cinquième et le sixième temps ont été difficiles.

Les membres inférieurs peuvent conserver quelques jours une attitude analogue à celle qu'ils avaient dans l'utérus ; aussi n'est-il pas rare d'observer de véritables pieds bots sans gravité et surtout sans anomalie osseuse auxquels remédie un emmaillottage régulier.

La bosse séro-sanguine siège sur la fesse la plus rapprochée du pubis. Quelquefois une ecchymose étendue s'observe sur les organes génitaux. La tuméfaction siège aux pieds, quand ceux-ci se présentent seuls.

Il y a bien rarement lieu d'intervenir dans ces modifications de forme de la tête ou du corps chez le nouveau-né. L'aplatissement pariétal ne persiste pas au-delà de quelques heures. La bosse séro-sanguine s'efface d'elle-même ; une compression régulière au moyen d'une bande est même le plus souvent inutile pour hâter sa disparition.

On veillera un peu plus à la déformation des membres inférieurs, après présentation du siège, et au besoin on maintiendra par une petite attelle de carton et quelques tours de bande les deux membres inférieurs et surtout les pieds déformés, dans une attitude régulière.

CHAPITRE VII

Durée et pronostic de l'accouchement.

LXXXII. — DURÉE DU TRAVAIL.

La durée du travail calculée depuis l'apparition des premières douleurs jusqu'à l'expulsion définitive du fœtus est extrêmement variable. Certaines femmes éprouvent déjà des sensations douloureuses plusieurs jours avant l'accouchement ; chez d'autres, au contraire, les contractions douloureuses apparaissent seulement quelques heures avant la naissance de l'enfant.

Toutes les autres conditions étant les mêmes, une primipare accouchera moins vite qu'une multipare.

La durée de l'accouchement dépend d'un grand nombre de circonstances : présentation, position, énergie des contractions utérines, résistance plus ou moins grande des parties molles, dimensions relatives du bassin et du fœtus, etc.

C'est la dilatation de l'orifice utérin qui par sa longueur retarde le plus souvent le travail ; aussi la durée de la période de dilatation est-elle toujours plus longue que celle de la période d'expulsion. Si chez la primipare l'accouchement dure davantage, c'est surtout en raison de la rigidité plus grande de l'orifice utérin. Le vagin et le périnée sont aussi moins souples et leur résistance contribue à faire durer le travail plus que chez la multipare.

On admet comme durée *moyenne* de travail six à huit heures pour les multipares, douze à quinze pour les primipares.

Mais il ne faut pas oublier que ces chiffres sont des moyennes et qu'on trouve des cas dans lesquels le travail est beaucoup plus court, deux ou trois heures par exemple, et d'autres dans lesquels il se prolonge bien davantage, un, deux jours ou même plus.

Dans un grand nombre de cas où le travail a été très court, c'est que les contractions utérines n'ont pas été douloureuses et ont passé inaperçues. Chez d'autres femmes, au contraire, les douleurs existent déjà fort vives avant que la dilatation soit commencée.

En tenant compte de ce fait, que la période de dilatation est plus longue que la période d'expulsion et que dans les conditions normales, l'orifice met plus de temps à atteindre le diamètre d'une pièce de cinq francs, qu'il ne lui en faudra ensuite pour se dilater complètement, on peut arriver quelquefois à dire à peu près d'avance à quel moment se fera l'expulsion définitive.

Il faut que vous soyez très réservées sous ce rapport et vous laisserez supposer plutôt une durée plus considérable que ne l'indiquent les probabilités. Le moindre retard sur l'heure annoncée ne manquerait pas d'être interprété par la famille et par la femme dans le sens d'une difficulté imprévue.

L'influence de la race sur la durée de l'accouchement n'est pas nettement établie. On admet, cependant, que chez les peuplades à demi sauvages l'accouchement se fait plus vite. Si le fait était bien établi, on pourrait en chercher la cause dans le moindre volume de la tête fœtale.

On admet généralement qu'une primipare âgée accouche

moins vite qu'une primipare jeune. Il semble qu'il y ait quelque
chose de vrai dans cette opinion. Il est à peu près démontré
que les femmes très jeunes, de quinze à dix-huit ans, par exemple, accouchent presque toujours rapidement.

Chez la primipare âgée, à quarante ans, par exemple, il n'est
pas rare de voir la tête rester longtemps au détroit inférieur,
arrêtée par le coccyx immobile. La soudure de l'articulation
sacro-coccygienne est ici la cause qui prolonge l'accouchement.
La période de dilatation paraît aussi être plus longue chez la
primipare âgée.

Quelle que soit la lenteur apparente du travail, l'accoucheuse ne doit pas se laisser surprendre. Dans quelques cas,
la dilatation qui paraît se faire très lentement se termine très
brusquement par déchirure des bords de l'orifice, et quelques
contractions énergiques terminent l'accouchement. On se méfiera surtout de la rapidité extrême de la période d'expulsion
chez certaines multipares.

LXXXIII. — PRONOSTIC DE L'ACCOUCHEMENT.

§ 1. — *Pronostic général.*

Le pronostic de l'accouchement est l'exposé de sa terminaison probable. Cette terminaison peut être la conservation de la
santé de la mère et l'existence bien assurée de l'enfant. Elle
peut être la mort de l'un ou de l'autre ou de tous les deux.

Il peut survenir des complications ; le passage du fœtus peut
déterminer des lésions plus ou moins graves. Il faut savoir dans
quels cas ces accidents sont le plus à redouter.

La première condition du succès en accouchement est la propreté. La mort de la femme est presque toujours causée par
l'absence de soins méticuleux de la part de l'accoucheuse et
ensuite de la garde. Nous reviendrons plus longuement sur
cette importante question.

D'une manière générale, les dangers de l'accouchement sont

d'autant moindres que le travail a été moins long. Les multipares sont donc moins exposées que les primipares, et d'ailleurs, le passage facile d'un premier enfant actuellement vivant est la meilleure preuve que le bassin est normal ou tout au moins peut permettre le passage d'un deuxième ou d'un troisième enfant.

L'excès de rapidité du travail est cependant un danger, parce qu'il s'accompagne souvent de déchirures utérines et presque toujours au moins de déchirures du périnée.

La mort de la femme est rare pendant le travail même; mais les dangers auxquels reste exposée une accouchée sont nombreux. Nous aurons à les étudier à propos des suites de couches.

L'isolement est une bonne condition et le chiffre de la mortalité est toujours plus faible dans les campagnes que dans les villes, plus faible dans celles-ci que dans les maternités.

La mort de l'enfant pendant le travail est plus fréquente. Cette fréquence dépend surtout de la présentation, aussi devons-nous examiner successivement quel est le pronostic de l'accouchement dans chaque présentation : 1º au point de vue de la mère; 2º au point de vue de l'enfant. Nous supposerons, dans dans tous les cas, qu'il n'existe aucune anomalie des diamètres du bassin ni des diamètres fœtaux.

§ 2. — *Pronostic de l'accouchement dans chaque présentation.*

1º Sommet.

Mère. — Pour la mère, la présentation du sommet est très favorable, au moins dans les positions antérieures. Une lenteur même assez considérable de la période de dilatation est habituellement sans danger. Il est plus important que la période d'expulsion soit courte, parce que le séjour prolongé de la tête fœtale au bas de l'excavation peut avoir pour conséquence des fistules difficiles à guérir.

Les positions postérieures entraînent toujours une plus longue durée du travail. La femme est donc plus exposée dans ces cas. Si la rotation de l'occiput se fait en arrière, non seulement le travail est prolongé, mais les déchirures étendues sont beaucoup plus à redouter.

Enfant. — La présentation du sommet est encore plus favorable à l'enfant. Il faut que l'accouchement soit fort long pour que son existence soit compromise. Après la rupture de la poche des eaux, l'enfant peut cependant périr si dans un travail prolongé les contractions utérines amènent une gêne trop considérable de la circulation placentaire.

Dubois admet que la mortalité de l'enfant dans la présentation du sommet est de 1 sur 50. Ce chiffre est probablement exagéré, à moins que l'auteur n'ait voulu étendre cette statistique aux quelques jours qui suivent l'accouchement.

2° Face.

Mère. — On considérait autrefois comme très dangereuse la présentation de la face. Mme Lachapelle a soutenu qu'elle ne l'était pas plus que la présentation du sommet. La vérité est entre ces deux affirmations.

Le travail est habituellement plus long que dans la présentation du sommet, l'intervention est plus souvent nécessaire, le pronostic est donc moins favorable.

Lorsque le menton est en arrière, si la rotation est lente et surtout si cette rotation ne se fait pas ou se fait mal, le pronostic est nécessairement très aggravé. Les manœuvres pratiquées dans ce cas sont toujours dangereuses pour la femme.

Enfant. — La mortalité est beaucoup plus considérable que dans la présentation du sommet, 1 sur 20. Souvent le fœtus fait des efforts prématurés d'inspiration.

La présence de circulaires du cordon autour du cou, à peu près inoffensive dans la présentation du sommet, est ici une cause fréquente de mort par compression du cordon entre le cou et le pubis. La compression des vaisseaux du cou est encore un danger. Enfin, dans les cas de position mento-postérieure sans rotation, on est quelquefois obligé de sacrifier le fœtus en le mutilant.

3° Siège.

Mère. — Bien que le travail se prolonge quelquefois un peu, la présentation du siège est de toutes la plus favorable pour la mère. La durée très faible du séjour de la tête fœtale dans l'excavation ne permet aucune des complications qu'entraîne, dans la présentation du sommet, le contact prolongé de la tête fœtale avec les parties molles maternelles.

Enfant. — La mortalité du fœtus est considérable, 1 sur 10 environ. Cette mortalité tient surtout à la compression subie par le cordon ombilical lorsque le tronc est déjà expulsé alors que la tête ne l'est pas. Il est absolument nécessaire que le quatrième, le cinquième et le sixième temps s'accomplissent avec rapidité. Le moindre retard peut entraîner l'asphyxie.

Lorsque le siège est complet, l'accouchement est en somme un peu plus long, mais il est plus favorable pour le fœtus, dont la tête est expulsée plus rapidement.

Lorsque les fesses seules se présentent, les membres inférieurs étant relevés le long du tronc, le dégagement du corps est parfois un peu difficile, et le fœtus peut mourir pendant le travail. Lorsque les pieds se dégagent seuls avant le reste du siège, l'accoucheuse a de la tendance à tirer dessus, ce qui peut être dangereux. Lorsque le corps est en grande partie expulsé, il peut survenir des lésions sérieuses du foie, si l'abdomen de l'enfant est saisi sans précautions.

Le plus ou moins d'habileté et surtout de prudence de l'accoucheuse peut modifier beaucoup la mortalité chez l'enfant.

Vous n'oublierez pas que, sauf dans les cas de nécessité absolue, il ne doit être exercé aucune traction sur le corps du fœtus, et que si, ce qui est rare, ces tractions deviennent nécessaires, elles ne doivent *jamais* être faites en dehors des contractions utérines.

CHAPITRE VIII

Soins à donner à la femme pendant le travail.

LXXXIV. — SOINS GÉNÉRAUX.

Appelée auprès d'une femme qui se dit en travail, l'accoucheuse doit se poser d'abord les trois questions suivantes :
1º La femme est-elle enceinte ?
2º Est-elle à terme ?
3º Est-elle en travail ?

Le diagnostic de la grossesse sera basé : 1º sur les renseignements donnés par la femme : suppression des règles ; troubles digestifs, perception de mouvements actifs du fœtus, etc. ; 2º sur les signes tirés de la vue : augmentation de volume du ventre, vergetures, développement des mamelles, coloration de l'aréole, ligne brune, etc. ; 3º sur les résultats de la palpation : utérus volumineux et surtout ballottement abdominal, etc. ; 4º sur ceux de l'auscultation : bruits de souffle utérin, bruits du cœur fœtal ; 5º du toucher : modification du col, toucher des parties fœtales.

L'âge de la grossesse sera calculé : 1º d'après les renseignements donnés par la femme sur ses dernières règles ; 2º par l palpation : hauteur du fond de l'utérus, degré d'engagement d la tête fœtale ; 3º par l'auscultation : audition plus ou moin. nette des bruits ; 4º par le toucher : état du col et degré d'engagement.

Le diagnostic du travail sera établi par la coïncidence de deux signes caractéristiques : 1º *contractions utérines intermittentes* et 2º *effacement complet du col avec commencement de dilatation de son orifice.*

L'accoucheuse n'aura pas à prolonger l'exploration au poin de vue du diagnostic de la grossesse , si elle arrive de suite à l constatation d'un signe de certitude, battement du cœur fœta ou toucher des parties fœtales faciles à reconnaître.

Elle ne manquera pas de profiter du toucher pour reconnaître, si elle ne l'a fait déjà, les dimensions, au moins approximatives, du bassin. Elle ferait des mensurations plus précises dans le cas où un ou plusieurs accouchements précédents auraient été difficiles. Elle s'informera donc toujours de la manière dont se sont passés les accouchements précédents s'il y en a eu.

L'accoucheuse procédera ensuite à la recherche des renseignements suivants : 1° N'y a-t-il qu'un enfant? 2° Quelle est la présentation? 3° Quelle est la position? 4° Où en est le travail? 5° Le fœtus est-il vivant, mort ou souffrant? 6° La vessie et le rectum sont-ils vides?

Pour la solution de ces différentes questions, l'accoucheuse pratiquera méthodiquement le palper, l'auscultation et le toucher suivant les règles que nous avons établies. Elle contrôlera par les autres procédés d'exploration les renseignements qu'elle aura obtenus de l'un d'eux. C'est ainsi que lorsque le palper lui aura fait croire à la présence de la tête fléchie dans l'excavation, elle ne manquera pas de reconnaître le sommet par le toucher. De même, si la direction de la grande suture et la situation de la fontanelle postérieure lui ont fait admettre une position OIDP, elle cherchera si le maximum des bruits du cœur est bien entendu au foyer d'auscultation dans ce cas, c'est-à-dire au voisinage de l'épine iliaque antérieure et supérieure droite.

Le toucher vaginal fait reconnaître la présence de matières dans le rectum. La vessie distendue par de l'urine se reconnaît à une masse arrondie, très fluctuante et très mate à la percussion et qui soulève les parois abdominales au-dessus du pubis.

Il est une règle qui doit dominer toute la conduite de l'accoucheuse, c'est la nécessité d'une propreté minutieuse. Non seulement l'accoucheuse doit avoir les mains propres, mais il est utile qu'elle les ait lavées, avant le toucher, dans un liquide antiseptique, eau phéniquée ou liquide de Van Swieten.

Bien des femmes ont succombé, grâce à l'oubli de ces précautions. Pour cette même raison, l'accoucheuse évitera de se rendre auprès d'une femme accouchée ou en travail après avoir donné des soins à une autre femme atteinte d'une maladie infectieuse. Si elle se trouve obligée de le faire, il faut qu'elle prenne la précaution de changer tous ses vêtements et de se laver minutieusement avec un liquide antiseptique.

L'accoucheuse ne se sert pas d'instruments, mais elle peut veiller à ce que ceux qui sont employés sous ses yeux aient été d'abord très soigneusement lavés.

Dès qu'elle a examiné la femme et qu'elle est renseignée sur les diverses circonstances probables de l'accouchement, l'accoucheuse doit s'occuper des conditions hygiéniques à réaliser.

Chambre. — La chambre doit être surtout bien aérée, aussi loin que possible de tout foyer de putréfaction : fosses d'aisance, écuries, etc.

On doit pouvoir y faire du feu et y maintenir une température de 18 à 20 degrés. On adoptera de préférence une pièce munie d'une cheminée à bois. Le feu au bois dans une cheminée est le meilleur de tous les moyens de ventilation et il a en outre l'avantage de permettre, s'il est nécessaire, l'emploi très rapide de linges chauds pour ranimer un enfant.

Il ne devra rester dans la chambre de la parturiente que le nombre de personnes strictement nécessaires, c'est-à-dire l'accoucheuse et une autre personne qui servira d'aide.

Lit. — Toutes les fois qu'on le pourra, on installera un lit de travail, lit qui doit être haut, solide et un peu dur. Les anciennes paillasses doivent être rejetées comme trop poussiéreuses. Si le sommier était trop mou ou bien s'il n'en existait pas, on disposerait une planche sous le premier matelas.

Sur les matelas on étale une toile cirée très large, puis le drap de lit et enfin, immédiatement sous le bassin de la femme, une série de draps pliés.

Il est bon que le lit de travail ait exactement la même hauteur que le lit dans lequel l'accouchée se reposera pendant les jours suivants. Il faut de plus que les deux lits puissent être, à un moment donné, suffisamment rapprochés pour que la femme ait seulement à glisser de l'un dans l'autre. Dans les cas où il serait impossible d'organiser un lit de travail, on redoublerait de précautions pour éviter les souillures du lit unique.

Vêtement. — Pendant la première partie du travail, la femme peut rester habillée si elle le désire ; mais dès que la dilatation a dépassé le diamètre d'une pièce de 5 francs, et surtout si les eaux sont déjà écoulées, il ne faut laisser à la femme que les vêtements qu'elle porte habituellement la nuit. Ces vêtements (chemise, camisole) sont relevés sous le dos pour éviter qu'ils soient mouillés ou salis. Les cheveux sont nattés de manière à ce que la femme n'ait pas à s'en préoccuper de quelques jours.

Aliments et boissons. — Bien que certaines femmes puissent sans inconvénient faire au début du travail de véritables repas, il vaut mieux ne leur donner d'autre nourriture que du bouillon de viande dégraissé et froid ou tiède. Si la soif est vive, on peut donner soit la classique infusion de tilleul, qui n'a aucun inconvénient, soit un peu de café ou de thé très étendu. On peut aussi permettre à la femme de sucer quelques quartiers d'orange.

La privation complète d'aliments solides est utile 1° parce que c'est un moyen d'éviter les vomissements ; 2° parce que le chloroforme sera beaucoup moins dangereux, s'il devient nécessaire de l'employer pour quelque opération sérieuse.

Dans la chambre même de la parturiente, l'accoucheuse aura toujours à sa disposition beaucoup d'eau chaude et du savon. Un baquet ou un large vase sera disposé à part et contiendra plusieurs litres d'eau phéniquée un peu forte ou un litre de solution de Van Swieten. Chaque fois que l'accoucheuse se sera lavé les mains à l'eau et au savon, elle aura soin de les plonger dans le liquide antiseptique et de *ne pas les essuyer après*. Le corps gras dont elle se servira pour le toucher sera toujours de la vaseline phéniquée à 2 p. 100.

LXXXV. — INTERVENTION DE L'ACCOUCHEUSE PENDANT LE TRAVAIL.

Je vous citerai d'abord cette règle établie par Pajot : « Tant que les phénomènes normaux d'un accouchement : contractions utérines, dilatation, mouvements mécaniques du fœtus, se succèdent régulièrement, *quelle que soit leur lenteur*, et qu'il n'y a d'accidents reconnaissables ni du côté de la mère, ni du côté de l'enfant, le devoir de l'accoucheuse, c'est la patience. »

§ 1. — *Période de dilatation.*

Le premier soin de l'accoucheuse doit être de faire vider ou de vider elle-même la vessie et le rectum avant que le travail soit trop avancé.

La présentation et la position reconnues favorables, le bassin reconnu normal, l'accoucheuse n'a plus à intervenir pendant la dilatation. Il est cependant une précaution que je conseille vers la fin de cette période, que les eaux soient ou non écoulées : c'est une bonne et large injection d'eau phéniquée faible ou de solution affaiblie de Van Swieten dans le vagin. On fera passer un demi-litre à un litre de liquide à la température du corps.

Il ne faut pas conseiller à la femme de pousser, c'est-à-dire de faire des efforts d'expulsion pendant la période de dilatation. Ces efforts ne peuvent avoir d'autre résultat que de fatiguer la femme.

L'accoucheuse évitera de chercher, par des manœuvres artificielles, à hâter la dilatation. Ces manœuvres irritent les parties génitales de la femme, sans aucun profit pour elle.

Le toucher sera pratiqué avec les précautions de propreté que nous connaissons et avec douceur pour éviter de rompre hâtivement la poche des eaux. Toucher toutes les heures est suffisant au début du travail. On touche plus souvent à la fin.

La poche des eaux ne sera rompue artificiellement par l'accoucheuse que dans le cas que nous avons déjà précisé, c'est-à-dire quand il est bien prouvé :

1° Qu'il existe une présentation régulière du sommet dans un bassin normal ;

2° Que la poche des eaux ne contribue plus à la dilatation ;

3° Que sa présence retarde l'achèvement du travail.

Avant la fin de la période de dilatation, l'accoucheuse veillera à ce que tout soit prêt pour recevoir l'enfant et même pour le ranimer s'il naît en état de mort apparente : linges chauds, ciseaux, fil à ligature, eau chaude, layette, etc.

Une fois la dilatation reconnue complète, l'accoucheuse ne doit plus quitter un seul instant la parturiente, qui doit alors garder le lit, même si elle éprouve des besoins pressants d'aller à la selle ou d'uriner. Mieux vaut laisser la femme souiller son lit que de s'exposer à voir l'enfant s'échapper brusquement et tomber sur le sol. Il faut savoir d'ailleurs que presque toujours les besoins éprouvés par la femme ne sont qu'apparents et tiennent précisément à la présence d'une partie fœtale volumineuse sur le plancher du bassin.

En France, on fait coucher la femme sur le dos ; en Angleterre, sur le côté gauche. En Allemagne, on adopte souvent un procédé mixte : les primipares se mettent sur le côté et les multipares sur le dos.

Quelle que soit la position adoptée, l'accoucheuse doit veiller, pendant la période d'expulsion, à éviter la rupture du périnée.

§ 2. — *Période d'expulsion.* — *Soutien du périnée.*

Il est rare que chez la primipare la muqueuse vaginale et la fourchette ne cèdent pas en quelque point. Ces petites déchirures sont habituellement sans danger. Mais ce qu'il faut éviter, ce sont les déchirures étendues allant de la vulve à l'anus et transformant ces deux ouvertures en une cavité unique (rupture totale du périnée).

Il existe un grand nombre de procédés pour éviter la rupture du périnée. Nous allons énumérer les plus importants en vous faisant remarquer d'abord que les meilleurs moyens seront ceux qui répondront le plus complètement aux quatre indications suivantes :

1° Empêcher la brusque sortie de la tête ;

2° Éloigner du centre du périnée, en le rapprochant le plus

possible du centre de la vulve, le point de plus forte compression;

3° Favoriser l'extension de la tête;

4° Augmenter la résistance du périnée.

Si la femme est couchée sur le dos, les cuisses seront relevées par des aides et légèrement écartées. Un écartement trop complet favorise la déchirure.

Procédé classique. — Le procédé le plus employé en France consiste à appliquer la main à plat sur le périnée, le pouce dirigé en haut, de manière à doubler, en quelque sorte, le périnée qui cesse ainsi d'être seul à soutenir les poussées. La main ainsi appliquée contre le front, dont elle est séparée par le périnée, modère la rapidité de l'expulsion et donne ainsi aux parties molles le temps de se distendre. De plus, cette même main, repoussant en avant le front, aide à la déflexion. Ce procédé répond donc assez bien aux conditions qu'il est destiné à remplir. Il a l'inconvénient de cacher à la vue le périnée dont la déchirure peut ainsi se faire à l'insu de l'accoucheuse.

Procédé de Depaul. — Cet accoucheur se contentait de retenir, pendant un temps suffisant, la tête fœtale à la vulve au moyen de deux doigts de la main gauche fixés sur la tête, à la commissure antérieure, pendant que deux doigts de la main droite la retenaient à la commissure postérieure.

Procédé américain. — Un troisième procédé, employé surtout en Amérique, consiste à introduire deux doigts dans l'anus de la femme pour repousser la tête fœtale contre le pubis et relâcher le périnée au lieu de le soutenir. Cette manœuvre a surtout pour but de favoriser la déflexion ; elle rend de grands services, mais doit être employée avec précautions pour ne pas blesser, à travers les parois du rectum et du vagin, les yeux de l'enfant.

Procédé de Pinard. — L'accoucheuse se place à gauche de la femme ; la main gauche passée sous la cuisse gauche s'applique sur le périnée comme dans le procédé classique. La main droite passée au devant du pubis est appliquée sur la tête du fœtus, de manière à saisir cette tête et à la retenir en même temps.

L'extrémité des doigts, placée aussi bas que possible vers la commissure postérieure, cherche à attirer en haut et en dehors l'occiput et favorise le mouvement de flexion. La tête fœtale est enduite de vaseline phéniquée.

Tous ces procédés sont bons pourvu qu'ils permettent de retarder à volonté le passage de la tête. On aura donc soin, tout en favorisant le glissement par l'emploi de la vaseline phéniquée, de ne laisser s'avancer la tête que d'une quantité limitée lors de chaque contraction. Le périnée pourra ainsi se distendre peu à peu et non brusquement, et les déchirures étendues seront évitées.

On est obligé dans quelques cas, et surtout quand le périnée est épais et dur, de faire en quelque sorte la part de la déchirure en la dirigeant par une incision oblique de manière à ce qu'elle n'atteigne pas le sphincter anal.

L'accoucheuse n'aura recours que le moins possible à ce moyen qu'on a rarement l'occasion d'employer et qui ne réussit pas toujours.

Chez les primipares, l'accoucheuse n'hésitera jamais à découvrir la vulve à ce moment de l'accouchement.

Le passage des épaules donnera lieu aux mêmes précautions. Il arrive parfois qu'une déchirure commencée seulement par le passage de la tête est complétée par l'expulsion brusque des épaules.

Soutien de la première partie fœtale. — La première partie fœtale, tête ou corps, une fois expulsée, l'accoucheuse se contentera de soutenir cette partie, *n'exercera aucune traction* et, d'après la position supposée connue, se rendra compte promptement de la direction des mouvements mécaniques qui doivent spontanément s'accomplir. Elle évitera de donner soit au corps, soit à la tête une attitude qui serait un obstacle à ces mouvements. Elle n'oubliera pas qu'il est toujours moins dangereux de faire sortir la deuxième partie fœtale en exerçant des pressions sur elle à travers les parois abdominales, qu'en tirant sur la partie déjà expulsée. Elle se fera au besoin aider dans cette manœuvre d'expression pour peu que le cinquième et le sixième temps offrent des difficultés.

Elle ne confiera jamais, à moins de nécessité absolue, à d'autres qu'à un médecin ou une accoucheuse le soin de soutenir une partie fœtale expulsée. Elle veillera à ce que l'enfant à ce moment très glissant ne lui échappe pas pour tomber sur le sol.

LXXXVI. — INTERVENTION DE L'ACCOUCHEUSE DANS CHAQUE PRÉSENTATION. SOMMET ET FACE.

§ 1. — *Sommet.*

Une fois prises toutes les précautions générales dont il a été question dans les leçons précédentes, l'accoucheuse a rarement à intervenir en quoi que ce soit jusqu'à la période d'expulsion.

Rotation artificielle. — Il est cependant un cas où une petite manœuvre exécutée à propos peut éviter à la femme quelques heures de souffrance. Ce cas est celui des positions postérieures avec arrêt ou ralentissement considérable de la rotation. Voici alors comment il faut procéder (Tarnier) :

Dans le cas d'une position postérieure droite, le doigt indicateur gauche est introduit sur le côté de la tête jusqu'à ce qu'il parvienne à toucher toute la hauteur du bord postérieur de l'oreille gauche. Dès que commence une contraction, on ramène fortement l'index en avant, puis à gauche, de manière à faire tourner avec lui la tête dont l'occiput se trouve ainsi ramené en avant. On n'arrive pas toujours d'un seul coup à compléter la rotation ; dans ce cas on laisse le doigt en place pour recommencer le mouvement de rotation dès le début de la contraction suivante. On se sert de l'index droit pour la position postérieure gauche. Cette petite manœuvre n'est utile et même possible qu'à la fin de la période de dilatation, jamais avant.

Soutien de la tête. — Les précautions à prendre pour éviter la rupture du périnée sont celles que nous avons signalées déjà. Quand la tête est dehors, cette tête retombe par son propre poids, en sorte que la face de l'enfant tend à plonger dans les liquides accumulés sur le lit entre les cuisses de la mère. L'accoucheuse aura soin de soutenir légèrement la tête à ce moment, mais elle n'oubliera pas qu'une direction défectueuse imprimée à la tête peut empêcher le cinquième temps ou au moins le retarder assez pour exposer la vie de l'enfant. Aussi, dans les cas douteux, laissera-t-elle la tête obéir d'elle-même au mouvement de rotation et se contentera-t-elle d'éviter que le nez et la bouche de l'enfant plongent dans les liquides.

Retard du cinquième et du sixième temps. — Il se produit assez souvent à ce moment un arrêt du travail, arrêt momentané, mais qui peut mettre dans l'embarras, parce que l'enfant peut avoir commencé à respirer et que l'on craint pour sa vie. En pareil cas il vaut mieux frictionner fortement l'utérus à travers les parois abdominales, faire au besoin exercer par un aide quelque pression sur le fond de l'utérus, que de tirer même modérément sur la tête.

Si ces moyens ne réussissent pas, un doigt ira chercher l'épaule postérieure, la plus facile à atteindre et, se recourbant en crochet sous l'aisselle du fœtus, hâtera ainsi le dégagement. Il ne faut pas oublier, en faisant cette petite manœuvre, que le doigt doit chercher seulement au début à faire la rotation des épaules. Il faut que l'épaule antérieure se dégage sous le pubis avant de songer à amener au dehors la postérieure. L'ensemble de la tête et du cou sera donc plutôt abaissé que relevé à ce moment.

Circulaires. — S'il existe autour du cou un ou deux tours de cordon, ce dont on aura eu soin de s'assurer le plus tôt possible, il est recommandé de tirer légèrement sur la portion placentaire de ce cordon de manière à le relâcher un peu pour faire passer l'anse de cordon ainsi formée par dessus la tête ou par dessous les épaules. On y parvient rarement.

Si la partie placentaire du cordon était très tendue et menaçait de se rompre ou au moins de retarder l'expulsion, on la

couperait et on extrairait rapidement le fœtus en même temps
que l'on pincerait le bout fœtal du cordon.

§ 2. — *Face*.

On considérait autrefois la présentation de la face comme
très dangereuse pour la mère et pour l'enfant, aussi cherchait-on
à la transformer en présentation du sommet au début du travail, et quand on ne pouvait y parvenir, on tentait la version. Il
est actuellement bien démontré que l'intervention est le plus
souvent plus nuisible qu'utile. Tout au plus a-t-on, dans des
cas tout à fait exceptionnels, à favoriser la rotation si le menton
tend à rester en arrière, ce qui est fort rare. La rotation artificielle se fait alors avec le doigt introduit dans la bouche jusqu'à
ce que le menton ait pu être amené sous le pubis. Pendant les
temps de dégagement de la tête, de rotation ou d'expulsion du
corps, la conduite à tenir est la même que pour la présentation
du sommet.

On veillera un peu plus encore à ce que des mucosités ne
pénètrent pas dans la bouche du fœtus pendant les efforts prématurés d'inspiration. Enfin on ne se laissera pas effrayer par
l'aspect vraiment épouvantable que présentent, pour quelques
heures seulement, certains enfants venus en présentation de
'a face.

LXXVII. — INTERVENTION DE L'ACCOUCHEUSE DANS CHAQUE PRÉSENTATION. SIÈGE.

C'est ici surtout que l'accoucheuse devra savoir ne rien faire.
Pendant la période de dilatation elle pourrait être tentée de
tirer sur le ou les pieds qu'elle peut atteindre. Elle ne le fera
pas, de crainte de décompléter le siège. Elle assistera sans
intervenir en quoi que ce soit aux trois premiers temps de
l'accouchement.

Pendant le dégagement du corps, elle se bornera à soutenir

les parties fœtales déjà expulsées en ayant soin de ne pas tirer dessus et encore moins d'imprimer au corps une direction nuisible. Elle se souviendra toujours que le relèvement des bras sur les côtés de la tête peut être la cause d'une perte de temps irrémédiable.

Le corps une fois expulsé, elle redoublera de précautions pour ne pas contrarier la rotation de la tête, et aura toujours présents à l'esprit les dangers que ferait courir à l'enfant la déflexion de la tête.

Elle ne relèvera le corps (*dos sur ventre*) que lorsque le menton aura paru à la commissure postérieure et qu'elle aura pris la précaution de tenir avec un doigt introduit dans la bouche le menton rapproché du sternum (fig. 20).

Si malgré toutes ces précautions la tête s'était défléchie, elle tâcherait de la fléchir de nouveau en la repoussant à travers les parois abdominales.

La manœuvre dite de Champetier de Ribes est ici fort utile ; voici comment elle s'exécute :

1° Le corps de l'enfant est couché à plat ventre sur le bras gauche de l'accoucheuse pendant que l'index de la main gauche introduit dans la bouche du fœtus tend à attirer le menton.

2° L'index et le médius de la main droite introduits entre l'occiput de l'enfant et le pubis poussent l'occiput en bas et en arrière.

3° Un aide fait de l'expression à travers les parois abdominales. C'est alors en élevant le bras gauche que l'accoucheuse opère le mouvement de dos sur le ventre.

Si la rotation de l'occiput s'est faite en arrière, l'accoucheuse se rappellera qu'il est infiniment plus favorable que la tête vienne fléchie. Aussi tâchera-t-elle de maintenir un doigt dans la bouche de l'enfant tout en abaissant le corps en entier, tout en favorisant le grand mouvement décrit par Pajot (*dos sur dos*).

Enfin si le menton s'est fixé derrière le pubis, la tête défléchie, l'accoucheuse, se faisant aider de pressions exercées sur le fond de l'utérus à travers les parois abdominales, aidera au mouvement de relèvement du corps (*ventre sur ventre*), en ayant bien soin toutefois de ne jamais tirer fortement sur le corps. En plus d'une circonstance le cou ainsi tiraillé s'est rompu et la tête est restée seule dans l'utérus.

Dans les cas où l'accoucheuse se verrait obligée de ramener les bras relevés le long de la tête, elle aurait soin de commencer par le plus facile, celui qui est en arrière et de ne pas

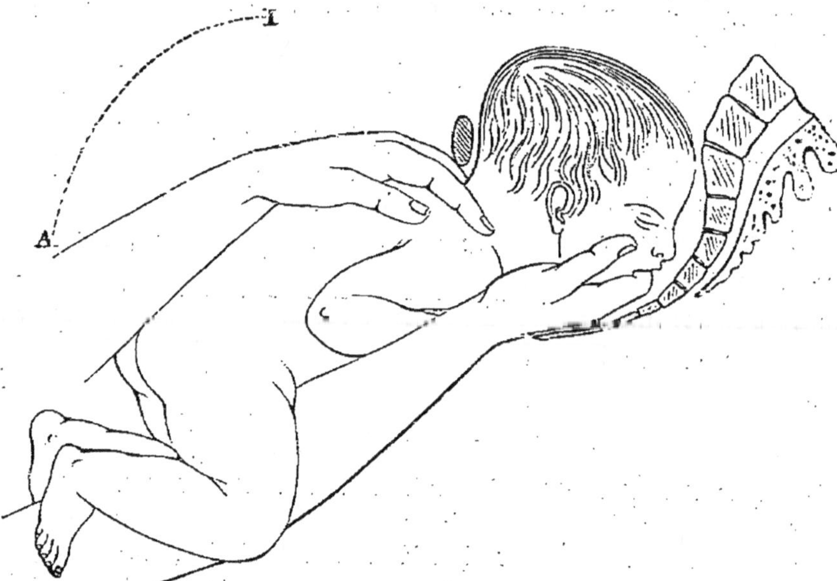

Fig. 20. — Présentation du siège. Manœuvre destinée à favoriser le sixième temps.

chercher à l'amener tout droit, mais de le fléchir d'abord devant la poitrine de crainte de le briser.

Pour la même raison, et aussi parce qu'à ce moment rien ne presse, l'accoucheuse s'abstiendra de tirer au moyen de crochets appliqués dans l'aine de l'enfant si les membres inférieurs sont relevés le long du tronc.

Dès que le cordon aura paru, l'accoucheuse s'assurera qu'il est encore le siège de battements : s'il est trop tendu, elle tirera légèrement sur sa portion placentaire de manière à former une anse. Si les battements s'arrêtent, elle tâchera de terminer le plus tôt possible l'accouchement, mais plutôt en pressant sur le fond de l'utérus qu'en tirant sur le fœtus. Dans l'intervalle des contractions il ne doit être fait de tractions dans aucun cas.

Dès qu'arrive la période d'expulsion, ou mieux dès que la dilatation est complète, la femme doit être placée en travers du lit de manière à ce qu'il ne soit point perdu de temps, soit pour faire le mouvement de dos sur dos si on a à le faire, soit pour faire appliquer le forceps sur la tête restée dernière dans le cas où cette tête paraîtrait ne pas devoir être expulsée promptement.

A moins qu'il n'ait été exercé des tractions hâtives sur les pieds, il est tout à fait rare que le dégagement de la tête soit rendu difficile par la rétraction de l'orifice utérin autour du cou.

LXXXVIII. — LIGATURE ET SECTION DU CORDON OMBILICAL.

Dès que le nouveau-né entièrement expulsé hors des parties maternelles a commencé à respirer, le placenta devient pour lui un organe inutile. Il y a donc intérêt pour éviter au moins une perte de temps à ne pas attendre l'expulsion du placenta pour séparer tout à fait l'enfant de la mère à laquelle il est encore rattaché par le cordon ombilical.

Une simple section du cordon qui serait d'ailleurs peu dangereuse *quand la respiration est bien établie*, pourrait avoir dans quelques cas pour résultats une hémorrhagie grave aux dépens de l'enfant. On a donc soin, pour éviter au nouveau-né une perte de sang, de lier le bout fœtal du cordon. Pour plus de sûreté on fait même la ligature avant la section.

A quel moment faut-il lier le cordon? — La plupart des accoucheuses ont la fâcheuse habitude de lier le cordon le plus tôt qu'elles peuvent, sans doute pour s'en débarrasser plus vite. Budin et Ribemont ont démontré qu'après son expulsion définitive, le nouveau-né reçoit encore du placenta 80 à 90 grammes de sang. Lier le cordon immédiatement, c'est donc faire à l'enfant une saignée de 80 à 90 grammes et il est facile de comprendre que cette manière de faire est généralement nuisible, surtout si l'enfant est faible.

Quel est le temps moyen pendant lequel on doit différer la ligature du cordon? Ce temps est difficile à évaluer exactement, bien qu'il soit compris entre une demi-minute et trois minutes. On se basera sur les pulsations du cordon. Tant que ces pulsations sont énergiques il y a intérêt à ne pas lier. Il est au contraire utile de le faire dès que les pulsations sont très sensiblement affaiblies.

Comment doit-on faire la ligature? — On emploie généralement en France des fils de lin ou de chanvre, forts, un peu gros et cirés. Le cordon est entouré d'un premier tour de fil et les deux bouts liés une première fois. On fait ensuite un second tour et un nœud double.

Tarnier a proposé l'emploi de la ligature élastique faite avec un fil de caoutchouc. La ligature élastique est certainement préférable, mais elle est rarement nécessaire. Elle convient surtout aux cordons gras.

La ligature avec un fil ordinaire d'un cordon très gros ne doit être faite qu'après que le cordon aura été un instant pincé avec force entre deux doigts.

La ligature doit toujours être faite avec soin en évitant de serrer trop ou trop peu. Trop serrée, la ligature coupe le cordon et tombe. Pas assez serrée, elle se relâche et des hémorrhagies mortelles pour l'enfant peuvent avoir lieu. La ligature élastique faite comme complément de la ligature ordinaire, mais plus près de l'enfant, est ici la meilleure garantie.

Lieu de la ligature. — Il y a souvent avantage à faire une ligature provisoire en un point quelconque éloigné de l'enfant et à procéder plus tard à une ligature méthodique avant d'emmailloter l'enfant.

On se contente presque toujours de faire de suite la ligature définitive.

Le point où se fera plus tard la séparation spontanée entre le cordon et l'enfant est invariable et ne dépend en rien de la longueur laissée au cordon.

Il y aurait cependant des inconvénients à conserver un bout de cordon trop long, parce que ce bout de cordon, destiné à se gangréner, ne tarde pas à répandre une odeur désagréable, d'autant plus forte qu'il est plus volumineux.

Une ligature trop rapprochée de l'ombilic aurait aussi ses dangers. Dans le cas où une hémorrhagie viendrait à se produire par le bout insuffisamment lié, il faut pouvoir toujours pratiquer une deuxième ligature plus rapprochée de l'enfant. Il est donc utile de laisser une longueur déterminée du cordon. Cette longueur doit être en moyenne de deux ou au plus trois travers de doigt.

Une accoucheuse, qui lierait le cordon très près de l'ombilic ou très loin mais le lierait bien, ne commettrait assurément aucune faute, mais elle ne manquerait pas d'être accusée de n'avoir pas su faire la ligature dans le cas où il surviendrait plus tard, fût-ce dix ans après, une hernie ombilicale.

Il faut signaler à ce propos que la hernie ombilicale existe parfois à la naissance. Une anse intestinale vient faire saillie à travers l'ombilic parmi les éléments du cordon. Il est important dans ce cas de ne lier qu'après avoir soigneusement refoulé dans l'abdomen, à travers l'ombilic, l'anse intestinale herniée.

Section du cordon. — La ligature faite, on coupe d'un coup de ciseaux le cordon ombilical du côté du placenta, à 2 centimètres environ de la ligature. L'enfant peut alors être porté soit sur un lit, soit dans une petite baignoire où il reçoit les soins que nous aurons à énumérer. Le bout placentaire du cordon est abandonné tout divisé et sans ligature entre les cuisses de la mère.

Double ligature. — Beaucoup d'accoucheuses procèdent autrement et font deux ligatures, en sorte qu'après la section faite elle-même entre les deux ligatures, le bout placentaire et le bout fœtal sont oblitérés tous deux.

Le principal et peut-être le seul avantage de cette manière de faire est d'éviter l'écoulement d'une certaine quantité de sang dans le lit de l'accouchée; mais ce sang ne sert à rien et n'appartient ni à la mère ni à l'enfant. Il est destiné, dans tous les cas, à être chassé hors de l'utérus, et il est actuellement admis par la plupart des accoucheurs qu'il y a avantage à le laisser s'écouler le plus tôt possible, évitant ainsi à l'utérus la peine de l'expulser un peu plus tard. Je conseille donc plutôt une seule que deux ligatures.

Il est cependant un cas dans lequel deux ligatures peuvent être nécessaires : c'est le cas où il reste un deuxième enfant dans l'utérus. Très rarement alors les deux circulations sont communes, mais elle pourraient l'être, et le deuxième enfant pourrait alors avoir à supporter, par le fait de la section sans ligature du bout placentaire, une hémorrhagie mortelle.

CHAPITRE IX

Délivrance.

LXXXIX. — MÉCANISME DE LA DÉLIVRANCE.

La délivrance est l'expulsion des annexes du fœtus : placenta, membranes de l'œuf et cordon ombilical.

La délivrance comprend trois temps : le décollement, l'accommodation et l'expulsion.

Décollement. — Après l'expulsion du fœtus, l'utérus, organe très rétractile, tend à revenir sur lui-même et à occuper moins de place. Bientôt des contractions utérines surviennent qui diminuent encore le volume du globe utérin. Or le placenta, organe peu rétractile, était uni sur une assez large surface à la paroi interne de l'utérus. Quand cette paroi devient de plus en plus petite, le placenta, qui ne peut suivre ce retrait, se décolle. La séparation se fait dans l'épaisseur même de la muqueuse dont une partie, la caduque, accompagne le placenta, pendant que la partie externe reste pour tapisser la cavité utérine.

La rupture d'un certain nombre de vaisseaux inter-utéro-placentaires est la conséquence nécessaire de cette séparation; aussi le décollement placentaire s'accompagne-t-il toujours d'un écoulement sanguin plus ou moins abondant, mais cet écoulement est, dans les conditions normales, sans gravité parce que le globe utérin se contractant de plus en plus comprime les vaisseaux rompus et arrête ainsi l'hémorrhagie.

Il est difficile de savoir si le placenta commence à se décoller par le centre ou par les bords; il est probable qu'il le fait un peu partout à la fois.

Le décollement commence immédiatement après l'expulsion du fœtus. Il ne se complète que sous l'influence des contractions utérines.

Il n'a été été question jusqu'ici que du placenta; les membranes de l'œuf ont aussi à se décoller, elles paraissent être en quelque sorte entraînées par le décollement placentaire. Leur séparation paraît être plus lente dans les parties de l'utérus qui avoisinent le col.

Il résulte de ce fait que si la disposition du placenta est ordinaire, c'est-à-dire s'il occupe le fond de l'utérus, il y a un moment où le placenta est décollé sans que les membranes le soient entièrement. Le placenta tombe donc, en quelque sorte, sur les membranes et tend à s'engager en les repoussant.

Accommodation. — Ce phénomène est variable suivant qu'il est plus ou moins spontané. Nous le décrirons d'abord tel qu'il se produit quand on n'intervient en rien.

De même que les contractions indolores de la grossesse ont accommodé peu à peu la forme du fœtus à celle de la cavité utérine; de même que les contractions du travail ont achevé cette accommodation, soit par la flexion ou la déflexion de la tête, soit par le pelotonnement des membres, de même ici la masse molle et volumineuse constituée par le placenta et les membranes tend, sous l'influence des contractions utérines, à accommoder sa forme à celle de l'utérus, c'est-à-dire à celle d'un corps plus long que large, plus évasé en haut qu'en bas.

Nous avons vu que le décollement des membranes se faisait habituellement moins vite sur le pourtour de l'orifice utérin. Aussi le placenta repousse-t-il devant lui les membranes qui apparaissent ainsi les premières par une sorte de retournement plus ou moins complet de l'œuf.

Lorsqu'aucune traction n'est exercée sur le cordon, c'est ordinairement un bord du placenta qui repose sur l'orifice utérin, et les contractions transforment peu à peu le placenta revêtu des membranes en un cylindre ou un cône très allongé.

Il n'en est plus de même dans le cas où des tractions sont effectuées sur le cordon. Dans ce cas, si, ce qui est le plus ordinaire, le cordon est inséré à peu près au centre du placenta, le retournement de l'œuf est complet; la face utérine du placenta est dirigée en haut, tandis que la membrane amniotique l'entoure extérieurement.

Le cordon d'abord, puis le placenta, sont venus franchir l'ouverture faite à l'œuf par la rupture de la poche des eaux et le passage de l'enfant. L'ensemble prend la forme d'un cône à base plus ou moins évasée, et ce cône reste adhérent en dernier lieu par la circonférence qui forme sa base.

Si le placenta est en raquette, c'est-à-dire si l'insertion du cordon se fait près d'un bord, c'est encore le point d'insertion qui se présente en premier lieu à l'orifice.

Expulsion. — L'expulsion du placenta et des membranes se fait en deux temps : 1° issue hors de l'utérus sous l'influence des contractions utérines ; 2° issue hors du vagin et de la vulve sous l'influence combinée des contractions du vagin et de la vulve, aidées elles-mêmes, le plus souvent, par l'intervention de l'accoucheuse.

Le premier temps de l'expulsion, sauf dans les cas d'inertie utérine, s'accomplit ordinairement seul sans difficulté ; le second serait presque toujours beaucoup trop long si l'on n'avait soin d'intervenir, ce qui est *à ce moment* facile et sans danger.

L'expulsion spontanée hors de l'utérus demande en moyenne seulement de 15 à 20 minutes. L'expulsion hors du vagin et de la vulve exigerait presque toujours plusieurs heures si elle était abandonnée à elle-même.

Il arrive assez souvent qu'une partie des membranes incomplètement décollées retarde l'expulsion définitive ; quelquefois même une rupture de ces membranes a lieu, et les portions encore incluses dans l'utérus ne sont expulsées que sous l'influence d'énergiques contractions quelques heures ou même quelques jours plus tard.

XC. — INTERVENTION DE L'ACCOUCHEUSE PENDANT LA DÉLIVRANCE.

Le temps de décollement devra *toujours* être favorisé par la provocation des contractions utérines.

Une hémorrhagie est à craindre tant que l'utérus débarrassé de l'enfant n'est pas revenu sur lui-même. On peut et on doit hâter cette rétraction par des frictions sur le ventre de la femme et par la compression entre les doigts du fond de l'utérus.

Le temps d'accommodation peut être abandonné à lui-même ou bien être aidé seulement par la continuation des frictions sur le fond de l'utérus. Il peut aussi être facilité plus directement ; de là deux méthodes distinctes d'intervention dans la délivrance : expression utérine et tractions sur le cordon.

Expression utérine. — Cette méthode, due à Credé, de Leipsick, consiste à profiter de la première contraction utérine spontanée ou provoquée pour saisir à pleines mains le fond de l'utérus à travers les parois abdominales et à le comprimer fortement de manière à chasser le placenta hors de l'utérus comme on ferait d'un noyau de cerise placé entre deux doigts. L'expression peut être poussée jusqu'à l'issue du placenta à la vulve, ou bien on achève l'extraction avec un ou deux doigts dans le vagin, ou, ce qui est préférable, en tirant très légèrement sur le cordon.

La méthode de Credé est beaucoup moins employée en France que partout ailleurs.

Tractions. — La méthode des tractions, seule connue de la plupart des accoucheuses, consiste à saisir à pleine main le cordon le plus près possible du placenta, pendant que l'autre main est appliquée sur le fond de l'utérus. On tire alors sur le cordon, dans le sens de l'axe génital, autant que possible avec modération mais sans discontinuité (Pajot).

Les tractions doivent être modérées parce que, trop énergiques, elles rompraient le cordon et obligeraient à renoncer à cette méthode. Elles doivent être continuées parce qu'elles arrivent ainsi beaucoup mieux à donner au placenta la forme régulière d'un cône et à engager le sommet de ce cône dans l'orifice utérin.

Cet orifice une fois franchi, le passage à travers le vagin et la vulve a lieu sans difficulté, presque brusquement, sous l'influence de tractions même très faibles.

Les tractions ne doivent être commencées qu'après le décollement déjà achevé du placenta. Tirer plus tôt sur le cordon, c'est s'exposer à produire le renversement de l'utérus. La main appliquée sur le fond de cet organe est précisément chargée de veiller à ce que le fond de l'utérus ne se déprime pas.

Pour Pinard, il n'est même indiqué de faire les tractions que lorsque le placenta a franchi l'orifice utérin. Il faut donc savoir attendre tout en continuant les frictions.

Choix de la méthode. — Quelle méthode faut-il adopter de préférence? L'une ou l'autre suivant les cas. La méthode d'expression favorise le décollement. Elle s'applique donc avec avantage aux cas dans lesquels on suppose le décollement incomplet. Elle est utile surtout avec un utérus peu rétractile et qui se contracte sans énergie.

La méthode des tractions suppose le cordon résistant. Elle devra donc être abandonnée si le cordon est grêle. Elle sera réservée pour les cas où le décollement placentaire est certainement achevé.

La méthode de l'expression est plus douloureuse pour la femme, mais elle a l'avantage d'expulser plus rapidement et plus complètement les caillots sanguins.

Souvent on pourra combiner avec avantage les deux méthodes, et c'est ce qu'il y a de mieux à faire si l'on dispose d'un aide.

Avec l'une comme avec l'autre, il arrive assez fréquemment que le placenta, déjà expulsé hors des parties génitales, reste rattaché à l'utérus par des portions de membranes non décollées. Il est d'usage, en pareil cas, de tordre ces membranes en faisant tourner le placenta sur lui-même de manière à former une sorte de corde. On diminue ainsi le danger de laisser dans l'utérus des portions de membranes encore adhérentes.

Il vaut mieux consacrer un quart d'heure ou même une demi-heure de plus à frictionner le fond de l'utérus que de tirer fortement sur le cordon. Il sera même utile de prolonger ces frictions après l'expulsion du placenta, c'est le meilleur moyen d'éviter les hémorrhagies de la délivrance; c'est aussi le plus inoffensif.

Le placenta et les membranes expulsés doivent être examinés avec soin. L'accoucheuse s'assurera qu'il n'y manque ni un cotylédon, ni une portion de membranes. Le meilleur moyen pour cela est de reconstituer l'œuf tel qu'il était dans l'utérus, c'est-à-dire de le retourner de nouveau après l'avoir lavé à grande eau dans une large cuvette.

La rétention d'une partie du placenta ou des membranes sera étudiée plus loin à propos des accidents de la délivrance.

CHAPITRE X

Accouchement gémellaire.

XCI. — ACCOUCHEMENT PROPREMENT DIT DANS LE CAS DE GROSSESSE GÉMELLAIRE.

Nous avons parlé de la grossesse gémellaire, de sa fréquence, de ses causes, de la situation relative des jumeaux, des variétés de fusion des membranes. Nous avons vu le plus souvent les deux enfants se présentant par le sommet; plus rarement l'un présente le sommet, l'autre le siège ; plus rarement encore tous deux présentent le siège.

Les signes de la grossesse gémellaire ont été énumérés. Dans quelques cas, c'est seulement au moment du travail qu'on est amené à diagnostiquer la présence de deux enfants dans l'utérus. Ici comme pendant la grossesse, l'important est de songer à la possibilité du fait. Les difficultés de diagnostic sont bien plus grandes que pendant la grossesse, surtout après l'écoulement des eaux, et il est arrivé aux praticiens les plus instruits appelés pendant le travail de ne songer à la présence du deuxième enfant qu'après l'expulsion du premier.

L'accouchement gémellaire est presque toujours un peu prématuré, et le travail se déclare habituellement pendant le cours du huitième mois ou au commencement du neuvième.

L'accouchement gémellaire n'est en réalité que la succession de deux accouchements et toutes les phases ordinaires se déroulent pour chaque enfant presque comme si chacun d'eux était seul.

Nous retrouvons donc ici pour chaque accouchement les contractions utérines, la dilatation de l'orifice utérin, la formation et la rupture de la poche des eaux, la distension du vagin, du périnée et de la vulve. Les phénomènes mécaniques restent les mêmes et s'accomplissent successivement pour chaque fœtus.

Il existe cependant quelques différences dans le mode d'accomplissement de certains phénomènes du travail.

Contractions utérines. — Elles sont généralement plus faibles qu'à l'état normal, en raison de ce que l'utérus a été plus distendu. Elles restent plus faibles même après l'expulsion du premier enfant, même pendant la délivrance.

Dilatation. — La dilatation de l'orifice utérin est plus lente pour le premier enfant que si cet enfant était seul. La raison de cette lenteur est à la fois la faiblesse des contractions et la rigidité de l'orifice. Le col n'a habituellement pas encore subi les modifications qui surviennent seulement pendant la dernière quinzaine du neuvième mois ; il est par conséquent moins souple.

Il est à peine besoin de faire remarquer que si la dilatation est plus lente pour le premier enfant, elle se trouve à peu près toute faite au moment où s'engage le deuxième.

Poche des eaux. — La formation et la rupture de la poche des eaux ne donnent lieu, à propos du premier enfant, à aucune observation particulière. Quant à la deuxième poche, elle se forme habituellement très vite et se rompt de même. Plus souvent que dans l'accouchement simple, on fait la rupture artificielle.

Distension des parties molles. — Lors de l'expulsion du premier enfant, la distension du vagin, du périné et de la vulve ne diffère pas de ce qu'elle est dans l'accouchement simple. Ces modifications des parties molles déjà accomplies par le premier accouchement facilitent le passage du deuxième enfant.

Phénomènes mécaniques. — Les phénomènes mécaniques du travail sont ordinairement tout à fait normaux quoique plus rapides pour le deuxième enfant. Ils sont parfois un peu modifiés pour le passage du premier. Mais ces modifications sont presque toujours de peu d'importance et ne dépassent pas les limites de ce que permet le développement habituellement incomplet de ces fœtus.

Intervalle. — L'intervalle qui sépare les deux accouchements varie entre dix et trente minutes. Très rarement il s'écoule un temps plus long. Très exceptionnellement même il a pu arriver qu'après l'expulsion d'un premier enfant, le deuxième a pu continuer à s'accroître dans l'utérus jusqu'à l'expiration du terme normal de la grossesse.

Conduite à tenir. — Si elle a pu d'avance diagnostiquer *avec certitude* la présence de deux enfants, l'accoucheuse pourra en prévenir la famille, en aucun cas la mère. Jusqu'à la fin du premier accouchement, elle n'aura rien de plus à faire que de préparer ce qui sera nécessaire pour les premiers soins aux deux enfants.

Quand, une fois le premier enfant expulsé, elle aura reconnu l'existence du second, elle confiera le premier enfant à une autre personne et ne quittera plus la mère. Elle fera des frictions sur le ventre pour provoquer des contractions qui tardent quelquefois à réapparaître. Elle ne cherchera à faire la délivrance immédiate que si le premier placenta se présente de lui-même, ce qui n'est pas le cas ordinaire.

Dès que reparaissent les premières contractions, la poche des eaux vient habituellement bomber à l'orifice. L'accoucheuse doit s'assurer de la présentation et de la position, et, si les deux sont favorables, rompre immédiatement les membranes.

Il y a tout avantage en effet à ce que le deuxième accouchement suive d'aussi près que possible le premier. L'orifice utérin est encore largement dilaté et les parties molles ont conservé toute leur souplesse.

La conduite à tenir pour chaque accouchement sera la même que si chaque enfant était seul en ce qui concerne l'intervention pendant le travail, le soutien de partis fœtales déjà expulsées, etc.

XCII. — DÉLIVRANCE DANS L'ACCOUCHEMENT GÉMELLAIRE.

La délivrance dans l'accouchement gémellaire se fait rarement en deux temps distincts séparés par la naissance du deuxième enfant. On assiste plus souvent à deux expulsions de fœtus suivies de deux délivrances.

Quelquefois cependant la naissance du premier enfant est presque immédiatement suivie de l'expulsion de son placenta. C'est dans ce cas-là seulement qu'on a un espoir d'ailleurs extraordinairement faible de voir se prolonger la grossesse.

Il existe habituellement entre les deux placentas des adhérences suffisantes pour que les deux ne puissent venir qu'après la naissance du deuxième enfant.

Ils passeraient difficilement ensemble, et c'est presque toujours le placenta du deuxième enfant qui apparaît le premier à la vulve.

Conduite à tenir. — Le premier enfant étant né, son cordon est coupé entre deux ligatures. — Des frictions sont faites sur le ventre de la femme. — Le doigt est maintenu dans le vagin jusqu'à ce que, sous l'influence des contractions utérines, quelque chose se présente, c'est-à-dire tende à s'engager. Si ce quelque chose est un placenta décollé venant tomber sur le col, l'accoucheuse l'extrait par de légère tractions sur le cordon et décide alors si elle doit ou non tenter de laisser continuer la grossesse. — Si, et c'est le cas le plus fréquent, ce qui s'engage est la poche des eaux du deuxième enfant, poche recouvrant un sommet ou un siège, les membranes sont immédiatement rompues et l'accoucheuse assiste alors à la naissance du deuxième enfant. Le deuxième cordon est lié et sectionné. Ici une seule ligature est nécessaire. Dans les cas ou l'accoucheuse croirait devoir lier aussi le bout placentaire elle le ferait avec un fil de couleur facile à reconnaître pour ne pas s'exposer à confondre les deux cordons. Des frictions sont faites de nouveau sur le ventre de la mère.

L'utérus étant déjà un peu (jamais complètement) revenu sur lui-même, des tractions légères avec toutes les précautions d'usage sont faites sur le *deuxième* cordon. Le deuxième placenta entraîne habituellement le premier derrière lui.

En aucun cas on ne doit chercher à faire passer ensemble les deux placentas. La méthode d'expression ne peut être utilisée, au moins tant que les deux placentas sont ensemble dans l'utérus.

CHAPITRE XI

Soins immédiats à donner au nouveau-né et à la mère.

XCIII. — SOINS IMMÉDIATS A DONNER AU NOUVEAU-NÉ.

Pendant l'intervalle qui sépare l'accouchement proprement dit de la délivrance, l'accoucheuse, confiant à une aide le soin de faire des frictions sur le ventre de l'accouchée et de surveiller celle-ci, emporte l'enfant entouré d'un lange de flanelle sur un lit ou sur un meuble voisin.

Elle s'assure d'abord que l'enfant respire bien et qu'il crie. Si la respiration paraît embarrassée, elle cherche si des mucosités obstruent l'arrière-bouche. Ces mucosités, quand elles existent, peuvent être enlevées au moyen d'un linge fin enroulé; mais il faut avoir la précaution de ne pas pénétrer trop profondément de peur de léser le larynx, et il importe d'être très sobre de cette petite manœuvre qui est loin d'être toujours inoffensive.

Nettoyage. — Il importe de débarrasser l'enfant de son enduit sébacé. Le meilleur moyen est un savonnage rapide dans un bain, l'eau doit être à la température du corps, c'est-à-dire 36 degrés environ. L'huile et les autres corps gras sont plus usités que le savonnage, mais nettoient moins bien et prennent plus de temps précisément en un moment où il est important de faire vite.

Lorsque l'enfant respire mal, on néglige momentanément le nettoyage et on tâche de le faire respirer mieux.

Poudrage. — Le nettoyage achevé, l'enfant est soigneusement essuyé avec des linges secs et chauds ; puis il est poudré sur toute la surface du corps et surtout au niveau des plis : aines, aisselles, etc.

Le lycopode est une des poudres qui réussissent le mieux ; on peut aussi employer l'amidon, la poudre de riz; toutes ces poudres doivent être impalpables, c'est-à-dire tellement fins que le toucher ne puisse y reconnaître la moindre petite masse dure.

Pansement du cordon. — L'accoucheuse s'occupe ensuite de cordon ombilical et s'assure d'abord que la ligature est bien faite. Elle en fait une deuxième si la première paraît insuffisante.

Le pansement du cordon se fait au moyen d'une petite compresse de toile coupée en carré et percée d'un trou en son centre. L'emploi d'une compresse préalablement trempée dans l'eau phéniquée est une garantie contre les complications, mais c'est aussi la cause d'un retard dans la chute du cordon. — Une partie de la compresse est enroulée autour du cordon auquel on a fait traverser le trou central, puis le cordon est appliqué contre le ventre dont il doit rester séparé par quelques doubles de la compresse. Une deuxième compresse sèche est mise par-dessus ; ensuite une bande un peu large est enroulée autour du ventre et maintient le tout serré modérément.

Recherche des malformations. — L'accoucheuse s'assure à ce moment qu'il n'existe aucune malformation, c'est-à-dire aucune difformité des membres, de la bouche, de l'anus et du méat urinaire (1). Elle procède ensuite à l'habillement.

Habillement. — Pendant les premiers jours, le maillot est préférable à tous les autres modes d'habillement parce qu'il transforme l'enfant en une sorte de paquet facilement maniable par la mère sans que celle-ci ait à faire trop de mouvements.

Le maillot se compose : 1° d'une petite chemise ouverte en arrière ; 2° d'une ou deux brassières ; 3° d'une couche ; 4° de deux langes ; 5° d'une bande large et longue.

On veille à ce que la chemise surtout ne fasse pas de plis sous les bras. Les membres inférieurs sont bien séparés l'un de l'autre par un repli des langes ; ils sont étendus et les langes repliés sur eux. Enfin la bande qui entoure le tout est modérément serrée de manière à ce que l'enfant puisse respirer facilement. Pour peu que l'enfant ait quelque peine à respirer, la bande est momentanément supprimée.

La tête est recouverte d'un petit bonnet peu épais.

Une fois habillé, l'enfant est couché sur le côté dans son berceau et placé dans un endroit chaud mais aéré.

Il ne doit lui être donné *aucune boisson*. L'eau sucrée dont a l'habitude de gorger le nouveau-né est fort mal supportée par lui. Rarement l'enfant peut la digérer et presque toujours il la vomit.

(1) Voir le chapitre *Pathologie du nouveau-né.*

XCIV. — SOINS IMMÉDIATS A DONNER A L'ACCOUCHÉE.

Le temps pris par tous les soins à donner à l'enfant est ordinairement à peu près celui qu'il a fallu pour permettre le décollement du placenta, surtout si on a fait aider à ce décollement par des frictions sur le ventre de la femme.

Il est évident que, tout en s'occupant du nouveau-né, l'accoucheuse n'a pas perdu de vue la mère et qu'elle a confié l'enfant à une autre personne pour s'occuper elle-même de l'accouchée pour peu qu'un phénomène inquiétant quelconque se soit produit : syncope, hémorrhagie, etc.

L'accoucheuse fait la délivrance par l'une ou l'autre méthode et à partir de ce moment ne quitte plus l'accouchée.

Frictions sur le ventre. — La délivrance achevée, l'absence d'un second enfant bien reconnue, l'intégrité du placenta et des membranes bien constatée, l'accoucheuse reprend les frictions sur le ventre et surtout sur le fond de l'utérus pour en achever au plus tôt la rétraction. Elle ne se considérera comme satisfaite que lorsque l'utérus aura pris la forme d'un *globe petit et dur*. L'accouchée éprouve presque toujours à ce moment une sensation de bien-être et un besoin de sommeil qu'il faut respecter. On pourra, *sans la déplacer*, lui donner une petite quantité d'une boisson inoffensive quelconque; puis on passera sous son siège et *sans qu'elle fasse elle-même le moindre effort*, un drap plié en plusieurs doubles. On la laissera ensuite se reposer et dormir.

L'accoucheuse ne quittera pas cependant la mère à ce moment. Elle tiendra encore une main appliquée sur le fond de l'utérus et s'assurera que cet organe ne devient ni mou ni volumineux.

Si l'utérus cessait d'être dur et globuleux, l'accoucheuse regarderait, toujours sans déplacer la femme, s'il ne se produit pas d'hémorrhagie, et recommencerait les frictions.

Il faut tâter le pouls fréquemment pour s'assurer qu'il n'y a aucune menace de syncope.

L'accoucheuse, tout en surveillant avec soin l'état de l'utérus et le maintenant rétracté, laisse reposer la femme une heure au moins ou même deux.

Toilette des organes génitaux. — Après ce laps de temps il faut procéder à la toilette des organes génitaux dans le lit même où s'est fait l'accouchement.

Le bas du ventre, les cuisses et la vulve sont lavées soigneusement au moyen d'une éponge *neuve* trempée dans un liquide antiseptique: liquide de Van Swieten ou eau phéniquée à deux pour cent. Au moyen d'une grande seringue à anneaux très propre, ce qu'une accoucheuse doit toujours posséder, il est dirigé sur la vulve, en entr'ouvrant les grandes lèvres, un jet vigoureux du même liquide antiseptique.

Il n'est pas nécessaire ni même utile que le liquide pénètre dans le vagin. Les organes génitaux ne doivent être séchés qu'au moyen de linges désinfectés par un lavage antiseptique.

Recherche des déchirures. — L'accoucheuse profite de ce moment pour regarder s'il existe des déchirures du périnée ou de la vulve. Elle redouble dans ce cas de précautions dans les soins de propreté.

Changement de lit. — Après le lavage, le lit de l'accouchée est rapproché autant que possible d'un autre lit propre dans lequel l'accouchée aura à passer près de huit jours.

Ce transport est facile si la femme peut se glisser d'un lit dans l'autre sans trop de mouvements. Dans le cas ou le rapprochement exact des lits n'est pas possible, une personne vigoureuse soulève *seule* l'accouchée qu'elle dépose doucement dans le nouveau lit.

Le deuxième lit doit être recouvert d'une toile cirée *neuve* et de plusieurs draps pliés.

Compresse à vulve. — Une compresse de toile fine trempée dans l'eau phéniquée faible ou dans la solution affaiblie du liquide de Van Swieten, puis *fortement exprimée*, est placée entre les grandes lèvres. Les cuisses sont rapprochées et la femme laissée dans l'immobilité absolue.

Mise au sein de l'enfant. — Avant de partir l'accocheuse s'assure, si elle ne l'a fait déjà, de la bonne conformaton des seins et fait faire à l'enfant une première tentative de succion de chaque côté. Elle constate une dernière fois que 'utérus est resté dur et globuleux. Elle ne doit pas s'éloigner baucoup et ne manque pas de revenir quelques heures après por vérifier encore l'état de l'utérus, s'assurer qu'il n'y a pas diémorrhagie et mettre de nouveau l'enfant au sein.

SIXIÈME PARTIE

XCV. — MODIFICATIONS DES ORGANES GÉNITAUX APRÈS L'ACCOUCHEMENT.

Organes génitaux externes. — Le passage du fœtus a distendu dans des proportions considérables les organes génitaux externes et le périnée. Aussi la femme éprouve-t-elle souvent pendant quelques heures des douleurs assez vives, soit au niveau de la vulve, soit surtout au voisinage de l'anus et du coccyx. Le besoin de pousser persiste parfois un peu après l'accouchement.

Dans beaucoup de cas, et surtout chez les multipares, la vulve et le périnée quoique distendus sont intacts. Chez les primipares il existe presque toujours des déchirures plus ou moins étendues.

Vagin. — Les modifications du vagin consistent dans le retour progressif à l'état antérieur. Toutefois, les plis transversaux et la colonne médiane restent toujours un peu effacés.

L'exfoliation lente d'une partie de la muqueuse concourt pendant un certain temps à former les lochies.

Col utérin. — Quand on touche une femme immédiatement après la délivrance (ce qu'il faut éviter de faire), il est souvent difficile de reconnaître le col très élargi et très mou au milieu des plis vaginaux. Plus tôt encore, immédiatement après l'expulsion du fœtus, la cavité utérine semblait divisée en deux cavités presque égales.

Une heure environ après la délivrance, le col s'est déjà reformé. Son orifice externe est encore assez élargi ; l'orifice interne n'a déjà plus que deux centimètres environ de diamètre chez la multipare; un peu moins chez la primipare. A ce moment la hauteur du col paraît exagérée et si l'on cherche à se rendre compte par le toucher de la distance qui sépare l'un de l'autre les deux orifices, on trouve que cette distance égale en moyenne sept centimètres.

Pendant les jours qui suivent l'accouchement le col se reforme de plus en plus. C'est vers le douzième jour qu'il a repris à peu près sa longueur normale, soit environ trois centimètres.

Les orifices se referment peu à peu : l'interne assez vite, l'externe plus lentement. Le deuxième jour l'orifice interne n'a guère qu'un centimètre de diamètre ; l'externe en a encore près de trois et la cavité du col est manifestement en entonnoir. Pendant les jours suivants l'orifice interne diminue encore, l'externe semble s'aplatir d'avant en arrière pour prendre la forme d'une fente transversale.

L'orifice externe reste entr'ouvert jusque vers le quinzième jour. A ce moment le col est encore un peu mou et plus volumineux qu'à l'état normal.

Deux mois et demi environ après l'accouchement, le col a repris assez exactement la forme qu'il avait avant la grossesse. L'orifice externe conserve toujours un peu l'aspect d'une fente transversale plus ou moins prononcée.

Corps de l'utérus. — Immédiatement après la délivrance, et pendant douze heures environ, on constate souvent que l'utérus grossit un peu. La formation de caillots dans sa cavité paraît être la cause de cette augmentation qui peut faire défaut, et l'absence d'augmentation est une signe favorable. Soit immédiatement soit après une demi-journée, l'utérus revient sur lui-même et tend à reprendre peu à peu le volume qu'il avait avant la grossesse.

Pendant les dix à douze premiers jours, la diminution moyenne de hauteur de l'utérus est d'environ 1 centimètre chaque jour. A la fin de cette période le fond de l'utérus doit être revenu au niveau du pubis. A partir de ce moment la hauteur continue à diminuer, mais moins régulièrement et moins vite.

On désigne sous le nom de *régression utérine* le retour de l'utérus à ces dimensions normales. La régression utérine n'est presque jamais entièrement achevée avant la fin du troisième mois.

En même temps que la hauteur de l'utérus diminue, cet organe tend à reprendre sa situation normale, c'est-à-dire à se redresser dans le sens de la ligne médiane. Parfois même des déviations utérines et surtout des latéro-flexions ou latéro-versions qui existaient avant la grossesse se trouvent guéries.

L'utérus reprend également sa consistance, mais après des alternatives de durcissement et de relâchement. C'est immédiatement après l'accouchement que l'utérus est le plus dur (comme une pierre, dit Tarnier).

L'ensemble de l'organe reste toujours un peu plus arrondi. Nous savons que l'utérus est formé de trois couches : 1° une couche séreuse ou péritonéale, qui s'est distendue et développée pendant la grossesse ; 2° une couche musculaire, qui s'est hypertrophiée dans de fortes proportions pour pouvoir expulser le fœtus ; 3° une couche muqueuse, dont une partie a formé la caduque ou membrane externe de l'œuf.

Les deux premières couches reviennent peu à peu à leur volume primitif, et c'est surtout le retrait de la couche musculaire qui fait la régression utérine.

Quant à la couche muqueuse, elle a disparu en partie ; il lui faut donc se reformer ; elle le fait lentement et c'est en moyenne après six semaines qu'elle est à peu près régénérée. C'est après ce même temps que les femmes qui n'allaitent pas voient reparaître leurs règles.

La réapparition de l'hémorrhagie menstruelle vient prouver surtout le retour des ovaires à leur état antérieur et le rétablissement de l'ovulation.

XCVI. — PHÉNOMÈNES QUI ACCOMPAGNENT LES SUITES DE COUCHES (TRANCHÉES, LOCHIES, LACTATION).

§ 1. — *Tranchées.*

Les tranchées ou coliques utérines sont des contractions douloureuses et intermittentes de l'utérus après la délivrance. Ces contractions sont destinées à expulser entièrement le contenu de l'utérus et surtout les caillots sanguins qui ont pu s'y former.

Comme les douleurs de l'accouchement, les tranchées durent peu : de une demi-minute à deux minutes au plus et sont suivies d'une période de calme et de repos.

Ces contractions peuvent être perçues au travers des parois abdominales, comme celles de l'accouchement, et la femme éprouve souvent la sensation que donne la formation dans le ventre d'une boule arrondie et dure.

Les tranchées utérines sont rares chez les primipares dont l'utérus plus rétractile revient plus vite et presque sans qu'il se manifeste de douleur à son état ordinaire. Elles sont au contraire presque constantes chez les multipares.

Les causes qui paraissent provoquer les tranchées, sont avant tout la présence dans l'utérus de débris placentaires, de portions de membranes ou de caillots sanguins.

L'état de plénitude du rectum et de la vessie paraît les favoriser quelquefois ; il en est de même de toute excitation mécanique : frictions sur le ventre, toucher vaginal, etc.

L'allaitement est souvent une cause de tranchées, et certaines femmes éprouvent des coliques utérines dès que l'enfant saisit dans sa bouche le mamelon.

La pression de la main sur le ventre pendant la douleur semble diminuer cette douleur plutôt que l'augmenter. Il y a là un moyen assez facile de reconnaître les tranchées utérines d'avec les douleurs d'une autre nature qui pourraient exister au même niveau. C'est ainsi que la douleur de la péritonite est exagérée par la moindre pression.

La palpation qui fait percevoir à chaque colique la contraction de l'utérus en un globe rond et dur est encore un moyen de diagnostic précieux. Enfin, la plupart du temps, à chaque tranchée succède l'issue par la vulve de lochies plus abondantes souvent entremêlées de caillots.

Les tranchées débutent habituellement peu d'heures après la délivrance ; elles durent rarement plus de trois ou quatre jours. Quand elles se prolongent davantage, ce peut être parce qu'il est resté dans l'utérus quelque débris de placenta ou de membranes de l'œuf.

Le meilleur moyen de prévenir les tranchées est de favoriser le plus tôt possible la régression utérine par des frictions sur le ventre et des pressions exercées sur le fond de l'utérus pendant et après la délivrance.

Chez certaines femmes, les tranchées existent très douloureuses et très prolongées après chaque accouchement, bien que l'utérus soit vide. Dans ce cas, on atténuera les douleurs par de petits lavements avec 10 à 15 gouttes de laudanum dans une petite quantité d'eau tiède. On donnera au plus deux de ces lavements dans les vingt-quatre heures.

§ 2. — Lochies.

A partir de la délivrance jusqu'à une époque variable mais qui dépasse rarement un mois, il s'écoule par la vulve un liquide plus ou moins abondant formé des débris de la caduque non expulsés, de sécrétions utérines et de sécrétions vaginales. L'ensemble de ce liquide porte le nom de lochies. Les lochies sont successivement sanguinolentes, séro-sanguinolentes, séreuses et enfin puriformes.

Lochies sanguinolentes. — Au début c'est du sang presque pur qui s'échappe de la vulve. C'est vers le cinquième jour en moyenne que le sang cesse d'être visible dans les lochies devenues simplement séreuses ; mais elles ont passé par un état intermédiaire, soit qu'elles aient pris le caractère séreux avec des stries de sang, soit que l'ensemble du liquide ait présenté l'aspect de la purée de marrons ou du marc de café délayé.

Lochies séreuses. — Les lochies ne restent séreuses, c'est-à-dire à peu près transparentes, que pendant quelques heures, le plus souvent vers le cinquième ou le sixième jour.

Lochies puriformes. — Peu à peu les lochies deviennent opaques, blanches ou jaunâtres. Ce sont les lochies puriformes qui doivent leur aspect à la présence d'un grand nombre de globules blancs. Elles ressemblent alors à du pus ou à du lait. Ces caractères persistent jusqu'à la disparition des lochies, c'est-à-dire jusqu'au vingtième ou trentième jour. Après quinze jours, il est rare qu'elles ne soient pas considérablement diminuées.

Durée. — Trois semaines environ, telle est donc la moyenne de durée des lochies. Chez quelques femmes l'écoulement persiste jusqu'à la réapparition des règles et même au delà.

La disparition prompte des lochies ne peut être par elle-même considérée comme un signe fâcheux. Leur prolongation exagérée est au contraire fort souvent l'indice d'une métrite ou inflammation plus ou moins chronique de la muqueuse utérine.

Quantité. — La quantité de liquide perdue est assez considéble au début ; elle va en diminuant de plus en plus.

On admet que la femme perd après l'accouchement et par le fait des lochies 1,500 grammes de son poids. Si, procédant comme pour la quantité de sang perdue par la menstruation, on cherche à évaluer l'abondance des lochies d'après le nombre de serviettes salies, on peut admettre en moyenne les nombres de 10 à 12 pour le premier jour, puis 8, 6, et enfin 4, vers la fin de la première semaine.

L'influence de l'allaitement n'est pas nettement établie et il est fort probable qu'elle est nulle.

Lochies fétides. — Il n'y a ordinairement rien à tenter, pas plus pour provoquer que pour arrêter l'écoulement lochial. Il n'en est plus de même si les lochies deviennent fétides, et surtout si leur odeur est celle des corps en putréfaction. Il faut alors et sans attendre faire des injections vaginales antiseptiques.

abondantes et fréquemment renouvelées. L'odeur cadavéreuse des lochies coïncide ordinairement, soit avec la rétention de portions du placenta, soit avec la putréfaction de quelque caillot, soit avec la gangrène de quelque point du canal génital. C'est, dans tous les cas, un signe pronostique des plus fâcheux (1).

§ 3. — *Lactation.*

La sécrétion lactée apparaît le plus souvent vers le troisième jours après l'accouchement, rarement plus tard, même si l'accouchement a été prématuré.

Jusqu'à ce moment et depuis la délivrance, parfois même dès les derniers jours de la grossesse, les pressions exercées sur le mamelon ont bien pu en faire jaillir quelque gouttes d'un liquide jaunâtre et sucré; mais cette sécrétion à laquelle on donne le nom de colostrum est peu abondante et ne pourrait suffire longtemps à l'alimentation du jeune enfant.

Lorsque le lait va apparaître, les seins deviennent durs et comme tuméfiés; les veines superficielles sont plus apparentes, le mamelon se rétracte. C'est là une raison de plus de mettre l'enfant au sein dès le premier jour, parce qu'il commence-à tirailler le mamelon et s'habitue à téter en un moment où le mamelon est plus facile à saisir.

La sécrétion lactée semble s'établir plus facilement chez les femmes qui ont déjà allaité. Chez les autres, il arrive fréquemment que le lait soit peu abondant au début.

La quantité de lait est très variable. Chez certaines femmes, il ne sort que sous l'influence de succions énergiques et répétées. Chez d'autres, il semble couler de lui-même. Le lait devient plus abondant sous l'influence de l'allaitement, il diminue au contraire si l'enfant n'est pas mis au sein aussi souvent qu'il serait nécessaire.

Il est extrêmement rare que la sécrétion du lait s'accompagne

(1) Voir *Pathologie des suites de couches.*

d'autres phénomènes que d'une douleur plus ou moins vive au moment où les seins deviennent durs et tendus. Ce qu'on décrivait autrefois sous le nom de fièvre de lait n'existe pas à l'état normal et n'a, par conséquent, aucun rapport avec la lactation qui est une fonction physiologique.

Quand il existe de la fièvre chez une accouchée, il faut en chercher la cause non dans la sécrétion du lait mais dans une maladie véritable : métrite, péritonite, pneumonie infectieuse, etc., etc., ou au moins dans une lésion d'un organe quelconque : déchirures ou gangrène de la vulve, etc., etc. Les gerçures ou crevasses du mamelon, surtout si elles s'accompagnent de lymphangite, peuvent aussi donner de la fièvre.

Chez une femme qui sécrète du lait en abondance, les seins deviennent douloureux chaque fois que le débit du lait est inférieur à sa production, c'est-à-dire chaque fois qu'il s'en écoule par le mamelon moins que les glandes mammaires n'en sécrètent.

On favorise la sécrétion du lait en tenant les seins chaudement enveloppés et surtout en faisant téter l'enfant le plus tôt possible.

On évite cette sécrétion : 1° en ne mettant pas du tout l'enfant au sein ; 2° en privant la femme de boissons. Tous les autres procédés, les purgatifs compris, sont inutiles ou nuisibles.

XCVII. — ÉTAT DES PRINCIPALES FONCTIONS PENDANT LES SUITES DE COUCHES.

Après l'accouchement, et surtout après la délivrance, la femme éprouve habituellement une sensation de bien-être accompagnée de lassitude et de besoin de repos ; rarement l'accouchée reste agitée pendant quelques heures.

Il n'est pas rare d'observer presque immédiatement après la délivrance un frisson quelquefois assez intense, presque toujours isolé et sans aucune signification fâcheuse.

Le même frisson constaté les jours suivants aurait au contraire une tout autre importance et pourrait marquer le début d'une complication mortelle.

Circulation. — Les caractères du pouls chez la nouvelle accouchée fournissent des renseignements précieux. Dans les conditions normales, le pouls doit être ralenti dès le premier jour. Ce ralentissement va quelquefois très loin, puisqu'au lieu de 70 à 75 pulsations, chiffre normal, on en trouve seulement 60, 50 et quelquefois même 40. La durée du ralentissement est variable : souvent deux ou trois jours, quelquefois une semaine, rarement beaucoup plus. Le ralentissement paraît se prolonger un peu plus chez les multipares.

Le pouls est au contraire précipité dans les cas d'hémorrhagie abondante.

Si la cessation du ralentissement, ou même son absence ne sont pas toujours des signes fâcheux, en revanche le ralentissement doit être considéré comme toujours favorable.

Le cœur qui s'était hypertrophié pendant la grossesse revient peu à peu à son volume normal.

Température. — Il est toujours utile de prendre, matin et soir, la température d'une accouchée. Cette température doit différer fort peu de la température normale, c'est-à-dire de 37°, à moins qu'il ne survienne quelque complication. Au-dessus de 38°,5 il y a toujours quelque danger sérieux à redouter.

Respiration. — La respiration qui avait été gênée pendant la grossesse et qui avait commencé à devenir un peu plus facile pendant la dernière quinzaine, reprend assez vite son rythme normal dès qu'a disparu l'obstacle mécanique qui la rendait difficile.

Digestion. — La digestion redevient aussi plus facile, à la condition toutefois que la femme ne soit alimentée pendant les premiers jours qu'au moyen des mets faciles à absorber. La constipation persiste habituellement quelques jours ; nous verrons qu'il n'y a pas lieu de la combattre immédiatement, parce qu'elle cesse d'elle-même dès que la femme peut prendre une nourriture solide. Les purgatifs sont dangereux ; les lavements eux-mêmes sont nuisibles pendant les quatre ou cinq premiers jours.

Miction. — La quantité d'urine éliminée pendant les premiers jours des suites des couches est sensiblement augmentée. Cette augmentation se prolonge rarement au delà de la première semaine. Chez quelques femmes elle s'accompagne de la présence d'un peu de sucre dans l'urine sans que ce sucre ait ici l'influence fâcheuse qu'il a chez les vrais diabétiques.

Il est très fréquent que la nouvelle accouchée ne puisse uriner seule pendant quelques jours. La vessie se distend alors énormément, refoulant l'utérus qu'elle comprime non sans inconvénients et en produisant de vives douleurs.

L'accoucheuse ne manquera donc pas de veiller à l'intégrité des fonctions urinaires ; sous ce rapport elle ne se contentera pas des renseignements donnés par la femme.

Lorsque la vessie est très distendue, il peut arriver que l'urine s'écoule goutte par goutte et d'une façon presque continue ; on pourrait croire alors que la vessie se vide bien puisqu'au lieu de rétention on constate de l'incontinence. En réalité la vessie peut être pleine. Le meilleur moyen de s'en assurer est la palpation combinée avec la percussion du ventre. La vessie distendue vient former au-dessus du pubis une tumeur arrondie et fluctuante donnant un son très mat à la percussion.

Il est donc utile que toute accoucheuse sache percuter et reconnaître le son que donne une masse liquide constituée par l'urine d'avec le son tout différent que donnent les anses intestinales ou même l'utérus.

Dans tous les cas douteux, et à plus forte raison si la vessie est certainement pleine, la nouvelle accouchée sera sondée deux fois par jour jusqu'à ce qu'elle puisse uriner seule. L'accoucheuse se rappellera que le canal de l'urèthre n'a que trois centimètres environ. Elle suivra pour cette petite opération les règles qui seront énumérées à propos des opérations que peut faire l'accoucheuse. Elle aura soin surtout de ne se servir que d'une sonde absolument propre graissée avec la vaseline phéniquée.

XCVIII. — HYGIÈNE GÉNÉRALE DES SUITES DE COUCHES.

Deux conditions sont absolument nécessaires pour que les suites des couches soient bonnes : ces deux conditions sont l'immobilisation et la propreté.

Alimentation. — La meilleure nourriture est, pour les premiers jours, le bouillon de viande. On peut cependant y joindre dès le lendemain quelques potages, mais le bouillon est préférable. On se contente habituellement, pour donner un bouillon à la femme, de la soulever légèrement et de l'alimenter à la tasse ou à la cuillère. Il y a avantage, surtout si l'accouchement a été laborieux ou s'il a existé une perte abondante, à laisser la femme dans l'immobilité absolue. On lui fait alors, au moyen d'un long tube flexible en caoutchouc, aspirer les bouillons et boissons déposés sur un meuble voisin. Il est rare que cette précaution soit nécessaire au delà du quatrième jour ; mais pendant les trois premiers elle est tellement utile que j'engage à l'employer indistinctement pour toutes les accouchées.

Vers le cinquième ou le sixième jour seulement on commence à varier l'alimentation mais en évitant toutes les substances qui peuvent produire le ballonnement du ventre : choux, haricots, raisins, etc. Le lait, qui serait sans cela un excellent aliment, a un peu cet inconvénient quand il est pris à haute dose.

Constipation. — La constipation si fréquente pendant les quelques jours qui suivent l'accouchement ne sera jamais combattue de suite, de crainte de faire faire à la femme des mouvements dangereux. Les lavements eux-mêmes ne doivent être administrés qu'après le quatrième jour, sauf dans les cas d'accidents manifestement liés à la constipation. Les purgatifs quels qu'ils soient sont formellement interdits pendant les quinze premiers jours.

Injections. — On a discuté beaucoup la question de savoir s'il fallait ou non faire des injections vaginales pendant les suites de couches. Cette question sera traitée en détail dans un

14.

chapitre spécial. Dès à présent je dois dire que dans les suites de couches absolument normales il n'y a lieu de faire de vraies injections dans le vagin qu'à la fin de la première semaine.

Changement de lit. — A moins qu'une personne vigoureuse ne puisse porter seule l'accouchée et la déposer dans un autre lit préparé d'avance, ou bien à moins que deux lits exactement de même hauteur ne soient très exactement disposés l'un touchant l'autre, le lit de l'accouchée ne doit être refait qu'après une dizaine de jours entièrement écoulés. Il est évident que pendant ce temps les draps pliés doivent être renouvelés fréquemment. Le lit doit toujours être propre et n'avoir aucune odeur.

Si les conditions de changement de lit indiqués plus haut, telles que le transport de la femme sur les bras d'une personne vigoureuse, ont pu être réalisées, ce changement peut se faire dès la fin de la première semaine, jamais avant. A partir de ce moment le lit peut être refait tous les deux jours avec les mêmes précautions.

Lever. — Tant que le fond de l'utérus dépasse le pubis, tant que le ventre est douloureux, les lochies sanguinolentes, la femme ne doit pas songer à se lever, alors même qu'elle aurait accouché depuis un mois. Dans les conditions ordinaires c'est vers le quinzième ou le vingtième jour que le fond de l'utérus est rentré dans le petit bassin. La femme peut alors se lever un peu, mais elle ne doit reprendre que peu à peu ses occupations ordinaires:

En pratique on a beaucoup de peine à obtenir de la plupart des femmes, et surtout dans les classes peu aisées, plus que les neuf jours de repos depuis longtemps consacrés par l'usage. Certaines femmes même se lèvent beaucoup plus tôt. Si elles le font, que ce ne soit jamais avec l'autorisation de l'accoucheuse, qui ne doit en accepter en rien la responsabilité.

Les voyages, les marches prolongées, les rapprochements sexuels ne doivent être autorisés qu'après le retour de couches chez les femmes qui ne nourrissent pas; qu'après un mois d'allaitement pour les nourrices.

Soins particuliers aux nourrices. —Les mamelles doivent être l'objet de soins minutieux pour éviter les gerçures et les ulcérations du mamelon. On y parvient *toujours* quand on le veut, mais il faut une patience que bien peu de femmes possèdent.

Une propreté exagérée, le lavage du mamelon à l'eau alcoolisée, chaque fois que l'enfant a pris le sein même pendant une minute, telles sont les précautions qui suffisent le plus souvent. Dans quelques cas il est nécessaire de faire usage d'un bout de sein artificiel (celui de Bailly est le meilleur). Les seins très volumineux doivent être soutenus par du coton et une ceinture appropriée.

Chez la femme qui ne nourrit pas, l'accoucheuse ne se laissera jamais imposer la prescription d'une purgation sous prétexte de faire passer le lait. Nous avons vu que tous les médicaments purgatifs était pendant les premiers jours dangereux. Au point de vue de l'arrêt de la lactation ils sont parfaitement inutiles.

Il suffira toujours d'interdire absolument la moindre mise au sein de l'enfant et de supprimer le plus possible toutes les boissons. Chez une femme qui ne doit pas nourrir il ne doit pas être fait usage de tire-lait.

SEPTIÈME PARTIE

CHAPITRE PREMIER

Physiologie du nouveau-né.

XCIX. — MODIFICATIONS DE LA CIRCULATION FŒTALE A LA NAISSANCE.

Dès la première inspiration il se produit, dans la circulation de l'enfant, un changement dont nous ne pouvons nous rendre bien compte qu'en comparant entre elles la circulation fœtale vers la fin de la vie intra-utérine et la circulation de l'adulte. La plus simple des deux est celle de l'adulte, et voici comment elle se fait.

Circulation chez l'adulte (fig. 21). — Le cœur renferme quatre cavités : deux oreillettes et deux ventricules, l'oreillette droite communiquant avec le ventricule droit, l'oreillette gauche avec le ventricule gauche.

Le sang qui vient de toutes les parties du corps, soit au-dessus soit au-dessous du cœur, pénètre par deux veines, la veine cave supérieure et la veine cave inférieure, dans l'oreillette droite. Ce sang, qui est désoxygéné, sang veineux, sang noir, est chassé par les contractions de l'oreillette dans le ventricule droit.

Du ventricule droit, le sang désoxygéné est poussé par les contractions de ce ventricule dans l'artère pulmonaire. L'artère pulmonaire le conduit aux poumons où il s'aère et devient plus rouge.

Le sang transformé au niveau des poumons par son contact avec l'oxygène de l'air revient au cœur par les veines pulmonaires au nombre de deux de chaque côté. Ces quatre veines débouchent dans l'oreillette gauche.

De l'oreillette droite qui se contracte à son tour, le sang se rend au ventricule gauche. Ce ventricule a des parois très épaisses et ses contractions puissantes chassent le sang par l'artère aorte dans toutes les parties du corps.

Circulation chez le fœtus à terme (fig. 22). — La circulation fœtale, telle qu'elle existe dès le troisième mois et jusqu'à la fin de la vie intra-utérine, diffère de la circulation chez l'adulte par plusieurs points importants.

Les deux oreillettes, la gauche et la droite, communiquent entre elles par un trou, le *trou de Botal*.

L'artère pulmonaire et l'aorte communiquent également par un canal particulier, le *canal artériel*.

Prenons le sang au moment où il arrive du placenta par la veine ombilicale. Ce sang est du sang oxygéné, sang rouge. Il se rend de la veine ombilicale dans la veine cave inférieure du fœtus. A ce niveau, il se mêle à du sang désoxygéné, sang noir provenant soit du foie, soit de toutes les parties inférieures du corps.

Comme chez l'adulte, la veine cave inférieure débouche dans l'oreillette droite où débouche aussi la veine cave supérieure ; mais tandis que cette dernière n'apporte à l'oreillette droite que du sang désoxygéné provenant des parties supérieures du corps, la veine cave inférieure apporte un mélange de sang désoxygéné ou noir provenant des parties inférieures du corps et de sang oxygéné ou rouge provenant du placenta.

Il s'établit alors dans l'oreillette droite deux courants, l'un de sang noir provenant de la veine cave supérieure qui se rend dans le ventricule, l'autre un mélange de sang noir et de sang rouge, mélange provenant de la veine cave inférieure et qui se rend par le trou de Botal dans l'oreillette gauche.

Ce mélange passe de l'oreillette gauche au ventricule gauche. Il en ressort par l'aorte pour se diviser bientôt en deux courants :

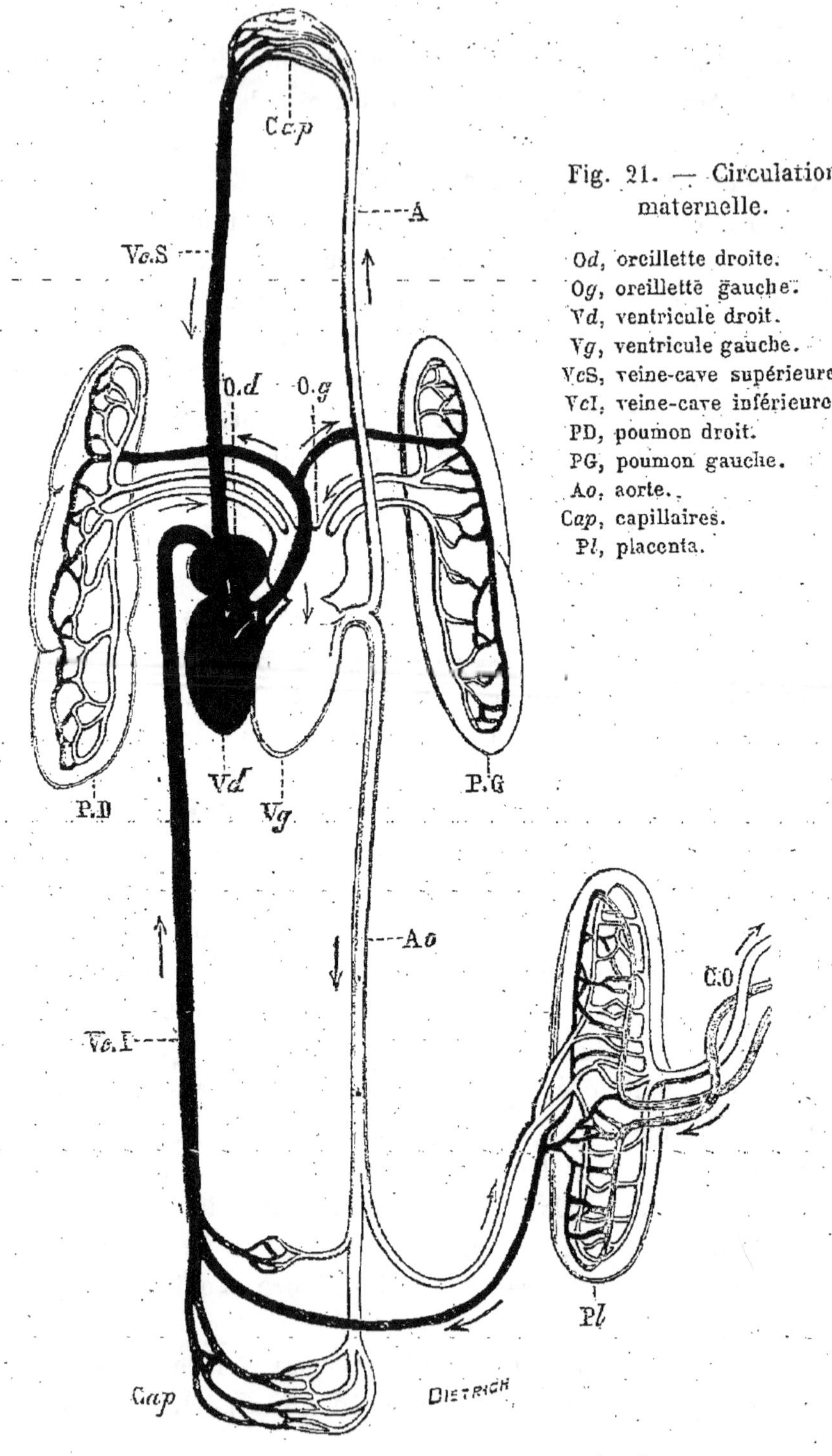

Fig. 21. — Circulation maternelle.

Od, oreillette droite.
Og, oreillette gauche.
Vd, ventricule droit.
Vg, ventricule gauche.
VcS, veine-cave supérieure.
VcI, veine-cave inférieure.
PD, poumon droit.
PG, poumon gauche.
Ao, aorte.
Cap, capillaires.
Pl, placenta.

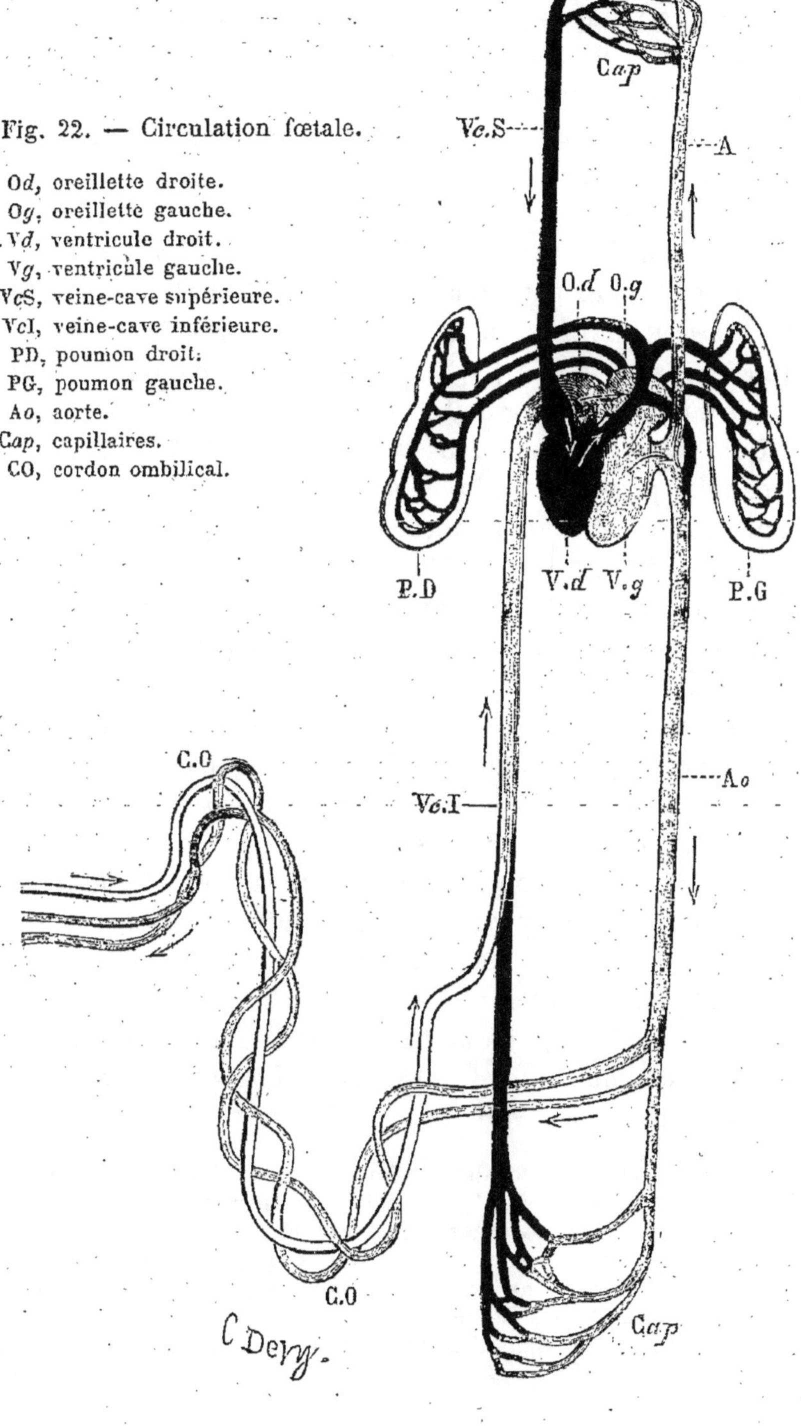

Fig. 22. — Circulation fœtale.

Od, oreillette droite.
Og, oreillette gauche.
Vd, ventricule droit.
Vg, ventricule gauche.
VcS, veine-cave supérieure.
VcI, veine-cave inférieure.
PD, poumon droit.
PG, poumon gauche.
Ao, aorte.
Cap, capillaires.
CO, cordon ombilical.

l'un qui se rend au placenta par les artères ombilicales, l'autre qui va se distribuer dans toutes les parties du corps, d'où il aura à revenir désoxygéné entièrement par les veines caves, tandis que celui qui est allé au placenta en reviendra oxygéné par la veine ombilicale.

Le courant sanguin qui s'est dirigé vers le ventricule droit, courant constitué presque entièrement par du sang noir, au lieu de se rendre aux poumons, comme chez l'adulte, rejoint, par le *canal artériel*, le mélange contenu dans l'aorte. Tous les organes du corps, sauf le foie (1), ne reçoivent donc qu'un mélange de sang rouge et de sang noir.

Quant aux poumons, ils sont fort peu développés. Il ne reçoivent qu'une très minime quantité de sang. L'artère pulmonaire et les veines pulmonaires ne jouent presque aucun rôle avant la naissance.

Modifications à la naissance. — A ce moment la fonction placentaire devient nulle, en même temps que les poumons commencent à fonctionner.

Les deux branches de l'artère pulmonaire deviennent plus volumineuses, ainsi que les veines pulmonaires.

Le canal artériel s'oblitère, non pas instantané ment, mais en quelques jours (deux ou trois).

La présence d'un courant sanguin, devenu plus important dans l'oreillette gauche, empêche la pénétration du sang par le trou de Botal. Le mélange de sang rouge avec le sang noir ne s'opère plus qu'avec difficulté.

Le trou de Botal, que ne traverse plus aucun courant, s'oblitère; et, quelques semaines après la naissance, il est presque entièrement fermé.

(1) Pour simplifier cette description j'ai supposé que tout le sang contenu dans la veine ombilicale se rendait directement à la veine cave inférieure. En réalité ce sang se divise en deux courants dont l'un, plus important, se rend directement à la veine cave inférieure par un canal destiné à s'oblitérer plus tard, le canal veineux, tandis que l'autre se rend au foie où il se subdivise à l'infini avant de rentrer encore par la veine cave inférieure dans l'ensemble de la circulation.

Dans la portion restante du cordon ombilical, portion privée de vaisseaux nourriciers, la veine, les artères, la gélatine de Warthon cessent de vivre et le cordon ne tarde pas à tomber.

Dans l'abdomen, l'oblitération des vaisseaux ombilicaux se continue, et dès la fin de la première année, ils ne sont plus représentés que par trois cordons fibreux.

Bien que l'oblitération définitive du trou de Botal et du canal artériel ne se fasse qu'un temps plus ou moins long après la naissance, la circulation s'établit dès les premières inspirations telle qu'elle sera chez l'adulte.

La fréquence du pouls chez le nouveau-né reste assez long-temps variable, mais elle tend à diminuer de plus en plus.

C. — RESPIRATION CHEZ LE NOUVEAU-NÉ. — MORT APPARENTE DU FŒTUS.

La respiration s'établit brusquement chez le nouveau-né qui ne manque pas, quand il est bien portant, de pousser des cris énergiques. Ces cris paraissent être dus à la douleur éprouvée par l'enfant au contact de corps rugueux, contact auquel sa peau n'est pas habituée. Les cris ont pour résultats des efforts puissants d'inspiration ; les poumons se distendent rapidement et ne tardent pas à fonctionner comme chez l'adulte.

Les mouvements respiratoires sont cependant toujours un peu irréguliers pendant quelques heures jusqu'à ce que l'enfant sache respirer.

Le nouveau-né respire surtout en abaissant et en élevant son diaphragme plutôt qu'en utilisant les mouvements des côtes. Quelques années plus tard seulement il arrive à se bien servir, pour la respiration, des mouvements de la cage thoracique.

Insuffisance de la respiration. — Il arrive assez souvent qu'à sa naissance l'enfant respire mal, quelquefois même pas du tout.

Dans quelques cas, moins communs peut-être qu'on ne le croit, l'enfant a bien fait une ou deux tentatives pour respirer, mais des mucosités, du sang, des liquides visqueux quelconques ont pénétré dans sa bouche et même jusque dans son larynx et constituent un obstacle mécanique à la respiration.

On arrive à se rendre compte assez facilement de l'existence de cet obstacle. Les rares inspirations que peut faire l'enfant s'accompagnent d'un bruit caractéristique causé par le passage d'un peu d'air à travers les mucosités. Le moyen d'y remédier consiste à introduire dans l'arrière-bouche l'angle d'un morceau de linge enroulé. Les mucosités sont retirées adhérentes au linge. L'emploi du doigt est plus difficile parce que les mucosités s'y attachent moins et, de plus, le doigt peut devenir dangereux s'il est introduit *sans précautions* jusqu'au niveau du larynx.

Mort apparente du nouveau-né.

Dans quelques cas, l'enfant ne fait à sa naissance aucun effort pour respirer; mais le cœur bat encore, du moins faiblement. Deux cas peuvent se présenter. Chacun d'eux correspond à un aspect différent de la face, et comme dans tous deux l'asphyxie est évidente, on leur a donné les noms d'asphyxie violette et d'asphyxie blanche.

Asphyxie violette. — L'enfant vient au monde avec la face fortement congestionnée, non pas précisément violette, mais violacée ou au moins très rouge. Tout son corps constitue une masse inerte. Les membres sont absolument flasques, l'enfant ne répond à aucune excitation. La raison de cet état est une asphyxie lente causée pendant le travail soit par des efforts prématurés d'inspiration, soit plus fréquemment par une compression lente du cordon ombilical.

Il est d'usage, en pareil cas, de laisser saigner le cordon ; l'utilité de cette pratique, qui a l'inconvénient de faire perdre du temps, n'est pas démontrée.

Le véritable traitement consiste à faire respirer l'enfant le plus tôt possible, et dans ce but plusieurs moyens ont été proposés.

Tout d'abord et sans retarder la respiration artificielle, le corps tout entier de l'enfant sera réchauffé. Des frictions seront faites sur toute la surface de la peau, au moyen de linges secs et chauds. Il faut éviter avec soin les brûlures qui sont faciles. Pendant ce temps, on tâchera de faire pénétrer de l'air dans les poumons, soit directement par l'insufflation de bouche à bouche, soit par l'introduction dans le larynx d'une canule spéciale (tube à insufflation de Depaul ou de Ribemont) (1).

L'air ne sera pas poussé dans les poumons d'une manière continue. On imitera autant que possible le rythme de la respiration normale, c'est-à-dire qu'à une insufflation d'air on fera succéder une compression de l'abdomen et des parois thoraciques pour chasser l'air déjà vicié.

Peu d'accoucheuses savent se servir du tube laryngien. Il est bon qu'elles s'habituent à l'introduire dans le larynx sur les cadavres d'enfants morts-nés.

Un excellent procédé de respiration artificielle consiste, pendant qu'un aide réchauffe l'enfant, à élever brusquement les deux bras pendant quelques secondes, puis à les abaisser un peu plus lentement en comprimant à la fois le thorax et l'abdomen. On arrive ainsi à reproduire artificiellement les mouvements normaux de la respiration costale.

Cette manœuvre n'est utile que si elle est faite avec méthode en imitant le rythme respiratoire, c'est-à-dire en élevant et abaissant les bras quinze ou vingt fois par minute et surtout avec persévérance; elle n'empêche en aucune façon l'emploi des autres moyens par une autre personne, tels que l'insufflation de bouche à bouche ou avec le tube laryngien.

Certains enfants ne sont ainsi ranimés qu'au bout d'une demi-heure, d'une heure et quelquefois beaucoup plus.

L'aspersion de la poitrine de l'enfant avec de l'eau-de-vie, ainsi que je l'ai vu pratiquer bien souvent, ne sert qu'à faire perdre

____

(1) Pour la manœuvre à exécuter, voir le chapitre consacré aux opérations.

du temps. Je considère même ce moyen comme dangereux en ce qu'il refroidit le nouveau-né.

En résumé, en présence d'un enfant asphyxié et ne respirant pas, l'accoucheuse devra : 1° faire frictionner par des aides, au moyen de linges chauds, le corps de l'enfant ; 2° enlever les mucosités au moyen d'un linge, si toutefois ces mucosités existent ; 3° faire, sans perdre une minute, la respiration artificielle par l'élévation et l'abaissement méthodique des bras ; 4° faire continuer la respiration artificielle par un aide et insuffler de l'air dans la trachée au moyen d'un tube laryngien, si elle sait s'en servir ; 5° continuer ces manœuvres, non seulement tant que les battements du cœur sont perceptibles, mais encore un quart d'heure au moins au-delà.

Il est rare que l'emploi de ces moyens ne réussisse pas à rappeler à la vie un nouveau-né à terme, en état d'asphyxie violette.

Asphyxie blanche. — L'enfant ressemble absolument à un cadavre, la face est décolorée. Ce cas est beaucoup plus grave que le précédent et coïncide plus souvent avec l'arrêt du cœur. La cause est une asphyxie rapide.

Les moyens auxquels il faut recourir sont les mêmes que dans le cas précédent ; mais il est plus important encore d'agir vite ; le tube insufflateur sera immédiatement employé sans perdre une minute.

Ce principe de la promptitude des secours a une importance extrême ; leur continuation pendant un temps suffisant est non moins nécessaire.

Il est arrivé plus d'une fois qu'un enfant, jeté dans un puits ou dans une fosse et retrouvé sans vie, après quelques heures, a pu être ranimé par la respiration artificielle et surtout par l'emploi du tube laryngien.

Il ne faut cesser entièrement la respiration artificielle que lorsque les mouvements respiratoires spontanés sont franchement et à peu près régulièrement établis.

CI. — DIGESTION ET MICTION CHEZ LE NOUVEAU-NÉ. MÉCONIUM.

Le seul aliment toléré par l'estomac du nouveau-né est le lait de femme.

A la naissance l'estomac est petit et sa paroi musculaire peu développée ; aussi les tétées doivent-elles être peu abondantes au début, mais rapprochées.

Le lait arrivant dans l'estomac est immédiatement coagulé. C'est là un phénomène normal et qui ne prouve en rien que le lait soit mauvais ou l'enfant malade. Si l'enfant vomit, il ne faut donc pas trop s'étonner de lui voir rejeter du lait caillé ; le lait ne peut être vomi autrement.

Le lait d'ânesse est assez bien supporté ; les autres laits d'animaux beaucoup moins bien. Les aliments autres que le lait, même les liquides quels qu'ils soient, sont absolument dangereux.

Méconium. — Après sa naissance, l'enfant doit évacuer le méconium qui remplit l'extrémité inférieure de son intestin. Cette substance de consistance visqueuse, de couleur vert brunâtre très foncé, est en grande partie formée par les sécrétions des glandes annexes de l'intestin unies à des débris superficiels de muqueuse intestinale. La bile y entre pour une forte proportion. Le méconium est éliminé le plus souvent en quelques jours.

La plus grande partie est rejetée dès les premiers jours, mais on en retrouve encore un peu dans les langes les jours suivants. Nous avons vu que l'expulsion du méconium pouvait avoir lieu plus tôt, pendant le travail dans les cas de présentation du siège ou encore pendant la durée d'un accouchement difficile.

La quantité de méconium que renferme un intestin d'enfant est en moyenne de 80 grammes.

Contrairement à ce que croient beaucoup de personnes, l'élimination du méconium est beaucoup plus prompte si dès les premiers jours l'enfant prend le sein d'une bonne nourrice.

Si la mère nourrit, les matières expulsées par le nouveau-né restent verdâtres quelquefois plusieurs jours de suite, quelquefois même plusieurs semaines. Peu à peu elles prennent leur couleur normale qui est le jaune (jaune d'œuf). Le retard dans l'apparition de matières ainsi colorées indique presque toujours une alimentation insuffisante.

Le nouveau-né a généralement trois ou quatre selles par jour pendant les premiers jours, souvent pendant quelques semaines. Il arrive lentement à n'en avoir qu'une ou deux.

Les matières fécales de l'enfant nourri au sein n'ont aucune odeur ou sentent le lait. Elles doivent être presque liquides mais toujours *jaunes*, exemptes de masses dures.

Dans le cas où les fonctions intestinales du nouveau-né ne paraîtraient pas s'accomplir d'une manière régulière, il faudrait compter comme traitement beaucoup plus sur le choix d'une bonne nourrice que sur une médication quelconque.

Miction. — La vessie du fœtus à terme et par conséquent de l'enfant au moment de sa naissance renferme habituellement une certaine quantité d'urine, 10 grammes environ en moyenne. Lorsque l'enfant vient par le siège, il arrive que l'urine est expulsée mécaniquement comme le méconium. Dans les cas ordinaires l'émission de l'urine ne se fait qu'après la naissance, soit immédiatement, soit dans le cours de la première journée. A partir de ce moment, la quantité d'urine est chez le nouveau-né comme chez l'adulte en rapport avec la quantité de boisson absorbée. Si l'enfant prend 5 grammes de lait il fait 3 grammes d'urine. Pendant les premiers jours l'enfant urine donc peu, surtout s'il est nourri par la mère.

Lorsque 24 heures se sont écoulées sans que le nouveau-né ait expulsé une seule goutte d'urine, il faut s'assurer qu'il n'existe aucun obstacle à la miction. Comme chez l'adulte, il est toujours facile de vérifier l'état de distension de la vessie.

Pour peu que la vessie paraisse se distendre, l'accoucheuse devra *faire examiner* par un médecin si l'enfant est pourvu d'un urèthre bien conformé. Elle ne devra pas, pour faire pratiquer cet examen, attendre plus de 36 heures après la naissance. L'urine est de couleur jaune chez le nouveau-né pendant les premiers jours et même pendant la première semaine. Elle doit être à peu près incolore dès le huitième jour chez un nouveau-né nourri au sein, à moins qu'il ne soit malade ou insuffisamment nourri.

CII. — SÉCRÉTION DE LAIT PAR LE NOUVEAU-NÉ. — MODIFICATIONS DE LA PEAU. — MODIFICATIONS DES SUTURES ET DES FONTANELLES.

Sécrétion de lait par le nouveau-né. — Il est très fréquent d'observer vers le quatrième ou le cinquième jour après la naissance, chez le petit garçon comme chez la petite fille, une tuméfaction des mamelles avec sécrétion d'un liquide qui n'est autre chose que du lait. Ce phénomène est passager et il devient au bout d'un mois impossible de faire sortir par des pressions sur le mamelon la moindre goutte de lait.

Je signale ce phénomène curieux afin qu'il ne soit pas pris pour un symptôme pathologique et aussi pour recommander de ne pas prolonger la malaxation du mamelon chez le nouveau-né ; il faut y toucher le moins possible.

Modifications de la peau. — Recouverte, au moment de la naissance, d'une quantité variable d'un enduit sébacé blanchâtre, la peau apparaît après le premier nettoyage d'une couleur rouge ou rose foncé. Cette teinte est habituellement d'autant plus foncée que le nouveau-né est plus chétif. Parfois, et surtout chez les enfants faibles qui respirent mal, les extrémités sont presque violacées. La teinte rouge de la peau disparaît en quelques jours. Dans un grand nombre de cas, à peu près la moitié, une teinte jaune plus ou moins accentuée succède à la teinte rouge ; c'est l'ictère du nouveau-né, habituellement sans gravité aucune et dont il sera question plus loin.

Il n'est pas rare d'observer encore sur quelques points de la peau, et surtout sur le front et les paupières, des taches rouges et irrégulières, non saillantes. Ces taches disparaissent quelquefois assez lentement, après quelques semaines ou quelques mois. Très rarement elles persistent pendant toute la vie.

L'épiderme ou couche superficielle de la peau se renouvelle rapidement chez le nouveau-né pendant les quelques jours qui suivent la naissance. Il s'en détache parfois des lambeaux assez étendus comme dans la scarlatine. C'est surtout au niveau du ventre qu'on peut observer ces lambeaux.

Au niveau des plis, la séparation de l'épiderme a une grande tendance à s'accompagner de rougeur et de suintement. Il se forme quelquefois de véritables plaies. On prendra les plus grandes précautions : séchage parfait, poudrage, interposition de linges, pour éviter ces plaies surtout sous les bras. L'emploi de liquides quels qu'ils soient pour guérir ces petites lésions superficielles est absolument contre-indiqué.

Le meilleur moyen de les éviter et de les guérir est de tenir parfaitement au sec toutes les parties du corps de l'enfant.

Modifications des sutures et des fontanelles. — Les sutures et les fontanelles sont destinées à disparaître chez l'enfant, mais seulement vers la deuxième ou troisième année. Pendant les neuf premiers mois en général, leurs dimensions tendent plutôt à augmenter. Elles ne cessent pas de grandir chez les enfants hydrocéphales.

CIII. — DÉVELOPPEMENT DE L'ENFANT.

Augmentation de taille. — Au début de son existence, le nouveau-né a une longueur moyenne de 50 centimètres.

L'accroissement moyen en longueur est de 4 centimètres pendant le premier mois, 3 centimètres pendant le deuxième, puis 2 centimètres, 1 centimètre, et enfin 1/2 centimètre vers la fin de la première année. L'accroissement pendant toute la première année atteint ordinairement 20 centimètres. Pendant les années suivantes, l'accroissement n'est plus que de 9, 7, ou 6 centimètres. Ces chiffres ne sont, bien entendu, que des moyennes; beaucoup d'enfants grandissent plus, beaucoup grandissent moins. C'est l'allongement des membres inférieurs qui contribue le plus à l'accroissement total.

Augmentation de poids. — L'augmentation de poids, la plus facile à vérifier, est aussi la plus importante. C'est elle qui renseigne le mieux sur l'état de santé de l'enfant.

A partir du moment de la naissance, il est rare que l'enfant ne perde pas un peu de poids pendant quelques jours. Cette perte, qui tient en grande partie à l'évacuation de l'urine et du méconium, peut aller, sans que l'enfant soit malade, à près de 300 grammes.

Si la mère nourrit, c'est vers le troisième jour que l'enfant commence à réparer ses pertes et c'est habituellement vers le huitième ou neuvième jour qu'il a repris son poids primitif.

Si l'enfant est allaité de suite par une bonne nourrice, il répare plus vite.

A partir de ce moment, l'accroissement de poids se fait chez l'enfant bien portant avec régularité, bien que cette augmentation varie avec le plus ou moins de vigueur de l'enfant.

En moyenne, l'enfant doit gagner pendant les deux premiers mois 30 grammes par jour. Ce chiffre s'abaisse de plus en plus par la suite.

Le moyen le plus facile de retenir ces chiffres est de remarquer (avec Tarnier) que pendant les quatre premiers mois l'augmentation varie entre 30 et 20 grammes. Elle se maintient entre 20 et 10 grammes pendant les quatre mois suivants, entre 10 et 5 grammes pendant les quatre derniers mois de la première année.

La plus légère indisposition de l'enfant diminue immédiatement sa moyenne d'accroissement. Aussi la méthode des pesées appliquées à l'hygiène du premier âge est-elle excellente.

L'enfant doit être pesé nu dans une corbeille toujours la même; une plaque de plomb mise dans l'autre plateau de la balance sert de tare.

Les pesées doivent être pratiquées au début tous les deux ou

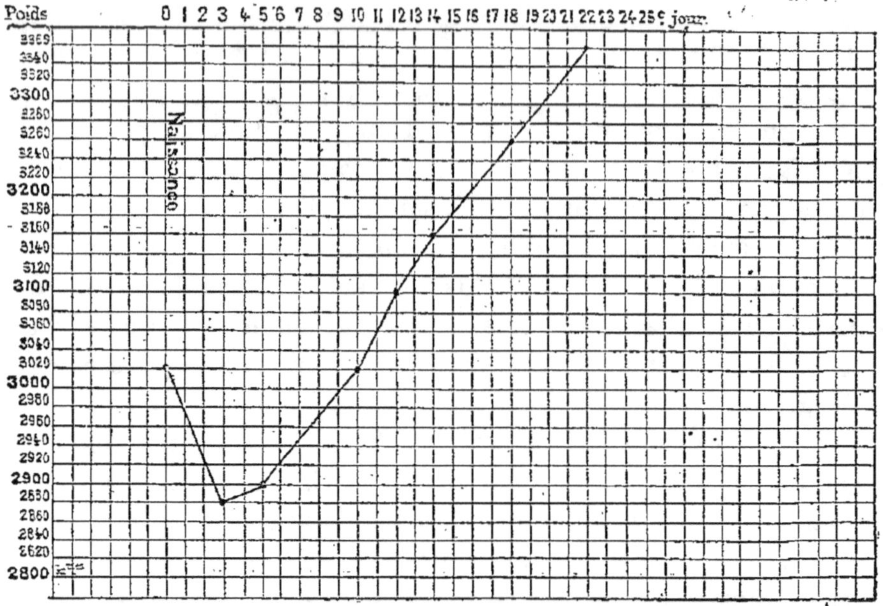

Tracé n° 1 (normal).

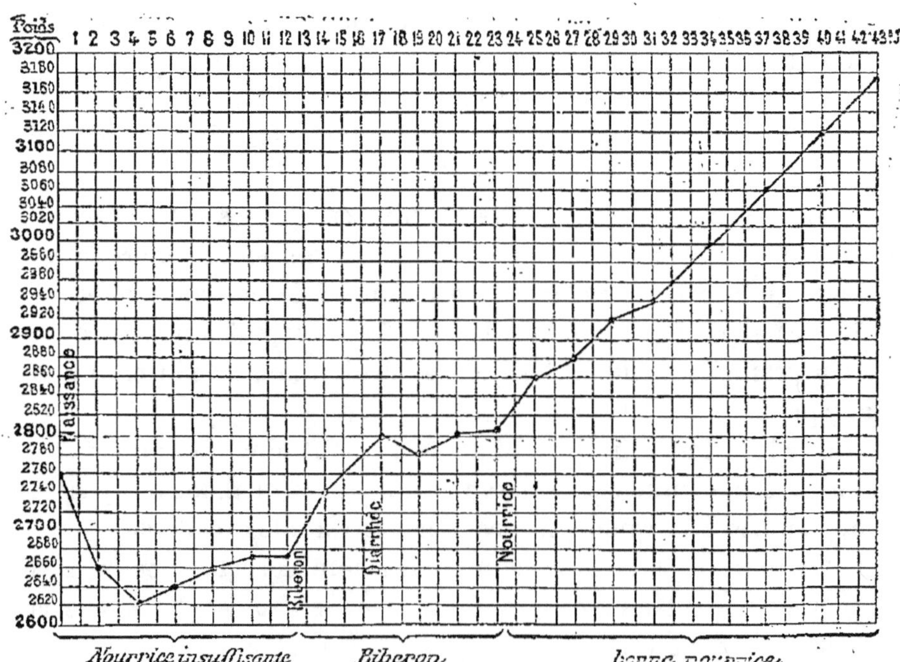

Tracé n° 2.

trois jours alors qu'il est le plus utile de s'assurer de la valeur de la nourrice. On peut ensuite espacer les pesées davantage : tous les huit jours ou même tous les quinze jours. On peut noter chaque fois sur un carnet le poids de l'enfant.

Le meilleur moyen pour bien juger de l'accroissement est de faire un tracé graphique qui permet de se rendre un compte exact et au premier coup d'œil de ce que gagne ou perd l'enfant.

L'un des avantages du tracé est encore de permettre des pesées irrégulièrement espacées sans que la netteté des résultats soit modifiée.

Voici deux exemples de tracés : l'un théorique et se rapportant à un enfant quelconque nourri dans de bonnes conditions pour la mère. C'est par conséquent le type de tracé que l'on doit chercher à obtenir. Le deuxième tracé est réel et se rapporte à un enfant nourri d'abord insuffisamment par sa mère, puis alimenté quelques jours au biberon et enfin confié à une bonne nourrice.

Ce tracé est fort instructif en ce qu'il prouve que le biberon donné peu de jours après la naissance a bien pu produire une élévation de poids momentanée; mais cette élévation a bientôt fait place à de l'abaissement par suite de troubles digestifs (vomissements et diarrhée).

CHAPITRE II

Hygiène de la première enfance.

Il ne sera ici question que des soins nécessaires à l'enfant pendant la première année environ.

CIV. — HABILLEMENT. — SOINS DE PROPRETÉ. — SOMMEIL.
— SORTIES.

Habillement. — Nous avons admis que dans la plupart des familles le premier habillement de l'enfant devait être le maillot et nous en avons donné les raisons à propos des soins à donner au nouveau-né.

Dans les familles pauvres où la mère est obligée de travailler laissant plusieurs heures de suite l'enfant seul dans son berceau et même dans sa chambre, on est amené à continuer quelquefois plusieurs mois de suite ce mode d'habillement.

Dans les conditions opposées, c'est-à-dire dans les familles plus aisées, le maillot n'est utile que jusqu'au jour où la mère peut se lever. A partir de ce moment on laisse à l'enfant les bras et les jambes libres. On a d'ailleurs la ressource de conserver le maillot pour la nuit et un vêtement plus ample pendant le jour.

Il importe que l'enfant soit déshabillé souvent pour être mis au sec. On se méfiera du réveil et de la fin de chaque repas. Il est rare que l'enfant n'urine pas après chacun de ces deux actes importants de son existence, le sommeil et le repas. On prendra des précautions en conséquence.

Sommeil. — L'enfant très jeune dort habituellement après chaque repas. Il faut l'habituer à dormir dans son berceau, jamais dans le lit de la mère ou de la nourrice, qui pourrait l'étouffer. Il est bon de ne pas habituer l'enfant à être bercé, porté sur les bras, etc.

Si l'enfant s'agite dans son berceau, on devra chercher s'il est mal couché, s'il est mouillé, etc.

L'enfant doit toujours être couché un peu sur le côté et pas toujours sur le même. Cette précaution est surtout indispensable si l'enfant tousse.

Cris. — Le plus souvent les cris de l'enfant doivent être attribués à la faim, plus rarement à ce qu'il est mouillé. Les coliques sont très rares chez l'enfant nourri au sein.

Lavages. Bains. — L'enfant doit être maintenu dans un état de parfaite propreté, lavé, essuyé et poudré chaque fois qu'il s'est sali ou qu'il a uriné. On emploiera l'eau tiède en hiver, l'eau froide en été.

Un bain tiède tous les jours, d'une durée de quelques minutes, est fort utile, à la condition que l'enfant soit ensuite séché et poudré rapidement.

La plupart des enfants paraissent très heureux dans l'eau, et le bain donné le soir est souvent le meilleur moyen de leur procurer un sommeil paisible. Dans ce but on élève un peu la température du bain jusqu'à 30 ou 32 degrés.

Sorties. — C'est en moyenne vers l'âge d'un mois que l'enfant peut être porté au dehors. On peut le faire sortir plus tôt en été. On choisira un jour de beau temps pour la première sortie qui doit être de courte durée.

L'enfant sera dehors porté sur les bras, tantôt sur le bras droit, tantôt sur le bras gauche. La promenade dans une petite voiture ne peut être autorisée qu'en été.

CV. — ALIMENTATION. — LAIT.

Pendant les deux premiers mois l'enfant ne peut être nourri qu'avec du lait de femme.

Jusqu'à l'âge de six mois il est très exceptionnel que l'enfant puisse digérer autre chose que du lait.

Composition du lait. — Le lait est un liquide composé de plusieurs éléments essentiels qui sont :

1º De l'*eau* en quantité plus ou moins grande, mais toujours plus abondante chez la femme, l'ânesse et la jument que chez la vache, la chèvre et la brebis.

L'eau forme environ les 9/10 du poids du lait chez la femme, les 8/10 chez la vache.

2º Le lait renferme une sorte particulière de sucre, le *sucre de lait*. La proportion de sucre dans le lait est d'environ 4 p. 100 chez la femme, un peu plus chez l'ânesse, un peu moins chez la jument, la chèvre, la brebis.

3º Il existe dans le lait une substance particulière, la *caséine*, qui peut être séparée du lait par le contact de certaines substances telles que : un fragment macéré d'estomac de veau, un grand nombre d'acides, l'alcool et certaines plantes. L'action de ces substances détermine dans le lait de vache, de chèvre ou de brebis, la coagulation de la caséine sous forme d'une masse compacte : *lait caillé*.

Le lait de femme ne peut être coagulé en bloc, non plus que le lait d'ânesse ou de jument, bien que la quantité de caséine soit à peu près égale à ce qu'elle est chez la vache, c'est-à-dire 1 p. 100. Dans les laits de femme, d'ânesse ou de jument, la caséine, au lieu de se coaguler en bloc, forme seulement des grumeaux ou grains irréguliers, le plus souvent fort petits.

4° Le lait renferme à l'état de dissolution un certain nombre de *sels :* le phosphate de chaux nécessaire au développement des os, le chlorure de sodium ou sel marin, des sels de soude, de fer, etc. ; tous en très petites proportions.

5° Enfin l'aspect particulier, la couleur blanche du lait sont dus à ce que ce liquide tient en suspension un grand nombre de gouttelettes graisseuses dont on peut faire le beurre. La quantité de beurre est faible dans le lait de femme, de jument et surtout d'ânesse. Elle est bien plus considérable dans le lait de vache, de chèvre ou de brebis. La proportion est à peu près de 3 p. 100 pour le lait de femme, de 2 p. 100 pour le lait d'ânesse, de 6 p. 100 pour le lait de brebis. Elle est plus considérable encore pour le lait de vache.

Il ressort de cette comparaison des différents laits que ceux de femme, de jument et d'ânesse sont des laits aqueux et peu gras, tout à fait en rapport avec ce que peut digérer l'enfant; tandis que ceux de vache, de chèvre ou de brebis, qui contiennent trop de corps gras et pas assez d'eau, sont infiniment moins digestibles.

L'addition au lait de vache ou de chèvre d'une certaine quantité d'eau ne suffit pas à le rendre bon pour l'alimentation du premier âge. Non seulement les proportions de sucre de lait, de phosphate de chaux, de sels, se trouvent diminuées par le fait du coupage, mais de plus la caséine de la vache, de la chèvre ou de la brebis, même en très petite quantité est habituellement mal supportée par l'estomac de l'enfant. Il faut une heure pour digérer une certaine quantité de caséine de vache alors qu'une demi-heure suffit pour digérer la même quantité de caséine provenant du lait de femme ou d'ânesse.

La caséine, quelle qu'en soit la provenance, est immédiatement coagulée au contact des liquides acides contenus dans l'estomac. Tout lait qui a passé un instant dans l'estomac devient donc du lait caillé. La caséine se redissout ensuite lentement.

Il ne peut venir à l'idée d'aucune personne sensée de nourrir un enfant de quelques jours avec autre chose que du lait. Mais encore, en restreignant ainsi l'alimentation, trois méthodes peuvent être employées, méthodes qui sont loin d'avoir toutes la même valeur et qui sont : *l'allaitement maternel*, *l'allaitement par une nourrice mercenaire*, *l'allaitement artificiel*.

CVI. — ALLAITEMENT MATERNEL.

Toute femme bien portante et qui a du lait en suffisante quantité doit elle-même nourrir son enfant au sein.

Telle doit être la règle générale ; mais certaines femmes sont trop faibles et ne pourraient suffire à la sécrétion continue de la quantité de lait nécessaire. D'autres ont le sein mal conformé, ce qui ne rend pas impossible l'allaitement, mais oblige à recourir à une méthode d'allaitement que bien peu de femmes acceptent.

Pour allaiter il faut souvent beaucoup de patience et bien des femmes qui n'auraient jamais espéré pouvoir nourrir arrivent cependant, après un temps plus ou moins long, à faire d'excellentes nourrices.

Les femmes phthisiques ou débilitées par un certain nombre d'accouchements antérieurs, les femmes atteintes d'une maladie grave quelconque doivent renoncer à l'allaitement.

Il est un cas dans lequel la mère doit toujours allaiter elle-même, c'est le cas où cette mère est syphilitique, parce que la syphilis peut apparaître à un moment quelconque chez l'enfant et contaminer une nourrice saine.

La syphilis d'ailleurs ne modifie en rien la valeur nutritive du lait (1).

(1) Voir ma thèse de doctorat : *Recherches sur l'innocuité du lait provenant de nourrices syphilitiques*. Paris, 1877.

Nous avons à étudier l'hygiène de l'allaitement maternel : 1° avant l'accouchement (examen des seins et précautions à prendre); 2° après l'accouchement (nombre et durée des tétées, soins de propreté, etc.).

Soins à donner à la femme qui devra nourrir. — Il est utile dans le dernier mois de la grossesse d'examiner la conformation des seins. On vérifie d'abord le volume des glandes et l'on a soin de ne tenir compte que du volume réel et non du volume apparent.

Le fait d'un allaitement antérieur mené à bien pourra chez une multipare suffire comme renseignement. La forme des seins est loin d'être sans importance, et sous ce rapport on se préoccupera surtout de la forme et de la longueur du mamelon.

Ce n'est pas qu'un mamelon parfait soit toujours nécessaire, l'allaitement est possible par une nourrice dont les mamelons sont courts et même presque nuls. Mais ces cas exigent non seulement beaucoup de patience, mais encore l'emploi d'un bout de sein artificiel. Le moyen est donc en réalité facile, mais les commères l'approuvent rarement.

Avant l'accouchement, les mamelons devront être lavés fréquemment avec de l'alcool, de l'eau phéniquée ou toute autre substance astringente, telle que vin aromatique, solution de tannin ou d'alun, etc. Cet endurcissement préparatoire du mamelon est utile pour prévenir les gerçures et les plaies de cet organe.

Si le mamelon est trop court, on peut tenter de l'allonger au moyen de petites ventouses destinées à cet usage ou même au moyen de la vulgaire pipe en terre si fréquemment employée. Ces manœuvres ne devront être pratiquées que dans la dernière quinzaine de la grossesse, jamais avant parce qu'elles ont causé parfois l'accouchement prématuré.

Mise au sein de l'enfant. — Après l'accouchement, l'enfant est mis au sein dès que la mère est un peu reposée, c'est-à-dire au bout de deux ou trois heures en moyenne. Cette mise au sein précoce est utile à plusieurs points de vue :

D'abord elle favorise la régression utérine; elle contribue à l'allongement du mamelon; elle permet d'habituer facilement l'enfant à téter à un moment où les seins ne sont pas durs et où le mamelon n'est pas rétracté; enfin c'est le meilleur moyen de provoquer la prompte et abondante sécrétion du lait. Nous avons déjà vu que, même à ce moment où il ne trouvait à téter que du colostrum, l'enfant ne devait recevoir aucune autre nourriture et aucune autre boisson.

Après chaque tétée, alors même qu'il n'y a pas encore de lait, et quelle qu'ait été la durée de la tétée, les mamelons sont soigneusement lavés au moyen d'une éponge fine trempée dans l'eau phéniquée ou alcoolisée. On choisira de préférence l'eau alcoolisée parce que l'enfant a de la répugnance pour tout ce qui sent l'acide phénique.

Après le lavage le mamelon est essuyé avec soin, puis séché au moyen d'un tampon de linge fin et recouvert d'une compresse de linge très fin et très propre, renouvelé toutes les deux heures au moins. Il est même utile, après avoir séché les mamelons, de les poudrer.

Avec toutes ces précautions on évite presque toujours les gerçures du mamelon, gerçures souvent graves parce que non seulement elles peuvent obliger à cesser l'allaitement, mais encore parce qu'elles peuvent déterminer des abcès du sein, des érysipèles, quelquefois la mort.

On peut être obligé chez quelques femmes de recourir à la fois au lavage, au poudrage, et à l'emploi du bout de sein. On peut toujours prévenir les gerçures; il est plus difficile de les guérir.

La mère qui allaite ne doit pas, au moins pendant la première semaine, se déplacer dans son lit. L'enfant doit lui être apporté par une autre personne. La mère ne doit pas s'asseoir, encore moins se pencher en avant. Il est en effet toujours facile de coucher un instant l'enfant à côté de la mère placée elle-même sur le côté. On veille à ce que pendant la tétée les narines de l'enfant ne soient jamais obstruées par leur contact avec la mamelle.

On s'assure que non seulement il fait des efforts de succion, mais encore qu'il déglutit, c'est-à-dire qu'il avale. S'il semble avoir une préférence marquée pour un côté, on commence toujours par lui donner l'autre.

L'enfant doit être retiré du sein avec précaution, en évitant de tirailler le mamelon.

Après la tétée, il est rare que l'enfant ne se salisse pas. Il faut donc attendre un instant avant de le coucher et le déshabiller à ce moment.

L'enfant doit téter quand il a faim, et bien souvent la mise au sein est le seul moyen de calmer des cris attribués par les gardes à de prétendues coliques.

En vingt-quatre heures, un nouveau-né doit téter en moyenne 10 fois : 6 ou 7 fois le jour, et 2 ou 3 fois la nuit. A partir de six mois, le nombre de tétées la nuit peut être diminué.

On habituera le plus possible l'enfant à ne téter qu'à intervalles à peu près réguliers. Ces intervalles peuvent varier de deux à trois heures. Il ne faut pas compter à cet égard sur la possibilité de beaucoup de précision et savoir se contenter d'une régularité approximative.

La quantité de lait absorbée par l'enfant s'accroît rapidement pendant les premiers jours ; plus tard cet accroissement est fort lent.

Le premier jour, l'enfant prend en moyenne 30 grammes de lait ou plutôt de colostrum ; il en absorbe 150 environ le deuxième jour, près de 400 au troisième jour. A partir de ce moment, la sécrétion lactée est bien établie chez la mère et la quantité de lait prise chaque jour monte peu à peu de 500 à près de 1000 grammes.

Il est toujours facile de voir si l'enfant tette ; il est non moins facile de voir s'il tette à vide. Dans les conditions normales, l'enfant fait cinq ou six efforts de succion, s'arrête un instant, avale et recommence.

Le nombre des efforts de succion est variable avec la facilité d'écoulement du lait. Si le nombre de ces efforts est trop grand, il fatigue l'enfant, qui crie d'abord, puis se lasse, et finit par s'endormir sans être repu.

Après une bonne tétée, l'enfant ne doit pas crier, à moins qu'il ne se soit sali, ce qui est fréquent.

La tétée, si la mère a assez de lait, dure rarement plus de quinze à vingt minutes.

L'excès d'alimentation a pour conséquence la diarrhée; il est alors facile d'y remédier par la diminution du nombre ou de la durée des tétées.

Il ne faut jamais manquer de vérifier, par des pesées fréquemment renouvelées, l'accroissement de l'enfant.

Certains enfants paraissent ne pas savoir téter. Il est nécessaire, dans ce cas, de les mettre au sein d'une nourrice accouchée déjà depuis un certain temps, pour leur montrer que leurs efforts de succion seront récompensés. Pendant ce temps, on ne manquera pas de faire téter la mère par un autre enfant plus vigoureux ou de se servir d'un tire-lait pour hâter chez elle l'apparition du lait et bien former les mamelons.

Cet échange momentané de nourrissons ne doit être fait qu'avec toutes les précautions nécessaires pour éviter la transmission de maladies contagieuses.

On procédera de même pour les enfants nés très faibles qui seraient incapables de saisir un mamelon non encore bien formé.

CVII. — ALLAITEMENT PAR UNE NOURRICE MERCENAIRE.
— ALLAITEMENT ARTIFICIEL.

§ 1. — *Nourrice mercenaire.*

Il y a deux sortes de nourrices mercenaires : 1° celles qui emportent le nourrisson chez elles ; 2° celles qui le nourrissent dans le domicile de la mère.

Des premières, il y a peu de choses à dire, sinon que le plus souvent elles nourrissent l'enfant à leur façon et lui donnent le sein le moins possible.

Les nourrices surveillées qui viennent habiter avec les parents offrent plus de garantie. Pour les unes comme pour les autres, l'accouchense a toujours à se préoccuper du choix.

Choix de la nourrice. — Il est bon que la nourrice ait de vingt à trente ans et qu'elle ait accouché depuis au moins six semaines.

Une multipare ayant déjà fait ses preuves, c'est-à-dire un nourrissage avec succès, sera préférée à une nourrice primipare.

Les règles ne doivent pas avoir reparu.

La nourrice ne doit porter aucune trace d'une maladie grave ou contagieuse. Il est très important qu'elle ne soit pas phthisique.

Une nourrice sera examinée surtout à trois points de vue différents : 1° Est-elle syphilitique? On recherchera les plaques muqueuses des lèvres et de l'isthme du gosier, les ganglions volumineux du cou et de la région occipitale. Il sera utile d'examiner encore à ce point de vue la vulve, les régions inguinales, etc. 2° Les seins sont-ils bien conformés? On examinera quel est le volume réel de la glande mammaire, la forme et le volume du mamelon. On rejettera toute nourrice à mamelon ombiliqué. On ne manquera pas d'examiner les deux seins.

3° Le lait est-il abondant et suffisamment nutritif? On en recueillera un échantillon dans le creux de la main ou dans une cuillère pour juger de sa couleur. On pourra ainsi juger surtout de son abondance, par la facilité avec laquelle il s'écoule. Le meilleur moyen de répondre à cette question est de voir comment se comporte l'enfant mis au sein. S'il tette bien et facilement, s'il avale après quatre ou cinq efforts de succion, c'est que la nourrice lui convient sous le rapport de la conformation des seins et de l'abondance du lait.

On se fera montrer, s'il est vivant, le dernier enfant de la nourrice et on se renseignera sur la manière dont il a été alimenté. On se méfiera sous ce rapport des substitutions d'enfants, c'est-à-dire de l'emprunt d'un enfant gros et gras fait par une nourrice qui cherche une place.

Il est utile quelquefois, lorsque l'enfant à confier à une nourrice est un nouveau-né et que cette nourrice a beaucoup de lait, de lui laisser son enfant pendant quelques jours encore.

La nourrice, dans le cas où elle n'a pas avec elle son enfant, doit, pour dégorger ses seins trop distendus, utiliser le tire-lait.

Toutes les précautions recommandées pour l'allaitement maternel doivent être prises par la nourrice : nombre de tétées, régularité, soins de propreté, etc.

Le changement de nourrice se fait presque toujours sans inconvénients, à moins qu'à une nourrice médiocre on n'en substitue une autre qui vaille encore moins.

§ 2. — *Allaitement artificiel.*

L'allaitement artificiel est une méthode d'alimentation de l'enfant dès sa naissance avec du lait, mais autrement qu'au sein de la mère ou d'une nourrice.

Il y a trois manières de pratiquer l'allaitement artificiel :

La première est presque toujours impraticable;

La deuxième est fort médiocre comme résultats;

La troisième, appliquée dès la naissance, est absolument mauvaise.

Anesse. — La première méthode consiste à remplacer la nourrice par une ânesse que l'enfant tette directement. Ce moyen, qui donne de bons résultats, est infiniment moins pratique que l'allaitement par une nourrice mercenaire. On ne peut l'employer qu'à la campagne, et la nécessité de porter chaque fois l'enfant à l'écurie a des inconvénients et des désagréments sérieux, surtout la nuit.

Chèvre. — La deuxième méthode consiste à donner une chèvre comme nourrice à l'enfant. La chèvre se prête assez bien à l'allaitement; mais le lait de chèvre est loin d'être bien digéré par tous les enfants, surtout pendant les premières semaines. Les enfants très vigoureux ont la diarrhée au début; puis ils s'habituent peu à peu et résistent quelquefois. Les enfants faibles succombent avant d'avoir atteint le milieu de la première année, époque à laquelle l'enfant commence à pouvoir digérer bien le lait de chèvre.

Biberon. — La troisième méthode est basée sur l'emploi du biberon. On se sert généralement du lait de vache, parce qu'on se le procure plus facilement que tout autre. On l'étend au début d'une certaine quantité d'eau (nous aurons à définir exactement les proportions). Cette méthode peut, après le deuxième mois et grâce à des soins méticuleux et continus, permettre d'élever l'enfant; mais, mise en pratique dès les premiers jours, elle amène chez les enfants une mortalité effroyable.

L'emploi de la cuillère au lieu de biberon est un moyen aussi peu pratique quoique plus propre. Il ne donne pas des résultats sensiblement meilleurs.

CVIII. — ALLAITEMENT MIXTE. — SEVRAGE.

Jusqu'à deux mois accomplis l'enfant ne doit, *en aucun cas*, prendre d'autre nourriture que du lait de femme ou d'ânesse.

Au-delà des premiers mois, il arrive assez souvent que les besoins de l'enfant dépassent la quantité de lait que peut fournir la mère ou la nourrice.

Il devient donc utile, à ce moment, de compléter l'alimentation. C'est encore du lait qu'on donne à l'enfant, mais du lait approprié à son âge.

Ce lait, qui est presque toujours du lait de vache, peut être donné à la cuillère ou au biberon.

Si l'enfant continue à téter, le biberon est presque indispensable, mais il faut qu'il soit extrêmement simple, formé par exemple d'une bouteille munie d'un embout de caoutchouc fréquemment renouvelé et retourné tous les jours. On doit toujours en posséder plusieurs, et ceux qui ne sont pas utilisés doivent tremper entièrement dans l'eau tout le jour. Pour nettoyer à fond un biberon, il faut faire usage de carbonate de soude (cristaux de soude).

Le lait de vache ou de chèvre utilisé comme supplément d'alimentation ne peut être donné pur avant l'âge de six mois. De deux à six mois, il est nécessaire de l'étendre d'eau et d'y ajouter du sucre.

On peut en pratique se contenter de deux formules pour le coupage du lait : la première est utilisable à deux et trois mois, la seconde à quatre et cinq mois.

A deux et trois mois, la formule est :

```
Lait de vache pur....................    1 litre.
Eau bouillie ........................    1 litre 1/2.
Sucre de lait........................   80 grammes.
```

A quatre et cinq mois, la formule est un peu modifiée :

```
Lait de vache pur....................    1 litre.
Eau bouillie.........................    1 litre.
Sucre de lait........................   45 grammes.
```

Nous avons déjà vu pourquoi le sucre de lait doit être préféré au sucre de canne; mais faute du premier, on peut sans inconvénient sérieux utiliser le second.

L'eau doit toujours être bouillie et voici pourquoi : quand on a l'occasion de faire de fréquentes autopsies d'enfants de deux à trois ans, il est rare qu'on ne rencontre pas, dans l'intestin grêle, un certain nombre de vers dont la présence est toujours un danger.

Or les vers en question ne se développent jamais chez l'enfant nourri au sein, parce que les œufs de ces vers ne peuvent exister dans le lait.

Ces œufs sont au contraire fort souvent disséminés dans l'eau qui sert aux usages domestiques. Si l'on vient donc à donner à l'enfant un mélange de lait et d'eau contenant ces œufs, des vers se développeront dans l'intestin. Il n'en sera plus de même si l'eau a bouilli : les œufs auront été tués.

Le lait de vache, pas plus que le lait de femme, ne peut contenir de vers ou d'œufs de vers pourvu qu'il n'ait pas été mélangé d'eau chargée d'œufs vivants.

Telles sont les conditions dans lesquelles on peut, chez l'enfant de deux à six mois, suppléer à l'allaitement au sein insuffisant. Il est bon que les mélanges indiqués ci-dessus ne soient donnés d'abord qu'à titre de supplément, l'enfant continuant à être nourri au sein.

Sevrage. — La substitution au lait, d'aliments autres que ce liquide, constitue le sevrage.

La date du sevrage est très variable et dépend soit de l'abondance du lait chez la nourrice, soit de l'état de santé de l'enfant.

En pratique, tant qu'un enfant gagne en poids et en vigueur ce qu'il doit gagner à son âge, il ne faut rien changer à son régime et continuer au besoin l'allaitement jusqu'à la fin de la deuxième année.

L'enfant, jusqu'alors allaité, vient-il au contraire à gagner peu de poids, à ne pas grandir, survient-il une constipation opiniâtre, il est temps de le sevrer. Le sevrage se fait entre six mois et deux ans.

Il est indispensable que le sevrage soit progressif, c'est-à-dire qu'on doit habituer peu à peu l'enfant à d'autres aliments que le lait, sans le priver brusquement des bénéfices de l'allaitement.

La première substance à introduire dans l'alimentation de l'enfant doit être une substance féculente, telle que du pain grillé, séché et pilé ou mieux de la farine d'avoine. Les premiers aliments auront toujours le lait pour base, c'est-à-dire qu'ils seront donnés sous forme de potages au lait.

Il n'est pas utile d'arriver de bonne heure aux aliments solides. Il est surtout tout à fait nuisible de chercher à varier l'alimentation pendant le jeune âge.

Le tableau suivant résume à peu près quel régime il convient de faire suivre à un enfant pendant les premières années (1).

(1) Ce régime est celui que j'ai fait adopter à la Nursery municipale de Grenoble. Les résultats obtenus sont excellents. L'absence de nourrices et l'impossibilité d'y loger des ânesses ne permettent malheureusement pas d'y recevoir les enfants âgés de moins de deux mois.

TABLEAU RÉSUMÉ DE L'ALIMENTATION AU PREMIER AGE.

1° Jusqu'à la fin du deuxième mois l'enfant doit être nourri entièrement au sein, dix repas par jour, c'est-à-dire par vingt-quatre heures ;

2° A deux ou trois mois, si l'enfant n'est pas entièrement nourri au sein, ce qui serait infiniment préférable, il doit encore faire environ dix repas par jour, en comptant les tétées. Les repas supplémentaires consistent chacun en 75 à 100 grammes de lait ainsi préparé :

Lait de vache pur...................	1 litre.
Eau bouillie......................	1 litre 1/2.
Sucre............................	80 grammes.

3° A quatre et cinq mois, si l'enfant n'est pas complètement nourri au sein, ce qui serait toujours préférable, dix repas par jour en comptant les tétées. Les repas supplémentaires consistent chacun en 100 à 150 grammes de lait ainsi préparé :

Lait de vache pur...................	1 litre.
Eau bouillie......................	1 litre.
Sucre............................	45 grammes.

4° De six mois à un an, si l'enfant n'est pas complètement nourri au sein, ce qui serait habituellement préférable, huit repas par jour en comptant les tétées. Les repas supplémentaires consistent en 120 à 180 grammes de lait pur ;

5° Si l'on croit devoir commencer le sevrage dès la fin de la première année, on remplace l'une des doses de lait par un potage au lait et à la farine d'avoine bien cuite. Chaque mois on donne une dose de lait de moins et un potage de plus ;

6° Vers dix-huit ou vingt mois, l'enfant fait un ou deux repas au lait pur et prend cinq ou six potages au lait. La quantité de potage doit varier suivant l'âge entre quatre et dix cuillerées. Le potage doit être un peu clair ;

7° Vers la fin de la première année on peut donner la moitié d'un œuf très peu cuit ;

8° Après le sevrage, et de un à deux ans, cinq ou six repas qui consistent en :

Potages au lait et au pain ;

Potages à la farine d'avoine ou aux pâtes alimentaires ;

La moitié ou les trois quarts d'un œuf peu cuit ;

Tartine de beurre avec un peu de sel ;

Une fois par jour, après dix-huit mois, le potage peut être préparé au bouillon ;

9° Ne pas chercher à varier l'alimentation ;

10° Pas de bonbons, peu ou mieux pas de fruits ;

11° Pas de viande pendant les trois ou quatre premières années ;

12° L'enfant ne doit pas être mis à table avec ses parents ;

Comme boisson, de l'eau. Il est utile que cette eau soit bouillie.

COURS DE DEUXIÈME ANNÉE

PREMIÈRE PARTIE

PATHOLOGIE DE LA GROSSESSE.

Une femme enceinte peut se trouver, comme un sujet quelconque, atteinte d'un grand nombre de maladies. Il existe de plus un certain nombre d'affections liées à la grossesse même. Nous nous occuperons surtout de ces dernières après avoir dit quelques mots de l'influence que peuvent exercer l'une sur l'autre la grossesse et chacune des maladies les plus importantes et les plus communes.

CHAPITRE PREMIER

I. — COINCIDENCE DE LA GROSSESSE AVEC QUELQUES MALADIES.

D'une manière générale, les maladies graves, et surtout celles qui s'accompagnent d'une fièvre intense et persistante, ont pour conséquence l'expulsion prématurée du fœtus.

C'est ici l'élévation de température qui paraît jouer le rôle le plus important, soit en provoquant par un mécanisme peu connu des contractions utérines qui expulsent un fœtus encore vivant, soit plus fréquemment en causant la mort du fœtus avant l'apparition des premières douleurs. Le fœtus mort est en quelque sorte un corps étranger dont l'utérus tend habituellement à se débarrasser.

Les maladies chroniques même graves ont une influence moins marquée et permettent souvent l'évolution régulière de la grossesse.

Fièvres éruptives. — Les fièvres éruptives : variole, scarlatine, rougeole, etc., s'accompagnent ordinairement de l'expulsion prématurée du fœtus, à moins qu'elles ne soient très bénignes. L'enfant peut naître vivant. Dans quelques cas assez rares on a trouvé sur le fœtus, qui alors vient presque toujours mort, des traces évidentes de la même maladie, des pustules de variole par exemple.

Fièvre typhoïde. — La fièvre typhoïde, maladie dans laquelle la température reste longtemps élevée, a presque dans tous les cas pour résultat la mort de l'enfant et son expulsion avant terme.

Pneumonie, Bronchite, etc. — Dans la pneumonie, la pleurésie, la bronchite, et la plupart des maladies s'accompagnant d'une élévation *passagère* de la température, il n'est pas rare de voir la grossesse suivre son cours. Cependant l'accouchement est quelquefois hâté.

Phthisie pulmonaire. — La tuberculose pulmonaire ou phthisie pulmonaire est rarement une cause d'avortement ou d'accouchement prématuré. Le plus souvent le fœtus continue à vivre et à s'accroître jusqu'à sa naissance à terme. En revanche, la grossesse exerce sur le développement de la phthisie une influence considérable. Il est fort rare que la maladie ne soit pas aggravée et la mort d'une femme phthisique suit bien souvent de près sa délivrance.

Syphilis. — La syphilis est une des maladies dont on constate le plus fréquemment la coïncidence avec la grossesse. D'après Alf. Fournier, la syphilis serait aggravée par le fait de la grossesse ; les plaques muqueuses de la vulve surtout, dit cet auteur, se montreraient chez les syphilitiques enceintes avec une exubérance remarquable.

Comme cause d'avortement, la syphilis joue un grand rôle. Dans beaucoup de cas elle paraît arrêter totalement le développement de l'œuf.

Un enfant peut naître sain, au moins en apparence, d'une mère syphilitique; mais si la maladie est encore en pleine évolution chez la mère pendant la grossesse, et surtout au moment de l'accouchement, il peut arriver que l'enfant devienne malade peu après, quinze jours, trois semaines, un mois plus tard ou même davantage. L'enfant peut alors transmettre à une nourrice la maladie dont il meurt lui-même le plus souvent. Nous aurons à revenir sur cette importante question.

Traumatismes. — Les blessures, plaies, fractures, etc., et en général toutes les affections de cause purement mécanique et extérieure ont sur le développement de la grossesse une influence variable. Le plus souvent la grossesse en est peu modifiée, sauf dans les cas où le traumatisme a porté sur l'abdomen ou sur les organes génitaux.

Tumeurs. — Les tumeurs abdominales, les tumeurs de l'ovaire, par exemple, n'amènent l'accouchement prématuré que lorsque leur volume excessif devient un obstacle au développement de l'utérus.

Il en est souvent de même pour les tumeurs utérines qui parfois, il est vrai, provoquent prématurément des contractions, mais qui souvent aussi continuent à s'accroître en même temps que l'œuf. Elles peuvent dans ce cas devenir un obstacle sérieux à l'accouchement.

CHAPITRE II

Accidents chez la mère liés directement à la grossesse.

II. — TROUBLES GRAVES DE LA CIRCULATION. — ŒDÈME. LÉSIONS DES ORIFICES DU CŒUR.

Ainsi que nous l'avons vu déjà, on admet généralement que la grossesse s'accompagne d'une hypertrophie passagère du cœur. Cette hypertrophie ou développement exagéré du cœur n'est pas une maladie ; c'est même une utile compensation à l'excès de travail que doit accomplir le cœur pendant la grossesse.

La compensation n'est malheureusement pas toujours suffisante, et si la circulation dans les régions supérieures du corps se fait aussi bien que de coutume, il n'en est pas toujours de même dans l'abdomen, les organes génitaux et les membres inférieurs.

Le développement de l'utérus dans la cavité abdominale a souvent pour résultat une gêne circulatoire qui se manifeste de deux manières différentes :

1° Par des varices ; 2° par de l'œdème.

Varices. — Les varices s'observent surtout aux membres inférieurs : jambes, cuisses ; aux grandes lèvres et à l'anus. Les varices ne sont que des veines contenant beaucoup plus de sang qu'à l'état normal et qui sont à la fois tortueuses et dilatées. Leur principal danger est dans la possibilité de leur rupture soit spontanément, soit sous l'influence d'un traumatisme. Les varices qui siègent au niveau des malléoles ou les varices de l'anus (hémorrhoïdes) sont celles qui tendent le plus à se rompre spontanément.

Les varices des organes génitaux se déchirent plutôt pendant l'accouchement.

Quel que soit le siège des varices, c'est toujours par le même procédé qu'on arrive le mieux en cas de rupture à arrêter l'hémorrhagie. Ce procédé est la compression méthodique faite non point au hasard, mais très exactement sur la petite plaie.

Le doigt appliqué sur la plaie arrête l'écoulement du sang aussi longtemps que la compression est continuée.

Il suffit souvent de comprimer quelques instants, une heure par exemple, pour voir l'hémorrhagie s'arrêter tout à fait. Si l'on croit devoir retirer le doigt et que l'hémorrhagie persiste, la compression peut être faite au moyen d'un petit fragment d'éponge neuve serrée sur la plaie par une bande. Ce moyen est applicable surtout aux varices des jambes.

L'hémorrhagie qui succède à la rupture d'hémorrhoïdes a rarement besoin d'être combattue. Non seulement cette hémorrhagie cesse habituellement d'elle-même, mais encore la femme éprouve par le fait de la diminution de volume des hémorrhoïdes un soulagement dont on ne doit pas la priver.

Il est évident que les hémorrhagies par rupture de varices diffèrent beaucoup comme gravité suivant qu'elle se produisent chez des femmes très vigoureuses ou au contraire chez des femmes déjà pâles et anémiques.

Œdème. — La gêne circulatoire apportée par la présence d'un utérus volumineux dans l'abdomen a pour résultat la distension des vaisseaux et surtout des veines par du sang.

Il arrive souvent que sous l'influence de la pression sanguine exagérée la partie la plus liquide du sang, le sérum, traverse les parois des vaisseaux capillaires et que le liquide qui existe à l'état normal dans le tissu cellulaire cesse de pouvoir rentrer dans la circulation. Ce liquide distend alors le tissu cellulaire lui-même et forme l'œdème qui n'est autre chose que ce qu'on appelle en termes vulgaires l'*enflure*.

Cette forme d'œdème, d'origine toute mécanique, s'observe surtout aux membres inférieurs, surtout aux pieds et au voisinage des malléoles. Elle est également assez fréquente à la vulve.

Bien apparent le soir, si la femme est restée debout toute la journée, l'œdème disparaît souvent par le repos et surtout par le repos au lit. Ainsi limité il est fréquent et presque toujours sans gravité.

Quelquefois cependant, l'épanchement séreux qui constitue l'œdème ne se borne pas au tissu cellulaire des membres inférieurs et de la vulve; il s'étend à de plus grandes surfaces, atteint par exemple la cavité péritonéale, c'est l'ascite, ou les parois abdominales elles-mêmes.

Il ne faut en aucun cas confondre cet œdème ou même ces épanchements survenus sous la seule influence de la compression au niveau des veines abdominales avec l'œdème plus généralisé et surtout infiniment plus dangereux qui accompagne l'albuminurie.

On aura donc soin de rechercher toujours si l'urine renferme de l'albumine ; et dans le cas où cette substance n'existerait pas dans l'urine, on se tromperait rarement en attribuant à l'œdème une cause purement mécanique. Le repos dans la position horizontale suffit pour l'améliorer beaucoup.

La constipation extrême, souvent même une cause beaucoup plus insignifiante en apparence, telle que l'usage de jarretières trop serrées, suffisent à produire l'œdème des membres inférieurs.

Dans quelques cas l'œdème est lié à une lésion du cœur que je vous décrirai dans un instant.

Stoltz, de Strasbourg, et plusieurs de ses élèves ont décrit, sous le nom de *cachexie séreuse*, une forme particulière d'œdème généralisé qui se rattacherait suivant eux à une altération particulière du sang pendant la grossesse. Cette forme, si elle existe, est rare et peu connue.

Il importe en pratique de rechercher toujours la cause de l'œdème chez une femme grosse. On trouvera cette cause le plus souvent dans la compression des gros troncs veineux par l'utérus gravide ; d'autres fois, dans une altération des reins que nous aurons à étudier dans une des leçons prochaines ; rarement dans une lésion du cœur.

Dans le premier cas, l'œdème est souvent intermittent, c'est-à-dire qu'il disparaît et se reproduit avec facilité. Rarement il atteint d'autres régions que la vulve, surtout au niveau des petites lèvres, ou les membres inférieurs ; souvent il s'accompagne de varices. On l'observe surtout pendant la dernière quinzaine de la grossesse.

L'œdème lié à une altération des reins peut débuter bien avant le dernier mois. Il est plus généralisé et atteint non seulement les membres inférieurs, mais aussi les mains et la face, plus particulièrement les paupières. Toujours il coïncide avec la présence dans l'urine d'une quantité d'albumine appréciable.

Enfin, l'œdème lié aux lésions d'orifices du cœur occupe presque toujours en premier lieu les membres inférieurs, mais il peut s'étendre beaucoup et, dans ce cas, les épanchements dans le péritoine ou les plèvres ne sont pas rares. Il n'existe pas de caractères bien tranchés, permettant de reconnaître à première vue l'œdème de cause cardiaque ; mais l'existence d'un bruit de souffle au niveau du cœur permet d'établir le diagnostic.

Lésions des orifices du cœur. — La quantité de sang que doit faire mouvoir le cœur est, ainsi que nous l'avons vu, plus considérable pendant la grossesse qu'à l'état normal ; mais par une utile compensation le cœur devient à ce moment plus vigoureux.

Il peut arriver que l'orifice, orifice mitral par lequel le sang passe de l'oreillette dans le ventricule gauche, ne soit pas assez large pour laisser passer à la fois tout le sang qui doit y passer. Le rétrécissement de l'orifice, rétrécissement d'abord relatif, est alors constitué. Les conséquences du rétrécissement mitral sont : les congestions pulmonaires et l'œdème.

A une période plus avancée correspond l'insuffisance mitrale, c'est-à-dire la fermeture incomplète de l'orifice. Dans ces conditions, le ventricule gauche, obligé déjà de chasser son contenu, a de plus à supporter tout le poids de la colonne sanguine renfermée dans l'oreillette correspondante.

La réunion des deux lésions, rétrécissement de l'orifice et insuffisance de la valvule, exagère encore l'anémie artérielle et la réplétion veineuse : d'où varices, œdèmes, congestion pulmonaire, dyspnée, quelquefois même syncopes si le cœur est trop surmené.

Une altération semblable peut porter sur l'orifice qui fait communiquer le ventricule gauche avec l'aorte ou même sur les autres orifices du cœur, mais le rétrécissement mitral compliqué ou non d'insuffisance valvulaire est, de toutes les lésions d'orifices, la plus commune chez la femme enceinte.

La mort peut survenir pendant la grossesse, quelquefois pendant l'accouchement. Chez beaucoup de femmes cependant une amélioration sérieuse se produit après l'accouchement, mais une deuxième grossesse sera plus dangereuse encore que la première. L'avortement est fréquent.

C'est à l'existence d'un bruit de souffle au niveau de la pointe du cœur, qu'on reconnaît le mieux les lésions de l'orifice mitral. Le pouls est toujours petit.

Le mariage et la grossesse doivent être déconseillés à toute femme dont le cœur est malade. Le danger croît avec le nombre des grossesses.

Une accoucheuse évitera toujours, dans ces conditions, de garder seule la responsabilité d'un accouchement qui peut se terminer brusquement par la mort.

Dans quelques cas graves, il peut devenir nécessaire de ne point laisser s'achever la grossesse et ici, comme dans toutes les circonstances où se pose la question de l'avortement ou de l'accouchement prématuré, une accoucheuse ne peut, sans manquer à tous ses devoirs professionnels, prendre une décision quelconque et surtout intervenir elle-même.

Anémie pernicieuse. — Cette forme grave de troubles de la circulation est heureusement rare ; elle est caractérisée par une pâleur extrême, une faiblesse très grande, des vertiges, des menaces de syncope, de l'œdème qui est ici peu prononcé mais habituellement généralisé.

Cette complication facile à reconnaître sera traitée surtout par les toniques, les viandes rôties, le fer, l'alcool, l'hydrothérapie. Là encore, et malgré tous les efforts de la thérapeutique, la maladie ne cesse ordinairement qu'avec la grossesse.

III. — TROUBLES GRAVES DE LA DIGESTION. — VOMISSEMENT.
— CONSTIPATION.

Les troubles de la digestion pendant la grossesse peuvent porter : 1° sur l'appétit ; 2° sur les fonctions digestives elles-mêmes.

Troubles de l'appétit. — L'appétit est rarement augmenté sauf pendant la période moyenne de la grossesse, et même à ce moment on observe très rarement un besoin exagéré de nourriture.

La diminution de l'appétit est plus fréquente, surtout au début et même dès le premier mois. Cette diminution va quelquefois jusqu'au dégoût complet de la nourriture. Certaines femmes refusent toute alimentation. Une telle situation est fort préjudiciable à la mère d'abord et à la longue à l'enfant; aussi est-il nécessaire de combattre l'inappétence ou anorexie : 1° par les amers ; 2° par l'emploi d'aliments vraiment utiles sous un petit volume.

Les substances dites apéritives seront étudiées avec les autres médicaments que peut prescrire l'accoucheuse.

Comme alimentation vraiment utile sous un petit volume, les poudres de viande prises sous forme de cachets rendent de grands services.

On observe quelquefois, et coïncidant presque toujours avec l'inappétence, une véritable dépravation du goût qui pousse les femmes enceintes à se nourrir de substances tout à fait impropres à l'alimentation ; telle femme ne voudra manger que du melon, telle autre de la crème à la vanille, etc. Quelques femmes mangent ou veulent manger des substances tout à fait étrangères à la liste des aliments : pommades, craie, allumettes, etc., etc.

Ces caprices ou envies ne doivent être respectés qu'autant qu'ils sont absolument inoffensifs. Ce sont encore surtout des troubles digestifs des premiers mois. Ils s'accompagnent de la perte d'appétit et doivent être traités de même.

Vomissements. — La tendance au vomissement constitue le plus fréquent de tous les accidents de la grossesse. On observe les vomissements surtout pendant les premiers mois, et en particulier le deuxième.

Quelquefois, cependant, ils persistent jusqu'au terme de la grossesse.

C'est habituellement le matin que la femme en souffre le plus. Elle ne vomit alors qu'avec beaucoup de peine des mucosités plus ou moins amères et colorées. Les vomissements qui succèdent aux repas sont plus faciles ; souvent même ils se produisent brusquement et sans efforts.

Les vomissements du début de la grossesse sont souvent bien supportés et il n'est pas rare de voir une femme enceinte faire après un vomissement un repas copieux sans inconvénients.

Dans quelques cas, la situation s'aggrave au point qu'aucun aliment n'est toléré (*vomissements incoercibles*).

Après avoir essayé de l'alimentation liquide et froide, bouillons de viande dégraissés et refroidis, de la gelée de viande, des poudres de viande, on peut chercher à diminuer la tendance aux vomissements par l'emploi de la glace et des boissons gazeuses, eaux minérales, vin de Champagne, etc. J'ai reconnu dans quelques cas l'efficacité d'un premier repas fait le matin au lit sans quitter la position horizontale. Souvent un repas ainsi fait est le seul que puisse tolérer la malade.

Chez quelques femmes, tout traitement est inutile. La malade tout à fait privée de nourriture dépérit de jour en jour. En présence d'une situation aussi grave, il ne reste plus qu'à provoquer l'accouchement avant terme, et ce moyen lui-même n'est pas toujours suivi de succès.

Constipation. — Nous avons déjà signalé la constipation si fréquente et presque constante dans la grossesse, nous n'y reviendrons que pour rappeler qu'il faut pour la combattre compter beaucoup plus sur les petits moyens : graine de lin, corps gras, alimentation végétale, café au lait froid, lavements, etc., que sur les purgatifs salins, les moins appropriés de tous au traitement de la constipation habituelle.

IV. — TROUBLES GRAVES DES FONCTIONS URINAIRES. — ALBUMINURIE.

Les fonctions urinaires comprennent deux actes distincts qui sont : 1° la filtration, au niveau des reins, du sang chargé de résidus nuisibles provenant de tous les organes ; 2° la miction ou expulsion au dehors d'un liquide, l'urine formée d'eau qui tient en dissolution ces matériaux nuisibles.

La grossesse peut causer des désordres sérieux de ces deux fonctions. Nous étudierons d'abord les troubles d'évacuation du liquide, troubles plus simples et mieux connus.

A mesure que l'utérus se développe, cet organe tend à occuper dans la cavité abdominale une place de plus en plus considérable, et la vessie n'a bientôt plus l'espace nécessaire pour se distendre comme à l'état normal. De ce fait résulte la miction plus fréquente. Ce phénomène, qui s'exagère encore à mesure que la tête fœtale descend dans l'excavation, peut brusquement faire place à une véritable rétention d'urine due à la pression qu'exerce la tête fœtale sur l'urèthre comprimé contre le pubis.

Les difficultés de distension de la vessie vont rarement jusqu'à l'incontinence complète, et ce n'est que dans quelques cas exceptionnels que la femme perd son urine d'une manière continue. De même il est rare que la rétention soit complète, sauf pendant le travail.

Que la vessie se laisse peu distendre, et que la femme enceinte ait à uriner toutes les dix minutes ou même plus souvent, il n'y a là qu'une incommodité réelle mais sans conséquences graves. On peut dans quelques cas y remédier par la position horizontale, la femme étant couchée sur le dos. Dans cette attitude le poids de l'utérus ne porte plus sur la vessie, et ce réservoir peut alors renfermer une petite provision d'urine.

Rétention. — La rétention est un accident plus fâcheux. Elle ne survient que fort rarement avant l'engagement bien complet de la tête fœtale dans l'excavation; mais une fois cet engagement effectué, il est facile de comprendre que, jusqu'à l'expulsion fœtale, la compression de l'urèthre et les difficultés de la miction ne peuvent qu'aller en augmentant.

Il ne faut donc pas compter sur une amélioration spontanée de cette situation qui peut devenir grave et dès que la distension de la vessie est bien reconnue, en même temps que l'impossibilité d'uriner, il faut intervenir en vidant artificiellement la vessie aussi souvent qu'il est nécessaire. Ce n'est heureusement presque jamais avant le dernier ou les deux ou trois derniers jours de la grossesse qu'on se trouve dans la nécessité de recourir à la sonde. Je ne saurais trop vous recommander de surveiller toujours chez les femmes sur le point d'accoucher l'état de la vessie. En s'y prenant trop tard on risque de voir le travail se déclarer et le passage de la sonde devenir très difficile. Vous comprendrez aisément ce qu'on doit penser de la conduite de certaines matrones qui en pareil cas gorgent leur cliente de boissons et de tisanes dites diurétiques avec l'intention de les faire uriner.

Dans quelques cas on peut se trouver obligé de repousser un peu la tête fœtale avec le doigt pour rendre plus facile le passage de la sonde.

Rappelons aussi que, sauf dans les cas où il existe une sécrétion de sueur exagérée, la femme doit toujours éliminer une quantité d'urine proportionnelle à la quantité de liquide qu'elle a absorbée.

Albuminurie. — Le rein est un filtre destiné à laisser échapper au dehors certaines substances contenues dans le sang et en retenir d'autres. Au nombre de celles qui doivent être retenues pour continuer à circuler avec le sang est l'albumine (le blanc d'œuf est de l'albumine presque pure). Pour peu que le rein soit malade, même momentanément, il ne fait plus avec autant d'exactitude le triage dont il est chargé, et de toutes les substances renfermées dans le sang, l'albumine est celle qui, lorsque le rein est malade, se retrouve le plus facilement dans l'urine. — Altération des reins et présence de l'albumine dans l'urine sont donc deux choses qui vont toujours ensemble.

On peut observer l'albuminurie dans beaucoup de circonstances : mais la femme enceinte y est plus particulièrement prédisposée.

L'albuminurie est un symptôme fâcheux : 1° parce que l'altération du rein qui en est la cause immédiate peut passer à l'état chronique et entraîner la destruction lente du rein, organe indispensable à l'existence; 2° parce qu'au nombre des accidents qui peuvent accompagner l'albuminurie il en est un fort grave : l'*éclampsie*.

L'albuminurie peut être antérieure à la grossesse qui vient alors l'aggraver. Tel est le cas pour les femmes dont le rein était malade depuis longtemps. Souvent c'est la grossesse elle-même qui paraît avoir causé la maladie, soit par la gêne circulatoire qu'elle apporte au niveau des reins, soit par la compression des uretères, soit par d'autres mécanismes peu connus.

Rare au début de la grossesse, l'albuminurie s'observe plus fréquemment à partir du sixième mois et surtout pendant le cours du neuvième. Quelquefois même elle n'apparaît qu'au début du travail.

La fréquence absolue de l'albuminurie est assez grande puisqu'on a pu l'observer jusqu'à quinze ou vingt fois sur cent femmes parvenues au neuvième mois.

Il paraît exister une prédisposition très marquée chez les primipares, moindre chez les multipares.

L'œdème est à peu près constant dans l'albuminurie : œdème d'abord localisé aux malléoles mais très rapidement généralisé, au point d'envahir même la face. Presque toutes les albuminuriques présentent une bouffissure de la face qui ne doit pas manquer de donner l'éveil.

Rarement le pouls conserve ses caractères normaux. Il est habituellement petit, quelquefois même difficilement perceptible. Des maux de tête, des troubles de la digestion, de la soif, accompagnent l'albuminurie. Dans les cas graves on observe des troubles de la vision qui vont quelquefois jusqu'à la cécité complète.

Plus ces symptômes s'accentuent, et plus on doit redouter la complication la plus grave, l'apparition de crises d'éclampsie.

L'albuminurie liée seulement au travail de l'accouchement est ordinairement bénigne et disparaît assez vite.

L'albuminurie semble favoriser les hémorrhagies.

L'ensemble des symptômes énoncés vous permettra de soupçonner l'albuminurie. Il vous sera toujours facile par l'examen direct de l'urine d'en affirmer l'existence. Si le résultat est négatif vous ne manquerez pas de recommencer l'expérience plusieurs fois et à quelques jours d'intervalle. Dans quelques cas, assez rares il est vrai, la présence de l'albumine dans l'urine semble être intermittente.

Le traitement de l'albuminurie doit être institué sans perdre une heure dès que cette complication de la grossesse est soupçonnée. Ce traitement est simple : il consiste à donner à la malade comme aliment, comme boisson et comme médicament du lait et encore du lait. Il peut être utile d'y joindre des frictions sèches faites sur toute la surface du corps au moyen de linges chauds.

V. — SUITE DES TROUBLES GRAVES DES FONCTIONS URINAIRES. — ÉCLAMPSIE.

L'étude de l'éclampsie se rattache à celle de l'albuminurie, car s'il existe des albuminuries sans éclampsie, il n'y a pas d'éclampsie sans albuminurie.

Causes. — Que l'éclampsie soit liée, comme l'enseignent Bailly et la plupart des auteurs, à un véritable empoisonnement du sang par défaut d'éliminations des substances nuisibles que renferme l'urine, ou qu'elle soit due à de l'œdème cérébral, il n'en reste pas moins établi que l'apparition dans l'urine d'une quantité un peu considérable d'albumine doit chez une femme grosse faire redouter des crises d'éclampsie.

Symptomes. — Une crise d'éclampsie se compose en général de quatre périodes distinctes :

1° Période prodromique ou phénomènes précurseurs de l'accès.
2° Période tétanique ou de convulsions sans mouvements.
3° Période clonique ou de convulsions avec grands mouvements.
4° Période de coma ou de stupeur.

Les phénomènes précurseurs ne sont que l'exagération des

symptômes de l'albuminurie : troubles de la vue quelquefois très brusques, douleurs de tête parfois extrêmement vives, oppression, douleur au creux épigastrique, hébétude et dyspnée. Quelques-uns de ces signes peuvent manquer; il est fort rare que tous fassent défaut à la fois.

Après ces préliminaires d'une durée variable, l'accès débute brusquement, et après quelques mouvements convulsifs des yeux et des muscles de la face, presque tous les muscles semblent se raidir, immobilisant le corps dans une extension exagérée. Le tronc, le cou se courbent en arrière, et la femme n'est plus portée que par la tête et les talons. La respiration s'arrête, la face prend une teinte asphyxique. En même temps la langue projetée hors de la bouche peut être mordue grâce à quelques mouvements convulsifs des mâchoires; il s'écoule alors de la bouche une écume sanguinolente.

A ce moment déjà la femme est absolument insensible. On peut la pincer, la brûler, sans qu'elle manifeste la moindre souffrance. Cette période tétanique est habituellement fort courte, 10 à 30 secondes en moyenne.

La respiration ne tarde pas à se rétablir irrégulière et bruyante: les membres d'abord immobilisés se tordent et se contractent; la face est grimaçante ; les mâchoires se resserrent et s'entr'ouvrent avec rapidité; le tronc tout entier est agité de secousses violentes. Parfois il survient des évacuations tout à fait involontaires d'urine ou de matières fécales.

Cette agitation de la malade se fait en général sur place, c'est-à-dire que malgré les mouvements très énergiques qui l'agitent, le corps de la femme reste assez exactement étendu dans le lit.

Après une ou deux minutes en moyenne, la respiration tend à redevenir plus régulière; les convulsions diminuent ; la couleur violacée de la face s'atténue, et bientôt la malade reste comme anéantie, dans un état de sommeil profond d'une durée assez variable.

Dans les cas favorables et peu graves, la malade reprend peu à peu connaissance, ouvre les yeux et reconnaît son entourage, sans pouvoir toutefois se rendre compte de ce qui s'est passé.

Tel est l'accès isolé d'éclampsie; mais cet accès est rarement le seul. Souvent la malade est à peine remise du premier accès qu'un deuxième débute avant même qu'elle ait repris connaissance. Un certain nombre d'accès : trois, dix, vingt, jusqu'à cent et au delà peuvent ainsi se succéder à intervalles plus ou moins éloignés mais qui rarement dépassent une heure.

On juge assez bien de la gravité et du nombre probable des accès d'après la durée du coma. Lorsqu'un grand nombre de crises doivent se succéder, la malade ne revient presque jamais entièrement à elle; le coma se prolonge jusqu'à l'accès suivant, et certaines femmes ne reprennent réellement connaissance qu'après vingt-quatre heures ou même plus à la suite d'un grand nombre de crises successives.

L'accès d'éclampsie s'accompagne d'une élévation considérable de la température. Le thermomètre peut monter à 41° ou même plus dans les cas graves.

Pronostic. —La mort peut survenir pendant un accès et presque toujours alors pendant la période de stupeur. On observe alors que le coma devient de plus en plus profond; la respiration s'embarrasse et le cœur s'arrête.

Un tiers environ des femmes atteintes d'éclampsie meurent pendant l'un des accès; un tiers de celles qui survivent meurent de complications plus ou moins tardives : hémorrhagies, péritonite, destruction des reins, etc.

La mort du fœtus s'observe au moins dans la moitié des cas, et rarement la grossesse continue, même si l'enfant est vivant.

L'accouchement met fin assez souvent aux crises d'éclampsie, et rarement elles se prolongent après la délivrance.

Chez les femmes dont les reins ne sont pas trop gravement malades la guérison peut être complète et même rapide. La maladie ne laisse alors aucune trace, sauf une prédisposition plus grande aux complications des suites de couches, et en particulier à la folie puerpérale.

Diagnostic. — La crise d'éclampsie est facile à reconnaître, la coïncidence avec la grossesse, les symptômes précurseurs, les troubles de la vue, la douleur de tête et surtout la coexistence de l'albuminurie lèveront tous les doutes.

L'accès d'épilepsie ressemble beaucoup à l'éclampsie, mais il n'a pas de relation avec la grossesse et ne peut être observé à ce moment que d'une manière accidentelle. L'accès d'épilepsie débute avec beaucoup plus de brusquerie, le malade tombe comme subitement frappé.

La répétition d'un grand nombre d'accès dans un court espace de temps est plus rare que dans l'éclampsie ; le retour à l'état normal est plus complet et plus prompt.

L'hystérie assez fréquemment observée diffère davantage de l'éclampsie. La crise d'hystérie est presque toujours précédée du phénomène caractéristique de la boule qui semble s'arrêter à la gorge. Les deux périodes tétanique et clonique ne peuvent être observées dans l'hystérie. La crise débute par de grands mouvements beaucoup plus étendus que dans l'éclampsie. L'accès d'hystérie ne se termine pas par du coma, mais presque toujours par une véritable crise de larmes. La perte de connaissance n'est jamais aussi complète. Il n'y a pas d'albuminurie.

Les mouvements convulsifs qui accompagnent les hémorrhagies très abondantes, telles qu'on les observe chez le poulet saigné, diffèrent trop de l'attaque d'éclampsie pour qu'il soit utile d'insister ici sur leur description.

Traitement. — Le traitement de l'éclampsie est préventif ou curatif : c'est-à-dire qu'il peut être institué d'avance pour prévenir une ou plusieurs crises possibles, ou bien il peut être appliqué à une femme chez laquelle une première crise est venue révéler le danger.

Le traitement préventif doit commencer dès que l'albuminurie est constatée ; le moindre retard est une faute grave. Ce traitement est celui de l'albuminurie, c'est-à-dire la diète lactée avec ou sans frictions sèches. Il importe surtout de s'abstenir absolûment de toute médication active, et en particulier des diurétiques.

Pendant l'accès il faut veiller d'abord à ce que la malade ne se fasse aucun mal. Elle sera donc immobilisée dans son lit avec le plus de précautions possible et en évitant toute manipulation inutile. La langue sera repoussée en dedans des arcades dentaires ou bien encore les mâchoires seront maintenues écartées. Quant au traitement de l'accès lui-même, trois méthodes sérieuses ont été employées : 1° la saignée ; 2° les inhalations de chloroforme ; 3° le chloral en lavements.

La saignée paraît modifier favorablement l'accès, mais elle débilite profondément la malade déjà exposée, par le fait de l'albuminurie, à des hémorrhagies sérieuses pendant et après la délivrance.

Les inhalations de chloroforme paraissent également produire une amélioration momentanée, mais il n'est pas prouvé que les accès consécutifs soient retardés ou atténués. Une accoucheuse ne doit pas employer ce moyen parfois dangereux.

Le chloral en lavements *gardés* à la dose de 3 ou 4 grammes de chloral pour 100 grammes d'eau a moins de dangers que les deux méthodes précédentes. On peut renouveler au besoin ce mode de traitement après plusieurs heures d'intervalle, mais sans dépasser la dose déjà très forte de 10 à 12 grammes de chloral dans les vingt-quatre heures. Cette dose ne peut être donnée que dans l'éclampsie.

Enfin, si le travail est commencé, la dilatation faite, l'accouchement doit être terminé le plus rapidement possible.

De tous ces moyens, l'accoucheuse n'en emploiera aucun, à moins qu'il ne lui soit impossible de partager avec un médecin la responsabilité du traitement.

Il est évident qu'en présence d'un ou de plusieurs accès d'éclampsie le traitement de l'albuminurie doit être immédiatement institué dans toute sa rigueur.

VI. — ASCITE.

Le même liquide séreux qui distend le tissu cellulaire dans l'œdème peut aussi s'épancher en quantité plus ou moins grande dans les diverses cavités du corps : cavité péritonéale, cavité pleurale, cavité péricardique. De toutes ces cavités, celle qui tend à se laisser remplir le plus tôt est la cavité péritonéale. On désigne sous le nom d'*ascite* la présence d'un liquide séreux dans la cavité formée par le péritoine.

La quantité de liquide épanché dans l'ascite est très variable : depuis quelques grammes jusqu'à 20 ou 30 litres. Chez la femme enceinte il est rare que l'ascite atteigne ces proportions exagérées. Une bonne partie de la cavité abdominale est déjà occupée par l'utérus gravide, et la peau de l'abdomen n'est pas indéfiniment extensible.

Causes. — L'ascite peut être due comme l'œdème à diverses causes ; l'albuminurie est de toutes la plus importante. Après elle, viennent les lésions cardiaques, la compression des veines abdominales. Enfin certaines affections du foie qui peuvent coïncider avec la grossesse comptent l'ascite au nombre de leurs symptômes habituels. L'ascite dans les affections du foie précède souvent l'œdème.

Symptômes. — Le développement du ventre est exagéré, l'augmentation de volume est plus brusque, et surtout plus uniforme ; le ventre est rond.

La région de l'ombilic surtout est presque toujours très distendue et amincie dans l'ascite.

Au palper on constate nettement la présence d'une masse liquide plus superficielle que dans la grossesse simple. Le palper est difficile parce que non seulement le fœtus forme une masse solide contenue dans une masse liquide, les eaux de l'amnios, mais l'utérus gravide forme lui-même une autre masse solide contenue dans une masse liquide, l'épanchement ascitique.

L'auscultation est aussi modifiée. Les parois thoraciques du fœtus, plus éloignées qu'à l'état normal des parois abdominales, transmettent mal les bruits du cœur.

Enfin il n'est pas rare que l'ascite coïncide avec la présence dans l'œuf d'une quantité exagérée de liquide amniotique (hydramnios).

Diagnostic. — L'ascite sera facilement reconnue, d'abord par sa coïncidence fréquente avec l'œdème, ensuite au volume exagéré et à la forme du ventre, enfin à la sensation particulière dite de fluctuation qu'on obtient quand, palpant la femme avec les deux mains, une main de chaque côté du ventre, on déprime alternativement avec l'une et l'autre main les parois abdominales.

A la percussion toute région qui renferme du liquide rend un son absolument mat comme un tonneau plein.

L'ascite pourrait être confondue avec un utérus exceptionnellement volumineux, grossesse gémellaire par exemple. On remarquera dans ce dernier cas que le volume du ventre n'est pas dû à une masse presque entièrement liquide, mais à une masse presque entièrement solide dont les caractères au palper sont bien différents.

Il est plus facile de confondre l'ascite avec l'hydramnios ou exagération dans la quantité de liquide amniotique.

L'erreur est d'autant plus facile que ces deux accidents sont souvent simultanés. Nous reviendrons sur cette question à propos de l'hydramnios.

Pronostic. — L'ascite est en général un symptôme grave en ce qu'elle est presque toujours l'indice d'un trouble profond de la circulation ou d'une altération séreuse du foie ou des reins.

Dans les cas bénins la grossesse peut suivre son cours. Plus fréquemment sa durée est abrégée.

L'ascite est d'autant plus grave qu'elle apparaît plus tôt. Dans les cas extrêmes elle apporte une gêne considérable à la respiration.

Traitement. — Le traitement direct est celui de l'affection qui lui a donné naissance : lésion mitrale, albuminurie, etc. Comme traitement direct une seule méthode est réellement efficace, c'est l'évacuation du liquide.]

Une accoucheuse ne se chargera jamais de cette opération qui d'ailleurs n'est jamais immédiatement urgente.

Le liquide après la ponction se reproduit presque toujours. Il est inutile d'insister sur la nécessité, dans tous les cas d'ascite, d'une analyse sérieuse de l'urine.

VII. — RÉSUMÉ DES CAUSES D'ŒDÈME. — TROUBLES GRAVES DE LA RESPIRATION.

§ 1. — *Résumé des causes d'œdème.*

L'œdème dans la grossesse peut être rattaché à deux causes principales : 1° troubles de la circulation ; 2° troubles des fonctions urinaires.

Du côté de la circulation, la gêne peut être locale, c'est le cas pour la station debout prolongée (repasseuses), ou pour l'usage de jarretières trop serrées. Plus haut la compression des vaisseaux abdominaux par l'utérus gravide amène encore un ralentissement dans le cours du sang veineux, d'où œdème de la vulve et des membres inférieurs.

Enfin les lésions du cœur et en particulier celles de l'orifice mitral constituent une cause importante d'œdème qui alors siège surtout aux membres inférieurs et à la vulve, mais peut aussi remonter davantage et déterminer soit l'œdème des membres supérieurs, soit l'ascite ou bien encore des épanchements péricardiques ou pleurétiques.

De ces diverses formes d'œdème, celle due à une lésion mitrale est la plus fâcheuse parce qu'elle est la plus durable.

Les troubles urinaires pouvant amener l'œdème se résument dans cette altération du filtre rénal qui s'accompagne d'albuminurie.

Il sera habituellement facile de reconnaître la cause de l'œdème. Je vous ai expliqué déjà quelles particularités il présente dans chaque cas. La recherche de l'albumine ne devra jamais être négligée.

Le traitement de l'œdème en général est subordonné à sa cause. Dans quelques cas, les purgatifs sont indiqués. Toujours la diète lactée est utile; s'il y a albuminurie, elle est nécessaire.

§ 2. — *Troubles graves de la respiration.*

Dyspnée. — Nous avons vu, à propos des modifications apportées par la grossesse dans l'organisme féminin, que l'utérus distendu refoule en haut le diaphragme et produit une certaine gêne de la respiration. Cette gêne va croissant jusqu'au moment où une partie fœtale commence à s'engager, c'est-à-dire le plus souvent, au moins chez les primipares, jusqu'à la dernière quinzaine de la grossesse.

On désigne sous le nom de dyspnée la difficulté de respirer. La dyspnée est donc l'une des conséquences possibles de la grossesse même normale; mais rarement elle est portée à un degré bien considérable parce que la femme utilise surtout pour respirer les mouvements des côtes supérieures, lesquelles ne sont pas immobilisées par le développement de l'utérus.

Dans quelques cas cependant la gêne respiratoire est telle que tout travail fatigant et même le seul fait de monter un escalier à plusieurs étages deviennent impossibles.

Toux. — Une deuxième complication de la grossesse au point de vue des fonctions respiratoires est la toux, toux sèche et quinteuse survenant presque toujours sous l'influence d'un effort. Cette toux qui ne s'accompagne pas toujours de véritables lésions pulmonaires peut devenir un obstacle à la marche régulière de la grossesse. Il n'est pas extrêmement rare de voir l'accouchement se faire avant terme sous l'influence des quintes de toux répétées. Habituellement cet accident tient à une véritable maladie des organes respiratoires : pleurésie, pneumonie, bronchite, etc.

Quant à l'influence de la grossesse sur le développement de ces affections, elle est loin d'être démontrée, et pour ma part j'ai observé la pneumonie bien plus rarement pendant la grossesse qu'après l'accouchement.

VIII. — ACCIDENTS DU COTÉ DES ORGANES GÉNITAUX.

§ 1. — *Organes génitaux externes.*

Outre l'œdème des grandes et des petites lèvres, outre les varices qui ont déjà été signalées, la vulve peut devenir pendant la grossesse le siège de diverses affections : rougeur, prurit, végétations, affections qui peuvent s'observer en dehors de la grossesse et n'offrent à ce moment rien de particulier, si ce n'est leur plus grande fréquence.

L'orifice vulvaire est souvent le siège, pendant la grossesse, d'un écoulement abondant ou leucorrhée. En réalité le liquide provient presque toujours de l'utérus, mais ses propriétés irritantes se font surtout sentir sur les organes génitaux externes qui peuvent devenir le siège de rougeurs inflammatoires vives poussées parfois jusqu'à l'ulcération.

Dans quelques cas la muqueuse vaginale est le point de départ de l'écoulement. Cette muqueuse est alors souvent rugueuse (vagin en râpe). Il ne faudrait pas attacher trop d'importance à ces affections fréquentes même chez la femme qui n'est pas enceinte. Le vagin en râpe indique presque toujours la blennorrhagie, affection vénérienne peu grave, surtout chez la femme, et qui n'a d'autres inconvénients sérieux que sa transmission possible aux yeux par transport du pus virulent.

§ 2. — *Organes génitaux internes.*

Ovaires. — Les ovaires sont rarement malades pendant la grossesse. Pendant tout le cours de la gestation les fonctions de ces organes restent suspendues, et c'est une loi assez constante en pathologie générale qu'un organe à l'état de repos devient rarement malade.

Les déplacements et les déviations de l'utérus forment au contraire un chapitre important de la pathologie de la grossesse.

Déplacements utérins. — Ces déplacements peuvent être antérieurs à la grossesse, parfois ils accompagnent ses débuts. Ils ne peuvent se produire que très exceptionnellement au delà du quatrième mois.

De tous les déplacements utérins le plus commun est l'abaissement. On atteint alors par le toucher le col et les segments utérins presque immédiatement à l'entrée du vagin.

Dans quelques circonstances rares et par suite d'une laxité extrême des ligaments suspenseurs, il peut même se faire que l'utérus descende dans le vagin en retournant la muqueuse vaginale, et vienne faire saillie au dehors; c'est le prolapsus utérin.

Lorsque l'utérus est devenu assez volumineux pour ne pouvoir descendre dans l'excavation, un pareil accident n'est plus à redouter. On n'observe donc l'abaissement et surtout le prolapsus que pendant les premiers mois.

Le cas le plus grave est celui dans lequel un utérus gravide déjà assez gros pour ne traverser que très difficilement les détroits a pu cependant arriver hors de la vulve sous l'influence d'un effort violent. Il faut alors le ramener le plus tôt possible à sa situation normale.

La réduction immédiate est indiquée dans les cas graves. Les abaissements modérés guérissent facilement par le séjour au lit et par le fait du développement de l'utérus.

Flexions utérines. — Les flexions utérines caractérisées par l'inclinaison à angle plus ou moins prononcé du corps sur le col sont surtout des complications du début. Le plus souvent même elles préexistaient à la grossesse.

Dans le cas seulement de rétroflexion il peut arriver que le fond de l'utérus tende à se développer en descendant le long de la courbure sacrée. Il faut pour cela que la flexion soit très prononcée, et les symptômes sont les mêmes que ceux que j'aurai à vous décrire dans la rétroversion. Il existe cependant une différence, au moins au point de vue du diagnostic. Dans la rétroflexion la présence du col à sa place normale pourrait faire passer inaperçue cette lésion si l'on négligeait le toucher rectal ou au moins le toucher vaginal profond.

La grossesse est souvent une circonstance favorable, au moins momentanément dans les flexions utérines. Cependant, comme les flexions utérines peuvent déterminer des versions, il faut avoir soin de les combattre dès le début, soit en désignant à la femme quelle attitude elle doit prendre dans son lit, soit en remettant le fond de l'utérus en place si on le peut.

IX. — ANTÉVERSION. — RÉTROVERSION. — LATÉROVERSION.

Latéroversion. — Chez la femme enceinte un certain degré de latéroversion est presque physiologique et le fond de l'utérus se dirige presque toujours un peu sur l'un des côtés, le plus souvent le droit. Ces déviations latérales n'ont qu'une faible importance. Tout au plus arrivent-elles quelquefois à rendre le travail un peu plus long en prolongeant le temps de la dilatation.

L'antéversion et la rétroversion peuvent amener des complications plus sérieuses.

Antéversion. — L'antéversion est commune. Lorsqu'elle est très prononcée le fond de l'utérus repousse en avant les parois abdominales. On dit alors que le ventre est en besace. Dans quelques cas le ventre semble retomber jusqu'au devant des genoux.

Les causes qui provoquent l'antéversion sont : 1° la laxité des parois abdominales plus fréquente chez les multipares; 2° certaines déviations de la colonne vertébrale avec courbure lombaire exagérée.

L'antéversion tend à s'exagérer de plus en plus avec les progrès de la grossesse.

Chez la plupart des femmes enceintes le toucher ne permet d'atteindre le col que fort loin en arrière et en haut; c'est la preuve que presque toujours il existe un peu d'antéversion : que cette disposition s'accentue, et le col deviendra inaccessible au toucher pendant que le fond de l'utérus, saillant en avant, sera au contraire facilement perçu par le palper.

Dans l'antéversion le col vient s'appliquer contre le rectum, d'où constipation et ténesme, c'est-à-dire besoins douloureux et factices de défécation. En même temps la vessie est comprimée en avant par le fond de l'utérus ; il en résulte des besoins fréquents d'uriner, rarement de la rétention plus ou moins brusque.

L'ensemble de ces symptômes, et surtout le palper combiné avec le toucher permettront de reconnaître assez facilement l'antéversion.

La gravité de l'antéversion est en raison de son exagération. Modérée, elle est sans importance. Complète, elle peut être la cause de vives douleurs et parfois d'accouchement prématuré.

Il est le plus souvent facile de remédier à l'antéversion, soit par le séjour au lit qui tend à ramener le fond de l'utérus vers la colonne vertébrale, soit par l'usage d'une ceinture bien faite qui maintient les parois abdominales, empêche leur distension indéfinie, et empêche l'utérus de retomber en avant avec son contenu. Les fonctions urinaires doivent être particulièrement surveillées.

Rétroversion. — Plus rare, mais plus grave que l'antéversion, la rétroversion a une marche différente. Tandis que la première, en quelque sorte physiologique, tend à s'exagérer plus tard, sans avoir été très prononcée au début de la grossesse, la rétroversion est au contraire un accident des premiers mois.

Qu'une cause quelconque vienne empêcher le fond de l'utérus de s'élever au-dessus du détroit supérieur, et ce fond venant buter contre l'angle sacro-vertébral tendra à se diriger non plus en haut comme à l'état normal, mais en bas le long de la courbure sacrée.

La rétroversion, quand elle est peu marquée, cesse d'elle-même par le seul fait du développement de l'utérus. Elle va s'exagérant dans les cas graves. Le col vient alors se diriger en haut d'abord contre le pubis, plus tard au-dessus de lui, allongeant l'urèthre, refoulant en haut la vessie, pendant que le fond de l'utérus emprisonné dans l'excavation comprime en arrière le rectum. La rétention d'urine et la constipation extrême sont donc presque constantes.

Par le toucher vaginal on peut atteindre le col. Par le toucher rectal on constate l'existence d'un obstacle, le fond de l'utérus, formant en arrière une sorte de tumeur volumineuse que le doigt perçoit au travers des parois vaginales et rectales réunies.

Il peut survenir dans la rétroversion des accidents aigus et fort graves : rétention complète de l'urine, obstruction intestinale, hoquets, vomissements.

Diagnostic. — Le toucher vaginal et le toucher rectal sont les meilleurs moyens de vérifier l'existence de la rétroversion.

Par le rectum, le doigt touche le fond de l'utérus sous forme d'une tumeur dure, ronde et volumineuse.

Par le vagin, le doigt s'engage derrière le pubis dans un canal qui semble être sans limites.

Le développement du ventre en haut est moindre que celui que comporterait une grossesse normale. Les signes de compression sont nets et très précoces.

Pronostic. — La gravité de la rétroversion est toujours grande. Elle est subordonnée au degré de la déviation et à l'importance des symptômes : rétention d'urine, constipation, etc. L'avortement est fréquent. Souvent la réduction se fait spontanément et, dès que le fond de l'utérus a franchi l'angle sacro-vertébral, il continue à s'élever dans une direction favorable.

Traitement. — La réduction, c'est-à-dire le redressement de l'utérus pratiqué avec précaution, doit être tentée tout d'abord. Le décubitus ventral, le cathétérisme fréquent de la vessie, l'évacuation des matières contenues dans le rectum peuvent suffire dans quelques cas.

Si la rétroversion est excessive, une intervention plus énergique est nécessaire. Rarement une accoucheuse se trouve dans la nécessité d'y recourir elle-même.

Pour redresser l'utérus en rétroversion la vessie et le rectum doivent être vidés avec soin, puis un doigt repousse en haut le fond de l'utérus à travers les parois rectales pendant que l'autre main tâche à travers les parois abdominales d'abaisser le col. La femme doit être ensuite couchée sur le ventre pendant un temps assez long.

Dans quelques circonstances exceptionnelles et en présence d'accidents immédiatement graves on n'a d'autres ressources, si les tentatives de réduction ont échoué, que de faire provoquer l'avortement par un accoucheur.

X. — IRRÉGULARITÉ DE DÉVELOPPEMENT DES SEGMENTS UTÉRINS. — HYDRORRHÉE. — ACCIDENTS DIVERS DE LA GROSSESSE.

§ 1. — *Inégalité de développement des segments utérins.*

Il est extrêmement fréquent d'observer pendant le cours de la grossesse que le col est fortement dévié en arrière et que la partie fœtale située en bas, le plus souvent la tête, tend à repousser devant elle le segment antérieur aminci de l'utérus, alors que le segment postérieur semble se distendre fort peu.

L'obstacle apporté par la présence du pubis fait que cette irrégularité se modifie à peu près toujours d'elle-même, et quand surviennent les douleurs, la tête fœtale ramène peu à peu l'orifice utérin au centre de l'excavation.

La situation n'est point aussi favorable quand c'est le segment postérieur qui se laisse distendre, et Depaul a décrit, sous le nom de dilatation sacciforme de l'utérus, cet accident grave et heureusement fort rare.

Le col est fortement dévié en avant contre le pubis ou même au-dessus de lui, tandis que la tête fœtale coiffée du segment postérieur s'enfonce de plus en plus dans l'excavation. La rupture de l'utérus peut alors survenir pendant le travail.

Dans la crainte de voir l'apparition des contractions utérines aggraver encore le danger, on doit surveiller avec soin toute femme dont le col dirigé en avant s'éloigne de plus en plus du centre de l'excavation.

On ne confondra pas cette irrégularité de développement avec
la rétroversion qui est un accident du début. On cherchera à
ramener le plus possible le col dans sa direction normale.

La dilatation sacciforme est assez rare pour que Depaul ait pu
en réunir seulement une douzaine d'observations.

§ 2. — *Hydrorrhée.*

On a signalé quelques cas fort rares dans lesquels il s'était
fait pendant la grossesse, en dehors de l'œuf et probablement
entre les deux feuillets de la caduque, un épanchement de sérosité venant à certains moments se faire jour à la vulve. Cet
écoulement a reçu le nom d'hydrorrhée ou fausses eaux.
L'origine exacte du liquide de l'hydrorrhée est peu connue.
Pour les uns, et je me range entièrement à cette opinion, ce
ne serait que du liquide amniotique ayant transsudé au travers
des membranes. Pour les autres ce serait une sécrétion de la
muqueuse utérine. Les observations sont assez rares et peu
complètes pour que la composition même du liquide soit inconnue.

On a vu quelquefois l'hydrorrhée persister pendant plusieurs
semaines. Elle débute rarement avant le sixième mois et ne
s'accompagne pas de contractions utérines. C'est le plus souvent un simple suintement par l'orifice vulvaire d'un liquide
incolore.

La persistance d'un écoulement modéré d'un liquide limpide,
sans aucun phénomène indiquant un commencement de travail,
caractérise l'hydrorrhée. Toutefois le diagnostic avec une rupture
prématurée de la poche des eaux est ordinairement presque
impossible.

L'hydrorrhée, au dire de la plupart des auteurs, n'empêche
pas la continuation de la grossesse.

Si cependant un écoulement de liquide incolore se fait à la
vulve avant que la grossesse ait atteint son terme normal, il
importe d'immobiliser absolument la femme dans son lit, moins

comme traitement de l'hydrorrhée que comme moyen d'empêcher l'accouchement prématuré dans le cas où il existerait une déchirure prématurée des membranes.

§ 3. — *Complications diverses de la grossesse.*

Il serait trop long et tout à fait inutile d'énumérer ici toutes les affections plus ou moins fortuites qui peuvent compliquer la grossesse.

Les névralgies, les troubles du système nerveux central, seront donc laissés de côté comme ne présentant dans le cours de la grossesse aucun caractère particulier.

La folie des femmes enceintes, semblable de tous points à la folie des accouchées, sera étudiée à propos des suites de couches pathologiques.

CHAPITRE III

Maladies de l'œuf.

XI. — MALADIES DU PLACENTA.

La pathologie du placenta comprend essentiellement : 1° les anomalies de développement ; 2° les troubles circulatoires ; 3° le décollement prématuré ; 4° les dégénérescences.

L'insertion vicieuse du placenta sera étudiée à propos de la dystocie.

Anomalies de développement. — Les anomalies de développement sont l'hypertrophie et l'atrophie.

Le volume du placenta est presque toujours lié au degré de développement du fœtus. Avec un fœtus très gros le placenta peut atteindre à terme le poids de 600 grammes. Mais il peut se faire que le poids du placenta soit proportionnellement plus considérable. C'est l'hypertrophie, qu'il ne faut pas confondre avec une simple augmentation de largeur.

En effet certains placentas sont minces et larges tandis que d'autres sont plus épais et moins étendus en surface.

L'œdème du placenta, quoique fort rare, peut exister et faire croire à tort à de l'hypertrophie.

L'atrophie est l'anomalie inverse : développement trop faible du placenta. L'atrophie est liée ordinairement à un trouble sérieux dans l'état de santé de la mère ou plus fréquemment du fœtus.

Les diverses variétés de développement du placenta ne peuvent même être soupçonnées pendant la grossesse.

Troubles circulatoires. — Il y a peu de chose à dire de la congestion simple ou apport dans le placenta d'une quantité de sang exagérée. Elle se produit alors qu'il est difficile ou impossible de la constater et laisse habituellement peu de traces.

Les hémorrhagies du placenta ont plus d'importance, et il n'est pas rare de trouver dans l'épaisseur du placenta, le plus souvent près de la face fœtale au début de la grossesse, près de la face utérine vers la fin, de véritables foyers hémorrhagiques.

Ces foyers se reconnaissent à la présence de caillots sanguins qui atteignent parfois le volume d'une noisette ou même d'une noix.

Parfois l'épanchement sanguin se fait en nappe et décolle les membranes.

La gravité de l'hémorrhagie ou apoplexie placentaire est variable avec la quantité du sang épanché et avec l'âge de la grossesse. Au début, la plus petite hémorrhagie placentaire est presque nécessairement suivie de l'avortement. Il n'en est plus de même pendant les derniers mois; à ce moment le fœtus peut continuer à vivre et la grossesse suivre son cours pourvu que les foyers hémorrhagiques soient peu nombreux et peu étendus.

Décollement prématuré. — Si le décollement du placenta est un phénomène normal après l'accouchement, il n'en est plus de même pendant la grossesse. Le décollement prématuré, qui est toujours partiel, peut se reconnaître à l'apparition d'hémorrhagies. Certaines femmes croient reprendre leurs règles pendant la grossesse, alors qu'il se produit chez elles du décollement placentaire.

Durant les premiers mois le décollement du placenta est presque fatalement suivi d'avortement. Plus tard il est grave surtout parce qu'il peut être une cause d'hémorrhagies dangereuses par leur abondance.

Dégénérescences. — Les dégénérescences du placenta comprennent un certain nombre d'affections diverses, depuis une simple transformation de structure d'un ou de plusieurs cotylédons, jusqu'à la production au niveau du placenta de tumeurs de diverse nature. Cette question est trop vaste et encore trop peu connue pour qu'il soit utile d'y insister. Vous devrez savoir seulement que les dégénérescences étendues entraînent la mort du fœtus et l'avortement.

XII. — HYDRAMNIOS.

L'hydramnios est la présence dans l'œuf d'une quantité de liquide amniotique supérieure à la quantité normale.

On admet qu'il y a hydramnios toutes les fois que l'amnios renferme plus de deux litres de liquide.

Causes. — Les causes de l'hydramnios sont parfaitement inconnues, le seul point bien établi est que cette anomalie coïncide souvent avec la présence de deux jumeaux.

Symptômes. — Il est rare que l'hydramnios débute avant le sixième mois. On le soupçonne au développement exagéré de l'utérus, développement hors de proportion avec l'âge de la grossesse.

La quantité de liquide est fort variable, depuis trois ou quatre litres jusqu'à quinze, vingt ou davantage. Rarement l'utérus conserve son épaisseur normale ; ses parois sont amincies et cet amincissement rend plus facile la constatation du principal symptôme de l'hydramnios : une fluctuation très nette sur une grande étendue.

La distension exagérée du ventre s'accompagne d'un certain nombre de phénomènes qui se rattachent directement au volume extraordinaire de l'utérus : tels sont la gêne respiratoire, les vomissements, l'œdème des membres inférieurs et de la vulve, etc.

La percussion donne une matité complète dans tous les points de l'abdomen qui correspondent à l'utérus distendu.

Diagnostic. — Le diagnostic de l'hydramnios peut être fort difficile, surtout si la grossesse est ignorée. Néanmoins, comme cette affection ne débute ordinairement qu'à une époque à laquelle la grossesse a pu être vérifiée, il ne reste que deux causes importantes d'erreur : la grossesse gémellaire et l'ascite. Ces deux causes sont d'autant plus importantes que l'hydramnios coïncide souvent avec l'une ou avec l'autre, et il peut se faire qu'on ait seulement à rechercher quelle part revient à l'une de ces trois causes dans le développement exagéré du ventre.

La grossesse gémellaire sera reconnue par le palper et l'auscultation ; mais si l'hydramnios existe en même temps, les signes de la grossesse gémellaire peuvent être difficiles à percevoir.

L'ascite se reconnaît plus aisément, au moins quand elle est isolée. Dans l'hydramnios, le liquide est enfermé dans l'utérus ; dans l'ascite il est répandu dans toute la cavité péritonéale.

Il existe donc dans l'hydramnios, de chaque côté de l'utérus, une zone dont la percussion donne un son clair. Dans l'ascite les modifications d'attitude de la femme modifient les points où s'observe la matité complète.

Un signe important d'hydramnios, est la mobilité extrême du fœtus. On conçoit que ce signe fasse défaut dans les cas de grossesse gémellaire.

Pronostic. — L'hydramnios quand elle atteint des proportions sérieuses, au delà de quatre à cinq litres par exemple, peut être considérée comme une complication grave. Non seulement elle peut entraîner l'avortement ou l'accouchement prématuré, mais elle peut distendre les couches musculaires de l'utérus au point que ces muscles aient, au moment du travail et de la délivrance, beaucoup de peine à se contracter.

Pendant la grossesse même, l'hydramnios peut entraîner soit des vomissements incoercibles, soit une gêne telle de la respiration ou des diverses fonctions abdominales que la précipitation de l'accouchement puisse être considérée comme une circonstance favorable.

Traitement. — Tous les traitements médicaux dirigés contre l'hydramnios paraissent avoir échoué. Reste l'accouchement prématuré qui peut rendre de grands services dans les cas graves et peut être proposé seulement, mais non pratiqué par l'accoucheuse.

L'hydramnios étant une affection à marche lente et qui débute rarement avant le sixième mois, on aura presque toujours, avant d'intervenir, le temps de laisser le fœtus parvenir à un développement compatible avec la vie. La ponction des membranes, opération qui n'est jamais urgente dans l'hydramnios, n'est pas, en dehors du travail, permise aux accoucheuses.

XIII. — MALADIES DU CHORION. — MOLES.

§ 1. — *Maladies du chorion.*

Les maladies du chorion se résument dans les altérations des villosités choriales. Il en existe deux formes principales; à ces deux formes d'altération on a donné les noms d'ailleurs impropres : 1º de môle vésiculaire ou hydatiforme ; et 2º de dégénérescence fibro-graisseuse du placenta.

Mole vésiculaire ou hydatiforme. — A une époque variable pendant la gestation, il peut exceptionnellement survenir une altération particulière des villosités choriales, altération caractérisée par le gonflement et l'hypertrophie des villosités, lesquelles se transforment peu à peu en une série de petites masses transparentes, suspendues comme des grains de raisin de dimension variable à des pédicules plus ou moins longs. Le contenu de chacune de ces masses ou vésicules est une substance d'aspect gélatineux.

La disposition des vésicules en grappes n'est pas constante, et on observe quelquefois des vésicules simplement accolées les unes à côté des autres sur la face fœtale du placenta.

La môle hydatiforme est en réalité une tumeur constituée par un tissu analogue à celui qu'on observe normalement dans le cordon ombilical (gélatine de Warthon). Cette altération peut envahir toutes ou presque toutes les villosités choriales. La conséquence de cette généralisation est la mort du fœtus et l'expulsion prématurée de l'œuf. Si au contraire l'altération est limitée, il peut se faire que le fœtus, quoique incomplètement nourri, se maintienne vivant, et l'accouchement se produit presque toujours avant terme, d'un enfant ordinairement très chétif.

Le diagnostic est d'autant plus difficile que si les signes fœtaux : mouvements actifs du fœtus, bruits du cœur fœtal, manquent entièrement, la grossesse peut être méconnue et l'augmentation de volume de l'utérus attribuée à une tumeur quelconque.

D'un autre côté, si le fœtus a continué à vivre, les signes de la grossesse peuvent masquer le développement de la tumeur. Le seul signe qui ait une importance sérieuse est l'expulsion, à la suite de contractions utérines, de fragments de kystes ou de petits kystes utérins pendant le cours de la grossesse. Cette expulsion s'accompagne d'hémorrhagies.

Le pronostic est grave pour la mère en raison de la possibilité des hémorrhagies. Il est plus grave encore pour l'enfant dont le développement est presque toujours arrêté. Dans les cas favorables, l'accouchement de la tumeur se fait comme un accouchement normal.

Le traitement sera celui des accidents qui pourront survenir, et en particulier des hémorrhagies.

L'altération dont il vient d'être question est fort rare.

Dégénérescence fibro-graisseuse du placenta. — A l'état normal les villosités choriales qui ne sont point destinées à concourir à la formation du placenta subissent une transformation atrophique qu'on retrouve quelquefois sur le placenta lui-même près de ses bords. Les cotylédons atteints ont conservé leur forme, mais ils ont pris une teinte jaune plus claire, et ont pris une consistance comme fibreuse.

Cette altération, qui est bien entendu toujours méconnue pendant la grossesse, doit être connue seulement, parce qu'elle n'est pas très rare. Très prononcée, elle peut causer un arrêt de développement ou même la mort du fœtus.

§ 2. — *Môles.*

Nous avons vu déjà l'expression de môle appliquée à une forme particulière de tumeur des membranes de l'œuf.

Ce terme de môle a été de tous temps beaucoup plus généralisé, et a désigné toute masse quelconque, autre que le fœtus ou le placenta normal, éliminée par l'utérus.

On a donné le nom de môles à certains fœtus dont le développement était très incomplet et qui ne constituaient en quelque sorte que des ébauches d'un être humain ; à des portions du placenta retrouvées dans l'utérus après un avortement ou même un accouchement, et ayant continué à vivre ; à des tumeurs, polypes ou autres, ayant pris naissance dans la cavité utérine et expulsées à un moment donné.

Si cette expression si vague de môle devait être conservée, on ne devrait l'appliquer du moins qu'à une masse formée par les parois mêmes de l'œuf fécondé, avec destruction plus ou moins complète du fœtus.

Le développement de la môle ainsi comprise est variable.

Cette sorte de grossesse, grossesse molaire, peut durer de quelques mois à une année ou plus. Comme nous l'avons vu déjà à propos de l'altération muqueuse des villosités choriales, la grossesse molaire s'accompagne souvent d'hémorrhagies répétées et se termine par l'expulsion de la masse molaire après contractions utérines, effacement du col, dilatation, etc., comme s'il s'agissait d'un accouchement véritable.

Ces faits sont peu connus, mais il paraît exister une certaine tendance à leur reproduction chez une même femme. Vous ne

manquerez jamais de faire étudier sérieusement la structure
d'une masse quelconque chassée hors des parties génitales de la
femme.

CHAPITRE IV

XIV. — MALADIES ET MORT DU FŒTUS.

§ 1. — *Maladies du fœtus.*

Dans l'œuf, le fœtus peut être atteint déjà d'un certain nombre
de maladies dont les plus fréquentes sont : la syphilis, la variole,
le rachitisme, les fractures et les luxations.

Toutes ces affections peuvent être divisées en deux classes :
1° celles qui, comme la variole ou la syphilis, peuvent avoir pour
unique conséquence la mort du fœtus ; 2° celles qui, comme le
rachitisme, l'hydrocéphalie, les tumeurs volumineuses, peuvent
devenir un obstacle à l'accouchement. Ces dernières seront étudiées à propos de la dystocie. Quant aux premières, elles n'ont,
au point de vue de l'accouchement, d'autres conséquences que la
possibilité de l'avortement ou de l'accouchement prématuré, et
se résument en pratique dans les causes de la mort du fœtus.

§ 2. — *Mort du fœtus.*

Causes. — Les causes possibles de la mort du fœtus sont fort
nombreuses. Les principales sont :
1° L'insuffisance de pouvoir fécondant du sperme paternel ;
2° l'élévation de température chez la mère (fièvre), surtout si
cette élévation se maintient un certain temps au-dessus de 41° ;
3° les anomalies de développement du fœtus ; 4° les maladies
ou anomalies de développement de l'œuf ; 5° la compression ou
l'atrophie du cordon ombilical ; 6° les influences extérieures
telles que traumatismes agissant sur l'abdomen de la mère, etc.
On conçoit qu'il puisse exister encore un grand nombre de

causes de mort pour le fœtus ; je n'ai signalé que les principales.

De toutes ces causes la plus fréquente paraît être la syphilis.

Que devient le fœtus mort dans la cavité utérine ?

Liquéfaction. — Au début de la grossesse, il peut se produire une véritable liquéfaction de l'embryon qui peut ainsi disparaître en entier ou à peu près. Le liquide contenu dans l'œuf semble seulement plus épais, plus huileux.

A une époque plus avancée, au delà du troisième mois surtout, les transformations par lesquelles peut passer le fœtus, pourvu qu'il séjourne quelque temps dans l'utérus, sont au nombre de trois ; 1° la momification ou dessiccation ; 2° la macération ; 3° exceptionnellement la putréfaction.

Momification. — On ne saurait comparer mieux la momification qu'à la transformation que subit un fruit dans l'alcool (prune à l'eau-de-vie). Tous les tissus se ratatinent et prennent une couleur grisâtre. Cette transformation ne s'observe guère que sur le fœtus de trois ou quatre mois, et ne peut avoir lieu que si les membranes sont intactes.

Macération. — La macération est plus commune. L'ensemble du fœtus prend une couleur rouge sombre, jamais verte. L'épiderme se détache par grands lambeaux, surtout aux mains, aux pieds, sur les parois abdominales. Le tissu cellulaire, surtout sur le crâne, prend une teinte lie de vin et une consistance analogue à celle de la gelée de groseille avec mélange de petits amas graisseux. Les cavités séreuses s'emplissent d'un liquide rougeâtre et comme sanguinolent. L'ensemble du fœtus est mou et peut être plié dans une attitude quelconque.

Après une quinzaine de jours toutes ces lésions sont très prononcées. Elles sont déjà appréciables vers le cinquième jour après la mort.

Putréfaction. — La putréfaction du fœtus semble tout d'abord n'être qu'un degré de plus de macération. En réalité c'est une transformation bien différente et surtout bien plus grave pour la mère. Tandis que la macération vraie coïncide habituellement avec l'intégrité des membranes, la putréfaction ne peut exister qu'après leur rupture : l'entrée dans l'œuf d'un germe infectieux venu du dehors est nécessaire à sa production. Un fœtus putréfié a, de plus qu'un fœtus macéré, une odeur infecte ; le ventre est distendu par des gaz ; la peau, surtout au niveau de l'abdomen, présente des teintes livides, d'abord verdâtres, puis vertes. Rarement la putréfaction fœtale a lieu sans qu'il survienne chez la femme des accidents graves : frissons, fièvres, diarrhée, etc.

Durée de la rétention. — C'est en moyenne quinze jours après la mort du fœtus qu'a lieu son expulsion, quelquefois plus tôt, souvent plus tard.

Lorsque les membranes sont rompues, l'expulsion se fait plus vite. Quand elles sont intactes, surtout si le fœtus se momifie, et que le placenta continue à se développer, l'expulsion peut être retardée de beaucoup, exceptionnellement même de plusieurs années.

Il est rare cependant que la grossesse se prolonge au delà du terme normal, même si le fœtus est desséché.

Il peut arriver en pareil cas que la délivrance ne se fasse que beaucoup plus tard, par exemple après quelques mois. Cette circonstance est toujours fâcheuse en raison des dangers que présente toujours la rétention du placenta.

Diagnostic. — La mère peut constater elle-même la cessation des mouvements actifs du fœtus. L'accoucheuse se basera surtout sur l'absence totale et plusieurs fois vérifiée des bruits du cœur à l'auscultation.

Les signes de la grossesse tendent peu à peu à disparaître ; le ventre cesse de grossir ; le fœtus semble devenir de plus en plus mobile.

Pronostic. — Le pronostic pour la mère est plus fâcheux que dans la grossesse normale. La rupture prématurée des membranes rend encore les accidents plus probables, et à tous les dangers de la rétention placentaire possible vient se joindre la possibilité de l'intoxication putride.

Expulsion. — L'accouchement d'un fœtus mort se fait habituellement suivant le mécanisme normal ou à peu près.

La période de dilatation est longue ; mais les phénomènes mécaniques sont facilités par la flexibilité plus grande du fœtus. C'est ainsi que certains fœtus morts même à terme peuvent être spontanément expulsés en présentation du tronc si la mort remonte au moins à plusieurs jours.

Conduite à tenir. — En présence d'un cas dans lequel la mort du fœtus semble probable, l'accoucheuse ne négligera aucun moyen de s'assurer de la réalité de ce fait. Elle auscultera souvent, mais ne touchera qu'avec précautions de crainte de rompre les membranes. Si aucun phénomène insolite ne survient, elle attendra que le travail débute de lui-même.

En l'absence de toute rupture des membranes, le diagnostic de la mort du fœtus n'est en effet jamais certain. Un fœtus peut être vivant sans qu'on ait pu percevoir avec certitude ses mouvements actifs ou ses bruits du cœur. Une accoucheuse ne doit donc pas s'exposer à hâter l'accouchement avant terme d'un fœtus vivant.

Les signes de putréfaction du fœtus et surtout les symptômes d'intoxication putride chez la mère marqueront les limites de la non-intervention. Le cas est alors assez grave pour qu'une accoucheuse doive hésiter à s'en charger seule. Elle devra, en attendant une intervention plus active qui peut devenir nécessaire, faire des lavages profonds et fréquemment réitérés du vagin au moyen de liquides sérieusement antiseptiques.

CHAPITRE V

Accouchement prématuré et avortement.

XV. — ACCOUCHEMENT PRÉMATURÉ.

Définition. — On désigne sous le nom d'accouchement prématuré celui qui se produit pendant les derniers mois de la grossesse, à un moment où l'enfant n'est pas à terme, mais où il est déjà viable.

La jurisprudence admet comme viable le fœtus de six mois. En pratique ce chiffre est plus élevé, et beaucoup de précautions sont déjà nécessaires pour maintenir en vie un fœtus né à sept mois. A six mois il est bien rare qu'il puisse vivre au delà de quelques jours.

Il n'est pas nécessaire que le fœtus vive pour qu'il y ait accouchement prématuré, et même dans beaucoup de cas c'est la mort du fœtus qui le détermine.

Causes. — La plus fréquente de toutes est la mort du fœtus. Il semble que l'utérus ait hâte de se débarrasser d'un fœtus mort devenu pour lui un véritable corps étranger.

Les autres causes les plus importantes sont : 1° la distension excessive des parois utérines : grossesse gémellaire, hydramnios, développement excessif du fœtus ; 2° la rupture prématurée des parois de l'œuf. Enfin, certaines femmes semblent prédisposées à l'accouchement prématuré et, sans que cette particularité puisse être expliquée, ne peuvent jamais atteindre le terme normal d'une grossesse.

Particularités de l'accouchement prématuré. — Il n'y a, au point de vue des phénomènes physiologiques et mécaniques, que peu de différence entre l'accouchement à terme et l'accouchement à huit mois et surtout l'accouchement à huit mois et demi.

Les particularités que présente l'accouchement prématuré, et surtout à une époque relativement éloignée du terme normal, sont : 1° la plus grande fréquence des présentations autres que celles du sommet ; 2° la possibilité de l'engagement dans un diamètre autre que l'un des deux obliques ; 3° la lenteur relative de la période de dilatation ; le col moins ramolli conserve plus longtemps sa longueur et sa forme ; 4° une diminution dans l'énergie des contractions utérines qui restent cependant aussi douloureuses ; 5° plus de rapidité dans la période d'expulsion ; parfois même l'expulsion se fait brusquement en raison des faibles dimensions des parties fœtales.]

La délivrance est parfois très facile. On observe cette facilité surtout dans les cas où c'est précisément le décollement prématuré du placenta qui a entraîné la mort du fœtus et indirectement l'accouchement prématuré.

Souvent au contraire l'expulsion du placenta est incomplète et la rétention, dans l'utérus, d'un ou plusieurs cotylédons placentaires ou de débris des membranes de l'œuf vient créer un véritable danger.

En général le placenta est d'autant moins adhérent qu'on approche davantage de la fin du neuvième mois.

Suites de couches. — Les suites de couches ne diffèrent pas de ce qu'elles sont à terme. La lactation se produit, les lochies s'écoulent, l'utérus revient peu à peu sur lui-même, quelquefois même il reprend très rapidement son volume primitif.

Enfant. — L'enfant naît d'autant plus faible que son existence intra-utérine a été plus courte. Aussi est-il nécessaire de l'entourer de soins infinis, surtout au point de vue du milieu et de la nourriture.

Diagnostic. — On reconnaît le début de l'accouchement prématuré aux mêmes signes qui font reconnaître l'accouchement normal.

Il existe cependant une différence. Les contractions utérines et l'effacement du col sont souvent simultanés, et l'effacement peut ne se produire que pendant le travail.

La partie fœtale, même le sommet, et même chez les primipares, peut rester plus élevée qu'à terme pendant un temps assez long et ne s'engager qu'après un certain nombre d'heures de travail. L'écoulement prématuré des eaux de l'amnios est l'un des signes qui permettent de reconnaître le plus souvent l'imminence d'un accouchement prématuré.

Pronostic. — L'accouchement prématuré est dangereux pour l'enfant qu'il met dans des conditions d'existence désavantageuses.

Pour la mère il n'est pas plus défavorable que l'accouchement à terme.

Conduite à tenir. — Deux cas peuvent se présenter lorsque se manifestent les symptômes précurseurs d'un accouchement prématuré: ou bien l'accouchement est inévitable, c'est-à-dire que le col est entièrement effacé, les membranes rompues ou le fœtus mort ; ou bien les phénomènes déjà constatés sont sus-ceptibles de subir un temps d'arrêt permettant d'espérer une prolongation de la grossesse. Pour qu'une tentative quelconque soit faite dans le but de favoriser cette prolongation, il faut que le fœtus soit certainement vivant, que les membranes soient intactes, que le col ne soit pas entièrement effacé. Il faut de plus que toutes les conditions favorables d'un accouchement à terme se trouvent réalisées.

Dans le premier cas l'accouchement exigera rarement d'au-tres soins que l'intervention ordinaire dans l'accouchement à terme.

On redoublera seulement de précautions pendant la délivrance parce que le placenta est parfois un peu plus adhérent.

On se préoccupera aussi davantage de l'enfant plus chétif et on veillera à ce qu'il soit toujours tenu bien au chaud et ali-menté par une bonne nourrice.

Dans le deuxième cas on pourra tenter de retarder le mo-ment de l'accouchement. La femme sera mise au lit et y gar-dera le plus complet repos. Quelques petits lavements lauda-nisés pourront être utiles (1).

XVI. — AVORTEMENT.

L'avortement est l'expulsion du fœtus et de ses annexes avant que le fœtus soit viable. C'est donc pendant les six premiers mois que l'avortement peut avoir lieu, et il peut se produire à un moment quelconque de cette période.

La fréquence de l'avortement est grande, et surtout pendant les premières semaines, et en particulier au moment qui cor-

(1) Voir XCIV.

respondrait à l'époque menstruelle succédant immédiatement à la fécondation.

L'avortement est dit ovulaire, embryonnaire ou fœtal suivant qu'il a lieu à une époque plus ou moins rapprochée du début de la grossesse.

Causes. — Les causes de l'avortement sont les mêmes que celles de l'accouchement prématuré ; mais ici l'influence paternelle a un rôle beaucoup plus important.

Du côté de la mère, il paraît exister assez souvent une certaine tendance à ne donner naissance qu'à des œufs incomplets.

Parmi les maladies de la mère, qui entraînent le plus souvent l'avortement, nous retrouvons encore ici en première ligne la syphilis et ensuite toutes les maladies dans lesquelles la température se maintient longtemps élevée. La mort de l'œuf est ici la cause de l'avortement.

Les altérations et les anomalies du placenta, du cordon et des membranes, les vices de conformation de l'embryon ou du fœtus constituent encore des causes importantes.

Des traumatismes extérieurs compliqués ou non de péritonite ont souvent déterminé l'avortement.

L'influence des émotions morales vives est moins établie. Il faut signaler encore toutes les causes qui peuvent amener soit le décollement du placenta, soit des contractions utérines intempestives.

Symptômes. — A mesure qu'on se rapproche davantage des limites de l'accouchement prématuré, toutes les circonstances de l'avortement, autres que le moindre développement et l'absence de viabilité du fœtus, tendent à être les mêmes que dans l'accouchement prématuré.

Les symptômes de l'avortement sont très variables, comme intensité.

Comme signes précurseurs on observe des douleurs vagues dans le ventre et dans la région lombaire ; de petites hémorrhagies apparaissent à la vulve. Chez la plupart des femmes l'écoulement de sang est le premier indice d'un avortement prochain.

Avortement ovulaire. — Dans l'avortement ovulaire, c'est-à-dire pendant le premier mois, les phénomènes observés sont les suivants : Après un retard dans ses règles, la femme éprouve des douleurs dans le ventre, dans les lombes et au niveau des seins, comme s'il s'agissait simplement de dysménorrhée. Au milieu d'un caillot sanguin plus ou moins volumineux, elle ne tarde pas à expulser un œuf souvent entier reconnaissable à son aspect hérissé. La caduque est à ce moment divisée par une masse gélatineuse en deux couches bien distinctes; l'embryon est presque microscopique.

Avortement embryonnaire. — Au deuxième mois, on peut déjà rencontrer dans l'œuf expulsé une cavité amniotique. Les villosités choriales sont déjà implantées dans la caduque, mais les deux portions de la caduque : maternelle et embryonnaire, peuvent encore être facilement séparées. L'œuf est à ce moment placenta partout (Pajot).

Avortement fœtal. — Le placenta commence à se former en tant qu'organe distinct vers trois mois et demi. C'est donc dans le cours du quatrième mois que l'avortement commence à ressembler à un accouchement en petit. Alors, ainsi que le fait observer Dubois, la femme accouche surtout d'un placenta; l'embryon est tout à fait accessoire. A quatre mois en effet le placenta est plus gros que l'embryon, et tandis que ce dernier est toujours expulsé facilement, le placenta est parfois très adhérent à la muqueuse utérine.

Aux quatrième, cinquième et sixième mois, l'avortement ressemble beaucoup à l'accouchement prématuré. Il est déjà tout à fait exceptionnel que l'expulsion du fœtus et de ses annexes ait lieu en bloc. Ordinairement il y a, comme dans l'accouchement à terme, d'abord l'expulsion du fœtus, ensuite la délivrance.

A cinq mois déjà il peut se faire que le fœtus vive quelques heures. Plus tôt, il fait rarement plus de quatre ou cinq inspirations. Au delà de six mois, il peut vivre plusieurs jours.

Phénomènes consécutifs. — Les suites de l'avortement sont, en quelque sorte, un diminutif des suites de couches normales.

Souvent, il survient après quelques jours un gonflement douloureux des seins. Il peut même s'écouler un peu de lait, mais cette sécrétion dure peu. L'absence totale de succion me paraît être la vraie cause de ce retour rapide des mamelles à leur état de repos.

La régression utérine est plus rapide qu'après un accouchement à terme. Quelquefois cependant l'utérus reste assez longtemps volumineux, mais cette anomalie tient alors à ce que l'expulsion des annexes du fœtus n'a pas été complète et qu'une portion plus ou moins considérable du placenta ne s'est pas encore détachée. La même cause provoque parfois de véritables tranchées analogues à celles qui surviennent après l'accouchement à terme chez les multipares. Habituellement les douleurs cessent aussitôt l'avortement effectué.

Il a déjà été question de l'hémorrhagie comme symptôme commun aux diverses variétés d'avortement. L'abondance de l'hémorrhagie est variable. On admet qu'elle est ordinairement moindre si le fœtus est mort déjà depuis un certain temps.

XVII. — AVORTEMENT (SUITE). — DIAGNOSTIC. — PRONOSTIC. — TRAITEMENT.

Diagnostic. — Le diagnostic de l'avortement est souvent difficile ; il y a pour cela plusieurs raisons.

Pour admettre la possibilité de l'avortement, il faut d'abord que le diagnostic de la grossesse soit bien établi. Or, les signes de certitude de la grossesse n'apparaissent que très exceptionnellement avant le cinquième mois. De plus, ils sont liés à la vie du fœtus et disparaissent quand celui-ci est mort. On n'a donc le plus souvent à se baser que sur des signes de probabilité plus ou moins grande : suppression des règles, développement du ventre et de l'utérus, modifications du col, etc.

L'avortement peut commencer de deux manières : 1° par une hémorrhagie ; 2° par des coliques utérines. Ces deux symptômes sont presque inséparables, mais leur ordre d'apparition n'est pas fixe. Le plus souvent l'hémorrhagie apparaît la première.

Il importe donc de distinguer, chez une femme dont les règles n'ont pas paru depuis longtemps, si l'hémorrhagie est due simplement à un retour des fonctions menstruelles ou si elle est le prélude d'un avortement. Madame Lachapelle fait remarquer que, dans l'avortement, l'hémorrhagie précède toujours les douleurs, tandis que dans la dysménorrhée, si les règles reviennent à un moment donné, elles sont habituellement précédées de douleurs. Ce signe est bon, mais non infaillible.

L'hémorrhagie liée à l'existence d'une tumeur peut encore être confondue plus facilement avec l'écoulement sanguin qui précède un avortement.

Il est une circonstance dont il faut toujours tenir grand compte, c'est l'état habituel de la menstruation : qu'une femme habituellement très bien réglée voie tout d'un coup sans causes connues ses règles disparaître, puis qu'après un retard de quelques semaines ou de quelques mois, survienne un abondant écoulement sanguin par la vulve, on devra toujours redouter un avortement. Rarement l'incertitude se prolonge : les contractions utérines ne tardent pas à apparaître et ce nouveau signe vient, en rendant inévitable l'avortement, trancher la difficulté.

La cessation brusque de tous les signes de la grossesse constatée chez certaines femmes peut être une raison d'admettre la mort de l'œuf, et par conséquent la probabilité d'un avortement prochain.

Malheureusement les signes de la grossesse n'acquièrent généralement une importance sérieuse qu'au delà des premiers mois, c'est-à-dire au delà du moment où l'avortement est le plus fréquent.

Le diagnostic de l'avortement imminent ou à peine commencé est donc fort difficile et sera basé surtout sur la présence de l'hémorrhagie pendant une grossesse bien constatée et jusque-là normale.

L'avortement commencé et devenu inévitable se reconnaît aux contractions utérines douloureuses et intermittentes comme celles de l'accouchement, en même temps qu'aux modifications du col qui, sans s'effacer toujours entièrement, diminue cependant de longueur, se ramollit et s'entr'ouvre.

L'avortement accompli est même parfois pour l'accoucheuse l'occasion d'un embarras sérieux. Il peut se faire que les caillots expulsés aient été jetés. Le col est un peu entr'ouvert, quelques caillots sont expulsés encore par des contractions utérines qui cessent bientôt, et l'hémorrhagie se continue faiblement. Il est fort difficile dans ces conditions de savoir si l'œuf a été expulsé entier, incomplètement ou pas du tout.

Pronostic. — Le pronostic de l'avortement, nécessairement mortel pour le fœtus, est grave pour la mère, à moins d'expulsion de l'œuf intact et en bloc.

Non seulement toutes les complications des suites de couches à terme peuvent être observées à la suite de l'avortement, mais il y a dans ce dernier deux causes de danger beaucoup plus à craindre que dans l'accouchement à terme; ce sont : l'hémorrhagie et la rétention de tout ou partie des annexes du fœtus. Ces deux complications peuvent être simultanées, et dans les cas de rétention d'une partie du placenta, les hémorrhagies sont en quelque sorte interminables.

Il peut se faire que l'expulsion se fasse plus tard, après plusieurs heures, plusieurs jours ou même plusieurs semaines. Mais tant qu'il reste une petite partie du placenta dans l'utérus la femme est toujours menacée non seulement d'hémorrhagie, mais encore d'intoxication putride. Dans ce dernier cas, les lochies prennent une odeur analogue à celle que présente l'écoulement qui coïncide avec la putréfaction du fœtus. La femme meurt alors le plus souvent.

Non seulement l'avortement est grave en lui-même, puisqu'il entraîne souvent la mort, mais encore quand il guérit, il laisse à sa suite, soit une prédisposition à d'autres avortements, soit fréquemment de la métrite difficile à guérir.

Traitement. — Le traitement peut s'adresser soit à l'avortement imminent mais non certain, soit à l'avortement commencé et inévitable, soit à l'avortement effectué.

Traitement préventif. — Lorsque quelques symptômes du début et surtout une hémorrhagie survenant inopinément au cours de la grossesse viennent faire craindre un avortement prochain, la conduite à tenir par l'accoucheuse est la même que pour la menace d'accouchement prématuré : repos au lit dans l'immobilité absolue, lavements laudanisés. Les précautions doivent être continuées plusieurs jours après l'arrêt de l'hémorrhagie. Les caillots expulsés sont toujours examinés avec soin au début de la grossesse, parce qu'à ce moment l'un d'eux peut renfermer l'œuf complet ou incomplet.

Avortement commencé. — Dans tous les cas on doit faire au début comme si l'avortement était seulement probable. Si cependant l'orifice utérin est largement ouvert et que les contractions utérines énergiques au début tendent à cesser, quelques frictions peuvent être faites sur le fond de l'utérus dans le but de le faire contracter plus vite. Aucun instrument ne doit être introduit par l'accoucheuse quel que soit le cas.

Avortement effectué. — Le fœtus une fois expulsé, deux cas peuvent se présenter : ou bien l'œuf est sorti en entier, il ne reste plus alors qu'à prendre les précautions qui sont usitées après la délivrance normale ; ou bien le placenta et les membranes sont encore dans l'utérus. Dans ce dernier cas, les tractions sur le cordon ne doivent être pratiquées qu'avec la plus grande douceur en raison de la friabilité de ce cordon. Il faut se servir de l'expression le plus possible en la combinant au besoin avec des tractions très légères. Si le placenta résiste, et surtout si l'orifice se referme sur lui, l'accoucheuse doit pratiquer immédiatement une large injection antiseptique et demander sans perdre de temps à ne plus garder seule la responsabilité. A plus forte raison ne gardera-t-elle pas cette responsabilité si depuis plusieurs jours le placenta est retenu dans l'utérus.

Le traitement de l'hémorrhagie considérée comme une complication par elle-même menaçante sera étudié plus loin avec détails, l'avortement tel que nous l'avons étudié ici n'a été considéré que comme l'un des accidents possibles de la grossesse.

CHAPITRE VI

XVIII. — GROSSESSE EXTRA-UTÉRINE.

Dans la grossesse extra-utérine, qui est extrêmement rare, l'accoucheuse ne peut en aucun cas être amenée à intervenir en quoi que ce soit. Il importe seulement qu'elle soit prévenue de la possibilité de cette anomalie ; qu'elle sache, le cas échéant, au moins la soupçonner et n'ignore pas quelle en est la terminaison possible.

Causes. — Nous avons vu que l'ovule échappé d'un ovisac devait, pour devenir un œuf normal, être recueilli à sa sortie de l'ovaire par le pavillon de la trompe, cheminer le long de cette trompe, y rencontrer des spermatozoïdes et venir enfin se greffer sur la muqueuse utérine.

Or il peut arriver que le pavillon n'étant point exactement appliqué sur la surface de l'ovaire, un ovule se détache et tombe dans la cavité abdominale. Si l'ovule n'est pas fécondé, et c'est à ce niveau le cas ordinaire, il n'y a pas à cette chute le moindre inconvénient ; l'ovule, corps microscopique, devenu inutile, est bien vite absorbé et disparaît.

Tout autre est la conséquence de l'accident si les spermatozoïdes, cheminant depuis le vagin, la cavité utérine et l'oviducte jusqu'au pavillon, ont pu atteindre l'ovule avant sa chute et le féconder. L'ovule peut dans ce cas soit se développer sur place, soit se fixer en un point quelconque de la cavité abdominale et devenir ainsi un œuf véritable ailleurs que dans l'utérus.

Variétés. — Suivant que l'ovule est allé se fixer en tel ou tel point de la surface de l'ovaire, de la cavité abdominale, de la trompe, la grossesse extra-utérine peut être ovarique, abdominale ou tubaire.

Description de l'œuf. — Comme dans la grossesse normale,

il existe un placenta ; mais sa forme et ses dimensions sont extrêmement variables.

Quant au fœtus, il meurt habituellement avant le terme de la
grossesse ; alors il se ramollit, est absorbé en partie et le reste
est ordinairement expulsé par fragments isolés en un temps plus
ou moins long et par un mécanisme très variable, comme le
serait un corps étranger quelconque de l'abdomen. Quelquefois
il durcit, s'ossifie, se transforme même en une masse pierreuse
qui peut séjourner indéfiniment dans l'organisme maternel.

Symptômes. — Les symptômes sont au début ceux de la
grossesse normale : suppression des règles, augmentation de
volume du ventre et des seins, pigmentation de l'aréole et de la
ligne brune. Ces phénomènes sont moins constants que dans la
grossesse normale ; les modifications du col sont peu marquées.
Les signes tirés du fœtus : ballottement abdominal et vaginal,
bruits du cœur, peuvent exister et dépendent évidemment de
l'âge et de la vitalité du fœtus.

Après la mort du fœtus il ne reste plus que les signes d'une
tumeur abdominale ; il est alors fort difficile ou même impossible d'en reconnaître la nature. Le diagnostic de la grossesse
extra-utérine n'est fait le plus souvent qu'à l'autopsie. Chez la
femme vivante il est basé surtout sur ce fait qu'avec des signes
certains de la présence d'un fœtus on n'observe ni augmentation
de volume de l'utérus ni modifications sérieuses du col.

Durée. — La durée de la grossesse extra-utérine, très faible
dans cette variété où l'œuf occupe les parois mêmes de l'utérus,
va rarement jusqu'à trois mois. Les grossesses ovariques et
tubaires durent un peu plus longtemps. Quant à la durée de la
grossesse abdominale, elle est en moyenne d'un à trois ans,
mais peut atteindre beaucoup plus.

Il est rare qu'au moment de la mort du fœtus ne surviennent
pas quelques phénomènes de travail avec ou sans rupture des
parois de l'œuf. Si la femme survit aux accidents graves qui accompagnent ces phénomènes, la grossesse peut alors persister
presque indéfiniment.

Terminaison. — Si le fœtus ne s'immobilise pas dans la cavité abdominale, il arrive ordinairement qu'il provoque à son voisinage des inflammations vives. Il est alors expulsé en un certain nombre de fragments qui n'arrivent au dehors qu'après avoir perforé soit la vessie, soit le rectum, soit plus rarement un point quelconque des parois abdominales.

Le pronostic est toujours grave : l'enfant ne peut être obtenu vivant que dans des cas absolument exceptionnels et par une opération dangereuse. Quant à la mère, elle succombe ordinairement à des péritonites répétées.

Le seul cas relativement favorable est celui dans lequel le fœtus transformé en une masse dure et privée de vie se fixe assez pour ne provoquer aucun accident.

L'accoucheuse n'a jamais à prendre la responsabilité d'un cas de grossesse extra-utérine. L'expectation est la seule conduite à tenir s'il ne survient pas d'accidents. S'il s'en produit, la seule intervention possible est l'extraction chirurgicale du fœtus considérée comme une tumeur quelconque de l'abdomen.

DEUXIÈME PARTIE

DYSTOCIE.

— Dystocie veut dire accouchements difficiles. — Il ne sera question sous ce titre que des difficultés dans l'expulsion du fœtus et des anomalies dans les phénomènes physiologiques et mécaniques du travail.

CHAPITRE PREMIER

Anomalies dans les phénomènes physiologiques du travail.

XIX. — ANOMALIES DES CONTRACTIONS. — INERTIE UTÉRINE.

En aucun cas les contractions utérines ne font absolument défaut pendant le travail; mais elles peuvent être affaiblies, exagérées ou irrégulières.

§ 1. *Faiblesse des contractions ou inertie utérine.*

La faiblesse des contractions est toujours relative, c'est-à-dire que telle contraction qui serait suffisante pour expulser chez une multipare à large bassin un fœtus très petit peut être trop faible pour déterminer dans un bassin un peu moins large, à travers un orifice plus rigide, un fœtus plus volumineux. Il faut donc considérer comme trop faibles toutes contractions qui en dehors de toute autre complication ne peuvent amener à elles seules la terminaison de l'accouchement.

Causes. — Les causes de l'inertie utérine sont multiples : et d'abord, certaines femmes ont naturellement un système musculaire peu actif. Ces femmes, le plus souvent assez grasses, sont paresseuses, sujettes à la constipation et se fatiguent vite. Il semble qu'il y ait parfois une prédisposition héréditaire à n'accoucher qu'avec lenteur.

En dehors de ces dispositions individuelles, un grand nombre de circonstances peuvent diminuer l'énergie des contractions utérines. Ce sont en général les causes de distension excessive de l'utérus : présence de deux enfants, fœtus trop volumineux, hydramnios, tumeurs utérines, etc.

Outre la distension excessive, qui est de toutes les causes la plus fréquente, il faut noter les obstacles mécaniques contre lesquels s'est épuisée la force de contraction ; telles sont : l'accumulation de l'urine dans la vessie ou des matières fécales dans le rectum, l'insuffisance des diamètres du bassin, les présentations et positions défectueuses. Ces dernières causes sont de toutes les plus fâcheuses parce que l'utérus s'épuise longtemps en vains efforts et cesse de pouvoir se contracter au moment où la terminaison prompte de l'accouchement serait nécessaire.

Moment. — Il est rare que l'inertie utérine se produise au début du travail. Elle a d'ailleurs peu d'inconvénients tant que la partie fœtale n'est pas fortement engagée et tant que les membranes ne sont pas rompues. L'accouchement peut dans ces conditions se prolonger beaucoup sans qu'il y ait à redouter d'accidents graves.

Conséquences. — C'est au moment où les eaux sont écoulées, où la tête fœtale est parvenue au bas de l'excavation, à la vulve, qu'existe le danger le plus sérieux. Une prolongation du travail peut alors amener la mort de l'enfant et des lésions difficilement réparables chez la mère. C'est ainsi qu'on peut observer soit la gangrène de la cloison recto-vaginale, soit celle plus fréquente de la cloison vésico-vaginale.

L'inertie utérine est plus dangereuse encore après l'expulsion de l'enfant et surtout après la délivrance, en raison des hémorrhagies parfois foudroyantes dont elle peut s'accompagner (1).

Arrêt momentané du travail. — Il importe de ne pas oublier que chez beaucoup de femmes il se produit pendant le travail un arrêt momentané des contractions; parfois même la femme peut se reposer et dormir. L'accoucheuse saura que si toutes les autres conditions favorables sont réunies et la tête fœtale encore élevée, cet arrêt n'a aucun des inconvénients qu'il pourrait présenter plus tard alors que la tête fœtale est à la vulve.

Conduite à tenir. — D'après ce que nous venons de voir, il est facile de comprendre que si les eaux ne sont point encore écoulées, si la présentation est encore élevée, mais favorable, le bassin et le fœtus normaux, l'accoucheuse n'a point d'autre règle à suivre que la patience.

Si les eaux viennent à s'écouler, elle auscultera fréquemment, pour juger de l'état de santé de l'enfant; elle évitera d'irriter la vulve par des touchers répétés, veillera à ce que le rectum et la vessie soient vides et attendra.

Il est cependant un cas dans lequel l'accoucheuse peut intervenir utilement, c'est celui d'une poche des eaux très résistante et volumineuse arrêtant les contractions utérines sans aider à la dilatation. L'accoucheuse, se rappelant alors les règles qui ont été données pour la rupture artificielle de la poche des eaux, est autorisée à rompre les membranes; mais il faut pour cela que le bassin soit normal, la présentation et la position favorables, les contractions utérines nettement affaiblies, la dilatation complète, ou au moins qu'il soit démontré que depuis des heures entières la dilatation, presque complète, ne fait plus aucun progrès.

Pendant la période d'expulsion, et surtout lorsque la tête fœtale séjourne à la vulve, il est rare que l'accoucheuse soit dans la nécessité d'agir elle-même, si ce n'est par des frictions énergiques sur le fond de l'utérus. Ce moyen, fort peu employé, réussit presque toujours. Dans le cas d'insuccès, l'accoucheuse

(1) Voir LX.

n'oubliera pas qu'on ne peut sans danger laisser une tête fœtale immobilisée plusieurs heures à ce niveau.

L'intervention qui peut éviter la mort du fœtus et des accidents graves chez la mère est à ce moment tellement facile, que l'accoucheuse peut la réclamer de n'importe quel médecin. L'emploi du forceps est alors, de tous les moyens, le meilleur et le moins dangereux.

XX. — ANOMALIES DES CONTRACTIONS (SUITE). — EXAGÉRATION ET IRRÉGULARITÉ.

§ 1. — *Exagération des contractions utérines.*

Conséquences pour la mère. — Si les contractions utérines sont trop énergiques ou trop fréquemment renouvelées, il peut en résulter des inconvénients sérieux qui, pour être moins ennuyeux que l'inertie utérine, n'en sont pas moins à redouter.

L'excès de douleur que ressent parfois la femme peut provoquer des syncopes ou des phénomènes nerveux graves. L'excès d'énergie des contractions peut encore causer soit des ruptures utérines, ce qui est rare, soit des ruptures du vagin, déjà plus fréquentes, soit des déchirures étendues du périnée, ainsi qu'on l'observe assez souvent. Nous aurons à décrire ces complications à propos des accidents du travail.

Conséquences pour le fœtus. — Le fœtus peut être, lui aussi, la victime de contractions trop énergiques, surtout si ces contractions se succèdent rapidement et presque sans intervalle. Le trouble apporté par la contraction utérine dans la circulation placentaire n'est, à l'état normal, peu dangereux que parce qu'il est intermittent et non continu ; mais que l'intervalle entre deux douleurs soit très court ou nul, et le sang ne peut plus circuler dans la masse placentaire, le fœtus meurt asphyxié. On conçoit que cet accident ne soit possible qu'après la rupture des membranes ; mais c'est précisément à ce moment que les contractions redoublent le plus souvent d'intensité, et l'accoucheuse doit voir là une raison d'ausculter souvent le cœur de l'enfant pour se rendre compte des dangers qu'il peut courir.

Conduite à tenir. — En présence de contractions violentes et presque ininterrompues, l'accoucheuse doit éviter tout ce qui pourrait amener la rupture des membranes. La femme doit être immobilisée dans son lit; il est même bon de ne laisser à sa portée aucun point d'appui qui puisse lui permettre d'exagérer encore ses efforts. On lui prescrira au besoin un ou deux lavements avec 8 ou 10 gouttes de laudanum.

Les membranes rompues, la tête à la vulve, il faudra redoubler de précautions pour éviter une terminaison trop brusque de l'accouchement. On s'appliquera à éviter une déchirure étendue du périnée, surtout chez les primipares. On ne craindra pas de s'opposer, au besoin pendant un certain temps, dix minutes par exemple, à la sortie de la tête fœtale qu'on retiendra avec la paume de la main. Il faut, dans cette petite manœuvre, éviter avec soin de défléchir la tête tant que l'occiput n'a pas définitivement franchi l'arcade pubienne.

§ 2. — *Irrégularité des contractions utérines.* — *Contraction spasmodique de l'orifice utérin.*

L'utérus gravide doit, pendant le travail, se contracter en entier de manière à expulser d'une façon régulière son contenu.

Contractions partielles. — Il peut se faire que les contractions ne portent que sur une partie des muscles utérins. Il se produit alors de véritables crampes utérines localisées, crampes fort douloureuses, mais sans résultat utile. Rarement cette anomalie persiste.

Rétraction spasmodique du col. — C'est quand les contractions localisées occupent plus particulièrement la région du col qu'elles offrent le plus d'inconvénients et rendent la dilatation plus lente. Fort heureusement, il est rare qu'à ce moment les eaux soient écoulées, et cet état peut durer alors assez longtemps sans que l'enfant ait à en souffrir.

Conduite à tenir. — Le plus souvent il suffit d'attendre. Si cette contraction spasmodique tendait à persister, on pourrait recourir soit à un lavement laudanisé, soit à l'administration en potion ou en lavement de 2 à 3 grammes de chloral.

Je considère comme inutile et même dangereux l'emploi des pommades belladonées, 1° parce qu'il est presque impossible de les porter avec le doigt jusqu'au col ; 2° parce que ces pommades, qu'on n'a jamais la précaution de préparer avec des corps gras antiseptiques, peuvent transporter avec elles des germes infectieux. Si l'on tenait absolument à recourir à la belladone, il serait infiniment préférable de ne l'administrer que par le rectum sous forme de suppositoires très mous.

Dans la contraction spasmodique de l'orifice utérin, il faut éviter avec soin tout ce qui peut irriter le col et surtout le toucher répété.

Les bains de siège ne peuvent être nuisibles. Je n'oserais pas affirmer qu'ils sont utiles.

§ 3. — Irrégularités des contractions abdominales.

Précocité. — Les contractions abdominales, qui ne surviennent habituellement qu'au moment où la partie fœtale en présentation presse sur le périnée, peuvent exceptionnellement s'observer plus tôt. Elles ont alors l'inconvénient de fatiguer beaucoup la femme sans utilité aucune. Il importe donc que l'accoucheuse, au lieu d'engager la parturiente à pousser, ce qu'elle a déjà trop de tendance à faire, lui démontre bien que ses efforts sont inutiles à ce moment. Une fois la tête à la vulve, les efforts faits par la femme peuvent, au contraire, rendre de réels services.

Absence. — L'absence complète des contractions abdominales est rare. La présence sur le plancher du bassin d'une partie fœtale volumineuse provoque à peu près toujours ce besoin instinctif de contractions. En supposant qu'elles n'aient pas lieu, l'accouchement ne se fait pas moins, les contractions utérines étant habituellement suffisantes pour déterminer l'expulsion.

Exagération. — On a signalé dans quelques cas les inconvénients d'efforts trop énergiques. De tous ces inconvénients celui qui a été observé le plus souvent est la rupture de vésicules pulmonaires avec emphysème, c'est-à-dire pénétration de l'air sous la plèvre, dans le tissu cellulaire voisin et jusque sous la peau, surtout au niveau du cou. Cette complication rare n'a point ordinairement de suites fâcheuses. On fera néanmoins son possible pour l'éviter, et en présence d'efforts par trop violents, l'accoucheuse devra, si elle n'obtient rien de la persuasion, demander l'assistance d'un médecin qui pourra faire faire à la femme quelques inhalations de chloroforme. L'accoucheuse pourra, en attendant, recourir à l'administration en potion ou en lavement de 2 ou 3 grammes de chloral.

XXI. — ANOMALIES DANS LA DILATATION DE L'ORIFICE UTÉRIN. — RIGIDITÉ DE CET ORIFICE.

Dans les conditions normales l'orifice utérin, dont la dilatation commence avec le travail, doit s'agrandir peu à peu, assez lentement d'abord, jusqu'à ce qu'il ait atteint le diamètre d'une pièce de 5 francs; ensuite, avec plus de rapidité, jusqu'au point de permettre le passage de l'enfant.

La lenteur exagérée de la dilatation est l'une des causes les plus fréquentes de la prolongation du travail. Il importe d'en connaître les causes.

On a donné à l'absence de dilatation, en dehors de toute autre cause d'arrêt du travail, le nom de rigidité de l'orifice.

La rigidité peut être spasmodique, anatomique ou pathologique.

Rigidité spasmodique. — J'ai signalé déjà, à propos des irrégularités des contractions, cette forme de rigidité qui est due à une contraction sapsmodique des fibres musculaires du col. Nous avons vu que cet obstacle à l'accouchement disparaissait le plus souvent de lui-même; nous avons parlé des divers moyens qui lui sont le plus souvent opposés : laudanum, chloral, belladone, bains. Je répéterai seulement que le danger est nul tant que les membranes sont intactes et la tête encore élevée, ce qui est presque toujours le cas.

Rigidité anatomique. — La rigidité anatomique ne s'observe guère que chez les primipares, et en particulier chez des primipares âgées.

Chez certaines femmes les bords de l'orifice utérin sont naturellement peu extensibles, et les contractions même énergiques de l'utérus ne parviennent que difficilement à agrandir cet orifice. En général cette complication est rare dans la présentation du sommet, et si on l'observe plus fréquemment dans les autres présentations, ce fait tient moins à la rigidité naturelle de l'orifice, qu'à l'absence de pression, à ce niveau, par une masse fœtale régulièrement arrondie.

De même que la rigidité spasmodique, la rigidité anatomique cède ordinairement d'elle-même. Les divers moyens de favoriser la dilatation sont ici moins efficaces encore que dans la rigidité spasmodique. Dans le cas de prolongation indéfinie du travail, un médecin peut être appelé à favoriser la dilatation par quelques incisions sur l'orifice, incisions qu'une accoucheuse se gardera de pratiquer.

Rigidité pathologique. — De toutes la plus grave, la rigidité pathologique n'est pas très rare. L'abus fait, dans la chirurgie utérine, des cautérisations au fer rouge sur le col n'a pas peu contribué à en augmenter la fréquence. Que le col utérin ait été le siège d'ulcérations étendues plus ou moins régulièrement cicatrisées, qu'il ait été pratiqué à ce niveau des cautérisations profondes, ou que le col ait été partiellement amputé, il reste à ce niveau, au lieu de tissus extensibles, une masse cicatricielle résistante que peut difficilement distendre une partie fœtale et moins encore une poche des eaux.

Certaines maladies utérines, et en particulier les tumeurs assez fréquentes dites cancer du col utérin, ont encore pour résultat de transformer le col en un anneau inextensible. Le fœtus ne passe alors que grâce à des déchirures plus ou moins étendues.

Certaines tumeurs, sans modifier la structure du col et par le seul fait de leur implantation à ce niveau, peuvent gêner beaucoup la dilatation.

En présence de ces cas pathologiques bien constatés, l'accoucheuse fera bien de dégager le plus possible sa responsabilité. On ne peut prévoir d'avance où s'arrêtera une déchirure utérine, et c'est par là que se termine ordinairement la rigidité pathologique de l'orifice. En aucun cas les divers modes de traitement indiqués à propos de la rigidité spasmodique ne peuvent combattre efficacement la rigidité pathologique.

Oblitération de l'orifice. — A l'absence de dilatation, nous pouvons rattacher une complication fort rare, l'oblitération des orifices du col, très exceptionnellement l'interne, un peu moins rarement l'externe. Cette oblitération est toujours pathologique et provoquée le plus souvent par des cautérisations répétées.

En pratique, il est extrêmement peu fréquent que les contractions utérines, appliquant fortement une partie fœtale sur le point oblitéré, ne parviennent pas à l'entr'ouvrir en détruisant les adhérences formées pendant la grossesse.

Si je vous signale ici cette complication si rare, c'est surtout pour vous engager à vous méfier des cas dans lesquels vous pourriez croire, au premier abord, à une oblitération totale de l'orifice, alors qu'en réalité cet orifice existe, mais ailleurs que là où vous l'avez cherché.

XXII. — DÉVIATION DE L'ORIFICE UTÉRIN. — GONFLEMENT ŒDÉMATEUX DE LA LÈVRE ANTÉRIEURE DU COL.

§ 1. — *Déviation de l'orifice utérin.*

Nous savons que l'utérus gravide est le plus souvent en légère antéversion, le fond s'inclinant un peu à droite. Que cette disposition vienne à s'exagérer, et l'orifice utérin siégera très haut en arrière et à gauche en un point à peu près inaccessible au toucher. J'ai signalé déjà cette complication de la grossesse : la tête fœtale venant déprimer l'un des segments de l'utérus. Si le travail se déclare dans ces conditions, il semble que le fœtus tende à sortir, non par l'orifice utérin, mais plutôt au travers d'une déchirure de l'utérus.

Il est rare que les progrès du travail ne ramènent pas à la longue l'orifice au centre de l'excavation ; mais au début l'accoucheuse peut se trouver fort embarrassée s'il lui faut atteindre l'orifice.

Grâce à la netteté avec laquelle on perçoit au toucher la présentation, on peut croire un instant que la dilatation est achevée alors qu'elle commence à peine. Il y a là une cause de danger surtout si, ce qui a été fait plus d'une fois, on tentait d'intervenir grâce à cette apparente dilatation.

Si l'accoucheuse est prudente et sait toucher, pareil danger n'existe pas ; mais la déviation de l'orifice n'en reste pas moins un obstacle, au moins momentané, à l'accouchement.

Conduite à tenir. — Dans le cas le plus fréquent, déviation en arrière de l'orifice, la femme doit être couchée sur le dos et maintenue dans cette position. Si l'orifice reste élevé et se maintient en arrière, l'accoucheuse peut tâcher de l'atteindre, d'accrocher avec le doigt son bord antérieur, en même temps qu'avec l'autre main elle repousse en arrière le fond de l'utérus. Il faut autant que possible profiter des contractions utérines pour attirer en avant l'orifice tout entier.

Si cette situation venait à se prolonger, si, les contractions se maintenant énergiques, l'accoucheuse sentait la partie fœtale déprimer de plus en plus le segment antérieur de plus en plus aminci, elle ne devrait pas hésiter à introduire dans le vagin toute la main pour atteindre l'orifice et le ramener à peu près au centre de l'excavation. Cette intervention ne doit être faite qu'en s'entourant de toutes les précautions antiseptiques que j'ai déjà souvent recommandées. Cette manœuvre, parfois nécessaire, est toujours très douloureuse. Il est donc préférable qu'elle ne soit faite qu'après qu'un médecin aura endormi la patiente.

Exceptionnellement, c'est en avant et en haut derrière le pubis qu'est venu se placer l'orifice utérin.

En pareil cas, l'attitude à donner à la femme est inverse : sur les coudes et les genoux. Le doigt dirige l'orifice en arrière en repoussant son bord postérieur s'il peut l'atteindre. Comme dans le cas précédent, il peut être nécessaire d'introduire dans les parties génitales toute la main.

§ 2. — *Gonflement œdémateux de la lèvre antérieure du col.*

J'ai déjà signalé que la dilatation ne porte pas toujours d'une manière égale sur tout le pourtour de l'orifice utérin. Cette irrégularité dans la dilatation peut avoir pour conséquence que la moitié antérieure de l'orifice, celle qui correspond à la lèvre antérieure du col, au lieu de glisser sur la partie fœtale en présentation, se laisse repousser par cette partie et comprimer contre le pubis.

Le gonflement œdémateux de la lèvre antérieure du col ne s'observe pas dans l'accouchement rapide ; mais si le travail se prolonge, cet accident peut devenir sérieux, parce qu'il tend à s'aggraver de plus en plus. A mesure que la tête fœtale presse davantage sur le col, l'œdème augmente et il vient un moment où la portion tuméfiée du col devient assez volumineuse pour constituer un obstacle réel à l'accouchement.

Outre cette difficulté d'expulsion, la tuméfaction de la lèvre antérieure peut causer, si elle se prolonge, de véritables gangrènes partielles du col. Dans quelques cas la lèvre antérieure est comprimée au point d'être sectionnée par le rebord tranchant de la crête pectinéale. Cette lésion utérine peut avoir des suites graves.

C'est au toucher seulement qu'on reconnaît cette complication, encore est-il nécessaire de toucher très attentivement. Souvent le gonflement est si prononcé qu'on peut prendre cette portion de l'utérus, soit pour une poche des eaux, soit pour un placenta vicieusement inséré. La partie tuméfiée peut même, dans quelques cas, venir faire saillie à la vulve.

Conduite à tenir. — Alors que la tête fœtale parcourt l'excavation, on peut encore arriver à repousser avec le doigt la lèvre antérieure tuméfiée. On tâche alors de la faire remonter au-dessus de la partie fœtale qui tend à l'entraîner. Il ne faut cependant jamais compter sur la réussite certaine de cette manœuvre.

Dans les cas favorables, c'est-à-dire si toutes les autres conditions sont réunies pour permettre l'accouchement rapide, on peut attendre sans essayer davantage d'intervenir.

Mais si l'on voyait l'accouchement traîner en longueur, le gonflement œdémateux augmenter de plus en plus, il serait indiqué de faire terminer au plus tôt l'accouchement. Là encore ce qui peut rendre le plus de services avec le moins de dangers c'est le forceps, bien que son application soit ici déjà moins facile que dans les cas d'arrêt de la tête à la vulve par inertie utérine.

XXIII. — TUMEURS UTÉRINES (1).

L'utérus gravide ou non peut être le siège de tumeurs de nature très variable. Quelques-unes d'entre elles sont fort rares et il n'en sera pas question ici. Deux espèces sont relativement fréquentes, ce sont : 1° le cancer de l'utérus ; 2° les tumeurs dites fibreuses qui sont en réalité des tumeurs musculaires.

Cancer utérin (2). — Rare avant quarante ans, cette forme de tumeur s'observe assez fréquemment chez les femmes ayant dépassé l'âge de la ménopause. Chez la femme enceinte elle peut être un obstacle sérieux à l'accouchement.

Rarement on observe pendant la grossesse un cancer étendu au corps de l'utérus. Il y a pour cela deux raisons : la première,

____

(1) Il est question ici des tumeurs utérines surtout en raison des obstacles que certaines tumeurs peuvent apporter à la dilatation.

(2) L'expression de _cancer_ est employée ici dans le sens clinique ordinaire, c'est-à-dire comme désignant une tumeur maligne quelconque en dehors de toute distinction histologique précise.

c'est que la mort survient habituellement avant que la maladie ait atteint ce degré ; de plus la grossesse est difficilement compatible avec une tumeur cancéreuse très étendue. C'est donc surtout au niveau du col que s'observe cette importante lésion.

Outre les troubles généraux graves venant modifier profondément l'état de santé de la femme, les conséquences d'un cancer du col chez la femme grosse sont : 1° pendant la grossesse l'apparition d'hémorrhagies répétées ; 2° pendant l'accouchement les difficultés de la dilatation.

Les hémorrhagies dues à un cancer du col devront être distinguées par le toucher de celles qui sont liées soit à un décollement placentaire (début de l'avortement), soit à une insertion vicieuse du placenta. Un col atteint de cancer offre presque toujours une consistance particulière peu en rapport avec la grossesse. Le col est irrégulier, comme bosselé et déchiqueté, toujours moins uniformément ramolli que dans la grossesse normale.

Le toucher doit chez toute femme être pratiqué au moins une fois pendant la grossesse. L'existence d'un cancer du col ne doit donc pas échapper à l'accoucheuse, même en l'absence d'hémorrhagies.

Un symptôme important mais tardif de cancer utérin est l'écoulement par le vagin d'un liquide à la fois purulent et sanguinolent d'une fétidité particulière. Cet écoulement ne s'observe que si la tumeur est ulcérée et par conséquent un certain temps après son début.

Chose assez remarquable, le cancer du col modifie habituellement fort peu l'évolution normale de la grossesse. Les accidents se bornent à quelques hémorrhagies parfois peu importantes. Souvent l'accouchement a lieu à terme.

L'influence de cette affection sur l'accouchement est facile à comprendre. Le cancer qui siège sur le col en empêche l'effacement et rend l'orifice non dilatable. Il en résulte une longueur parfois très exagérée de la période de dilatation, parfois même cette dilatation est impossible sans le secours d'incisions sur le col. Habituellement l'accouchement se fait quand même non après une dilatation régulière, mais après une ou plusieurs déchirures plus ou moins étendues des bords rigides et irréguliers de l'orifice.

L'accouchement terminé, la tumeur continue son évolution qui est le plus souvent hâtée, et la mort de la femme survient après un temps variable.

On ne constate ordinairement rien d'anormal du côté de l'enfant en dehors des dangers que peut lui faire courir la prolongation du travail.

Tumeurs musculaires. — Ces tumeurs, improprement appelées *tumeurs fibreuses de l'utérus* ou *polypes utérins*, sont dues au développement anormal en quelque point de cet organe de la couche musculaire qui en forme la paroi moyenne. Parfois les tumeurs musculaires sont étalées; parfois elles sont munies d'un pédicule; c'est dans ce dernier cas qu'elles sont désignées sous le nom de *polypes*.

Pendant la grossesse ces tumeurs peuvent éprouver un accroissement notable de volume, mais elles peuvent aussi se ramollir, ce qui est une circonstance favorable malheureusement non constante.

Pendant la grossesse, les conséquences d'une tumeur de cette nature sont variables suivant le siège de cette tumeur : implantée au fond de l'utérus elle se développe en même temps que l'œuf, mais n'entraîne pas habituellement d'accidents graves. Au voisinage du col, la tumeur et la partie inférieure de l'utérus occupant en même temps l'excavation, il peut survenir des symptômes parfois très inquiétants analogues à ceux qu'on observe dans les déviations utérines et surtout la rétroversion.

Les tumeurs musculaires sont souvent la cause d'hémorrhagies. Les présentations anormales ou irrégulières sont fréquentes; il en est de même des insertions vicieuses du placenta.

Les chances de continuation de la grossesse sont d'autant plus grandes que la tumeur est insérée plus près du fond de l'utérus. Lorsqu'elle est tout entière bien au-dessus de l'excavation, l'accouchement peut n'avoir lieu qu'à terme ; dans le cas contraire il est ordinairement prématuré.

Le toucher rectal peut rendre de grands services, surtout en le combinant avec le palper dans le diagnostic de ces tumeurs.

Pendant le travail les choses peuvent se passer de différentes manières :

Si la tumeur est sessile, c'est-à-dire largement implantée et sans pédicule, le danger varie avec la place qu'occupe la tumeur et avec son volume. Ce danger est d'autant plus grand que la tumeur est plus grosse et plus rapprochée du col. Lorsque la tumeur n'a pas un volume excessif et surtout si elle a subi déjà un certain degré de ramollissement, elle peut dans quelques cas s'aplatir et permettre ainsi le passage du fœtus. Quelquefois l'accouchement spontané est impossible et l'intervention fort difficile.

Avec une tumeur franchement pédiculée le danger est moindre, soit que le polype, repoussé par le fœtus, fasse saillie avant lui à la vulve et soit expulsé le premier, soit qu'il se produise une sorte de mouvement de bascule en vertu duquel la tumeur remonte au-dessus de la tête fœtale.

L'accouchement peut être fort dangereux pour la mère. Pour l'enfant la mortalité est considérable en raison des fâcheuses conséquences possibles de la présence de tumeurs : présentations vicieuses, insertion vicieuse du placenta, rupture prématurée des membranes, etc., et surtout durée parfois excessive du travail.

XXIV. — ANOMALIES DANS LA FORMATION ET LA RUPTURE DE LA POCHE DES EAUX.

Absence de formation de la poche des eaux. — Alors même que les membranes sont intactes, la poche des eaux semble quelquefois faire défaut. Nous avons vu que cette disposition de la poche n'est point une circonstance défavorable. Elle indique au contraire que la partie fœtale en présentation, et c'est alors toujours le sommet, remplit exactement l'excavation, c'est-à-dire qu'elle est régulièrement engagée. Il n'y a donc là qu'une preuve de l'engagement du sommet, engagement toujours plus favorable que l'arrêt même momentané de la présentation au-dessus du détroit supérieur.

Dans quelques cas la poche des eaux existe, mais elle ne grandit pas, et se maintient peu proéminente. C'est alors que les membranes sont résistantes ou les contractions utérines faibles. Nous avons vu déjà comment il fallait procéder dans ces deux cas.

L'insertion vicieuse du placenta peut être un obstacle à la formation régulière de la poche des eaux. Cette complication qui entraîne d'autres conséquences bien plus graves sera étudiée plus loin.

Forme insolite de la poche. — L'existence d'une poche des eaux de forme insolite, en boudin par exemple, ou de dimensions exagérées, peut indiquer quelquefois une présentation défectueuse. Il est évident qu'il ne faudrait pas se baser sur ce seul fait pour affirmer une présentation autre que celle du sommet, mais il est facile de comprendre qu'une poche des eaux démesurément agrandie ne peut exister que si la partie fœtale ne remplit pas exactement l'excavation. Or le tronc, le siège surtout décomplété et même la face remplissent mal l'excavation; l'engagement est toujours plus tardif que pour le sommet; c'est donc, soit pour la mère, soit pour l'enfant, une circonstance défavorable.

Absence de la rupture. — L'expulsion de l'œuf entier sans rupture de la poche des eaux s'observe fort rarement; c'est néanmoins une anomalie qu'il faut connaître parce qu'il importe alors de ne pas perdre de temps et de déchirer au plus tôt les membranes pour permettre au fœtus déjà expulsé de respirer. Cette anomalie est plus fréquente dans l'accouchement prématuré et surtout dans l'avortement.

Rupture prématurée. — Les membranes peuvent se rompre prématurément sous l'influence de diverses causes dont les principales sont : le peu d'épaisseur des membranes et l'excès d'énergie des contractions, la présence de deux fœtus, l'hydramnios, les mouvements violents faits par la femme, les secousses d'une voiture, etc.

Dans beaucoup de cas la rupture des membranes ne modifie presque pas le travail, tout au plus les contractions tendent-elles à devenir plus énergiques et plus rapprochées. Au point de vue de l'accouchement en lui-même la rupture prématurée n'est donc pas une complication sérieuse ; mais c'est au moins une condition très défavorable pour l'enfant. Rien ne le protège mieux qu'une poche des eaux intacte, et la rupture de cette poche avant la dilatation a pour résultat d'exposer le fœtus beaucoup plus longtemps à une compression directe, et surtout de rendre possible son asphyxie dans l'utérus même par compression du placenta et du cordon ombilical.

L'accoucheuse aura soin de faire mettre au lit et de maintenir dans une immobilité complète la femme chez laquelle se sera produite une rupture prématurée des membranes. Il y a en effet un avantage considérable à ce qu'au début du travail il reste avec le fœtus une certaine quantité de liquide amniotique dans la cavité utérine.

Ce qu'une accoucheuse doit éviter surtout, c'est de rompre maladroitement les membranes en touchant la femme au début du travail. Je rappellerai ici cette règle importante, qu'on ne doit jamais pratiquer le toucher pendant la durée d'une contraction.

Écoulement brusque des eaux. — J'ai signalé déjà les dangers d'un écoulement trop brusque du liquide amniotique. Ces dangers se résument dans la possibilité de procidences soit du cordon, soit des membres fœtaux. Autant que possible la rupture doit se faire au lit, dans la position horizontale. L'écoulement est ainsi plus lent et les procidences moins à redouter.

Absence d'écoulement après la rupture. — Il arrive parfois que l'accoucheuse ait à combattre une complication inverse, l'absence d'écoulement des eaux même après la rupture des membranes. Il peut arriver qu'une masse considérable de liquide reste accumulée au-dessus de la tête fœtale, que l'utérus fortement distendu se contracte mal et que l'accouchement soit ainsi prolongé. Dans ces conditions on interviendra seulement si les mêmes circonstances favorables se présentent que pour la rupture artificielle des membranes (Voir p. 148).

L'intervention consistera à soulever légèrement avec le doigt la tête fœtale de manière à créer un passage pour le liquide. Cette poussée ne doit jamais être très énergique, parce qu'une intervention semblable ne peut être admise si la tête est fortement engagée, auquel cas il est bien rare que l'accouchement ne se termine pas de lui-même.

Une autre précaution nécessaire est de ne jamais diriger la poussée de manière à défléchir la tête.

Fétidité du liquide amniotique. — Cette fétidité est habituellement une preuve à la fois de la mort du fœtus et de la rupture prématurée des membranes. Cependant chacune de ces conditions peut s'observer isolément. Il arrive même quelquefois que les eaux de l'amnios aient une odeur infecte alors que la poche vient de se rompre et que le fœtus est vivant. J'ai observé l'un de ces cas fort rares et d'une explication difficile.

Il ne faut pas manquer de redoubler toutes les précautions antiseptiques et de hâter l'emploi des lavages profonds dans tous les cas de fétidité des eaux. Une injection pendant le travail et une autre immédiatement après sont alors nécessaires.

Méconium dans le liquide amniotique. — La présence du méconium délayé dans les eaux de l'amnios est presque toujours une preuve que le fœtus souffre. Toutefois cette preuve a moins d'importance que les renseignements tirés de l'auscultation.

XXV. — ANOMALIES DANS LA DISTENSION DU VAGIN ET DU PÉRINÉE.

§ 1. — *Obstacles provenant du vagin.*

Ces obstacles peuvent être : la rigidité des parois, l'étroitesse ou même l'oblitération incomplète, congénitale, ou pathologique ; le cloisonnement, les tumeurs, le renversement du vagin et le thrombus du vagin.

Rigidité. — La rigidité des parois du vagin s'observe assez fréquemment, surtout chez les primipares âgées. C'est une des causes assez communes de prolongation du travail. On conçoit en effet qu'une partie fœtale volumineuse, comme la tête ou le siège, puisse éprouver quelque difficulté à franchir un canal même membraneux, si les parois de ce canal sont peu extensibles. C'est surtout la partie la plus externe du vagin et en particulier le point où existe un muscle constricteur qui offrent le plus de résistance.

Le badigeonnage de la partie fœtale avec la vaseline phéniquée peut ici être utile.

Étroitesse. — Le diamètre du vagin est variable. Certains vagins sont fort étroits, ce qui tient, soit à une disposition anatomique particulière, soit à des modifications pathologiques et surtout à des cicatrices. Les cicatrices peuvent provenir soit d'ulcérations guéries, soit d'opérations pratiquées sur le vagin, soit encore de déchirures produites lors d'accouchements antérieurs.

Cloisonnement. — Dans quelques cas fort rares le vagin est divisé par une cloison verticale en deux moitiés distinctes. Il est presque constant en pareil cas que l'utérus lui-même soit double ou présente deux cavités.

Tumeurs. — Les tumeurs situées dans les parois mêmes du vagin sont rares. On y observe quelquefois des kystes. Il est plus fréquent de trouver dans le vagin des tumeurs pédiculées dont le point d'implantation est l'utérus, ou bien encore des tumeurs abdominales perceptibles seulement au travers des parois et siégeant dans les culs-de-sac péritonéaux voisins.

Thrombus du vagin. — Le thrombus du vagin est une tumeur sanguine passagère et accidentelle qui peut survenir pendant l'accouchement. Comme il s'accompagne ordinairement du thrombus de la vulve beaucoup plus important et surtout moins rare, il en sera question à propos de ce dernier.

Renversement. — Le renversement du vagin est une complication peu commune, mais parfois grave de l'accouchement.

Si les parois sont très lâches, et surtout si la tête fœtale est volumineuse, il peut arriver que le vagin se laisse repousser au devant de la tête qu'il semble coiffer d'un bourrelet tuméfié d'abord rouge, puis violacé.

Une fois constitué, ce bourrelet tend à augmenter plutôt qu'à disparaître spontanément. Il arrive quelquefois jusqu'à la vulve, non sans exposer la femme à des déchirures étendues et à des tiraillements dangereux du péritoine.

Il faut toujours tenter de repousser au-dessus de la tête fœtale le bourrelet que forment les parois du vagin. Une fois le renversement bien constaté, il est rare qu'il soit réductible. Le mieux est en pareil cas de faire terminer l'accouchement au plus vite (forceps), et cela avec d'autant plus de raison qu'il s'agit toujours alors d'une présentation du sommet avec engagement bien effectué et dilatation complète.

§ 2. — *Obstacles provenant du périnée.*

Outre la peau, nous savons que le périnée renferme des aponévroses et des muscles. C'est grâce à la présence des aponévroses que le périnée peut présenter une résistance sérieuse pendant la dernière partie du travail. Cette résistance est toujours plus marquée chez les primipares. Lorsqu'elle se prolonge beaucoup, il peut en résulter toutes les suites ordinaires de la prolongation du travail : inertie utérine, mort de l'enfant, gangrène, et plus tard fistules, etc.

Dans beaucoup de cas, le périnée, au lieu de résister, se laisse distendre trop fortement, s'amincit à l'excès, et la tête fœtale tend à s'échapper non plus au travers de la vulve refoulée en avant et en haut, mais au travers du périnée lui-même en produisant une déchirure complète, étendue de la commissure postérieure jusqu'à l'anus.

Rarement la rigidité du périnée suffit à empêcher l'accouchement, surtout si l'occiput est en avant. Dans les cas de positions postérieures non réduites, vous pourrez vous trouver assez souvent dans la nécessité de faire terminer l'accouchement au forceps.

Moins le périnée se montre élastique, et plus il importe de surveiller attentivement le quatrième temps de l'accouchement.

XXVI. — OBSTACLES PROVENANT DE LA VULVE.

Ces obtacles sont : la rigidité, l'étroitesse, la persistance plus ou moins complète de l'hymen, le thrombus de la vulve et l'œdème.

Rigidité. — La rigidité, quand elle n'est point accompagnée d'étroitesse, est rarement un obstacle sérieux. Elle peut retarder l'expulsion au même titre que la rigidité du vagin et du périnée quoique plus rarement, parce qu'au moment où la tête fœtale est à la vulve, les contractions utérines aidées des contractions abdominales sont très énergiques et parvenues à leur maximum d'intensité.

Étroitesse. — L'étroitesse est assez commune, surtout chez les primipares ; elle a pour conséquences la prolongation du cinquième temps et surtout la possibilité de déchirures qui peuvent ne pas se borner à l'orifice vulvaire et s'étendre fort loin.

Persistance de l'hymen. — Dans quelques cas fort rares l'hymen n'a pas été détruit par les rapprochements sexuels ; il a persisté soit en totalité, ce qui est tout à fait exceptionnel, soit en partie, et cette disposition a surtout l'inconvénient de faciliter les déchirures.

Thrombus de la vulve et du vagin. — Le thrombus de la vulve auquel nous rattacherons le thrombus du vagin est un accident peu fréquent. Je vais le signaler ici parce qu'il peut par son volume faire obstacle à l'accouchement.

La cause du thrombus est une hémorrhagie sous la muqueuse du vagin et de la vulve, dans le tissu cellulaire.

Le premier symptôme est la douleur, qui manque rarement, mais peut passer inaperçue au milieu des autres phénomènes douloureux de l'accouchement.

Ensuite apparaît la tumeur toujours arrondie, lisse, élastique et fluctuante. Son principal caractère est son rapide accroissement.

En règle générale, le thrombus débute pendant le travail, mais s'accroît surtout après l'expulsion de l'enfant, et même après la délivrance.

Si l'hémorrhagie, même non apparente extérieurement, est considérable, on peut voir survenir tous les signes généraux qui la caractérisent : faiblesse brusque, syncopes, pâleur de la face, sueurs profuses, etc.

Si le thrombus de la vulve et du vagin est constaté pendant le travail, l'accouchement doit être terminé le plus tôt possible, de crainte que l'obstacle venant à augmenter, l'extension ne soit plus possible qu'après incision de la tumeur sanguine.

Cette incision qu'un médecin seul peut faire ne doit être pratiquée que si elle est rendue nécessaire par le volume de la tumeur.

Dans tous les cas, et surtout après la délivrance, on se trouvera très bien de l'emploi de petits morceaux de glace très propres bourrés dans le vagin.

Œdème de la vulve. — Cet œdème peut exister déjà pendant la grossesse, le fait est même assez fréquent. Pendant l'accouchement et surtout vers la fin du travail, il s'observe plus souvent encore, et comme il tend plutôt à augmenter qu'à disparaître spontanément, on ne doit pas le considérer comme une complication sans importance.

Les causes de l'œdème de la vulve sont d'abord les causes générales de l'œdème : troubles de circulation, lésions du cœur ou du foie, albuminurie. Les manœuvres pratiquées sur les organes génitaux externes et en particulier le toucher répété trop souvent peuvent aussi causer l'œdème.

L'œdème de la vulve débute ordinairement par les petites lèvres, et quelquefois ne s'étend pas plus loin ; tel est souvent le cas pour l'œdème lié à la grossesse.

Pendant le travail il est plus ordinaire de voir la tuméfaction gagner les grandes lèvres et même le périnée. La vulve ne constitue alors qu'une fente étroite au milieu de deux masses latérales d'abord élastiques et transparentes, plus tard rigides et violacées.

C'est la rigidité des tissus atteints qui rend le plus dangereux l'œdème de la vulve. Dans les cas graves l'absence d'élasticité est telle que la tête fœtale ne peut passer qu'au prix de déchirures étendues.

Une fois le travail commencé, l'augmentation progressive de l'œdème est la règle constante.

En présence d'un œdème siégeant à la vulve, l'accoucheuse doit toujours en rechercher la cause, et, surtout pendant la grossesse, ne jamais négliger la recherche de l'albuminurie.

Pendant le travail et quelle que soit la cause de l'œdème, il y a toujours avantage à terminer l'accouchement le plus tôt possible et à faire intervenir avant que la tête, pressant depuis longtemps sur le plancher du bassin et sur l'orifice vulvaire, ait pu exagérer la tuméfaction et déterminer des gangrènes étendues.

On a conseillé, comme moyen de diminuer l'œdème, les scarifications, c'est-à-dire de petites incisions ou même de simples piqûres dans les points tuméfiés, au moyen d'une aiguille, d'une épingle ou de la pointe d'une lancette. Les ouvertures ainsi créées laissent échapper une certaine quantité de liquide, et il peut arriver que momentanément au moins l'œdème soit diminué.

L'accoucheuse ne recourra que le moins possible à ce moyen

20.

et ne le fera jamais qu'en se conformant aux règles suivantes :

1° Les scarifications ne doivent être pratiquées que sur un œdème transparent, jamais sur un œdème violacé ;

2° Elles porteront autant que possible sur la peau plutôt que sur la muqueuse ;

3° Les piqûres seront préférées aux incisions ;

4° Les piqûres ne seront jamais faites au hasard. On aura soin de les espacer régulièrement en laissant entre elles un intervalle d'au moins 1 centimètre ;

5° L'aiguille, l'épingle ou la lancette devra toujours avoir été chauffée au rouge pendant quelques secondes pour détruire les germes infectieux qui pourraient y être adhérents.

L'accoucheuse ne devra faire elle-même des piqûres ou des scarifications sur la vulve tuméfiée que si la tête fœtale est à la vulve, qu'il n'existe pas d'autres complications, et que l'œdème reste bien le seul obstacle à l'expulsion de l'enfant. Des piqûres ou des incisions pratiquées d'avance, au début du travail par exemple, ne pourraient être que nuisibles.

Après l'accouchement la toilette des organes génitaux sera faite avec le plus grand soin. Les parties tuméfiées offrent une grande tendance à l'ulcération, on évitera qu'elles restent mouillées par l'urine. On empêchera, par l'interposition de linges fins lavés à l'eau phéniquée, l'accolement des grandes lèvres. On vérifiera tous les jours s'il ne se produit de gangrène en aucun point.

CHAPITRE II

Dystocie par présentations vicieuses (1).

XXVII. — PRÉSENTATIONS VICIEUSES EN GÉNÉRAL. — PRÉSENTATION DE L'ÉPAULE.

§ 1. — *Présentations vicieuses (classification).*

Nous avons admis pour un fœtus normal trois présentations

(1) Nous avons vu que dans un bassin normal et en dehors de toute

seulement : 1° tête fléchie ou sommet ; 2° tête défléchie ou face ; 3° siège.

Dans l'immense majorité des accouchements, c'est en effet à l'une de ces trois présentations qu'aboutit l'accommodation fœtale.

Il est cependant des cas dans lesquels une autre partie fœtale que l'occiput, le menton ou le siège s'engage la première et tend à descendre en premier lieu dans l'excavation.

Dans ces cas anormaux l'accouchement devient difficile et même impossible, à moins d'une transformation spontanée ou artificielle de la présentation défectueuse.

Nous diviserons en trois parties ce chapitre de dystocie : 1° *présentation anormale* ; 2° *présentations irrégulières* ; 3° *présentations compliquées.*

Nous rangerons parmi les présentations irrégulières celles de la tête ou du siège dans lesquelles l'occiput, le menton ou la hanche ne descendent pas en premier lieu dans l'excavation. Les présentations compliquées seront les présentations d'un sommet, d'une face ou d'un siège accompagnés d'une autre partie fœtale ou du cordon.

Enfin comme présentation anormale je décrirai seulement la présentation de l'épaule.

§ 2. — *Présentation de l'épaule.*

Nous avons vu, à propos des présentations étudiées pendant la grossesse, que le fœtus pouvait exceptionnellement occuper dans l'utérus une situation à peu près transversale.

anomalie dans les dimensions du fœtus, l'engagement se faisait toujours dans l'un des diamètres obliques. Il n'y a donc pas lieu de consacrer un chapitre spécial aux positions vicieuses toujours liées à une anomalie dans les diamètres du bassin, dans les dimensions fœtales ou dans la présentation.

En ce qui concerne les anomalies dans les phénomènes mécaniques du travail, voir 1re année, 5me partie, ce qui a été dit déjà des irrégularités dans chaque temps du mécanisme.

Lorsque les contractions utérines viennent saisir le fœtus dans cette attitude, la partie la plus saillante du tronc fœtal, l'épaule, ne tarde pas à venir se fixer au détroit supérieur et ainsi se trouve constituée la présentation de l'épaule.

L'épaule peut être la première partie fœtale accessible au toucher : d'autres fois c'est le coude ou la main. Ces cas ne peuvent être considérés comme des présentations distinctes du bras, du coude, de la main, etc., parce que les conséquences de la présentation anormale ne sont en rien modifiées.

On décrit quelquefois avec beaucoup de détails des positions régulières pour la présentation de chaque épaule, droite ou gauche. Il est incontestable que, pour intervenir utilement, il est bon de savoir quelle épaule se présente. Il est utile encore de pouvoir reconnaître si le plan dorsal est en avant ou en arrière ; mais ces deux points élucidés, on a tous les éléments nécessaires pour connaître l'attitude exacte du fœtus. Je ne décrirai donc pas deux ou quatre positions pour chaque épaule, et j'éviterai ainsi d'être obligé de prendre comme point de repère fœtal un point qui n'est ni l'extrémité d'un grand diamètre ni la partie fœtale destinée à être expulsée la première.

Les quatre attitudes possibles du corps fœtal en présentation de l'épaule ne seront donc décrites ici que comme variétés et non comme positions régulières.

Attitude du fœtus (fig. 23). — L'attitude du fœtus dans la présentation de l'épaule est toujours telle que l'un des côtés de la tête occupe l'une des fosses iliaques, le côté opposé de cette tête passant sur l'épaule non engagée. Quant au siège, il remonte peu à peu vers le fond de l'utérus.

La direction des membres est variable, surtout celle du membre supérieur auquel appartient l'épaule en présentation. Ce membre est en effet tantôt fléchi en avant de la poitrine, tantôt allongé et descendant le premier dans l'excavation. Dans quelques cas fort rares l'avant-bras est fléchi sur le bras et c'est le coude qui s'engage.

On peut considérer comme une circonstance favorable l'issue

du bras hors des parties génitales, non que cette disposition
permette mieux l'accouchement spontané, qui est toujours im-

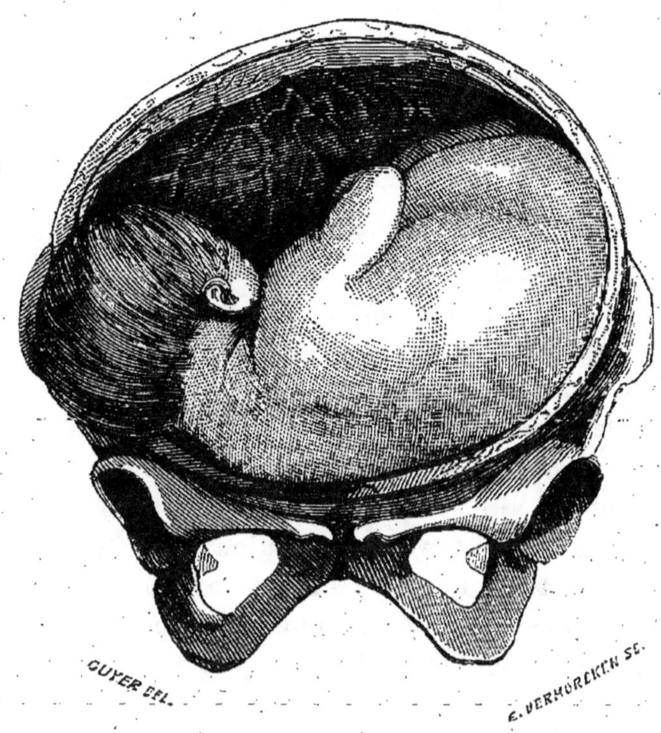

Fig. 23. — Présentation de l'épaule gauche.

possible, mais parce qu'elle rend plus facile le diagnostic de la
variété de présentation.

XXVIII. — DIAGNOSTIC DE LA PRÉSENTATION DE L'ÉPAULE.

Le diagnostic de cette présentation comporte une réponse à
chacune de ces trois questions : 1° Est-ce une épaule qui se
présente? 2° Quelle épaule? 3° Le plan ventral du fœtus est-il
en avant ou en arrière?

Est-ce une épaule qui se présente ? — Le palper abdominal, qui a permis de constater pendant la grossesse un élargissement très marqué de l'utérus, donne pendant le travail des

sensations moins nettes. Les contractions utérines ont pour effet non seulement de rendre le palper plus difficile, mais encore de relever le siège au point que cette partie occupe bientôt le fond de l'utérus. L'utérus qui perd ainsi sa forme élargie conserve néanmoins des contours un peu anormaux, et dans l'intervalle des contractions on peut arriver à percevoir, par le palper, la tête dans une des fosses iliaques et des membres au fond de l'utérus.

Au début du travail et plus encore ici que dans tout autre cas, il est presque toujours impossible d'atteindre au toucher une partie fœtale ; mais à mesure que les contractions s'accentuent une épaule s'abaisse ou bien encore un bras s'engage, et le toucher peut alors donner des indications précises.

Le cas le plus facile est évidemment celui dans lequel la poche des eaux étant rompue, le bras tout entier pend hors des parties génitales. Il n'est même pas possible alors de songer à une simple procidence avec présentation de la tête. Dans les cas de procidence, si la tête se présente, la main procidente peut bien s'engager assez pour être sentie par le toucher plus bas que la tête, mais en aucun cas le bras tout entier ne peut s'échapper à la vulve.

Lorsque l'avant-bras est fléchi sur le bras, le coude s'engage. Le diagnostic dans ce cas est déjà moins facile ; mais avec un peu d'habitude du toucher on reconnaîtra les trois saillies formées par l'olécrâne et les deux condyles de l'humérus.

Une erreur ne serait guère possible qu'avec un genou ou un talon ; mais la palpation, en faisant connaître la présence de la tête dans une fosse iliaque, lève tous les doutes. Les cas dans lesquels le genou descend le premier sont d'ailleurs extrêmement rares, et le pied d'un fœtus est toujours facile à reconnaître.

Si le bras tout entier est replié sur le plan antérieur du fœtus, l'épaule s'engage seule. La présentation reste alors longtemps fort élevée, et de plus il n'est pas toujours facile de reconnaître au toucher soit l'acromion, soit la clavicule, soit le bord postérieur de l'omoplate. Ce qui se reconnaît le plus facilement, c'est le creux axillaire, ou mieux encore ce que Pajot a appelé le gril costal, c'est-à-dire la série de lignes saillantes et de dépressions constituées par les côtes et par les espaces intercostaux. Il faut une certaine habitude du toucher pour porter l'extrémité du doigt jusqu'à ce niveau, mais une fois le gril costal bien constaté, aucune erreur n'est possible.

Quelle épaule se présente ? — Là encore, si le bras descend dans le vagin, la réponse est des plus faciles. Je ne comprends guère l'utilité des nombreux moyens mnémotechniques destinés à faire reconnaître une main droite d'une main gauche. Il suffit de quelques secondes de réflexion pour résoudre toujours cette question facile. La main d'un enfant n'est pas faite autrement que celle d'un adulte et on peut toujours soit par la pensée, soit en réalité, appliquer exactement l'une de ses mains tournée de même sur la main de l'enfant.

En l'absence de tout engagement du bras, ou même si le coude seul s'engage, la difficulté est plus grande. On n'arrive alors à reconnaître quelle épaule se présente qu'en déterminant complètement la situation du fœtus : tête à droite ou à gauche, plan ventral en avant ou en arrière. Nous allons voir comment on y parvient.

Le plan ventral est-il en avant ou en arrière ? — Si la main est hors de la vulve, pas de difficulté : le dos de la main regardant la tête, le pouce est dirigé vers le plan ventral.

Quand on n'a pas la possibilité de se baser sur la direction du pouce, il devient nécessaire de rechercher soit par le palper où est la tête, soit par le toucher à quel côté répond le fond du creux axillaire.

La palpation des membres facilement reconnus, ou bien au contraire l'auscultation des bruits du cœur nettement perçus en avant indiqueront que le plan ventral est dans le premier cas en avant, dans le second en arrière.

Il est le plus souvent nécessaire de combiner les divers modes d'exploration pour arriver à un diagnostic précis.

XXIX. — COMMENT SE TERMINENT LES PRÉSENTATIONS DE L'ÉPAULE ? — VERSION ET ÉVOLUTION SPONTANÉES.

A part de très rares exceptions sur lesquelles il ne faut *jamais* compter, l'accouchement spontané est impossible. Il importe néanmoins de savoir quelles sont ces exceptions et dans quelles conditions elles peuvent se produire. Ces deux modes exceptionnels de terminaison sont la version spontanée et l'évolution spontanée.

Version spontanée. — Même quand la présentation de l'épaule est constituée, et à plus forte raison quand il n'existe qu'une situation transversale sans présentation proprement dite, il n'est pas absolument impossible qu'il se produise dans l'attitude du fœtus une transformation dont le résultat est une présentation de la tête ou du siège : c'est la version spontanée.

Ce mode tout à fait extraordinaire de terminaison est favorisé par l'ampleur du bassin, par l'énergie des contractions utérines, par la persistance des membranes, par le faible degré d'engagement et surtout par l'absence d'engagement de l'épaule.

La version spontanée est dite céphalique ou pelvienne suivant que la tête ou le siège vient se substituer à l'épaule.

Il est presque inutile d'ajouter que l'accouchement se termine alors comme si la présentation eût été primitivement la tête ou le siège.

La version spontanée est déjà fort rare au début du travail.

Lorsqu'une épaule est fortement engagée et les membranes rompues, elle devient tellement exceptionnelle que la plupart des auteurs en répètent à l'envi une même observation authentique. Cette observation, qui est due à Velpeau, date de 1825. Il est vrai que dans ce cas extraordinaire l'enfant naquit vivant.

Évolution spontanée. — Ce mode de terminaison spontanée n'est possible que moyennant un ensemble de circonstances qu'il est fort rare de rencontrer réunies : Bassin large, fœtus

très petit ou mort depuis longtemps, contractions utérines énergiques et soutenues.

On décrit néanmoins dans tous les ouvrages classiques le
mécanisme de cet accouchement anormal. Ce n'est pas que la
connaissance de ce mécanisme soit fort utile en pratique ; mais
il y a là un argument à faire valoir en faveur de la généralisation
des lois qui président au mécanisme de l'accouchement dans
tous les cas.

Je vais vous énumérer, sans insister beaucoup, les six temps
que comporte l'évolution spontanée, temps qui sont en effet absolument analogues (sauf dans leur résultat définitif habituel) aux
six temps d'un accouchement quelconque.

Premier temps. — Amoindrissement des parties ou pelotonne
ment :

Le tronc s'incurve dans le grand bassin ; la tête s'applique
fortement d'un côté sur une fosse iliaque, de l'autre sur l'épaule
supérieure ; le siège se redresse de plus en plus vers le fond de
l'utérus pendant que l'épaule inférieure forme avec le bras
étendu ou non une sorte de cône à sommet dirigé vers l'excavation.

Deuxième temps. — Engagement :

Le cône constitué par l'épaule s'engage dans l'excavation et
descend un peu. Toutefois cette descente se trouve limitée par
l'impossibilité d'allongement indéfini du cou. Il faut alors, tout
comme dans la présentation de la face, que le troisième temps
soit achevé, pour permettre la continuation du deuxième.

Troisième temps. — Rotation :

La tête se fixe sur la partie supérieure du pubis, le cou derrière la symphyse, l'épaule sous l'arcade pubienne. L'issue hors
du bassin de l'épaule en présentation diminue un peu le volume
du corps fœtal à expulser.

Quatrième temps. — Dégagement du tronc :

Le tronc de plus en plus poussé par les contractions utérines
s'incurve sur son plan latéral inférieur qui devient convexe,
bombe dans l'excavation, déprime fortement le périnée et apparaît

enfin à la vulve. Le dégagement à la commissure postérieure se produit dans l'ordre suivant : creux de l'aisselle, région convexe et latérale du thorax, région latérale de l'abdomen, hanche, siège et membres inférieurs.

Cinquième et sixième temps. — Rotation et dégagement de la tête.

Comme dans la présentation du siège.

Il est facile de comprendre quel est le résultat ordinaire d'un pareil mécanisme dont la durée moyenne est de plusieurs jours. C'est la mort à peu près constante du fœtus (quatorze fois sur quinze). C'est aussi, dans un grand nombre de cas, la mort de la mère, soit par rupture utérine, soit par inertie et ses conséquences, soit par l'une quelconque des nombreuses complications de l'accouchement trop laborieux.

Il est d'ailleurs fort rare que l'évolution spontanée s'achève ; si dans la présentation de l'épaule on comptait sur une pareille terminaison, on aurait le plus souvent la douleur et le remords de voir mourir la femme lentement, au milieu d'atroces souffrances, avant l'expulsion de l'enfant mort lui-même pendant le travail.

Ces résultats désastreux ne peuvent que montrer combien il importe de ne pas se laisser surprendre par une pareille situation.

XXX. — PRÉSENTATION DE L'ÉPAULE (SUITE). — CONDUITE
A TENIR AVANT LE TRAVAIL ET A SON DÉBUT. — VERSION
PAR MANŒUVRES EXTERNES.

Jusqu'au neuvième mois de la grossesse, l'accoucheuse n'a pas à se préoccuper outre mesure de la situation transversale du fœtus. Le plus souvent la présentation se transforme, et l'apparition même des douleurs, à sept mois par exemple, n'aurait pas à ce moment les mêmes conséquences qu'à terme. Le faible volume du fœtus rend en effet moins impossible à cet âge qu'à terme la terminaison spontanée de l'accouchement.

Au neuvième mois, pour peu que la situation transversale persiste, il faut intervenir et cela sans attendre l'apparition des douleurs. L'intervention est en effet infiniment plus facile et moins dangereuse, tant que le travail n'est pas commencé.

Version par manœuvres externes. — La version par manœuvres externes consiste à ramener au niveau du détroit supérieur soit le siège, soit la tête. Dans l'intérêt de l'enfant, il serait préférable d'abaisser toujours la tête, mais comme le siège peut se trouver, quoique exceptionnellement, plus rapproché de l'excavation, on choisira pour l'amener au niveau du détroit supérieur celle des deux extrémités fœtales qui en est le moins éloignée.

Après avoir rigoureusement déterminé par le palper la situation du siège et celle de la tête, on profite d'un moment où les sensations données par le palper sont très nettes pour abaisser d'une main, dans la direction de l'excavation, le sommet ou le siège, de préférence le sommet ; l'autre main repousse en haut la partie fœtale opposée.

Cette manœuvre doit être exécutée lentement et sans efforts.

Le plus souvent on ne rencontre aucune résistance.

Là où la difficulté commence, c'est quand il s'agit de maintenir la situation nouvelle; c'est-à-dire la présentation du sommet ou du siège. Il est rare en effet que les mêmes causes qui ont provoqué la situation transversale ne tardent pas à la reproduire dès que les mains de l'accoucheuse ne sont plus là pour maintenir la tête ou le siège au niveau de l'excavation.

On est obligé le plus souvent de recourir à une ceinture.

Il a été construit spécialement pour cet usage, et sur les indications de Pinard, une ceinture en tissu élastique qui rend de très grands services.

Cette ceinture est disposée de manière à appliquer de chaque côté de la ligne médiane, sur le globe utérin, une pelote que l'on remplit d'air au moyen d'une poire en caoutchouc.

La ceinture une fois placée par un aide, et sans que l'accoucheuse ait un seul instant abandonné la palpation, on gonfle les deux pelotes et le fœtus se trouve ainsi fixé.

Il importe au début de ne pas injecter trop d'air dans les pelotes. Mieux vaut recommencer la manœuvre, le lendemain et même les jours suivants, que de fatiguer la femme dès le premier jour, par une compression trop énergique.

L'utérus et le fœtus s'accommodent peu à peu à leur situation nouvelle, et si les contractions utérines surviennent au moment où la présentation cherchée est obtenue, l'accouchement se fait dans des conditions normales.

Une accoucheuse n'a pas toujours sous la main la ceinture de Pinard, mais elle peut fabriquer elle-même une ceinture suffisante, en remplaçant les pelotes à air par des tampons de vieux linge convenablement disposés.

Vers la fin de la grossesse, lorsque tous les signes d'un accouchement prochain se manifestent : effacement complet du col, commencement de douleurs, etc., on ne manquera pas de vérifier souvent, tous les jours au moins, si les résultats de la version se sont maintenus.

La ceinture ne doit être enlevée que lorsque l'une des deux extrémités fœtales, tête ou siège, est nettement engagée.

Vers la fin de la grossesse, toutes les fois que la situation du fœtus sera transversale, la version par manœuvres externes, opération facile et absolument sans danger, permettra donc d'attendre pour un moment quelconque le commencement du travail sans avoir à craindre pour la mère et pour l'enfant les redoutables conséquences d'une présentation du tronc.

Il arrivera à toute accoucheuse que, faute d'une intervention faite à temps, elle se trouvera en présence d'un accouchement commencé en présentation de l'épaule.

Elle aura alors à bien préciser les dimensions du bassin, le degré d'engagement, et l'attitude exacte du fœtus.

Cela fait, elle pourra tenter immédiatement la version par manœuvres externes ; mais le plus souvent la version sera à ce moment impossible ; les contractions utérines, surtout si la poche des eaux est rompue, empêcheront la manœuvre.

L'intervention de l'accoucheuse, qui au début du travail tente une version par manœuvres externes, ne peut être répréhensible ; mais l'accoucheuse, qui doit savoir combien cette intervention à ce moment est rarement suivie de succès, ne doit point en attendre les résultats pour tâcher de partager avec un accoucheur sa responsabilité.

Le seul fait de la présentation de l'épaule bien constatée l'oblige à envoyer chercher un médecin, et ce que je dirai de la version par manœuvres internes ne sera enseigné que pour mettre l'accoucheuse à même d'intervenir dans les cas absolument urgents.

Si aucun médecin ne pouvait venir ou bien si la distance à laquelle il serait possible d'en trouver un devait imposer une attente trop longue et dangereuse et pour la mère et pour l'enfant, la sage-femme peut agir elle-même.

Il serait utile qu'elle ait pu se familiariser avec la manœuvre à exécuter en pareil cas avant la fin de ses études sur de vrais fœtus morts placés en présentation de l'épaule dans des mannequins d'accouchements autres que les masses informes de carton dont certaines maternités disposent.

XXXI. — CONDUITE A TENIR PENDANT LE TRAVAIL. VERSION PAR MANŒUVRES INTERNES. VERSION PELVIENNE OU PODALIQUE.

La version par manœuvres internes consiste à agir directement sur le fœtus au moyen de la main introduite dans l'œuf et par conséquent dans l'utérus pour transformer la présentation.

On ne cherche plus aujourd'hui à obtenir par cette méthode une présentation céphalique. Ce serait une tentative inutile le plus souvent et même dangereuse. La version n'est donc plus que pelvienne ou podalique, c'est-à-dire qu'elle doit avoir pour but d'amener en présentation le siège plus ou moins décomplété, le plus souvent les pieds ou au moins l'un des deux.

Indications. — Les indications de la version pelvienne sont assez difficiles à énumérer, en raison de ce que dans quelques circonstances un accoucheur emploiera la version là où un autre préférera le forceps.

Pour une accoucheuse la principale et presque la seule indication est la présentation de l'épaule ayant résisté aux tentatives de version par manœuvres externes. C'est la raison pour laquelle je décrirai la version pelvienne à propos des présentations de l'épaule. Je signalerai, à mesure que l'occasion s'en présentera, les autres rares circonstances dans lesquelles on peut avoir à pratiquer cette opération.

A quel moment faut-il intervenir. — Il ne suffit point pour faire une version que la situation transversale du fœtus soit constatée. D'un autre côté il est dangereux d'attendre que la femme surmenée et presque anéantie par la persistance de la douleur soit exposée à mourir d'une syncope pendant l'opération.

Dans tous les cas de présentation de l'épaule, l'accoucheuse devra d'abord faire prévenir un accoucheur, calculer à peu près l'imminence du danger, et suivant qu'il y a plus ou moins urgence, attendre ou commencer seule l'intervention.

Dans le cas où cette intervention immédiate lui paraît nécessaire, c'est-à-dire dans les cas où le travail est commencé depuis longtemps, l'épaule très engagée, la femme très affaiblie, les bruits du cœur fœtal diminués comme nombre et comme intensité, elle doit faire d'abord quelques tentatives de version par manœuvres externes. Ces tentatives toujours douloureuses ne doivent pas être prolongées, et nous avons vu que pendant le travail elles sont rarement suivies de succès.

L'accoucheuse doit ensuite et sans en rien dire à la famille se rendre compte de l'opportunité et de l'urgence de la version par manœuvres internes. Il est nécessaire pour cela que l'orifice soit dilaté à un degré suffisant pour permettre l'introduction de la main ; que les diamètres du bassin puissent permettre le passage de la tête fœtale. Il faut que l'attitude exacte du fœtus, c'est-à-dire la variété de présentation soit reconnue ; cette condition n'est pas absolument indispensable, mais elle facilite beaucoup la manœuvre. Il est utile que la poche des eaux soit intacte.

Il existe trois contre-indications formelles de la version interne ; ces contre-indications sont 1° l'absence de dilatation ; 2° le rétrécissement du bassin ; 3° les contractions tétaniques de l'utérus. Ces contractions tétaniques ne se produisent qu'après la rupture de la poche des eaux. Elles rendent la manœuvre fort difficile et dangereuse, et il faut savoir attendre qu'elles aient cessé. Il est malheureusement une pratique fort répandue même en ville et dont le principal résultat est précisément la production de ces contractions tétaniques. Cette pratique déplorable est l'administration du seigle ergoté pendant le travail. Beaucoup de sages-femmes ignorantes l'emploient indifféremment dans n'importe quelle présentation toutes les fois que l'accouchement ne se fait pas aussitôt qu'elles le voudraient. Rien n'est plus dangereux dans les présentations vicieuses, et la version pratiquée dans ces conditions peut amener facilement des ruptures utérines mortelles.

Les membranes une fois rompues, il importe peu que le bras soit ou non dans le vagin. Non seulement ce bras ne gêne pas, mais il permet de préciser mieux la variété de présentation. Lorsque l'épaule est fortement engagée la version devient de plus en plus difficile, aussi est-il prudent de ne pas perdre trop de temps.

Soins préliminaires. — Il est inutile de prévenir la femme de ce qui va se passer, et, suivant le conseil de Joulin, le mieux est de lui dire seulement qu'on est obligé de modifier un peu l'attitude du fœtus pour faciliter son expulsion.

La présence d'un docteur en médecine permet l'emploi toujours utile en pareil cas de l'anesthésie par le chloroforme. En aucun cas une accoucheuse ne peut se servir de ce médicament précieux, mais non toujours sans dangers.

La vessie et le rectum doivent être vidés avec soin.

La femme est ensuite mise en travers du lit, un aide se tient au niveau de chaque genou, maintenant les jambes demi-fléchies et les cuisses également demi-fléchies et écartées. Il importe à ce moment de bien reconnaître la variété de présentation.

C'est une fois la femme en place et l'attitude du fœtus bien reconnue que l'accoucheuse juge le mieux : 1° du choix de la main qui doit pénétrer dans l'utérus; 2° du chemin que doit parcourir cette main pour arriver le plus facilement aux pieds de l'enfant.

Le choix de la main est basé sur la facilité plus ou moins grande avec laquelle on pourra parcourir le plan antérieur du fœtus. On a donné le conseil de se servir de la main droite, si l'épaule droite se présente, de la main gauche si c'est l'épaule gauche. En pratique, si l'accoucheuse est beaucoup plus adroite d'une main que de l'autre, elle choisira toujours celle dont elle sait le mieux se servir.

Quant au chemin à parcourir il sera calculé d'avance suivant les règles que je vais indiquer en décrivant l'opération.

Si l'enfant n'est pas mort tout doit être préparé pour le recevoir et le ranimer au besoin : linges chauds, tube laryngien, poire à insufflation, etc. Souvent en effet l'enfant naît en état de mort apparente.

Manœuvre opératoire. — La version par manœuvres internes comprend deux temps principaux et un temps accessoire.

Ces temps sont : 1° introduction de la main et recherche d'un ou deux pieds ; 2° évolution du fœtus; 3° extraction.

Premier temps. — La femme étant placée ainsi qu'il a été dit précédemment, la vessie et le rectum étant vides, le choix de la main fait, la manche relevée au-dessus du coude, la main et l'avant-bras sont lavés avec soin à l'eau savonneuse d'abord, puis avec la liqueur de Van Swieten ou l'eau phéniquée à 3/100. La face dorsale de la main et tout l'avant-bras sont ensuite graissés avec de la vaseline phéniquée à 2/100. La main qui

n'opère pas est appliquée sur le fond de l'utérus qu'elle ne devra
jamais abandonner avant que les pieds aient été saisis (fig. 24).

La main choisie d'avance pour la manœuvre est introduite
lentement dans le vagin, les doigts allongés en cône, le pouce
eplié et occupant le moins de place poss ible. Il ne faut pénétrer

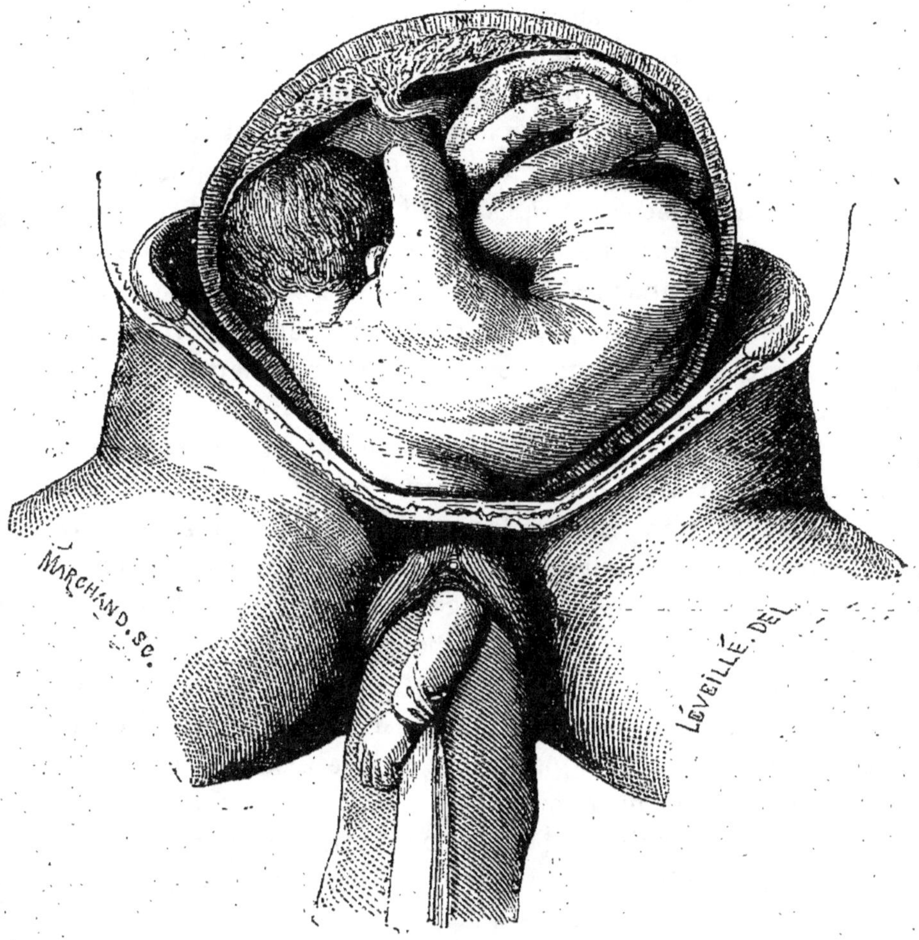

Fig. 24. — Version sur les pieds dans le cas de présentation vicieuse.

qu'avec beaucoup de lenteur, dans l'intervalle des contractions,
la main libre ne quittant pas le fond de l'utérus qu'elle abaisse.

On franchit avec douceur l'orifice utérin en faisant, s'il le faut
de légers mouvements de vrille.

21.

Si les membranes sont intactes on les rompt brusquement en faisant de suite pénétrer la main assez profondément dans l'utérus pour que l'avant-bras forme au niveau de l'orifice une sorte de tampon.

Si la situation des pieds est connue, on doit conduire la main tout droit dans cette direction et sans tâtonner. On évite de s'embarrasser en route dans les anses du cordon ombilical.

Si la situation exacte des pieds est inconnue, le meilleur moyen de les atteindre est de suivre le plan latéral du fœtus en partant de l'épaule en présentation, jusqu'au siège d'abord, puis le long d'un membre inférieur jusqu'au pied.

Si l'on peut saisir les deux pieds on le fait, sinon on se contente d'un seul sans perdre de temps à chercher l'autre et sans s'inquiéter beaucoup de savoir lequel on tient. On évite seulement de prendre une main pour un pied. On peut, faute d'un pied, se contenter d'un genou.

La question de savoir si la version se fait mieux avec un ou deux pieds est très discutée. Souvent on fait comme on peut. Avec deux pieds on peut terminer l'accouchement plus vite. C'est un avantage dont il faut tenir compte dans certains cas : hémorrhagie grave, éclampsie, et en général tous les accidents qui exigent une prompte terminaison de travail.

Si la version est faite avec un seul pied, le siège plus volumineux passe un peu plus lentement, mais il dilate mieux l'orifice utérin, distend mieux le périnée et expose moins à voir la tête retenue après expulsion du corps.

Si l'on a le choix on pourra donc saisir deux ou un seul pied suivant qu'il y aura ou non nécessité de précipiter l'extraction.

Il importe de maintenir solidement le pied ou le genou saisi.

Deuxième temps. — Le membre saisi est déplié lentement et attiré vers la vulve en imprimant au fœtus un mouvement dans le sens de sa flexion naturelle, de manière à faire tourner la tête vers le fond de l'utérus et le dos vers l'une des cavités cotyloïdes (Pajot). Il y a un avantage sérieux à ce que le membre saisi, quand on n'a pu en atteindre qu'un, soit celui qui doit apparaître sous le pubis et non celui qui devra se dégager à la commissure postérieure. Les mouvements imprimés au fœtus seront donc calculés avec cette intention, à moins qu'on ait pu pousser la précision dans le diagnostic de l'attitude fœtale et dans la recherche du pied saisi jusqu'à choisir des deux membres inférieurs celui qui par le fait d'une évolution régulière doit apparaître le premier sous l'arcade pubienne.

On veille à donner autant que possible au fœtus une direction telle que son diamètre bitrochantérien soit placé dans le sens du diamètre antéro-postérieur du bassin, le membre saisi étant le plus rapproché du pubis.

Dès que les pieds sont solidement maintenus, la main qui était appliquée au fond de l'utérus doit aider à l'évolution en repoussant la tête dans une direction favorable, c'est-à-dire vers le haut, comme elle le ferait pour une version par manœuvres externes. Un aide expérimenté rend ici de grands services.

A moins qu'un danger immédiat ne menace la mère ou l'enfant, on peut, une fois un pied à la vulve, se borner à fixer un lacs propre et désinfecté sur ce pied et laisser l'accouchement s'achever de lui-même : la version peut être considérée comme terminée.

Les bruits du cœur fœtal, l'état de la mère sont surveillés avec soin, la femme maintenue sur le bord de son lit, et on se tient prêt à faire l'extraction si les circonstances l'exigent.

Troisième temps. — Ce temps, qui est le temps d'extraction, est facultatif. Il ressemble de tous points à l'intervention dans la présentation du siège, alors que les membres inférieurs sont à la vulve et qu'on a des raisons de redouter une prolongation du travail.

Les tractions, si on en opère sur le ou les pieds attirés hors de la vulve, ne doivent être, règle absolument invariable, pratiquées que pendant la durée des contractions, si l'on veut éviter les dangers des tractions intempestives : relèvement des bras et déflexion de la tête.

Dans tous les cas on doit se borner à favoriser, en le précipitant plus ou moins suivant les circonstances, le mécanisme normal de l'accouchement. Il est préférable, si la mère n'est pas trop épuisée et si le fœtus ne souffre pas, de laisser s'accomplir seul le troisième temps de la version. Ce temps n'est en réalité que la succession plus ou moins rapide des quatrième, cinquième et sixième temps de la présentation du siège.

XXXII. — DIFFICULTÉS DE LA VERSION. SOINS CONSÉCUTIFS.

Les difficultés que peut présenter la version se rattachent soit au premier, soit au deuxième, soit au troisième temps.

Premier temps. — L'introduction de la main peut être dans quelques cas extrêmement douloureuse, surtout si la vulve est très œdématiée par suite de manœuvres antérieures. Il n'existe guère qu'un seul moyen d'y remédier, c'est l'anesthésie, dont une accoucheuse ne peut en aucun cas se charger.

La résistance mécanique qu'oppose l'orifice utérin est en général la preuve que la dilatation n'est pas suffisante. Mieux vaut alors attendre un peu que de déployer trop de force. C'est dans ces cas de résistance de l'orifice utérin qu'il importe le plus de borner la version à un changement de présentation sans faire suivre cette manœuvre de l'extraction immédiate.

Je n'ai rien dit jusqu'à présent de la présence d'un bras dans le vagin ou même à la vulve. En réalité ce n'est pas une circonstance défavorable. La présence d'une main à la vulve permet un diagnostic très précis, ce qui est un avantage. Quant à la difficulté que semble créer le bras procident à l'introduction de la main, il n'y a pas à s'en préoccuper beaucoup, cette difficulté n'est jamais sérieuse, et là où la tête fœtale va passer dans un instant, il y a toujours place pour un bras d'enfant et pour une main d'accoucheuse.

Il n'y a donc pas lieu de perdre du temps à tenter de refouler ce bras qui au contraire sert de guide. On se borne à fixer au poignet de l'enfant un lacs très long et très propre, lavé à

l'eau phéniquée et qui servira plus tard à empêcher le relèvement de ce bras.

Il importe, au moment de la rupture des membranes, de ne
pas se laisser effrayer par l'écoulement en masse du liquide amniotique. Loin de retirer la main il faut au contraire l'enfoncer
davantage pour fermer au liquide toute issue.

Une fois dans l'utérus, la main peut rencontrer soit le placenta vicieusement inséré, soit le cordon, soit une partie fœtale
volumineuse autre que les membres inférieurs. Le meilleur
moyen d'éviter ces obstacles est de se conformer strictement à
la règle qui veut qu'on suive le plan latéral du fœtus sans
l'abandonner jamais ; avec le corps fœtal pour guide on ne risque
pas de s'égarer.

Si le diagnostic a été fait avec précision, la tête de l'enfant ne
peut jamais être un obstacle puisqu'on doit, partant de l'épaule,
se diriger du côté opposé à la tête. Il n'est jamais utile en introduisant la main de chercher à repousser cette tête. Des efforts faits dans ce sens ne seraient à ce moment que nuisibles
parce qu'ils détourneraient la main de la bonne direction et fe-
raient ainsi perdre un temps précieux.

Une difficulté plus sérieuse est l'apparition et surtout la persistance des contractions pendant qu'on a la main dans l'utérus.
La main qui opère doit être alors appliquée à plat sur le fœtus
et attendre. Parfois les contractions, surtout si les eaux sont
entièrement écoulées, sont tellement énergiques que la main
fortement comprimée perd toute sensibilité et devient inapte à
continuer l'opération. Il y a donc avantage à trouver les pieds le
plus tôt possible.

Dans quelques cas, et c'est alors à peu près toujours parce
que du seigle ergoté a été sottement administré, la contraction
utérine est persistante. La main cherche en vain à se frayer
un passage entre les parties fœtales et les parois de l'utérus
tétanisées. On est quelquefois alors obligé de renoncer à la
version.

La main ne doit jamais faire aucun mouvement pendant les

contractions utérines, encore moins chercher, en forçant la résistance, à pénétrer plus profondément.

En tenant compte de tout ce que je viens de dire, en choisissant le moment favorable, en pénétrant assez loin et assez vite sans employer la force, on ne rencontrera presque jamais, dans la présentation de l'épaule, de difficultés sérieuses pour saisir les pieds ou au moins l'un des deux. Nous avons vu qu'un genou pouvait suffire.

Deuxième temps. — Les difficultés de l'évolution, dans la présentation de l'épaule au moins, sont à peu près invariablement liées à l'écoulement de la presque totalité du liquide amniotique et à des contractions utérines énergiques et prolongées.

La conduite à tenir est ici bien simple : ne faire aucune tentative d'évolution tant que les contractions persistent et recommencer les tractions sur le ou les pieds dès que les contractions ont disparu. Avec des contractions tout à fait persistantes il faut renoncer à la version.

Si cependant il arrivait que, cette cause à part, on eût trop de peine à transformer la présentation par des tractions sur les pieds aidées de pressions extérieures sur la tête, on pourrait recourir à ce que les accoucheurs appellent la double manœuvre.

La double manœuvre consiste à attirer dans le vagin, à la vulve si on le peut, un ou deux pieds, à y fixer un lacs, puis à tirer d'une main sur ce lacs pendant que l'autre main introduite de nouveau dans l'utérus repousse la tête fœtale dans la direction du fond de l'utérus. Cette manœuvre, qui s'applique surtout aux cas dans lesquels la tête, sans être engagée, repose sur le détroit supérieur, ne peut être que très exceptionnellement utilisée dans la présentation de l'épaule.

Dans les cas difficiles rien ne rend plus de services qu'un aide intelligent qui a quelque expérience du palper et qu'on a, chose facile avec la main dans l'utérus, exactement renseigné sur l'attitude du fœtus.

Troisième temps. — Ce que j'ai dit des difficultés des quatrième, cinquième et sixième temps dans la présentation du siège, me dispensera d'insister beaucoup sur les difficultés du troisième temps de la version. Passage difficile des hanches, relèvement des bras, rotation de l'occiput du côté de la concavité sacrée et surtout déflexion de la tête, telles sont les complications les plus ordinaires. Toutes ces complications proviennent presque toujours de tractions intempestives ou mal dirigées.

Pour le passage des hanches, et dans le cas de tractions sur un seul pied, on voit quelquefois le siège s'arrêter, surtout si les tractions sont opérées sur le membre fœtal situé en arrière. Il faut ne tirer alors qu'en abaissant fortement la commissure postérieure. Dans le cas d'insuccès, on peut essayer d'imprimer à tout le corps fœtal, au moyen de ce qu'on en peut atteindre, un mouvement de rotation autour de son axe longitudinal, de manière à ramener sous l'arcade pubienne la hanche correspondant au membre situé déjà hors de la vulve.

Si ce résultat ne peut être obtenu, et que le fœtus conserve, malgré les tractions et malgré les contractions utérines, sa situation comme à cheval sur le pubis, il faut cesser les tractions et, sans abandonner le pied saisi que l'on maintient par un lacs, repousser un peu le siège et abaisser avec précaution l'autre pied. Cette manœuvre doit être pratiquée avec prudence. On évitera de fracturer le fémur, accident qui est à craindre surtout si l'on n'a pas la précaution de fléchir le membre inférieur et de tirer sur le pied plutôt que sur la cuisse.

Les autres complications ont été suffisamment étudiées à propos du mécanisme dans la présentation du siège pour qu'il n'y ait pas lieu d'y revenir.

XXXIII. — PRÉSENTATIONS IRRÉGULIÈRES. — PRÉSENTATION DU VERTEX OU DU FRONT. — PRÉSENTATIONS INCLINÉES.

Pour chacune des présentations normales : sommet, face, siège, nous avons vu qu'un point déterminé, qui est toujours l'extrémité d'un grand diamètre, devait dans les conditions normales s'engager en premier lieu dans l'excavation et paraître le premier hors du bassin sous l'arcade pubienne. Ce point pour la tête fléchie est l'occiput, pour la tête défléchie le menton, pour le siège l'une des régions trochantériennes. Dans chacune de ces présentations il peut arriver qu'une modification dans l'attitude du fœtus engage non le point ci-dessus désigné, mais tout autre point du fœtus, sans que cependant le fœtus cesse de se présenter par l'une de ses extrémités, tête ou siège. Tel est le cas dans lequel une bosse pariétale s'engage, ou bien une joue ou un pied. La plupart de ces modifications n'entraînent, ainsi que je l'ai dit déjà, qu'un peu plus de lenteur dans l'accouchement. Je ne puis cependant passer sous silence celles qui peuvent dans quelques circonstances assez rares créer un obstacle parfois difficile à surmonter.

§ 1. — *Sommet.*

Les deux variétés les moins rares de présentation irrégulière du sommet sont : 1° la flexion incomplète ou présentation du vertex ; 2° l'inclinaison ou présentation d'une bosse pariétale.

Flexion incomplète. — Les causes de la flexion incomplète de la tête sont peu connues et paraissent se rattacher souvent à des variations individuelles dans les dimensions du bassin ou plus fréquemment encore dans celles de la tête fœtale. Nous savons en effet que le moment où se produit la flexion est très variable et que, dans un bassin un peu grand, une tête petite peut à la rigueur descendre jusque sur le plancher du bassin sans s'être fléchie.

Ce n'est point dans ces conditions qu'on éprouve des difficultés sérieuses par le fait de la présentation du vertex. La flexion se fait, quoique un peu tardivement, mais elle ne fait jamais entièrement défaut, et d'ailleurs plus les diamètres de la tête fœtale sont petits, moins il est nécessaire que la flexion soit complète.

Avec une tête fœtale de dimensions ordinaires, l'engagement

du vertex tend à faire descendre dans l'excavation non plus un diamètre sous-occipito-bregmatique, mais un diamètre beaucoup plus grand, l'occipito-frontal, soit 12 centimètres au lieu de 9 et demi.

Fort heureusement, les circonstances d'ailleurs peu connues qui empêchent la flexion paraissent être rares.

J'ai observé, et je crois signaler le premier, plusieurs cas dans lesquels la flexion est restée incomplète, en raison de la présence sous le menton de la main et d'une partie de l'avant-bras. Dans chacun de ces cas l'accouchement a été fort laborieux.

On a conseillé de repousser le front avec la main introduite dans le vagin. Cette intervention ne peut être tentée que si l'on a une certitude absolue de la position. Mieux vaut pour l'accoucheuse, si le travail se prolonge, s'adresser à un accoucheur qui fera plus vite et mieux avec le forceps ce qu'elle ne ferait que très difficilement avec la main (1).

Présentations inclinées. — Les présentations inclinées, c'est-à-dire celles dans lesquelles l'occiput est remplacé par l'une des bosses pariétales, ne sont avant la rupture des membranes que des présentations instables et passagères. Quelques contractions utérines peuvent rétablir l'attitude normale.

Le cas le plus fâcheux est celui dans lequel, les eaux étant écoulées, des contractions utérines très énergiques viennent saisir la tête dans sa situation inclinée et tendent à accentuer de plus en plus la présentation d'une bosse pariétale.

On peut faire à ce moment, et surtout dans l'intervalle des douleurs, quelques tentatives de redressement, mais cette intervention ne doit être faite que sans insister et surtout en tenant compte de la position bien reconnue. L'emploi du forceps, dont

(1) Je dois reconnaître cependant que dans l'un des cas auxquels j'ai fait allusion : présence de la main entre le menton et le sternum, j'ai dû, après trois tentatives infructueuses par le forceps, recourir à l'introduction de la main, soulèvement de la tête, refoulement du front. L'accouchement s'est ensuite terminé très heureusement en moins d'un quart d'heure.

l'application est parfois fort difficile dans ce cas particulier, peut devenir nécessaire.

Quelques auteurs conseillent la version. Une accoucheuse ne doit pas la faire parce que, dans la présentation même irrégulière du sommet, le forceps prudemment manié est toujours moins dangereux que la version, parce que la version n'est jamais ici urgente et que l'accoucheuse n'est autorisée à faire cette opération que lorsqu'il y a à la fois urgence et absolue nécessité d'agir elle-même.

§ 2. — *Face.*

La présentation de la face est déjà assez rare par elle-même pour que les irrégularités qu'elle peut présenter soient tout à fait exceptionnelles.

La moins rare de ces irrégularités est la déflexion incomplète de la tête ou présentation du front. Cette présentation irrégulière est pour la face ce qu'est la présentation du vertex pour le sommet. Si je la décris ici, c'est qu'elle coïncide presque toujours, comme la présentation régulière de la face, avec une attitude défléchie du corps du fœtus.

L'engagement du front, si les contractions utérines ne parviennent pas à lui substituer la face ou le sommet, est une circonstance des plus fâcheuses. Une sage-femme n'en prendra jamais seule la responsabilité.

La persistance de cette présentation irrégulière peut rendre nécessaire une intervention active soit par la version soit plus difficilement encore par le forceps. L'une et l'autre de ces opérations peuvent exiger beaucoup d'habileté de la part de l'accoucheur que l'on aura fait appeler.

Je ne dirai rien des autres irrégularités de la présentation de la face, irrégularités beaucoup trop rares pour qu'il soit possible de signaler ici la conduite à tenir dans chaque cas.

§ 3. — *Siège.*

Le siège, formé d'un certain nombre de parties fœtales accolées les unes aux autres, a des diamètres assez réductibles pour que son engagement ne soit point soumis à des règles aussi invariables que l'engagement du sommet ou de la face.

La présentation type, celle que l'on doit considérer comme la plus régulière et la plus favorable, est celle du siège complet, non que l'accouchement se termine plus vite, mais parce que si la période de dilatation est plus longue, la période d'expulsion est plus courte.

Nous pouvons donc considérer comme présentation irrégulière, ce qui ne veut pas dire dangereuse pour la mère, celle d'un ou de deux pieds, d'un ou deux genoux, des fesses avec relèvement des membres inférieurs.

Toutes ces modifications de l'attitude normale ont habituellement pour résultat de hâter l'expulsion du corps et de retarder celle de la tête. Or, nous savons que si le fœtus court peu de risques tant que nulle partie du cordon n'est comprimée, il n'en est plus de même lorsque le corps étant déjà expulsé avec une partie du cordon, la tête vient comprimer ce qui reste de ce cordon contre les parois du petit bassin.

On ne peut chercher en aucun cas à modifier une présentation du siège décomplété. On se borne, tant que rien ne presse, à attendre ; si le cordon est en partie dehors et si le fœtus paraît souffrir, ce que l'on reconnaît à l'affaiblissement des pulsations du cordon, on se borne à faire quelques tractions sur les membres inférieurs *pendant la durée des contractions utérines*.

La présentation de l'une ou de l'autre région trochantérienne n'a aucune importance. Il importe néanmoins de connaître toujours la direction du dos du fœtus de manière à éviter surtout de gêner, par la manière dont on maintient le corps, les différents temps de l'accouchement.

Il est non moins important de bien diriger le dégagement des épaules l'une sous le pubis, l'autre à la commissure postérieure, de favoriser ensuite, *sans faire de tractions*, la rotation de l'occiput jusque sous le pubis et de maintenir, surtout au dernier temps, la flexion complète de la tête.

J'ai signalé déjà que le redressement des membres inférieurs le long du corps, présentation dite des fesses, pouvait rendre un peu plus long le dégagement du corps. La raison de cette difficulté est la transformation du corps fœtal en une masse plus rigide et moins capable de se mouler sur la courbure du canal génital. En dehors de toute autre cause de dystocie, cette petite complication n'a guère que l'inconvénient d'engager parfois l'accoucheuse à faire sur l'aine de l'enfant des tractions qui, modérées, n'ont pas d'inconvénients, mais qui, si elles sont énergiques, peuvent fracturer le fémur.

XXXIV. — PRÉSENTATIONS COMPLIQUÉES. — PROCIDENCE DE MEMBRES.

§ 1. — *Procidences en général.*

Lorsqu'un membre ou une portion de membre, main, pied, bras, etc., n'appartenant pas à la présentation, ou bien encore lorsqu'une partie du cordon ombilical descend dans l'excavation avant la partie fœtale en présentation ou en même temps que cette partie, on dit qu'il y a procidence. Il peut donc y avoir procidence d'une ou de deux mains, d'un pied, d'une main et d'un pied, du cordon, du cordon et d'une main, etc., etc. On ne peut compter comme procidence la présence des pieds dans le vagin si le siège se présente, ce n'est alors qu'un défaut de pelotonnement du siège.

Causes. — Les causes qui favorisent les procidences sont : 1° le peu de volume du fœtus dont la tête ne remplit pas l'excavation ; 2° la mort du fœtus qui le rend beaucoup plus souple et permet un pelotonnement exagéré ; 3° l'expulsion brusque d'une grande quantité d'eaux amniotiques ; 4° l'attitude debout de la femme au moment de la rupture des membranes.

Il semblerait, d'après la définition de la procidence, que nous puissions observer cette complication dans toute présentation, soit de la tête, soit du siège. En pratique, les procidences avec présentation du siège sont tellement rares que nous pouvons les négliger.

Nous décrirons d'abord les procidences avec présentation du sommet.

§ 2. — *Procidence de membres dans la présentation du sommet.*

A côté du sommet ou devant lui, il n'est pas extrêmement rare de trouver soit une main, soit un bras, soit plus exceptionn el- lement un ou deux pieds.

Tant que la présentation est très élevée, il n'est pas toujours facile de s'en rendre compte ; mais aussi, tant que la présenta- tion reste élevée, il n'y a rien de bien définitif dans la situatio n du membre procident qui souvent remonte alors que la tête descend.

Procidence d'une main. — Il faut éviter de prendre pour une présentation de l'épaule une présentation du sommet avec procidence d'une main ou même d'un bras. Les caractères si nets de la main étant reconnus, il sera généralement facile, en remontant le long du bras fœtal, de vérifier si l'on aboutit au gril costal ou bien à une tête plus ou moins engagée. Avec un peu d'attention, l'erreur n'est pas possible. Tout au plus le diagnostic peut-il présenter un peu plus de difficultés alors que les membranes sont intactes.

L'engagement d'une main ou d'un bras en procidence n'est pas toujours la cause d'accidents. Non seulement il peut se fair e que le bras remonte à mesure que la tête descend, mais en core l'accouchement peut se terminer seul dans beaucoup de cas malgré la persistance de cette situation anormale.

Il importe, pour que l'accouchement se fasse seul, que les dimensions du bassin ne soient point au-dessous de la moyenn e, que la tête fœtale ne soit pas très volumineuse. Il faut de pl us que toutes les conditions favorables de l'accouchement se trou- vent réunies. Telle procidence, qui permettrait un accoucheme nt relativement facile dans une position antérieure de l'occiput, peut devenir au contraire un obstacle des plus dangereux si la position est postérieure.

Dans tous les cas, et comme on ne peut jamais compter sur l'absence de toute complication, il est prudent, dès qu'on peut le faire, de réduire le membre procident, c'est-à-dire de le refouler au-dessus de la tête. Il faut, pour cela, soit profiter d'une contraction utérine, soit, après le refoulement, maintenir avec le doigt le membre réduit jusqu'à ce que des contractions énergiques, en engageant fortement le sommet, viennent rendre impossible toute reproduction de la procidence.

Les difficultés de l'accouchement spontané, de même que celles du refoulement, sont en rapport avec le degré de la procidence; c'est ainsi que la présence de la main sur l'un des côtés de la tête n'empêche habituellement pas l'accomplissement régulier, quoique un peu plus lent, des différents temps de l'accouchement. La procidence d'un bras tout entier peut être au contraire un obstacle presque insurmontable sans intervention opératoire. De même le refoulement d'une main est chose ordinairement facile; celui de tout un bras ne s'obtient qu'avec peine et se maintient difficilement.

Comme toutes les manœuvres qu'une accoucheuse peut avoir à pratiquer, le refoulement d'un bras ou d'une main en procidence ne devra jamais être l'objet de tentatives trop persistantes ou trop fréquemment renouvelées. Il faut songer alors aux avantages qu'on peut retirer d'une application de forceps moins dangereuse pour la vulve et par conséquent pour la mère en ce qu'elle cause moins de dégâts que l'introduction réitérée de la main, moins dangereuse aussi pour le fœtus en ce qu'elle peut réduire dans des proportions considérables la durée du travail.

Si les membranes sont encore intactes lorsque la procidence est constatée, il est utile de maintenir la femme au lit dans la crainte qu'un écoulement trop brusque des eaux vienne soit exagérer la procidence, soit en ajouter d'autres à celle qui existe déjà.

Procidence de deux mains. — Déjà fort rare, la procidence de deux mains ne présente comme diagnostic rien de particulièrement difficile. Il ne faut dans ce cas compter à peu près jamais sur l'expulsion spontanée. Parfois même la tête ne peut être extraite au forceps et un accoucheur appelé dans ces conditions peut se trouver dans la nécessité de sacrifier l'enfant, à moins que les circonstances favorables à une version toujours difficile ne se trouvent réunies et surtout que l'engagement soit encore presque nul. On doit essayer de refouler au plus tôt deux mains en procidence, en commençant par celle qui est en arrière, c'est-à-dire par la plus facile.

Procidence d'un pied. — La procidence d'un pied à côté du sommet est plus rare que celle de la main. On la reconnaît au toucher. L'important est de ne pas considérer comme procident un pied qui appartiendrait à un siège décomplété et surtout de ne pas tirer sur un pied procident en le prenant pour un pied en présentation régulière. Il est facile de comprendre que des tractions sur un pied procident ne pourraient qu'aggraver la situation. Avec la procidence d'un pied, l'accouchement spontané par le sommet est rarement possible. Il faut tenter d'abord de refouler le pied procident. Si l'on ne peut y parvenir, la conduite à tenir est variable suivant le degré d'engagement du sommet. Avec une tête fortement engagée et alors même qu'il faudrait attendre plusieurs heures, la seule intervention possible est l'emploi du forceps.

Avec une tête peu engagée ou très mobile, l'application du forceps peut être très difficile ou impossible et vous pourriez perdre à attendre un accoucheur, un temps précieux.

Si alors, la tête étant peu ou pas engagée, vous ne pouvez refouler le pied, placez un lacs sur ce pied et, tout en le maintenant en place, refoulez la tête, terminant ainsi l'accouchement par une version relativement facile, puisque le premier temps de la version ne sera pas nécessaire.

Procidences complexes. — La procidence d'un pied et d'une main, de deux mains et d'un pied, etc., constituent des raretés en accouchement.

Plus il y a de parties fœtales en procidence, plus l'accouchement spontané devient difficile, plus difficile aussi est l'intervention.

Dans tous ces cas, on doit tenter de réduire en commençant toujours par celui des membres qui se trouve le plus rapproché de la concavité sacrée.

§ 3. — *Procidences dans la présentation de la face.*

Lorsque le fœtus se présente par la face, les procidences peuvent être les mêmes ; elles sont même proportionnellement plus fréquentes. Elles offrent alors plus de gravité puisque la présentation de la face peut être par elle-même, si le menton reste longtemps en arrière, une circonstance défavorable.

La conduite à tenir est la même que si le sommet se présente, mais avec moins de certitude encore d'arriver à modifier favorablement l'attitude du fœtus.

XXXV. — PRÉSENTATIONS COMPLIQUÉES (SUITE). PROCIDENCE DU CORDON OMBILICAL.

Quelle que soit la présentation, normale ou vicieuse, le cordon ombilical plus facilement encore qu'un membre peut se trouver en procidence. Cet accident porte encore les noms de chute ou prolapsus du cordon.

Le cordon peut descendre par son propre poids, surtout si l'excavation n'est qu'incomplètement occupée par une partie fœtale.

Il peut être assez facilement entraîné par l'écoulement brusque des eaux de l'amnios. Il est facile de comprendre que la procidence du cordon se verra rarement dans une présentation régulière du sommet, parce qu'il n'existe alors entre la tête et les parois de l'excavation aucun espace libre par où le cordon puisse descendre.

Diagnostic. — La procidence du cordon peut être reconnue parfois avant la rupture des membranes. On sent alors au toucher les battements du cordon que l'on peut comprimer contre la partie fœtale, située au-dessus. On évitera de confondre ces pulsations avec celles qui ont pour siège les artères volumineuses des parois vaginales ou même des segments utérins.

Lorsque les membranes sont rompues, le prolapsus du cordon se reconnaît facilement puisque cet organe vient faire saillie dans le vagin et même souvent à la vulve.

La persistance des battements du cordon dépend surtout du degré d'engagement de la partie fœtale et par conséquent de la présentation. Dans la présentation du sommet, les battements disparaissent fort vite ; ils peuvent persister beaucoup plus longtemps dans les présentations irrégulières ou anormales.

Pronostic. — La procidence du cordon ombilical est absolument sans danger pour la mère, et en aucun cas cette complication ne peut retarder l'accouchement. S'il existe des dangers de ce côté, ils ne sont qu'indirects et liés seulement à l'intervention.

Tout autres en sont les conséquences pour le fœtus. La mort n'est point forcément immédiate, et certains enfants ont pu être ranimés, quoique difficilement il est vrai, plus de dix minutes après la cessation bien constatée des battemens du cordon ; mais cette situation ne peut se prolonger. D'une minute à l'autre la mort définitive du fœtus peut avoir lieu, si rien n'est fait pour remédier à cette complication, qui jamais ne disparaît d'elle-même.

Une fois le cordon en procidence, il peut descendre davantage ; jamais il ne remonte spontanément dans l'utérus. Les battements cessent dès qu'une partie fœtale le comprime contre les parois du petit bassin.

Conduite à tenir. — L'intervention peut avoir lieu de deux manières différentes : 1° terminer l'accouchement le plus promptement possible ; 2° refouler le cordon.

Pour terminer avec rapidité l'accouchement, il est nécessaire que la dilatation soit complète. L'emploi du forceps est le seul moyen rationnel si la tête est fortement engagée. Ce peut être dans quelques cas la version, si la tête est très mobile.

On ne doit tenter de précipiter l'accouchement que si le fœtus est vivant, viable et si l'on a des raisons de supposer que tout puisse être terminé en quelques minutes. Il ne faut pas oublier que, seule, l'existence du fœtus sera compromise par l'expectation.

Le refoulement du cordon peut être tenté avec la main, ce qui est fort difficile et souvent inutile, parce que le cordon toujours incomplètement refoulé ne tarde pas à redescendre.

On peut se servir d'instruments. Ceux qui ont été construits pour cet usage sont fort nombreux. Je ne les décrirai pas, non seulement parce que l'accoucheuse n'a pas le droit de se servir d'instruments, mais encore et surtout parce que, si, en l'absence d'un médecin, vous êtes par la force des circonstances amenées à intervenir seules, vous remplacerez utilement les instruments les plus perfectionnés par une simple sonde un peu élastique, sonde d'homme munie d'un mandrin métallique très flexible et jamais pointu.

Le cordon procident est entouré en son point le plus déclive, c'est-à-dire celui qui pend le plus bas, par une anse de fil très lâche; l'anneau du fil doit être assez large pour qu'une partie de cet anneau puisse être saisie avec les doigts sans comprimer le cordon et former encore une petite boucle. Cette boucle est introduite dans l'œil de la sonde et maintenue là, au moyen d'un mandrin qui le traverse et vient buter contre l'extrémité fermée de la sonde.

Cela fait, au moyen de deux doigts introduits *dans l'utérus* et servant de guide, on fait pénétrer doucement la sonde en contournant les parties fœtales, jusqu'à ce que l'anse du cordon se trouve au-dessus de la partie fœtale en présentation. Le mandrin est alors retiré, puis la sonde; le cordon ombilical et l'anse de fil qui l'entoure doivent rester en place dans l'utérus.

Plusieurs précautions sont absolument indispensables pour

l'emploi de cette petite manœuvre qui n'est utile que si elle est rapidement exécutée.

La sonde et son mandrin devront être bien arrondis et flexibles de crainte de perforer l'utérus; la sonde devra être neuve et propre; le mandrin et l'anse de fil également. Le tout doit avoir été rapidement lavé avec une solution antiseptique forte.

La sonde ne doit être introduite que sur *deux doigts*, tous deux introduits *dans l'orifice utérin*. Il faut tâcher de contourner la partie fœtale et ne pas s'exposer à perforer les parois utérines. On ne forcera jamais une résistance sérieuse.

On veillera à ce que, pendant toute la durée de l'introduction, l'anse du cordon soit bien entraînée par la sonde.

On évitera de prolonger cette manœuvre qui n'est utile que si elle réussit de suite. Elle peut causer plus d'accidents qu'elle ne peut rendre de services, si le cordon est comprimé déjà depuis un temps suffisant pour avoir amené probablement la mort du fœtus.

Il est inutile de chercher à refouler le cordon si toutes les conditions sont réunies pour que l'accouchement puisse être rapidement terminé.

CHAPITRE III

Dystocie provenant des annexes du fœtus.

XXXVI. — INSERTION VICIEUSE DU PLACENTA OU PLACENTA PRÆVIA.

L'insertion vicieuse du placenta est une des complications les plus graves, mais aussi l'une des plus rares de la grossesse et de l'accouchement. On l'observe en moyenne une fois sur mille accouchements.

A l'état normal, le placenta s'insère sur une surface presque toujours voisine du fond de l'utérus; mais il est facile de comprendre que l'ovule ayant pu s'arrêter en un autre point de la m uqueuse utérine, le placenta peut se développer, soit à la partie moyenne du corps de l'utérus, soit même au voisinage du col.

L'insertion à la partie moyenne de l'utérus n'a ordinairement d'autres conséquences que des hémorrhagies plus ou moins abondantes de la délivrance (Barnes).

L'insertion sur le col ou dans son voisinage immédiat est plus fâcheuse, parce que les hémorrhagies sont à craindre non seulement après la délivrance, mais encore pendant le travail et même déjà pendant la grossesse. L'insertion sur le col peut aussi favoriser les présentations vicieuses et même, dans les présentations normales, retarder l'accouchement.

La cause de l'insertion vicieuse du placenta est évidemment la fixation de l'ovule fécondé en un point de la muqueuse éloigné du fond de l'utérus. La multiparité semble être une circonstance prédisposante, puisque sur six cas d'insertion vicieuse on en observe cinq chez des multipares.

État du placenta. — Le placenta inséré au voisinage du col ou sur le col lui-même diffère habituellement comme aspect du placenta normal. Il est ordinairement plus mince et plus large ; la portion qui correspond à l'orifice utérin est plus rouge et plus molle ; on y trouve toujours des traces d'hémorrhagies interstitielles plus ou moins anciennes. Les membranes sont plus épaisses. Après la délivrance, on constate, en rendant à l'œuf sa forme normale, que la rupture des membranes s'est faite au voisinage de l'insertion placentaire et non dans un point opposé à cette insertion.

Variétés. — 1º L'insertion vicieuse du placenta peut être telle que le centre de cet organe corresponde à peu près à l'orifice cervico-utérin, c'est l'insertion totale ou centrale ;

2º Le placenta peut être inséré de telle sorte que le centre du placenta soit au voisinage, mais en dehors de l'orifice, cet orifice n'étant recouvert que par une portion périphérique du placenta ; c'est l'insertion partielle ;

3º Enfin, le placenta peut affleurer seulement l'orifice, c'est l'insertion marginale.

J'ai signalé déjà les cas extrêmement rares dans lesquels l'insertion s'est faite dans la cavité cervicale elle-même. Nous avons vu qu'en pareil cas la grossesse ne dépassait jamais les premiers mois.

Influence sur la présentation. — L'insertion vicieuse coïncide fréquemment avec une présentation anormale ou irrégulière, ou bien encore avec une présentation du siège. La proportion de présentations du sommet diminue sensiblement alors que celle des présentations du siège augmente, et surtout celle des présentations de l'épaule. Cette coïncidence se comprend aisément parce que l'utérus a perdu sa forme d'œuf à petite extrémité inférieure; les conditions de l'accommodation fœtale sont donc changées.

Symptômes et diagnostic. — Les symptômes du placenta prævia sont caractéristiques. Ils ne sont habituellement reconnaissables que pendant les trois derniers mois de la grossesse.

Ces symptômes sont : 1° les hémorrhagies; 2° l'absence du ballottement vaginal; 3° à la fin de la grossesse seulement la perception du placenta par le toucher.

L'hémorrhagie présente des caractères particuliers. Et d'abord elle débute presque toujours bien avant le travail, à sept mois le plus souvent; elle se manifeste brusquement, sans cause apparente, quelquefois même pendant le sommeil; presque toujours elle est abondante. L'hémorrhagie est intermittente, c'est-à-dire qu'après un arrêt de quelques jours elle se reproduit. Elle est progressivement croissante, c'est-à-dire que la première fois elle est relativement bénigne et peu abondante, mais les hémorrhagies successives ne tardent pas à devenir de plus en plus inquiétantes par leur abondance.

Le sang qui en provient se coagule facilement, aussi la femme expulse-t-elle des caillots en même temps que du sang liquide.

L'absence de ballottement vaginal est assez constante. Elle s'explique par ce fait que le doigt introduit dans le vagin reste séparé des parties fœtales non seulement par les parois utérines, mais encore par toute l'épaisseur du placenta. Il est d'ailleurs une circonstance qui rend moins facile la perception nette du ballottement, c'est la présentation autre que celle du sommet (sur 10 cas : 7 têtes, 1 siège, 2 troncs). Lorsque le travail est commencé et le col bien entr'ouvert, lorsque surtout la dilatation est avancée, la sensation obtenue en touchant les cotylédons placentaires est si différente de celle obtenue dans le toucher de n'importe quelle partie fœtale, qu'il n'y a pas d'erreur possible.

Conséquences. — Les conséquences possibles de l'insertion vicieuse du placenta sont : l'accouchement prématuré; les présentations vicieuses; l'irrégularité du mécanisme de l'accouchement; la mort du fœtus; la mort de la mère par hémorrhagies.

L'accouchement prématuré semble être provoqué par l'impossibilité dans laquelle se trouve une portion de l'utérus, le voisinage du col, de se distendre vers la fin de la grossesse comme elle le fait à l'état normal. La résistance des parois détermine des contractions dont le résultat presque nécessaire est l'accouchement avant terme. L'accouchement avant terme peut être ici considéré comme une circonstance favorable.

Les irrégularités de présentation tiennent à la forme anormale de la cavité utérine.

L'accouchement est plus lent parce que la partie qui se présente ne peut facilement distendre la partie inférieure de l'utérus; l'orifice même à terme reste résistant, d'où lenteur parfois excessive de la période de la dilatation.

La présence même du placenta est un obstacle qui siège dans le petit bassin et peut modifier de plusieurs manières le mécanisme en modifiant les diamètres du canal génital et l'attitude normale du fœtus.

La mort du fœtus tient au décollement prématuré de placenta, décollement inévitable lorsque le col tend à s'effacer, puisque la partie inférieure de l'utérus ne peut se distendre qu'en se séparant du placenta.

Plusieurs causes contribuent à mettre en danger l'existence de la mère : 1° les hémorrhagies pendant la grossesse, pendant le travail, pendant et après la délivrance; 2° la fréquence des

présentations vicieuses ; 3° la lenteur du travail ; 4° les difficultés
de la délivrance ; 5° surtout les manœuvres auxquelles on est
obligé d'avoir recours.

XXXVII. — INSERTION VICIEUSE DU PLACENTA (SUITE).
CONDUITE A TENIR AVANT LE TRAVAIL OU A SON DÉBUT.

L'insertion vicieuse du placenta est l'une des complications
les plus graves de la grossesse et de l'accouchement. De plus
cette complication est rare. Une accoucheuse agira donc sagement en ne gardant pas seule la responsabilité et n'attendra
pas que le travail soit déclaré pour demander à la famille,
jamais à la femme, de faire prévenir un accoucheur.

C'est surtout l'hémorrhagie qui fait la gravité du placenta
prævia. Que cette hémorrhagie ait lieu pendant les derniers
mois de la grossesse, pendant le travail ou après, l'accoucheuse
peut se trouver dans la nécessité d'intervenir seule dans des
cas pressants, surtout si des hémorrhagies précédentes ont déjà
affaibli la femme au point de faire redouter une syncope mortelle.

Plusieurs cas peuvent se présenter :

Premier cas, hémorrhagies répétées pendant les derniers
mois de la grossesse. Si l'hémorrhagie est assez légère pour ne
pas constituer un danger immédiat, vous pourrez ne pas intervenir activement vous-mêmes, recommander le repos absolu
au lit ; combattre la constipation, faire au besoin quelques
injections d'eau très chaude ; donner des boissons acides. Si
l'hémorrhagie est grave et que l'existence de la femme soit
menacée, vous ne perdrez pas trop de temps à recourir à l'emploi
des petits moyens et n'attendrez pas qu'une syncope soit tout à
fait imminente pour intervenir par le mode le plus actif : le
tamponnement.

Tamponnement.

Le tamponnement est une véritable opération dont il faut

bien connaître et suivre les règles pour obtenir des résultats sérieux.

Indications. — Le tamponnement est indiqué toutes les fois qu'une hémorrhagie utérine compromet l'existence, alors que la dilatation n'est pas faite. C'est dire que le tamponnement peut être pratiqué même au début du travail.

Soins préliminaires. — Le rectum est vidé au moyen d'un lavement. La femme doit uriner ou être sondée. Une injection d'eau phéniquée *chaude* à 2/100 est faite dans le vagin. L'eau qui a bouilli un peu longtemps et qu'on a laissé redescendre sans addition d'eau froide à une température supportable peut à la rigueur remplacer ici l'eau phéniquée.

Confection du tampon. — Un grand nombre de substances peuvent être utilisées pour le tamponnement : charpie, coton, étoupe, éponges, etc. Le mode ordinaire de confection de la charpie fait qu'elle est toujours sale, aussi est-il bon de ne l'employer que faute de mieux. Le coton fait bien, mais il est très difficile à laver. Le meilleur tampon est celui qui est fait avec des éponges fines et *neuves* lavées d'abord à l'eau bouillante, trempées d'abord dans une solution antiseptique forte, puis dans une solution antiseptique plus faible, et fortement exprimées. Ces éponges sont taillées en petits blocs du volume d'une petite noix. La quantité qu'il en faut employer est assez considérable : près de deux litres.

Une douzaine de ces petits blocs ou boulettes est destinée à être placée dans les culs-de-sac vaginaux, au voisinage immédiat du col, douze boulettes sont attachées en leur milieu toutes au même fil et à une distance de 10 centimètres les unes des autres comme les morceaux de papier qui forment la queue d'un cerf-volant.

Chaque boulette est alors graissée avec de la vaseline phéniquée et il ne reste plus qu'à procéder à leur introduction.

Introduction du tampon. — On se sert souvent du spéculum pour tamponner une femme. Cette manœuvre préparatoire est fatigante; de plus elle est inutile. Il est bon cependant de mettre la femme en travers du lit, on a ainsi plus de facilité et surtout on arrive à introduire un nombre bien plus considérable de boulettes.

De la main droite on touche la femme avec deux doigts et on reconnaît le cul-de-sac postérieur. Sans déplacer la main droite on fait alors glisser le long de l'index le premier bloc d'éponge que l'on pousse ensuite au fond du cul-de-sac postérieur, au moyen des deux doigts employés comme une pince. A côté de ce premier bloc on pousse ou plutôt on bourre le deuxième, puis les suivants en faisant ainsi le tour du col. L'un des blocs doit recouvrir l'orifice externe.

Lorsque la série des boulettes attachées ensemble est épuisée, on a dû recouvrir le col et garnir les culs-de-sac. On achève alors de remplir le vagin avec d'autres petits blocs d'éponge préparés de même, tout aussi propres et désinfectés, mais non attachés ensemble. Il ne faut pas craindre de presser un peu fortement. On remplit ainsi le vagin jusqu'à la vulve. Sur la dernière couche de boulettes on met une grosse éponge neuve maintenue en place par un bandage en forme de T, fait de deux bandes cousues perpendiculairement l'une à l'autre.

Conséquences du tamponnement. — Avec un tamponnement bien fait une hémorrhagie est impossible. Elle ne peut se produire dans l'utérus, puisque cet organe renferme encore l'œuf qui le remplit ; elle ne peut envahir le vagin entièrement obstrué.

Le tamponnement a l'inconvénient de rendre très difficile l'évacuation des matières fécales. Il est important qu'on l'ait prévu et qu'on ait vidé d'avance le rectum. Une rétention de quelques jours ne peut avoir de conséquences graves. La miction spontanée est difficile, mais en enlevant quelques boulettes superficielles on peut, s'il est nécessaire, sonder la femme. On doit même ne pas manquer de le faire si elle ne peut uriner seule. Nous allons voir d'ailleurs que le tampon ne doit pas être laissé assez longtemps en place pour qu'il y ait lieu de se servir souvent de la sonde.

Le résultat ordinaire du tamponnement est un commencement de travail non point immédiat, mais dans un délai qui dépasse rarement deux ou trois jours: vous ne devez point attendre ce moment pour partager avec un accoucheur votre responsabilité.

Enlèvement du tampon. — Si l'accoucheuse se trouvait dans la nécessité de continuer seule ses soins à la femme, elle aurait à se préoccuper de choisir le moment où doit être enlevé le tampon.

Et d'abord si du sang apparaît à la surface extérieure du tampon, c'est que l'opération mal faite est à refaire. On retire alors toutes les boulettes ou tous les blocs d'éponge les uns après les autres et on les remplace par d'autres qu'on tasse avec plus de soin en prenant les mêmes précautions. La femme, après nettoiement complet de la vulve, est placée sur des draps propres de manière à ce que la plus petite perte de sang soit nettement apparente. En l'absence de tout écoulement sanguin, c'est en moyenne après vingt-quatre ou trente-six heures qu'on retirera le tampon. On n'oubliera pas que la femme ne peut rester aussi longtemps sans uriner.

Après vingt-quatre ou trente-six heures, et que le travail soit ou non commencé, un autre tampon neuf est préparé, puis le premier est retiré. Si le travail n'est pas commencé, on se guide sur l'absence ou sur le retour de l'hémorrhagie.

Dans le premier cas, absence d'hémorrhagie, on se borne à maintenir la femme dans l'immobilité absolue, en la surveillant avec un soin extrême et se tenant toujours prêt à intervenir. S'il n'est pas possible de la surveiller d'une manière continue, il faut replacer un tampon.

Si le sang reparaît on tamponne de nouveau, quitte à laisser le deuxième tampon moins longtemps que le premier. Si le travail est commencé, le cas rentre dans celui des hémorrhagies pendant le travail. Nous allons voir comment il faut alors procéder.

XXXVIII. — INSERTION VICIEUSE DU PLACENTA (SUITE). — CONDUITE A TENIR PENDANT LE TRAVAIL.

§ I. — *Hémorrhagie pendant le travail.*

Lorsque le travail est commencé et surtout si la tête se présente, on voit ordinairement l'hémorrhagie diminuer ou même cesser entièrement. C'est alors que la partie fœtale pressant sur le placenta fait office de tampon interne et empêche tout écoulement de sang. Dans ce cas relativement favorable, rien à faire jusqu'à la dilatation complète, bien que le fœtus coure quelques dangers ; mais il ne faut pas songer, si le travail marche régulièrement et si l'hémorrhagie est arrêtée, à exagérer le péril que court la femme par des manœuvres quelconques.

Nous avons vu que l'insertion vicieuse du placenta s'accompagnait souvent de présentation vicieuse. La présentation de l'épaule en particulier, et même celle du siège, ne peuvent former exactement un tampon et presque toujours l'hémorrhagie persiste.

Dans la présentation de l'épaule on fera tout ce qu'il sera possible pour transformer par des manœuvres externes cette présentation en présentation du sommet ou préférablement du siège.

Dans la présentation du siège, on tentera, si l'hémorrhagie persiste, un nouveau tamponnement, à moins que la dilatation ne soit déjà très avancée.

La rupture artificielle des membranes a été conseillée par beaucoup d'accoucheurs dans le but de hâter la compression au niveau de l'orifice utérin par la descente plus prompte de la partie fœtale.

Il est évident que la rupture artificielle ne sera pratiquée que si le siège ou préférablement le sommet se présentent. Cette intervention devra être précédée du décollement du placenta au niveau de l'orifice. Un certain degré de dilatation est donc nécessaire ; de plus il importe qu'il existe des contractions utérines assez fréquentes et assez fortes pour appliquer promptement une partie fœtale contre l'orifice.

Cette méthode de la rupture des membranes est une méthode d'exception. Mieux vaut, si la dilatation est encore très peu avancée, tamponner de nouveau quitte à ne laisser le tampon que quelques heures.

Lorsque la dilatation est complète ou tout au moins suffisante pour permettre l'introduction de la main, il peut être utile de terminer l'accouchement au plus vite.

Le placenta, surtout si son insertion est centrale ou presque centrale, est un obstacle mécanique à l'achèvement de la dilatation et à la descente de la partie fœtale.

Sans recourir au procédé de Simpson qui conseille d'arracher d'abord le placenta en le décollant et de l'extraire avant le fœtus, il faut créer un passage pour la main introduite avec précaution et surtout avec toutes les précautions antiseptiques que j'ai déjà souvent signalées. Ces précautions sont ici nécessaires plus que dans tout autre cas. Ce n'est plus en effet dans l'œuf que va pénétrer la main, mais entre l'œuf et la muqueuse utérine. Il faudra déchirer des adhérences, ouvrir par conséquent des sinus utérins tout prêts à absorber les germes infectieux que la main pourrait transporter avec elle.

Quelle que soit l'étendue de l'insertion, on pénètre doucement entre les lèvres du col et le placenta en décollant peu à peu cet organe.

Les membranes sont rompues sur le bord de l'insertion placentaire, et c'est au travers de l'ouverture ainsi créée qu'il est nécessaire d'extraire immédiatement l'enfant par le forceps ou la version suivant les cas.

Les difficultés considérables de cette manœuvre, l'hémorrhagie abondante dont elle s'accompagne, la presque certitude de la mort de l'enfant, les dangers que court la mère, sont autant de raisons qui doivent vous engager à ne pas vous en charger vous-mêmes. Je ne vous signale cette manœuvre que pour que vous sachiez comment procéder dans un cas absolument urgent, alors que vous vous trouveriez seule auprès d'une femme en plein travail avec une dilatation suffisante pour introduire la main en présence d'une hémorrhagie très abondante.

L'enfant une fois extrait ou expulsé spontanément, la délivrance est généralement plus difficile qu'à l'état normal. Le placenta est plus adhérent, les hémorrhagies plus à redouter ; aussi est-il préférable de faire la délivrance par expression, quitte a aider de quelques tractions s'il est nécessaire.

Nous aurons à étudier, à propos des accidents de la délivrance, comment on peut éviter soit la rétention totale ou partielle du placenta, soit l'hémorrhagie consécutive à son extraction.

Résumé de la conduite à tenir. — Dès que l'insertion vicieuse est constatée, ou même soupçonnée, que la femme ait atteint ou non le terme de la grossesse, qu'elle soit ou non en travail, faire prévenir un accouchèur.

Dans le cas d'urgence absolue et si l'accoucheuse se voit obligée d'agir seule :

Premier cas. — Pendant la grossesse, hémorrhagies légères : repos au lit, limonades acidulées, compresses froides sur le ventre.

Deuxième cas. — Pendant la grossesse, hémorrhagies graves : vider le rectum et la vessie, faire dans le vagin une injection d'eau phéniquée chaude, compresses froides sur le ventre. Si l'hémorrhagie ne s'arrête pas, tamponnement. Laisser le tampon vingt-quatre ou trente-six heures, en ayant soin de vider la vessie deux fois par jour au moyen de la sonde.

Troisième cas. — Le travail est commencé : hémorrhagie abondante : s'assurer exactement de la présentation. Si la dilatation est peu avancée, tamponnement, mais ne laisser le tampon que quelques heures. Si la présentation est favorable on pourra décoller en un point le placenta et rompre les membranes.

Dès que la dilatation est suffisante, décoller avec précaution le placenta en introduisant la main parfaitement propre et désinfectée entre lui et la muqueuse utérine ; aller de suite à la recherche des pieds et faire la version.

Délivrer par expression ou par expression et traction combinées.

XXXIX. — BRIÈVETÉ DU CORDON OMBILICAL. — CIRCULAIRES.

Deux cas peuvent se présenter : ou bien le cordon est naturellement plus court qu'à l'état normal, c'est la brièveté naturelle ou anatomique; ou bien le cordon a ses dimensions ordinaires, mais il est enroulé de telle façon autour du fœtus que la portion libre ait moins de 40 à 50 centimètres, c'est la brièveté par circulaires.

Brièveté anatomique. — Pour un fœtus de dimensions moyennes, un cordon de moins de 40 centimètres peut être considéré comme court. On observe parfois une diminution de longueur plus considérable, 20 ou même 10 centimètres : ces cas sont tout à fait exceptionnels.

Pour qu'un fœtus puisse être expulsé sans accidents, il est nécessaire que le cordon ait au moins 15 centimètres dans la présentation du sommet, 20 dans celle du siège; encore ces dimensions ne sont-elles point suffisantes pour éviter une prolongation sérieuse du travail.

Au-dessous de ces limites on peut observer non seulement le ralentissement du travail, mais encore des hémorrhagies, la mort de l'enfant, et rarement le renversement de l'utérus.

Le ralentissement du travail provient de ce que le fœtus, retenu vers le fond de l'utérus par le cordon, ne vient pas presser avec assez de force sur l'orifice utérin pour faire de la dilatation complète dans les délais ordinaires.

Les hémorrhagies ordinairement peu abondantes proviennent de portions du placenta décollées par traction et en quelque sorte arrachées.

La mort du fœtus est due soit à l'aplatissement du cordon, soit à la direction brusquement coudée des vaisseaux qu'il renferme, soit même à sa rupture, toutes conditions qui ne permettent plus l'apport du sang oxygéné provenant du placenta jusqu'au fœtus.

Le renversement plus ou moins complet de l'utérus est analogue comme mécanisme à celui que l'on produirait si l'on
venait à tirer fortement sur un cordon pendant la délivrance et
sans avoir la précaution de surveiller d'une main l'état du fond
de l'utérus.

Le seul moment où l'on puisse affirmer l'existence de cette
complication est celui où une moitié du corps fœtal est déjà
expulsée, où le reste est retenu et où le doigt de l'accoucheuse
peut percevoir directement le cordon fortement tendu. Encore,
même dans ce cas, la tension du cordon n'indique pas toujours
si le cordon est naturellement court ou s'il forme des circulaires.

Brièveté par circulaires. — On dit qu'il y a un ou plusieurs circulaires lorsque le cordon ombilical s'enroule une ou
plusieurs fois autour du tronc ou des membres, ou plus fréquemment encore autour du cou. Le cordon dans ces cas-là a
presque toujours une longueur absolue normale ou même exagérée, mais sa portion libre est courte.

La brièveté due à des circulaires a les mêmes conséquences
que la brièveté naturelle. De plus l'existence des circulaires peut,
si des anses de cordon très serrées compriment le fœtus, déterminer pendant la grossesse des difformités fœtales parfois très
prononcées et de véritables arrêts de développement.

Pendant le travail le cordon peut, s'il entoure le cou du fœtus,
le serrer de telle sorte que la mort en soit la conséquence. Mais
il est nécessaire pour cela que les contractions soient très énergiques et durent longtemps. La mort du fœtus, quand elle a lieu,
survient plutôt comme dans la brièveté naturelle en raison de la
compression subie par les vaisseaux ombilicaux.

L'existence des circulaires, même autour du cou, est le plus
souvent méconnue jusqu'au moment où la tête est expulsée. A
ce moment il est possible, en glissant le doigt le plus haut possible le long du cou, de reconnaître des anses de cordon. Tous
les signes autres que celui-là peuvent à peine donner de vagues
présomptions.

Dans la présentation du siège ou après une version et surtout la version sur un seul pied, le fœtus vient quelquefois comme à cheval sur le cordon.

Quelle que soit la variété de brièveté du cordon, le danger est toujours proportionnel au raccourcissement de la portion libre de cet organe.

La rupture du cordon vient quelquefois, en faisant cesser toute crainte de renversement utérin, déterminer brusquement la mort du fœtus. Cet accident est très rare.

Conduite à tenir. — Toutes les fois que le cordon n'est pas excessivement tendu, on n'a qu'à laisser l'accouchement se terminer de lui-même.

Si cependant la tension est telle qu'elle fasse craindre l'une des complications que j'ai signalées, il peut être utile d'intervenir, mais à la condition de ne pas le faire trop tôt. On recommande, dès que la tête fœtale est expulsée, de dégager l'anse ou l'une des anses du cordon en la faisant passer par dessous la tête. Cette manœuvre est parfois difficile et elle n'est pas toujours efficace.

En présence d'un cordon excessivement tendu et retardant l'expulsion définitive, il n'y a qu'un parti à prendre : couper le cordon et terminer l'accouchement au plus vite.

Un retard de quelques minutes peut être mortel pour l'enfant. Aussi la section du cordon ne doit-elle être faite que lorsque l'une des épaules a pu être amenée déjà sous le pubis.

On a soin, dès que l'expulsion du fœtus est terminée, plus tôt même si on le peut, de pincer la portion fœtale du cordon entre deux doigts pour éviter une hémorrhagie fœtale. Il n'y a pas lieu de se préoccuper du bout placentaire, sauf dans le cas fort rare de grossesse gémellaire avec placenta peut-être commun.

CHAPITRE IV

Dystocie d'origine fœtale.

XL. — DYSTOCIE PAR ENGAGEMENT SIMULTANÉ DE DEUX JUMEAUX.

L'accouchement gémellaire est déjà rare, 1 sur 100 accouchements. De plus, les deux fœtus naissent habituellement avant terme, ce qui facilite leur expulsion. Presque toujours l'un d'eux ne commence à s'engager qu'après la naissance de l'autre, aussi les cas dans lesquels l'accouchement gémellaire offre quelques difficultés sont-ils tout à fait exceptionnels.

La présentation de deux jumeaux est ordinairement le sommet pour tous deux, quelquefois un sommet et un siège, rarement deux sièges.

On peut observer en outre des présentations vicieuses qui sont même ici relativement plus fréquentes, par exemple un sommet et une épaule, etc.

Le cas de deux sommets est rarement difficile. La raison en est que la tête du premier fœtus est généralement assez volumineuse pour empêcher tout engagement du deuxième. C'est donc surtout avec des fœtus petits qu'on pourra observer une sorte d'enclavement, la tête du deuxième enfant venant presser sur le cou du premier et empêcher l'engagement des épaules.

On peut observer, quoique fort rarement, un arrêt du travail dans le cas d'un premier enfant se présentant par le siège alors que le deuxième se présente par le sommet. Après l'expulsion du corps, la tête du premier enfant peut alors, en quelque sorte, s'accrocher à la tête du deuxième. Toutes les tractions exercées sur le corps déjà expulsé tendent à exagérer la difficulté au lieu de la vaincre.

Ce sont encore les tractions intempestives qui rendent l'accouchement plus difficile dans le cas de deux présentations du siège et surtout de sièges décomplétés. Lorsque deux pieds sont à la vulve, il est facile de comprendre que des tractions sur des pieds appartenant à des fœtus différents tendent à les engager tous deux et par conséquent à empêcher leur expulsion.

Je ne ferai pas l'énumération de tous les cas possibles, leur nombre est fort grand, mais leur rareté à chacun est extrême.

Conduite à tenir. — S'il vous arrivait cependant d'assister à l'un de ces accouchements extraordinaires, vous devez vous rappeler qu'aucune traction même très faible ne doit être opérée avant que vous vous soyez rendu un compte très exact de l'attitude précise des deux fœtus.

Dans le cas de deux sommets, vous pouvez tenter de repousser la tête la plus élevée.

Dans le cas d'un siège et d'un sommet, et si les deux têtes paraissent devoir s'immobiliser, vous vous garderez de tirer sur le corps, déjà en partie expulsé. Dans un certain nombre des observations qui ont été publiées, on voit en effet que l'accoucheur a été obligé d'amener d'abord au forceps l'enfant en présentation du sommet, bien qu'il fût le moins engagé.

En résumé, votre devoir à vous sera d'attendre dans tous les cas, sans tirer sur les parties déjà expulsées.

Je ne dirai rien des cas absolument rares et toujours d'un diagnostic impossible dans lesquels les deux fœtus sont soudés (frères Siamois ou Millie-Christine).

XLI. — DYSTOCIE PAR EXCÈS TOTAL OU PARTIEL DE VOLUME DU FŒTUS. — HYDROCÉPHALIE.

§ 1. — *Excès total de volume.*

Le poids moyen d'un fœtus à terme est compris entre 3000 et 3500 grammes. Ces chiffres peuvent être souvent dépassés. Toutefois, les faits d'enfants d'un poids supérieur à 5 kilogrammes sont extrêmement rares et même dans ces conditions, si le bassin est normal, la présentation favorable et les contractions utérines suffisantes, l'accouchement, quoique plus lent, peut encore se faire seul.

Tous les auteurs signalent le volume moyen des garçons comme plus considérable que celui des filles.

Les faits d'accouchements très difficiles sans autre cause que le volume exagéré du fœtus sont peu communs.

Il est cependant une difficulté dont il faut être prévenu : c'est la possibilité d'un arrêt de travail après l'expulsion de la tête, lorsque le diamètre bi-acromial dépasse sensiblement le chiffre normal.

C'est avant le cinquième temps que le travail semble ordinairement s'arrêter. Les épaules engagées dans un diamètre oblique persistent un certain temps dans cette situation, et si l'on vient, dans le but d'aider à l'expulsion, à tirer fortement sur la tête, on peut déterminer non seulement des lésions graves et mortelles, mais encore l'arrachement de la tête.

Ce n'est donc point par des tractions sur la tête qu'il faut hâter l'expulsion du corps, et si l'on a bien compris le mécanisme de l'accouchement normal, on verra de suite ce qu'il faut faire.

Aller à la recherche de l'aisselle la plus rapprochée du pubis, aider au mouvement de rotation, et dès que l'on aura pu amener une épaule sous l'arcade, c'est-à-dire en dehors du bassin, l'expulsion se fera d'elle-même. L'important est donc de ne jamais oublier qu'une épaule doit venir sous l'arcade pubienne.

Il faut se souvenir que les bras du fœtus sont fragiles et que des tractions énergiques sur la partie supérieure de l'humérus peuvent fracturer cet os.

Le meilleur moyen de mener à bien la rotation artificielle des épaules est de ne la tenter que pendant une contraction utérine.

Avec un fœtus très volumineux, il importe de veiller à ce que le passage des épaules n'entraîne pas une déchirure étendue du périnée, soit que la tête ait laissé cet organe intact, soit qu'un commencement de déchirure ait été produit déjà pendant 1 quatrième temps de l'accouchement.

EXCÈS PARTIEL DU VOLUME DU FŒTUS. — HYDROCÉPHALIE.

Les cas dans lesquels un fœtus de dimensions normales dans son ensemble présente des parties exceptionnellement développées peuvent tenir soit à une maladie du fœtus, soit à une anomalie de son développement.

Nous aurons à étudier, à propos des monstruosités et des maladies du nouveau-né, la plupart de ces cas. Je me bornerai à signaler ici ceux qui créent le plus souvent des obstacles à l'accouchement.

§ 1. — *Excès de volume de la tête. — Hydrocéphalie.*

A l'état normal, le cerveau et la moelle épinière sont plongés dans un liquide peu abondant, le liquide céphalo-rachidien, destiné à les protéger comme les eaux de l'amnios protègent le fœtus.

Dans l'hydrocéphalie cette quantité de liquide est considérablement accrue et cet accroissement a pour conséquence une diminution de volume des centres nerveux en même temps qu'une dilatation de leur enveloppe osseuse.

L'hydrocéphalie peut n'apparaître qu'après la naissance, et c'est même le cas le plus ordinaire ; mais elle peut aussi débuter pendant la vie intra-utérine, et comme à ce moment les parois osseuses du crâne ne sont pas soudées, ces parois s'écartent, les sutures et les fontanelles s'élargissent, et la tête peut ainsi acquérir un volume énorme.

Dans quelques cas, la quantité de liquide renfermé par le crâne peut être de plusieurs litres.

L'influence de cette affection sur l'accouchement est facile à comprendre : les diamètres de la tête fœtale peuvent être considérablement augmentés, de là dystocie.

En aucun cas l'accoucheuse n'a à prendre elle-même la responsabilité de l'accouchement si le fœtus est hydrocéphale, mais il importe qu'elle sache reconnaître cette cause d'arrêt du travail et en prévoir les conséquences.

Diagnostic. — C'est le toucher des sutures et des fontanelles très élargies qui caractérise le mieux l'hydrocéphalie. Malheureusement il peut arriver que la présentation se maintienne à une telle hauteur que le diagnostic reste longtemps très difficile. Dans le cas où cette situation persiste il n'y a pas à hésiter ; il faut introduire dans le vagin toute la main, et le doigt peut alors atteindre les parties fœtales.

Pronostic. — Nous aurons à étudier plus tard les conséquences de l'hydrocéphalie au point de vue de l'existence du fœtus. Au point de vue de l'accouchement, c'est d'abord une cause de présentation autre que celle du sommet.

La raison de cette modification dans la fréquence relative des présentations est facile à comprendre. A l'état normal le fœtus tend à se présenter par le sommet parce que l'ensemble du fœtus forme une sorte d'ovoïde dont la grosse extrémité formée par le siège plus ou moins pelotonné tend à occuper la partie la plus vaste, c'est-à-dire le fond de la cavité utérine.

Avec l'hydrocéphalie, et de même que pendant les premiers mois de la grossesse normale, les conditions sont renversées. Ce qu'il y a de plus volumineux dans le fœtus, c'est la tête ; aussi cette tête a-t-elle une certaine tendance à occuper une partie de l'utérus autre que l'extrémité inférieure.

Outre la fréquence des présentations difficiles, l'hydrocéphalie est une cause de dystocie, parce que tous les diamètres de la tête sont augmentés, et quelle que soit la présentation, la tête a toujours beaucoup de peine à franchir les détroits et l'excavation.

La difficulté est proportionnelle à l'augmentation de volume. Un degré peu prononcé d'hydrocéphalie peut ne pas empêcher l'accouchement spontané.

Avec un degré très avancé d'hydrocéphalie, l'obstacle est insurmontable sans mutilations.

Il existe évidemment des cas intermédiaires dans lesquels

23.

l'expulsion spontanée étant impossible, l'accouchement peut néanmoins se terminer grâce à une intervention bien comprise.

Les présentations autres que celle du sommet sont tout à fait défavorables. Là où une tête en présentation, et qui s'est pour ainsi dire moulée sur la forme du bassin, ne peut être expulsée que difficilement par des contractions énergiques et prolongées, il est évident qu'on ne pourra faire-passer-cette même tête en un très court espace de temps, et sans accommodation de forme préalable, comme il serait cependant nécessaire de le faire dans une présentation du siège ou après une version.

Conduite à tenir. — Un grand principe domine toute la dystocie due à une insuffisance relative des diamètres du bassin comparés aux dimensions de la tête fœtale.

Ce principe, c'est que là où l'accouchement spontané n'est pas possible, mais où cependant l'amoindrissement modéré de la partie fœtale combiné avec un certain degré de force dans les tractions peut terminer l'accouchement, c'est au forceps qu'il faut avoir recours.

La difficulté est toujours assez grande en raison du développement exagéré de la tête, mais l'accoucheuse n'aura jamais à surmonter elle-même ces difficultés.

Elle se bornera donc à constater l'hydrocéphalie, à apprécier si elle le peut, et d'après le degré d'élargissement des sutures et des fontanelles, le volume approximatif de la tête. En aucun cas elle ne recourra à un autre moyen que l'appel fait à un accoucheur qui seul peut prendre la responsabilité d'une intervention active.

Il peut en effet devenir nécessaire de perforer la tête fœtale pour donner issue au liquide. Il peut même être indispensable dans quelques cas de la broyer, et l'accoucheuse ne doit pas plus faire elle-même ces opérations que rester sans rien faire, ce qui exposerait la femme à des ruptures utérines dans le cas où des contractions très énergiques viendraient à s'exercer sur un obstacle insurmontable.

§ 2. — *Excès de volume d'autres parties fœtales.*

D'autres parties fœtales que la tête peuvent être, par suite d'une maladie du fœtus, le siège d'une augmentation de volume cause de dystocie. Ces cas sont très rares ; je me bornerai à énumérer les plus importants :

Le fœtus peut être atteint d'ascite et par conséquent le ventre être très volumineux.

La vessie peut être énormément distendue par accumulation de l'urine dans les cas d'imperforation de l'urèthre.

Enfin, lorsque le fœtus est mort depuis un certain temps, les membranes rompues, la décomposition cadavérique peut entraîner la production de gaz abondants qui distendent énormément les parois abdominales.

Toutes ces causes de dystocie sont d'un diagnostic fort difficile.

Les monstruosités : fœtus à deux têtes, tumeurs de la région coccygienne, inclusion d'un deuxième fœtus dans un organe du premier, sont tellement rares que leur énumération même serait pour nous sans intérêt et surtout sans utilité.

CHAPITRE V

Dystocie par rétrécissements du bassin.

XLII. — CLASSIFICATION DES RÉTRÉCISSEMENTS. — BASSIN UNIFORMÉMENT RÉTRÉCI.

Les modifications de forme du bassin sont de toutes les causes de dystocie les plus importantes. Je ne décrirai que les formes les moins rares. Nous verrons ensuite en quoi les viciations du bassin peuvent modifier soit l'attitude fœtale, soit les phénomènes du travail.

§ 1. — *Bassin uniformément rétréci.*

Cette forme qui est rare peut répondre à deux types différents : Dans le premier cas la femme est naine et, en même temps que le faible volume du squelette, on observe souvent une absence de réunion des pièces osseuses qni devraient à l'état normal être soudées. Cette forme coïncide habituellement avec d'autres arrêts de développement portant sur les membres ou sur d'autres parties du squelette.

Le deuxième type s'observe chez des femmes petites, moyennes ou même grandes, sans que rien puisse expliquer comment le bassin, ossifié comme il doit l'être, est plus petit qu'à l'état normal. Cette forme coïncide plutôt avec un développement incomplet des organes génitaux qu'avec des anomalies du squelette.

L'étroitesse absolue et régulière du bassin est rarement soupçonnée avant l'accouchement. Cette circonstance est donc une raison de plus pour que vous ne deviez jamais manquer de toucher au moins une fois pendant le cours de leur grossesse les femmes que vous aurez à accoucher.

§ 2. — *Classification des rétrécissements partiels.*

Il peut exister des variétés infiniment nombreuses de bassins rétrécis seulement suivant certains diamètres, les autres étant normaux ou même agrandis. On peut cependant, pour simplifier leur étude, classer ces variétés en quelques groupes bien distincts correspondant chacun à un type connu.

La variété du retrécissement est ordinairement liée à la cause qui l'a produit ; aussi chacun des types que nous allons admettre correspond-il à une cause différente.

Ces types sont : 1° le bassin rachitique, le bassin ostéo-malacique, le bassin oblique-ovalaire, pour lesquels la cause pathologique atteint directement le bassin ; 2° le bassin spondylolisthésique, le bassin lordosique, le bassin scoliotique, le bassin cyphotique, types dus à une lésion primitive ou au moins à une déviation de la colonne vertébrale ; 3° le bassin avec luxation fémorale double ou simple, et le bassin avec diminution de largeur d'un membre inférieur.

Ces diverses formes peuvent se trouver combinées, c'est-à-dire qu'il peut exister, et on rencontre même assez souvent des

bassins scolio-rachitiques, ou cypho-scoliotiques, etc., la forme
rachitique étant celle qu'on observe le plus souvent combinée
avec les autres.

Nous supposerons d'abord chacune de ces formes entièrement
isolée.

XLIII. — BASSIN RACHITIQUE.

Le rachitisme est une maladie des os qui atteint l'enfant
presque toujours dans le cours de la deuxième année, quelquefois plus tôt, et même pendant la vie intra-utérine, quelquefois
plus tard et jusqu'à la période qui correspond au développement complet du squelette.

Le rachitisme paraît consister dans un arrêt de développement de l'os qui reste mou et fragile. Lorsque cet arrêt de développement coïncide avec cette période de l'existence qui est
celle de la plus grande activité d'organisation du squelette, les
altérations rachitiques persistent pendant toute la vie.

C'est de bas en haut que progresse ordinairement le rachitisme. Il atteint d'abord les os de la jambe, puis le fémur, ensuite le bassin, la colonne vertébrale et enfin la tête (fig. 25).

Le rachitisme est insuffisant à lui seul pour déformer les
membres, mais il les rend assez flexibles pour que l'action des
muscles, les pressions extérieures et surtout le poids du corps
produisent des courbures exagérées fréquentes chez les enfants
mal nourris et surtout mal surveillés.

Lorsque le rachitisme atteint une petite fille de trois à quatre ans, la première conséquence de cette affection est la déformation des membres inférieurs, surtout si les parents com-
mettent la faute de la faire marcher de bonne heure.

Si l'enfant reste étendue dans un lit, et surtout si la maladie
a débuté dès les premiers mois, le seul fait de la pression
exercée par le poids du corps sur le bassin a pour résultat un
aplatissement du bassin.

La déformation caractéristique du bassin rachitique est donc
l'aplatissement d'avant en arrière; cet aplatissement serait
transversal si l'enfant était toujours couchée sur un côté, ce qui
n'a jamais lieu.

L'aspect d'une femme rachitique est souvent particulier : pe-

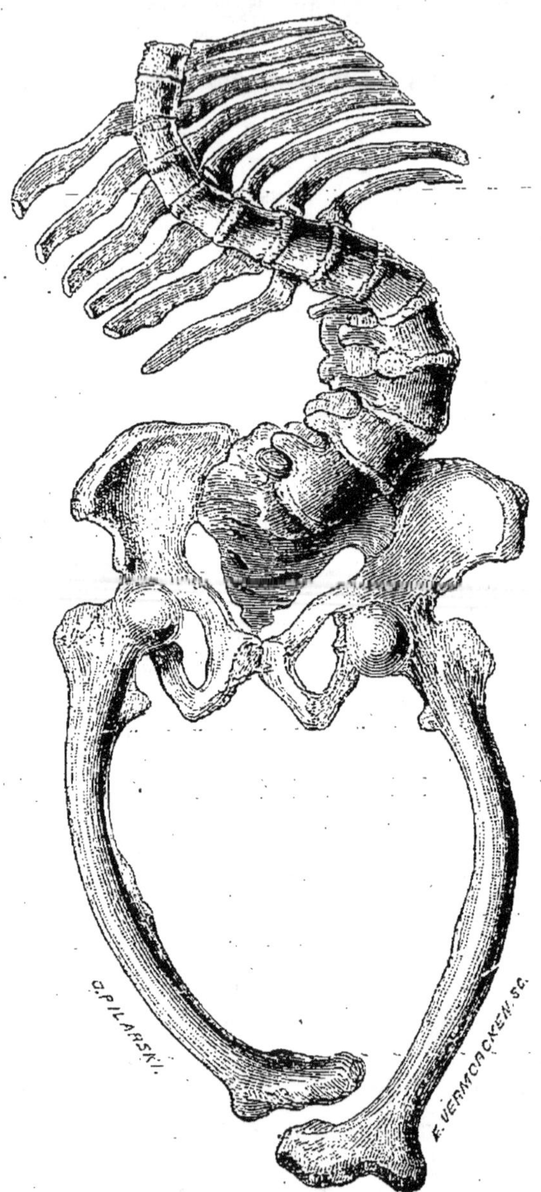

Fig. 25. — Squelette déformé par rachitisme (Depaul).

tite taille, membres inférieurs grêles et courbés, articulations volumineuses, fesses saillantes et écartées, côtes saillantes souvent renflées en avant, rachis souvent incurvé, front habituellement très développé, menton saillant, visage irrégulier.

Du côté du bassin qui présente quelquefois seul des lésions bien nettes dues au rachitisme, les déformations sont pour nous plus importantes. Les hanches semblent écartées en avant au point que la distance qui sépare les deux épines iliaques est plus grande que l'intervalle entre les deux crêtes iliaques. L'ensemble du bassin est aplati d'avant en arrière surtout au niveau du détroit supérieur.

Le diamètre antéro-postérieur du détroit supérieur est toujours au moins un peu et quelquefois considérablement diminué.

La diminution peut également porter, quoique d'une manière moins constante, sur les diamètres obliques. Le diamètre transverse est peu modifié ou agrandi.

Dans l'excavation et au détroit inférieur, les diamètres sont plutôt agrandis, sauf les diamètres antéro-postérieurs qui sont ordinairement peu modifiés.

L'inclinaison du bassin est diminuée.

La concavité du sacrum est modifiée d'une manière variable.

Rarement la courbure sacrée est diminuée, grâce à ce que le sacrum forme en avant une surface plane. Le plus souvent la courbure est au contraire exagérée ; l'angle sacro-vertébral et le coccyx venant faire saillie en avant.

Une autre disposition fâcheuse du bassin rachitique est la saillie exagérée parfois en arête tranchante du pourtour du détroit supérieur, surtout au niveau de la crête pectinéale.

Il y a là un danger considérable par suite de la possibilité de véritables sections d'une partie des parois utérines sur les bords tranchants du détroit supérieur.

XLIV. — BASSIN OSTÉO-MALACIQUE.

L'ostéo-malacie est comme le rachitisme une maladie des os, mais ce n'est pas une affection de l'enfance. Elle débute rarement avant l'âge de vingt ou vingt-cinq ans, quelquefois plus tard. Elle atteint surtout les femmes.

Les causes de cette affection sont, ou au moins paraissent être, les mauvaises conditions hygiéniques : mauvaise alimentation, habitations malsaines, et surtout les grossesses répétées.

L'ostéo-malacie est rare en France ; elle est plus commune en Allemagne, et surtout en Bavière.

Cette maladie est caractérisée par un ramollissement progressif des os, qui deviennent tout à fait flexibles au point de rendre impossible la station debout.

L'ostéo-malacie débute ordinairement par le bassin, mais elle suit une marche lentement progressive, et atteint peu à peu le reste du squelette.

Lorsque la maladie est très avancée, la malade doit rester au lit, encore ne peut-elle s'y maintenir dans une attitude quelconque. Elle se tient de préférence sur un côté, tantôt le droit, tantôt le gauche.

La pression prolongée du corps sur le plan horizontal du lit amène, après un certain temps, des déviations considérables d'une grande partie du squelette : le thorax est aplati transversalement et proémine en avant. Les côtes tendent à devenir rectilignes sur une grande partie de leur longueur.

La guérison de l'ostéo-malacie est possible, mais sans que le squelette déformé puisse jamais revenir à l'état normal.

Dans d'autres cas, la mort survient à la longue, grâce surtout aux affections diverses que peut favoriser le séjour très prolongé au lit.

Les altérations du bassin sont celles qui nous intéressent le plus : elles sont caractéristiques.

Le bassin n'est pas, comme dans la plupart des autres cas, rétréci dans un sens et élargi dans un autre ; il est comme replié sur lui-même ; toutes les saillies et tous les angles tendent à se rapprocher du centre de l'excavation.

Les épines iliaques se rapprochent l'une de l'autre, ainsi que les crêtes iliaques ; les branches horizontales du pubis deviennent presque parallèles.

Les fosses iliaques sont moins évasées qu'à l'état normal ; la courbure sacrée est remplacée par une sorte de gouttière transversale, et la courbure est telle que le sacrum paraît comme plié.

Les cavités cotyloïdes situées plus en avant que sur le bassin normal sont aussi plus rapprochées.

La hauteur de l'excavation est diminuée ; les tubérosités de l'ischion sont rapprochées l'une de l'autre, les trous sous-pubiens sont très petits.

En résumé le bassin est comme raccourci, et toutes ses dimensions sont diminuées.

La distance qui sépare la symphyse pubienne de l'angle sacro-vertébral peut cependant être restée la même que dans les conditions ordinaires ; mais en réalité on ne peut dire que le diamètre antéro-postérieur soit normal, parce que la partie utilisable pour l'accouchement du détroit supérieur ne peut comprendre cette sorte de bec formé par le rapprochement des deux branches horizontales des pubis.

Le bassin ostéomalacique compte parmi ceux qui peuvent créer le plus d'obstacles à l'accouchement.

Il a pu se faire que, dans quelques cas, le ramollissement des os ait été porté si loin que l'accouchement ait pu se faire spontanément grâce à l'écartement des parois devenues élastiques.

Ordinairement l'élasticité des parois osseuses du bassin est tout à fait insuffisante pour permettre, même avec l'aide du forceps, le passage du fœtus à terme.

L'intervention est toujours fort difficile, et beaucoup d'opérations césariennes ont dû être pratiquées chez des femmes atteintes de l'altération ostéo-malacique des os du bassin.

XLV. — BASSIN OBLIQUE OVALAIRE.

Le bassin oblique ovalaire décrit par Nœgelé n'est pas, comme le précédent, la conséquence d'une affection générale du squelette, et bien qu'on ait décrit un certain nombre de bassins obliques sur lesquels il était possible de retrouver les traces d'une maladie osseuse, on doit plutôt considérer le bassin oblique ovalaire type comme une anomalie de développement d'une moitié du sacrum et de l'os iliaque correspondant.

Rarement soupçonnée pendant la vie, cette déformation n'est le plus souvent constatée qu'à l'autopsie ; aussi beaucoup de cas passent-ils inaperçus, soit que l'accouchement n'ait pas été trop difficile, soit que la lenteur et les difficultés du travail aient été attribuées à une autre cause.

Nous verrons à propos du diagnostic des rétrécissements du bassin comment on peut reconnaître sur le vivant cette déformation.

Le bassin oblique ovalaire a été observé aussi bien chez l'homme que chez la femme.

Les causes d'arrêt de développement d'une moitié du sacrum sont inconnues.

Quant à la déformation elle-même, voici, d'après Nœgelé qui en a donné le premier une bonne description, en quoi elle consiste :

1° Ankylose complète de l'une des symphyses sacro-iliaques; fusion intime du sacrum avec l'un des os coxaux;

2° Développement imparfait d'une moitié du sacrum et rétrécissement des trous sacrés antérieurs du côté correspondant à l'ankylose;

3° Du même côté, largeur moindre de l'os coxal et de son échancrure sciatique;

4° Inclinaison du sacrum vers le côté ankylosé. Sa face antérieure est dirigée vers l'ankylose.

En même temps la symphyse pubienne paraît comme déjetée du côté opposé à l'ankylose, et semble ne plus former l'extrémité antérieure du diamètre conjugué.

Les deux pubis ne se rejoignent pas exactement, celui qui appartient au côté déformé reste un peu en arrière.

5° Du côté ankylosé, la paroi externe et une partie de la paroi interne de l'os coxal sont plus planes qu'à l'état normal.

6° L'autre moitié du bassin se trouve légèrement déformée par la disposition de la symphyse pubienne qui dépasse la ligne médiane.

7° Le diamètre oblique du côté non ankylosé se trouve plus ou moins raccourci, tandis que l'autre conserve sa longueur normale ou même est agrandi.

8° La distance sacro-cotyloïdienne est plus courte du côté ankylosé.

9° La cavité cotyloïde de ce côté est dirigée plus en avant.

Telle est la description que donne Nœgelé.

Il est important de remarquer que la distance sacro-pubienne est habituellement normale, bien que la direction du diamètre sacro-pubien ait varié.

En résumé, ce qui caractérise le bassin oblique ovalaire, c'est l'atrophie d'une moitié du sacrum, le pubis étant en quelque sorte repoussé du côté opposé, et la diminution très notable de tous les diamètres obliques du côté non ankylosé.

L'existence du bassin oblique ovalaire ne se rattache à aucune maladie, et n'a aucune influence sur la santé de la femme. On a signalé dans quelques cas fort rares une légère claudication.

Au point de vue de l'accouchement, le danger de la déformation oblique ovalaire dépend de la variété d'engagement.

Si le fœtus se présente de telle sorte que la tête ait ses grands diamètres dans les diamètres obliques non rétrécis, l'accouchement pourra s'opérer presque comme à l'état normal.

Il pourra survenir au contraire des difficultés sérieuses, si les grands diamètres de la tête occupent les diamètres obliques rétrécis. Fort heureusement, les progrès du travail modifient habituellement eux-mêmes la position, quelquefois brusquement, dans le sens le plus favorable.

XLVI. — BASSINS VICIÉS CONSÉCUTIVEMENT A DES DÉVIATIONS DE LA COLONNE VERTÉBRALE. — BASSIN LORDOSIQUE. — BASSIN SCOLIOTIQUE. — BASSIN CYPHOTIQUE.

Les modifications de courbure de la colonne vertébrale n'ont par elles-mêmes qu'une faible influence sur la forme du bassin dont elles modifient surtout l'inclinaison.

Ce n'est guère que dans les cas de déformations rachitiques précoces, que les nouvelles conditions d'équilibre ont pu agir sur un bassin peu résistant et en modifier la forme.

Liées ou non au rachitisme, les déviations de la colonne vertébrale peuvent avoir lieu dans trois sens différents : en avant, en arrière ou sur un côté.

Lorsqu'une courbure anormale se dirige en avant on dit qu'il y a lordose.

La scoliose consiste dans une convexité anormale dirigée soit
à droite, soit à gauche.

La cyphose est une déviation à convexité postérieure.

§ 1. — *Bassin lordosique.*

La lordose est la moins fréquente des déviations vertébrales,
c'est elle aussi qui entraîne le moins de déformations du bassin.

Dans la lordose indépendante du rachitisme, il n'y a d'autres
modifications dans le bassin qu'une inclinaison plus grande en
avant.

Lorsque la lordose est liée au rachitisme, il peut survenir de
plus une diminution parfois assez considérable des diamètres
antéro-postérieurs au détroit supérieur. L'angle sacro-vertébral
est alors plus rapproché du pubis. Les autres dimensions du
bassin sont peu ou pas modifiées.

§ 2. — *Bassin scoliotique.*

La scoliose est la plus commune des déviations rachidiennes.
Le plus souvent elle dépend du rachitisme, mais elle peut avoir
été produite à une époque éloignée de la période de développement du squelette.

Le bassin scoliotique pur est un peu oblique ovalaire sans
modifications appréciables de l'excavation ou du détroit supérieurs, mais avec rétrécissement d'un diamètre oblique du détroit supérieur. Le diamètre oblique rétréci est celui qui correspond à la convexité du rachis.

Rarement la déformation scoliotique pure entraîne des dangers sérieux en accouchement.

Le bassin scoliotique avec rachitisme est plus déformé : il est
caractérisé par le défaut de symétrie entre ses deux moitiés. Il y
a déplacement de la symphyse pubienne vers le côté concave de
la courbure vertébrale, et diminution du diamètre antéro-postérieur aux deux détroits.

La distance sacro-pubienne n'est quelquefois que de 3 à 6 centimètres. Rarement elle dépasse 8 centimètres et demi.

§ 3. — *Bassin cyphotique.*

Dans la cyphose, la colonne vertébrale forme une saillie anormale et plus ou moins prononcée en arrière.

La cyphose peut être isolée; elle peut être liée au rachitisme.

Avec la cyphose pure, on observe la diminution de courbure du sacrum et l'augmentation du diamètre conjugué supérieur, qui devient plus grand que le transverse.

Il y a diminution des diamètres du détroit inférieur, sauf pour l'antéro-postérieur. Le bassin est en entonnoir, aplati transversalement. La déformation la plus marquée est le rapprochement des deux tubérosités ischiatiques.

La cyphose liée au rachitisme coïncide le plus souvent avec un degré plus ou moins marqué de scoliose.

On observe alors l'augmentation du conjugué supérieur, l'allongement du sacrum, l'inégalité des diamètres obliques.

Le bassin est en entonnoir, le rétrécissement portant surtout sur les diamètres inférieurs droit et transverse.

XLVII. — BASSIN AVEC PROJECTION EN AVANT DE LA COLONNE LOMBAIRE. — BASSIN AVEC LUXATION FÉMORALE DOUBLE OU SIMPLE. — BASSIN AVEC RACCOURCISSEMENT D'UN MEMBRE INFÉRIEUR.

§ 1. — *Bassin avec projection de la colonne lombaire.*

Cette forme rare de rétrécissement est caractérisée par un déplacement en avant des dernières vertèbres lombaires, soit que ces vertèbres aient glissé en avant et soient venues reposer par leur face antérieure en un point de la courbure sacrée (spondylolisthésis); soit que la destruction du corps d'une ou plusieurs vertèbres ait produit un affaissement avec projection en avant des autres vertèbres lombaires au point que le détroit supérieur soit en partie recouvert (spondylizème).

Dans les deux cas la cause de la déformation est une maladie des os (carie) qui a porté sur les parties latérales ou la portion moyenne des vertèbres lombaires.

Le bassin n'est pas modifié, mais le détroit supérieur peut être en partie obstrué par la portion saillante du rachis.

Dans ces conditions, le diamètre antéro-postérieur effectif ou utile du détroit supérieur ne va plus du pubis à l'angle sacro-vertébral, mais du pubis à la partie la plus saillante de la colonne lombaire.

Dans quelques cas de projection extrême, il ne reste entre la colonne lombaire et le pubis qu'un espace de quelques centimètres.

Le glissement en avant de la colonne lombaire peut amener un raccourcissement plus exactement antéro-postérieur en faisant occuper par le corps d'une vertèbre le point qui correspondrait normalement à l'angle sacro-vertébral.

On peut résumer ces déformations en disant que le grand bassin et parfois le détroit supérieur sont en partie occupés par la colonne lombaire proéminente.

§ 2. — Bassin avec luxation fémorale.

Luxation double. — Lorsque la luxation est double, c'est-à-dire lorsque les deux têtes fémorales sont situées hors des cavités cotyloïdes, les conditions de pression du poids du corps sur les parois du bassin sont modifiées, surtout si la luxation double est congénitale, ce qui est presque toujours le cas.

Le bassin avec luxation fémorale double est caractérisé par la diminution de sa hauteur, et par une inclinaison exagérée. Au détroit supérieur le diamètre transverse est ordinairement diminué, tandis que l'antéro-postérieur est plutôt agrandi. C'est le contraire au détroit inférieur.

Dans l'excavation qui est courte, les diamètres sont normaux ou même un peu augmentés.

Luxation unilatérale. — Lorsque la luxation n'existe que d'un côté, la hauteur de l'os iliaque de ce côté est moindre. La concavité sacrée est déviée un peu vers le côté luxé et l'ensemble du bassin est incliné de ce côté.

Si la luxation est à gauche, le diamètre oblique droit est au détroit supérieur un peu plus court que l'autre.

§ 3. — *Bassin avec raccourcissement d'un membre.*

Lorsque pour une cause quelconque : fracture, coxalgie, contractures, amputations, etc., l'un des membres inférieurs est plus court que l'autre, il peut exister des déformations du bassin si la lésion a été précoce, et surtout si elle a coïncidé avec du rachitisme.

Les modifications consistent surtout dans un aplatissement rarement très marqué d'un côté, celui qui supporte habituellement le poids du corps, c'est-à-dire le côté sain. Les diamètres obliques de ce côté sont habituellement les plus intéressés. A moins qu'il n'y ait coïncidence de rachitisme, ces rétrécissements sont ordinairement peu marqués.

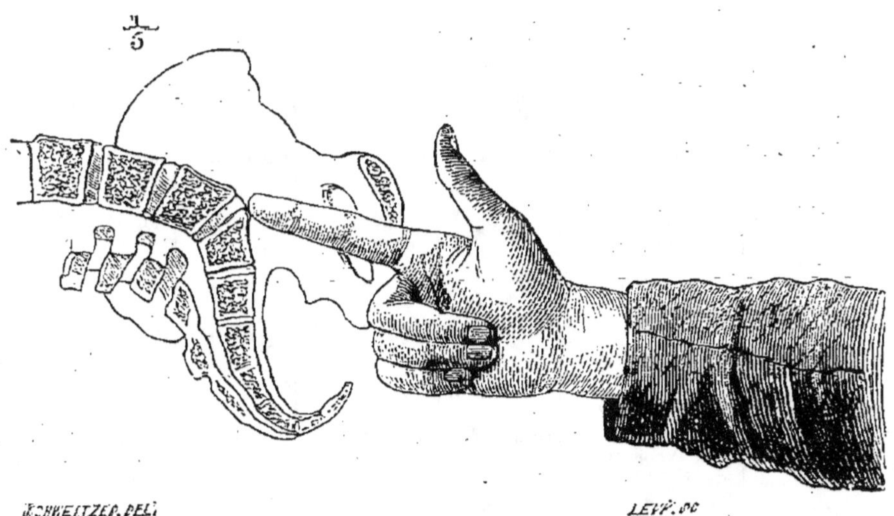

Fig. 26. — Mensuration du diamètre sacro-pubien rétréci.

La pelvimétrie digitale permet la mensuration du diamètre sacro-pubien rétréci (fig. 26).

TABLEAU :

Tableau des principaux types

TYPES.	ÉPINES ILIAQUES antérieures et supérieures.	DÉTROIT SUPÉRIEUR.			EXCAVATION.
		DIAMÈTRE droit.	DIAMÈTRES obliques.	DIAMÈTRE transverse.	
B. rachitique.....	Plus distantes que l'écartement des crêtes iliaques.	Diminué.	Normaux ou un peu diminués.	Normal ou agrandi.	Tous les diamètres sont agrandis sau les droits quelquefois un peu diminués.
B. ostéomalacique.	Rapprochées.	A peu près normal, mais non entièrement utilisable.	Diminués.	Très diminué.	Tous les diamètres sont très diminués.
B. oblique-ovalaire	L'une d'elles est plus que l'autre rapprochée du pubis.	Normal.	L'un d'eux est plus court que l'autre.	Normal ou un peu diminué.	Déformée par aplatissement oblique
B. rétréci par projection lombaire.	Normales.	Diam. utile déplacé et diminué.	Normaux.	Normal.	Normale.
B. lordosique pur.	Normales.	Normal.	Normaux.	Normal.	Normale.
B. lordo-rachitique	Normales ou un peu écartées.	Diminué.	Normaux ou à peu près.	Normal.	Normale.
B. scoliotique pur.	Plus élevée du côté correspondant à la convexité.	Normal.	L'un des deux plus court.	Normal.	Normale ou un peu agrandie.
B. scolio-rachitique	Plus élevée du côté correspondant à la convexité.	Diminué.	L'un des deux plus court.	Normal.	Les diamètres obliques du côté de la convexité sont diminués.
B. cyphotique pur.	Un peu plus écartées qu'à l'état normal.	Agrandi.	Agrandis.	Agrandi.	En entonnoir.
B. cypho-scolio-rachitique.	Écartées, l'une d'elles ordinairement plus haute que l'autre.	A peu près normal.	Agrandis mais inégaux.	Agrandi.	Les diamètres vont en diminuant de haut en bas.
B. avec luxation fémorale double.	Peu saillantes.	Agrandi.	Un peu diminués.	Diminué.	Courte avec diamètres à peu près normaux.

e bassins rétrécis.

DÉTROIT INFÉRIEUR		INCLINAISON DU BASSIN.	CONCAVITÉ SACRÉE.	RÉSUMÉ des DÉFORMATIONS CARACTÉRISTIQUES.
DIAMÈTRE droit.	DIAMÈTRE transverse.			
grandi.	Agrandi.	Diminuée.	Souvent exagérée.	L'ensemble du bassin paraît avoir été aplati d'avant en arrière au niveau de la base du sacrum. — Le bassin est en entonnoir renversé.
iminué.	Diminué.	Normale.	Très exagérée.	Toutes les parties du bassin, sauf la symphyse pubienne, semblent avoir été rapprochées de l'axe général du bassin. Les branches pubiennes tendent à devenir parallèles. Le sacrum est comme plié en deux.
eu modifié.	Peu modifié.	Normale.	Déviée et tournée du côté atrophié.	Atrophie de la moitié du sacrum, avec ou sans ankylose sacro-iliaque du même côté. — L'ensemble du bassin semble avoir été étiré du côté non atrophié.
ormal.	Normal.	Quelquefois un peu diminuée.	Normale.	Le grand bassin et parfois une partie du détroit supérieur sont occupés par une partie de la colonne lombaire.
ormal.	Normal ou presque normal.	Exagérée.	Normale.	Le bassin est simplement très incliné en avant.
ormal.	Normal ou un peu diminué.	Exagérée.	Un peu augmentée par la saillie de l'angle sacro-vertébral.	Modifié seulement par son inclinaison exagérée et par la saillie anormale soit du promontoire, soit même des dernières vertèbres lombaires.
ormal.	Normal ou diminué.	Normale.	Normale.	Le bassin est un peu oblique dans sa partie supérieure seulement, le côté aplati correspondant à la convexité de la colonne vertébrale.
ormal.	Normal ou diminué.	Normale.	A peu près normale ou exagérée.	Bassin non symétrique, ressemblant un peu à l'oblique ovalaire, mais avec diminution de la distance sacro-pubienne.
u modié.	Diminué.	Diminuée.	Moins de profondeur et plus de hauteur.	Bassin en entonnoir symétrique aplati transversalement par diminution progressive des diamètres transverses.
minué.	Diminué.	Normale ou quelquefois diminuée.	Moins de profondeur et plus de hauteur.	Bassin en entonnoir rarement symétrique, type un peu variable suivant l'importance relative de chacune des trois causes de déformation.
minué.	Agrandi.	Très exagérée.	Hauteur diminuée	Bassin court aplati transversalement en haut, élargi transversalement en bas.

XLVIII. — DIAGNOSTIC DES VICES DE CONFORMATION DU BASSIN. — PELVI-MÉTRITE EXTERNE.

De même que pour le diagnostic de la grossesse, il existe pour le diagnostic des vices de conformation du bassin plusieurs sortes de signes : les uns tirés des renseignements donnés par la femme sur les maladies qu'elle a faites, sur l'âge auquel elle a commencé à marcher, sur la manière dont se sont passés des accouchements antérieurs, etc.

D'autres signes seront tirés de l'examen extérieur de la femme : taille, état de son squelette et surtout des membres inférieurs, et de la colonne vertébrale.

D'autres signes enfin et les plus importants de tous seront basés sur l'exploration directe du bassin, soit par le toucher, soit au moyen d'instruments.

Nous savons que les causes les plus fréquentes de viciation du bassin sont liées au rachitisme. Il sera bon de tenir compte sous ce rapport des renseignements donnés sur la première enfance : La femme a-t-elle marché de bonne heure ou vers la troisième ou quatrième année seulement? A-t-elle l'aspect extérieur ordinaire des rachitiques? les membres inférieurs sont-ils incurvés? le thorax est-il saillant? les articulations sont-elles grosses? etc., etc.

On se rappellera que le degré de viciation du bassin est loin d'être toujours en rapport avec le degré de déformation du reste du squelette.

L'ostéo-malacie pourra être méconnue en raison de son extrême rareté. Plus d'une fois les douleurs par lesquelles elle débute ont été prises pour de simples névralgies. Mais les déformations du bassin dans ce cas ne sont ordinairement dangereuses que lorsque la maladie a atteint un degré suffisant pour déterminer des courbures très apparentes des membres.

Les déviations de la colonne vertébrale, les modifications dans la longueur des membres ne pourront passer inaperçues pourvu qu'on songe à les chercher.

Enfin, comme renseignement utile, on ne manquera jamais de s'informer aussi exactement que possible de la nature des difficultés qui ont pu être observées lors d'accouchements antérieurs.

Le meilleur moyen de diagnostic des rétrécissements pelviens est la mensuration directe du bassin. On désigne sous le nom de pelvimétrie la recherche des dimensions du bassin.

La pelvimétrie est externe ou interne ; elle est instrumentale ou digitale.

Les instruments de précision en usage pour l'étude minutieuse des dimensions du bassin ne sont jamais entre les mains d'une accoucheuse. Aussi je ne signalerai parmi tous les modes d'exploration connus que les deux plus simples : 1° la pelvimétrie externe au moyen du compas de Baudelocque et 2° la pelvimétrie interne au moyen du doigt.

Pelvimétrie externe au moyen du compas. — Le pelvimètre ou compas de Baudelocque est formé de deux tiges métalliques décrivant chacune un demi-cercle et munies inférieurement d'une charnière qui les unit.

Une petite tige mobile et graduée d'avance indique le degré d'écartement des boutons qui terminent en haut les deux tiges.

Les principales longueurs qu'il peut être utile de mesurer au moyen du compas de Baudelocque sont :

1° L'écartement des deux crêtes iliaques ; état normal : 28 à 29 centimètres ; 2° l'intervalle entre les deux épines iliaques antérieures et supérieures ; état normal : 24 centimètres ; 3° la distance entre la tubérosité de l'ischion d'un côté et l'épine iliaque postérieure et supérieure du côté opposé ; état normal 17 à 18 centimètres ; 4° du sommet de l'arcade pubienne à l'épine iliaque postérieure et supérieure de chaque côté ; état normal : 17 à 18 centimètres ; 5° intervalle entre les deux tubérosités de l'ischion ; état normal : 11 centimètres.

On mesure encore quelquefois avec moins de précision et surtout beaucoup plus de difficulté ce qu'on a appelé le diamètre conjugué externe, c'est-à-dire l'épaisseur du bassin d'avant en arrière au niveau du détroit supérieur. Pour mesurer au moyen du pelvimètre de Baudelocque le conjugué externe, l'un des boutons doit être appliqué sur la partie antérieure et supérieure de la symphyse pubienne; ce point de repère est facile à trouver. L'autre bouton doit être placé sur l'extrémité supérieure de la crête sacrée. A moins que la femme ne soit très maigre, ce dernier point de repère est très difficile à reconnaître.

La mensuration du diamètre conjugué externe ne donne d'ailleurs que des renseignements très incomplets parce que ce qu'il importe de connaître, ce n'est pas l'épaisseur totale du bassin, mais la dimension de ses détroits.

Or, étant donné un chiffre qui représente le diamètre conjugué externe, il faut, pour calculer le diamètre conjugué vrai ou interne, retrancher de ce chiffre un nombre variable suivant l'épaisseur du sacrum, du pubis et des téguments. On admet que du chiffre obtenu par la pelvimétrie externe il faut retrancher, pour avoir le conjugué interne, 8 centimètres.

Un bassin normal aura donc en moyenne pour le conjugué externe 19 centimètres environ.

Pour la mensuration des diamètres transverses et obliques, le pelvimètre de Baudelocque ne peut être d'aucune utilité. Mais s'il ne peut indiquer d'une manière absolue la longueur d'un diamètre oblique, il peut être au contraire indispensable pour juger d'une inégalité dans la longueur de deux diamètres obliques.

Nous avons vu que d'une tubérosité de l'ischion à l'épine iliaque postérieure et supérieure du côté opposé, il y avait 17 à 18 centimètres. Si les diamètres obliques droit et gauche sont égaux, le même nombre doit se retrouver de part et d'autre; il n'en sera plus de même si le bassin est asymétrique, s'il est par exemple oblique ovalaire ou déformé par la scoliose rachitique. On pourra dans le même but utiliser la mensuration de l'intervalle entre la symphyse pubienne et chacune des épines iliaques postérieures et supérieures.

Pour déterminer la distance bi-ischiatique on se sert rarement du pelvimètre et il est aussi bon et plus simple d'employer un ruban métrique.

Une précaution est nécessaire pour mesurer le diamètre transverse du détroit inférieur. La femme doit être placée sur les coudes et les genoux, les membres inférieurs écartés. Dans cette attitude plus que dans toute autre, il est facile de reconnaître la face interne des deux tubérosités. Je dois mentionner encore le moyen très précieux conseillé par Nægelé, pour le diagnostic du bassin oblique ovalaire. Ce moyen consiste à placer la femme debout, le dos contre un mur, les deux épaules bien à la même hauteur.

On dispose alors un fil à plomb passant par le sommet de l'arcade pubienne. Un deuxième fil à plomb suit la ligne des dernières apophyses lombaires. Si le bassin est normal, les deux fils à plomb doivent se trouver dans le même plan antéro-postérieur, c'est-à-dire que le premier doit recouvrir le second; l'un est à droite et l'autre à gauche si le bassin est oblique.

En résumé, les seuls renseignements utiles que l'on puisse tirer de la pelvimétrie externe se bornent à la constatation dans quelques cas de l'asymétrie du bassin et au diagnostic des rétrécissements bi-ischiatiques.

XLIX. — DIAGNOSTIC DES VICES DE CONFORMATION DU BASSIN (SUITE). — PELVIMÉTRIE INTERNE.

Il existe un grand nombre de pelvimètres. Je ne les décrirai pas parce que pour une accoucheuse le meilleur de tous est le doigt.

Les règles de la pelvimétrie interne au moyen du doigt sont celles du toucher.

Dans beaucoup de cas, il est nécessaire de donner à la femme l'attitude dite obstétricale, c'est-à-dire de la coucher en travers d'un lit, le siège débordant et les cuisses écartées. Souvent on pourra se contenter de soulever le siège au moyen d'un coussin dur.

C'est avec le doigt indicateur qu'on cherche la distance qui sépare le sommet de l'arcade pubienne de l'un quelconque des points du petit bassin (fig. 26, p. 419).

Si l'on a le doigt court, il peut être nécessaire d'introduire à la fois deux doigts, on gagne ainsi plus d'un centimètre.

Pour mesurer au détroit supérieur le diamètre conjugué, on dirige la pointe de l'index fortement en haut et en arrière, pour atteindre l'angle sacro-vertébral.

Souvent, à moins qu'on n'ait le doigt fort long, on ne peut atteindre cet angle; on doit admettre alors que le diamètre cherché est au moins normal.

Lorsqu'on a pu atteindre le promontoire qu'il est bon de ne pas confondre avec la ligne de soudure des deux premières pièces sacrées, on maintient contre l'angle osseux du promontoire l'extrémité de l'index, puis on relève la main jusqu'à ce que la base de l'index vienne presser le sommet de l'arcade pubienne.

Introduisant alors dans la vulve le doigt indicateur de l'autre main, on fait au moyen de l'ongle une petite marque au point précis où l'arcade pubienne touche la base de l'index. Cela fait, on mesure la longueur de cet index à partir de la marque qui a été faite et l'on a ainsi une mensuration à peu près exacte, non du vrai diamètre droit, mais du diamètre sacro-sous-pubien.

Pour obtenir d'après la longueur du sacro-sous-pubien celle du diamètre droit, on retranche 15 millimètres, chiffre moyen admis comme différence entre les deux.

L'impossibilité de prendre d'autre point de repère antérieur que le sommet de l'arcade pubienne ne permet guère de mesurer avec quelque précision d'autres diamètres que les antéro-postérieurs.

Mais, sans atteindre une précision inutile, on pourra soupçonner par le toucher les déformations qui diminuent les diamètres obliques et transverses. On parcourra à cet effet, au moyen de l'extrémité de l'index, tout ce qu'on pourra atteindre de l'excavation.

La diminution du diamètre droit au détroit supérieur est à la fois la plus fréquente, la plus grave et la plus facile à reconnaître.

Une accoucheuse serait inexcusable, si elle se laissait surprendre au moment du travail par des complications graves dues à un rétrécissement du bassin chez une primipare à laquelle elle aurait donné des soins pendant la grossesse et chez laquelle elle aurait négligé de pratiquer à ce moment une mensuration au moins approximative du bassin.

L. — CONSÉQUENCES DES RÉTRÉCISSEMENTS DU BASSIN AU POINT DE VUE DE LA GROSSESSE ET AU POINT DE VUE DU PHÉNOMÈNE PHYSIOLOGIQUE DU TRAVAIL.

§ 1. — *Conséquences au point de vue de la grossesse.*

Développement de l'utérus. — Les rétrécissements peu prononcés ont habituellement peu d'influence sur la marche de la grossesse, au moins pendant les premiers mois.

Les rétrécissements extrêmes peuvent être au contraire dans quelques cas des causes d'avortement au début par-suite de la difficulté qu'éprouve l'utérus à se développer dans un espace trop restreint.

Le rétrécissement est-il moyen, l'utérus peut s'élever au-dessus du détroit supérieur; le fond de l'organe s'élève même dans ce cas plus qu'à l'état normal et on peut alors reconnaître au palper que le fond de l'utérus est à une hauteur non en rapport avec l'époque de la grossesse. Au toucher le col est très élevé, presque inaccessible.

L'élévation anormale de l'utérus a souvent comme conséquence l'antéversion. Le ventre en besace est plus fréquent chez les femmes à bassin rétréci.

Présentations et positions. — La fréquence relative des présentations est modifiée par les rétrécissements du bassin. L'accommodation moins facile de l'ovoïde fœtal à un contenant moins régulier qu'à l'état normal fait qu'on observe plus souvent, soit la présentation du siège, soit celle du tronc.

Les procidences sont aussi plus fréquentes, ce qui s'explique aisément puisque la partie fœtale en présentation, venant s'appliquer moins régulièrement sur le détroit supérieur, laisse des espaces vides dans lesquels s'engage facilement, soit le cordon, soit un membre.

Il en est de même pour les positions.

Si dans un bassin normal la tête fœtale a beaucoup de tendance à s'engager dans le diamètre oblique gauche, dans un bassin rétréci l'engagement est subordonné à la dimension relative des différents diamètres. C'est ainsi qu'on peut observer des positions absolument transversales si le bassin est aplati d'avant en arrière (rachitisme), ou des positions franchement antéro-postérieures si le bassin est aplati transversalement (bassin cyphotique).

Le fait le plus caractéristique est l'absence de tout engagement pendant la dernière quinzaine de la grossesse. Cette absence d'engagement, qui est presque la règle chez la multipare à bassin normal, devient chez la primipare au moins un signe de forte présomption en faveur d'une viciation du bassin.

Cette modification dans le degré d'abaissement du fœtus pendant la dernière quinzaine de la grossesse a des conséquences qu'il est facile de prévoir : persistance et même exagération dans les troubles de respiration ; en revanche les phénomènes de constipation exagérée et de rétention ou d'incontinence d'urine font habituellement défaut.

§ 2. — *Conséquences au point de vue des phénomènes physiologiques du travail.*

C'est surtout l'accouchement qui est modifié par les rétrécissements du bassin, et ces modifications portent à la fois sur les phénomènes physiologiques et sur les phénomènes mécaniques du travail.

Contractions utérines. — Les contractions sont surtout irrégulières, c'est-à-dire qu'à des douleurs généralement faibles au début, on peut voir succéder des contractions extrêmement énergiques et parfois fort douloureuses; plus tard peut apparaître de l'inertie utérine plus ou moins durable.

Cette irrégularité est toujours dangereuse en ce que l'énergie extrême des contractions peut, dans quelques cas rares, il est vrai, déterminer des ruptures utérines. Quant à l'inertie, elle est d'autant plus à redouter que l'accouchement se prolonge davantage.

Poche des eaux. — La poche des eaux est ordinairement lente à se former, parce qu'il lui faut à elle seule faire la dilatation. En revanche, et comme dans tous les cas où la partie fœtale ne remplit pas l'excavation, à moins de résistance anormale des membranes, la rupture a lieu prématurément.

Dilatation. — La dilatation est toujours lente, ce qui tient à deux circonstances :

1° La tête fœtale n'étant pas descendue comme on l'observe normalement de bonne heure dans l'excavation, cette tête n'a contribué en rien à l'effacement du col qui se trouve ainsi avoir presque conservé sa longueur au début du travail.

2° La poche des eaux doit à elle seule faire la dilatation non activée par la pression d'une partie fœtale, et une fois les membranes rompues, il peut s'écouler beaucoup de temps avant que la dilatation soit provoquée. Cette absence ou cette longueur extrême de la période de dilatation est toujours fâcheuse, non qu'elle gêne beaucoup l'engagement, mais parce qu'elle peut, dans certains cas graves, rendre fort difficile toute intervention à travers un orifice non dilaté.

LI. — CONSÉQUENCES DES RÉTRÉCISSEMENTS DU BASSIN AU POINT DE VUE DU MÉCANISME DU TRAVAIL. PRONOSTIC ET CONDUITE A TENIR.

Les conséquences des rétrécissements portent sur les différents temps. Nous supposerons le cas d'une présentation du sommet, sans oublier que les rétrécissements du bassin sont par eux-mêmes une cause importante de présentation autre que celle-là.

Flexion. — La flexion est souvent fort lente à se faire, en raison de l'absence de tout engagement, et de la mobilité extrême de la tête. Cette partie fœtale est en quelque sorte simplement posée sur le détroit supérieur, sans que les contractions utérines tendent beaucoup plus à la fléchir qu'à l'étendre.

Engagement. — L'engagement est de tous les phénomènes mécaniques le plus modifié. Je vous ai signalé déjà son apparition tardive même chez la primipare.

Il peut se faire que l'engagement ne soit même pas commencé encore, vingt, trente, quarante heures ou même davantage après le début du travail. Dans un bassin très rétréci, l'engagement n'est même pas possible.

Dans les rétrécissements légers l'engagement peut être seulement modifié dans sa durée.

Quant à l'engagement en lui-même, il est rarement normal, et c'est la forme du bassin qui détermine la variété d'engagement.

Dans les bassins rétrécis d'avant en arrière, et ce sont de beaucoup les plus communs, l'engagement, lorsqu'il se fait, a presque toujours lieu dans le diamètre transverse. De plus, et comme le diamètre bi-pariétal de la tête fœtale peut encore être trop volumineux pour franchir l'espace compris entre le pubis et le promontoire, il arrive ordinairement que la tête se défléchissant un peu, c'est le diamètre bi-temporal et non le bi-pariétal qui franchit le détroit supérieur dans le diamètre conjugué. Dans le parcours de l'excavation et parfois sur le plancher du bassin seulement, la tête se fléchit de nouveau et les temps suivants de l'accouchement, quoique retardés, sont normaux.

Tel est le mécanisme dans les cas où le détroit supérieur seul est rétréci modérément et où les autres parties du bassin ont conservé leurs dimensions ordinaires.

Bassin oblique-ovalaire. — Dans le bassin oblique ovalaire, l'engagement et la descente dans l'excavation peuvent être aussi prompts et même quelquefois plus qu'à l'état normal si les grands diamètres de la tête sont engagés dans le diamètre agrandi.

Si le contraire a lieu, les difficultés peuvent être considérables et les contractions utérines s'épuisent longtemps sur une tête non engagée jusqu'à ce qu'elles parviennent, en transformant la position, à amener les diamètres antéro-postérieurs de la tête fœtale dans les grands diamètres du bassin.

J'ai vu cette transformation se produire, ici même, dans un cas très remarquable, mais il ne faut pas toujours compter sur cette terminaison favorable.

Bassins en entonnoir. — Dans un bassin en entonnoir toutes les difficultés ne sont pas vaincues lorsque l'engagement est fait. La descente dans l'excavation peut être fort longue ainsi qu'on l'observe dans les bassins cyphotiques qui présentent, outre l'étroitesse relative de la moitié inférieure, une condition de plus de prolongation du travail : l'exagération de hauteur de l'excavation.

Le contraire s'observe dans les bassins en entonnoir renversé (bassin avec luxation fémorale double) dans lesquels l'obstacle siège uniquement au détroit supérieur.

Bassin ostéo-malacique. — Cette variété de bassin vicié permet rarement un engagement quelconque, à moins que la lésion ne soit récente et encore peu prononcée. J'ai fait remarquer déjà que, dans cette forme rare de viciation, l'accouchement est bien rarement spontané.

Conséquences indirectes. — L'obstacle osseux une fois franchi, il est rare que les derniers temps de l'accouchement présentent quelque difficulté. La résistance du périnée et de la vulve peut cependant se trouver exagérée par le fait de l'œdème dû à la prolongation du travail. Mais cet obstacle est rarement sérieux comparé à celui que présentait le rétrécissement d'un canal irrégulier à parois absolument inextensibles.

Résumé. — En résumé, les rétrécissements du bassin, sauf ceux qui portent seulement sur la partie inférieure, et ceux-là sont rares, les rétrécissements ont habituellement pour conséquence une grande difficulté d'engagement, les autres complications n'étant que des conséquences plus ou moins directes de celle-là.

§ 2. — *Pronostic et conduite à tenir.*

Au point de vue de la gravité, les rétrécissements du bassin constituent la forme la plus dangereuse de dystocie, on pourrait presque dire la seule dangereuse à la fois pour la mère et pour l'enfant.

Toutes les fois qu'un diamètre a moins de 9 centimètres et demi, l'accouchement spontané peut être impossible ou du moins, s'il se fait, être tellement lent que la mort du fœtus arrive presque nécessairement et que la vie de la femme soit compromise.

Au-dessous de ce chiffre il n'y a donc pas d'expectation possible si l'enfant est à terme, vivant et de volume normal.

La nécessité d'une intervention peut même exister plus tôt, à 10 centimètres par exemple, si le fœtus est volumineux et surtout si la présentation et la position ne sont point absolument favorables.

Une accoucheuse, à moins qu'elle soit appelée seulement pendant le travail, aura donc commis toujours une faute grave si elle se laisse suspendre par une complication due à un rétrécissement.

Un rétrécissement très faible ou même moyen peut avoir passé inaperçu. Un rétrécissement de 9 centimètres et demi au moins doit toujours avoir été mesuré d'avance pendant la grossesse.

Quel que soit l'âge de la grossesse, quel que soit le temps écoulé depuis le début du travail ou le temps qui manque encore pour atteindre le terme, l'accoucheuse ne devra jamais oublier que les rétrécissements du bassin constituent la plus grave de toutes les causes de dystocie.

Les opérations que l'accoucheuse peut être autorisée à faire sont bien rarement indiquées dans les rétrécissements du bassin. Son devoir sera donc vite tracé : aussitôt un rétrécissement constaté ou même soupçonné, même pendant la grossesse, faire appeler un accoucheur ; pendant le travail ne négliger aucune des précautions ordinaires antiseptiques et autres, mais n'intervenir jamais activement.

Je terminerai par une recommandation importante :

Toutes les fois qu'une femme aura eu un accouchement et surtout une série d'accouchements difficiles, l'accoucheuse ne perdra jamais une occasion d'étudier son bassin avec toute la précision possible. Il est nécessaire qu'elle le fasse au point de vue des accouchements à venir, quand ce ne serait que pour dégager sa responsabilité, et elle doit ne pas ignorer que les rétrécissements très prononcés obligent l'accoucheuse à ne pas laisser aller jusqu'à terme une nouvelle grossesse qui serait probablement plus dangereuse encore que la précédente.

TROISIÈME PARTIE

ACCIDENTS VENANT COMPLIQUER LE TRAVAIL ET LA DÉLIVRANCE.

CHAPITRE PREMIER
Accidents du travail.

LII. — RUPTURE UTÉRINE.

Les bords de l'orifice utérin sont assez fréquemment déchirés par le passage du fœtus. Ces déchirures, lorsqu'elles sont bien localisées à l'orifice, sont le plus souvent sans gravité.

Mais il arrive quelquefois que la lésion s'étende beaucoup plus haut, que le corps de l'utérus y participe et que l'existence de la mère et même celle de l'enfant soient immédiatement compromises.

Les déchirures simples du col, si facilement reconnaissables au toucher et dont les traces sont un des meilleurs signes de multiparité, ces déchirures passent ordinairement inaperçues parce qu'il est d'usage, et on a raison, de ne pas toucher une femme immédiatement après l'accouchement.

On ne peut cependant affirmer qu'une déchirure même limitée du col soit toujours inoffensive. Toute plaie, même à ce niveau, est une porte ouverte à l'infection et la possibilité de ces déchirures est une raison de plus de ne jamais négliger les soins rigoureux de propreté dont il faut entourer l'accouchée. Une plaie insignifiante par elle-même peut devenir, grâce à l'absence de propreté ou même de précautions antiseptiques, le point de départ d'une maladie mortelle.

L'expression de ruptures utérines ne s'applique point à ces

cas bénins, mais à ceux dans lesquels les parois du corps utérin sont rompues soit spontanément, soit sous l'influence de manœuvres maladroites.

Causes. — La rupture utérine peut être une simple propagation d'une déchirure du col ; le fait paraît n'être pas fréquent, et d'ailleurs les causes qui peuvent favoriser cette propagation sont les mêmes que celles qui peuvent créer d'emblée en un point quelconque des parois une perforation indépendante de l'orifice normal. Ces causes sont :

1º L'amincissement et la distension extrême des parois utérines dans les cas de contenu trop volumineux : grossesse gémellaire, hydramnios, enfant très gros ;

2º La pression prolongée exercée sur les parois utérines par le fœtus contre les parois de l'excavation ou contre le pourtour du détroit supérieur, surtout si, comme on l'observe parfois dans les bassins rachitiques, les arêtes osseuses sont tranchantes ;

3º L'excès d'énergie des contractions utérines, surtout si ces contractions agissent sur des parties fœtales saillantes et mal pelotonnées, c'est-à-dire plus fréquemment après la rupture des membranes ;

4º L'administration avant l'accouchement terminé d'un médicament dangereux : le seigle ergoté ;

5º L'introduction maladroite de la main ou d'instruments, ou la manœuvre mal faite de la version avec tentative d'évolution pendant la durée des contractions utérines.

De ces causes, les unes peuvent être évitées (les deux dernières), les autres sont au contraire entièrement soustraites à nos moyens d'action ; aussi la rupture utérine est-elle un de ces accidents quelquefois brusques et effrayants que rien n'avait fait prévoir.

Siège. — Le siège de la rupture utérine est variable ainsi que son étendue. Dans la rupture spontanée la déchirure débute presque toujours au niveau de l'un des segments inférieurs, en un point qui correspond aux parois énormément distendues du canal cervical (Bandl).

Le siège de la rupture due à des manœuvres maladroites est évidemment fort variable.

Symptômes. — Les signes qui font reconnaître une rupture utérine pendant le travail sont caractéristiques. Les deux plus importants sont la douleur et l'hémorrhagie : viennent ensuite la cessation des contractions et les symptômes plus ou moins prompts d'une péritonite suraiguë.

La douleur est instantanée et excessivement violente, sans analogie avec la douleur progressivement croissante et surtout intermittente de la contraction utérine. La douleur due à la rupture est contenue, et si le fœtus a été expulsé à travers l'ouverture du côté de la cavité abdominale, la femme peut percevoir ce déplacement.

Bientôt apparaît l'hémorrhagie en même temps que des syncopes, un peu plus tard des vomissements, de la dyspnée, rarement des convulsions. L'hémorrhagie est à la fois vaginale et intra-abdominale. Cette dernière est de beaucoup la plus dangereuse ; son abondance est variable suivant le lieu où s'est produite la déchirure.

Lorsque le fœtus a abandonné la cavité utérine, on peut quelquefois au toucher constater que la partie fœtale en présentation s'est déplacée et n'est plus accessible. Parfois des anses intestinales pénètrent à travers la déchirure jusque dans l'utérus.

La douleur instantanément excessive, l'hémorrhagie et la cessation des contractions restent les meilleurs moyens de diagnostic.

Pronostic. — La rupture utérine est un accident fort grave, soit pour l'enfant, soit pour la mère.

Hors de l'utérus le fœtus ne tarde pas à mourir à moins qu'une intervention très prompte, extraction toujours fort difficile par les voies naturelles ou par les parois abdominales, ne vienne hâter la terminaison de l'accouchement.

Quant à la mère, elle meurt le plus souvent soit d'une syncope, soit d'hémorrhagie, soit de la péritonite toujours fort in-

tense qu'amène l'introduction dans la cavité péritonéale du sang
ou du fœtus lui-même.

Conduite à tenir. — La gravité extrême des ruptures utérines
oblige dans tous les cas l'accoucheuse à s'entourer de toutes les
garanties possibles pour sauvegarder sa responsabilité.

Il est cependant un mode d'intervention qu'elle aurait tort de
négliger. Une fois accomplie la rupture utérine, il importe
d'éviter que le fœtus soit chassé dans la cavité abdominale ; il
peut donc être utile d'aller avec précautions, mais sans perdre
de temps, saisir au plus vite les pieds de l'enfant et de terminer
par une version ou tout au moins d'amener un pied à la vulve.
Cette intervention, qui n'est pas sans danger, ne doit pas être
différée, et le cas est toujours assez grave pour qu'une accoucheuse ne puisse être blâmée pour avoir tenté ce moyen de délivrer la femme.

Si la tête est fortement engagée, il est évident qu'il ne faut
pas avoir recours à la version ; le forceps rend ici avec beaucoup
moins de dangers plus de services. — Avec une tête engagée,
le passage du fœtus dans la cavité abdominale est d'ailleurs beaucoup moins à redouter.

LIII. — RUPTURE DU VAGIN. — DÉCHIRURE DE LA VULVE ET DU PÉRINÉE.

§ 1. — *Rupture du vagin.*

De même que l'utérus, le vagin malgré son extensibilité peut
être pendant l'accouchement déchiré ou même largement rompu.
Il a été question déjà des déchirures sans gravité que l'on
observe sur la muqueuse vaginale au voisinage de la vulve ; ces
lésions ne diffèrent en rien comme causes et comme gravité
des déchirures de même étendue de la vulve et du périnée.

Quant à la rupture de toute l'épaisseur des parois vaginales,
c'est un accident fort grave et tout à fait comparable à la
rupture utérine.

Causes. — Les causes de cette rupture, quand elle est spontanée, résident à peu près uniquement dans le volume considérable du fœtus et dans l'absence d'élasticité du vagin.

Il y a malheureusement bien des exemples de rupture du vagin par perforation au moyen de la main ou d'instruments portés maladroitement et avec trop de force dans les culs-de-sac vaginaux et surtout dans le cul-de-sac postérieur.

Siège. — Le siège de la rupture est variable et la gravité de l'accident peut en dépendre. Telle rupture qui se produit à la partie inférieure du vagin peut être sans gravité, alors qu'une rupture de même étendue mais située plus haut serait mortelle. La raison de cette différence est que le péritoine ne fait pas au vagin une enveloppe complète. Il n'entoure cet organe qu'à la partie supérieure; mais à ce niveau il y adhère fortement, et sa déchirure complique alors la rupture du vagin.

Symptômes. — Lorsque la rupture du vagin siège très bas et qu'elle est peu étendue, elle peut être méconnue de l'accoucheuse. Si, au contraire, elle se produit à la partie supérieure ou bien occupe toute la hauteur du vagin, les accidents sont assez exactement semblables à ceux de la rupture utérine, moins toutefois la cessation des contractions. Comme dans la rupture utérine on observe de la douleur subite extrêmement intense, une perte de sang plus ou moins abondante, des symptômes de péritonite suraiguë. Les conséquences immédiatement possibles sont encore les mêmes: hémorrhagies graves, passage du fœtus dans la cavité abdominale, hernie de l'intestin à travers la plaie, etc.

Conduite à tenir. — Fréquemment mais non constamment mortelles, les ruptures du vagin donnent lieu aux mêmes indications que les ruptures utérines, c'est-à-dire terminaison prompte de l'accouchement, arrêt de l'hémorrhagie et précautions antiseptiques prises avec la dernière rigueur, la femme étant immobilisée dans le repos absolu.

§ 2. — *Déchirures de la vulve et du périnée.*

J'ai déjà parlé de ces déchirures et surtout des moyens de les éviter. J'y reviens surtout pour insister sur la gravité de quelques cas simples en apparence.

Les déchirures des parties génitales et du périnée peuvent être dangereuses de deux façons : 1° par leur étendue et par la production d'infirmités pénibles; 2° par la possibilité d'infection de l'accouchée au niveau de la plaie extérieure même très petite si toutes les précautions antiseptiques n'ont pas été prises.

Les déchirures du périnée ont toujours été divisées d'après leur étendue en trois degrés : 1° petites déchirures intéressant seulement la commissure postérieure et son voisinage; 2° déchirures moyennes pouvant arriver jusqu'au sphincter de l'anus et parfois même intéressant une partie de l'épaisseur de ce sphincter; 3° déchirures totales qui s'accompagnent de la rupture de la cloison recto-vaginale.

Il a été déjà question des déchirures petites ou moyennes. Je rappellerai que le meilleur moyen d'obtenir dans ces cas une réunion immédiate est de laver d'abord minutieusement les parties sectionnées; puis de maintenir la femme dans une immobilité absolue, les membres inférieurs non seulement rapprochés mais attachés l'un à l'autre. On sonde proprement la femme deux fois par jour et sans la déplacer pour éviter tout écoulement d'urine sur la plaie.

Les déchirures totales ont pour conséquence la formation d'une sorte de cloaque formé à la fois du vagin et du rectum. L'incontinence fécale se produit nécessairement et peut persister indéfiniment. Ces déchirures étendues ne peuvent être guéries par le seul rapprochement des parties. On tentera cependant d'obtenir de l'immobilisation tout ce qu'elle peut donner. La guérison définitive et complète ne peut être obtenue que par une opération; encore cette opération n'est-elle utilement faite que plusieurs mois après l'accouchement.

LIV. — HÉMORRHAGIES PENDANT LE TRAVAIL. — ÉCLAMPSIE PENDANT LE TRAVAIL.

§ 1. — *Hémorrhagies.*

Causes. — Les hémorrhagies pendant le travail peuvent tenir à plusieurs causes : 1° l'insertion vicieuse du placenta; 2° les ruptures utérines; 3° le décollement prématuré du placenta soit par rétraction brusque des parois utérines, soit par brièveté du cordon. Il a été question déjà de l'insertion vicieuse du placenta, de beaucoup la plus importante de ces causes.

La rétraction brusque des parois utérines pendant le travail soit après l'écoulement d'une masse considérable d'eaux amniotiques, soit après l'expulsion d'une partie fœtale volumineuse, agit comme l'insertion vicieuse par décollement partiel et prématuré du placenta. Cette cause est ordinairement peu importante parce que si les contractions sont faibles Il n'y a pas rétraction brusque, et si les contractions sont énergiques l'hémorrhagie s'arrête d'elle-même.

La brièveté du cordon peut agir de deux façons : 1° en tiraillant le placenta, c'est-à-dire en provoquant encore un décollement partiel; 2° en déterminant la rupture du cordon. Cette question a été traitée à propos de la brièveté du cordon. Nous avons décrit aussi les ruptures utérines ou vaginales et les hémorrhagies qui peuvent en être la conséquence.

On a signalé encore une variété d'hémorrhagie qui serait due à un décollement placentaire partiel et prématuré par tiraillement des membranes dans les cas de poche des eaux saillante. Cet accident est au moins fort rare et la rupture de la poche des eaux vient y mettre un terme.

En résumé, et à part l'hémorrhagie due à une rupture soit du cordon, soit des parois utérines ou vaginales, l'hémorrhagie pendant le travail est toujours la preuve d'un décollement partiel et prématuré du placenta, que cet organe soit ou non normalement inséré.

Symptômes. — Les hémorrhagies de travail sont presque nécessairement externes, c'est-à-dire que le sang coule hors des organes génitaux et ne peut s'accumuler dans l'utérus déjà occupé par le fœtus et ses annexes.

L'œuf et son contenu jouent dans les hémorrhagies du travail le rôle de tampon; aussi ces hémorrhagies sont-elles habituellement peu à redouter par elles-mêmes, surtout si l'utérus se contracte bien.

Du côté du fœtus il peut y avoir plus de dangers, moins à cause de la quantité de sang perdu que par le fait du décollement placentaire dont l'hémorrhagie est habituellement la preuve. On ne prendra pas pour de véritables hémorrhagies l'écoulement de glaires sanguinolentes qui accompagne souvent le travail.

Conduite à tenir. — La conduite à tenir dans les cas fort rares d'ailleurs où l'hémorrhagie pendant le travail prend des proportions inquiétantes est variable avec les causes de cette hémorrhagie.

Nous avons vu déjà comment il fallait procéder dans les cas d'insertion vicieuse, c'est-à-dire tamponnement tant que la dilatation n'est pas faite; après dilatation si la tête est engagée et bien engagée, rupture des membranes; si la dilatation est complète, la *tête non engagée* et l'hémorrhagie très grave, version. Il est facile de comprendre que cette dernière intervention sera bien rarement indiquée.

Nous avons signalé également la conduite à tenir dans les cas de rupture ou de brièveté excessives du cordon, et dans ceux de rupture des parois utérines ou vaginales.

Dans tous les cas il y aura avantage à activer les contractions utérines par des frictions et des manipulations extérieures. La compression exercée par les parois utérines sur l'ovoïde fœtal est en effet le moyen qui met le plus facilement un terme aux hémorrhagies.

L'état du cœur fœtal sera surveillé avec soin par l'auscultation répétée.

25.

§ 2. — *Éclampsie pendant le travail.*

Éclampsie. — L'éclampsie déjà étudiée à propos des maladies de la grossesse est un des accidents possibles du travail. Je me bornerai à rappeler qu'en s'y prenant d'avance pendant la grossesse on évite à peu près sûrement l'éclampsie, puisqu'il suffit de combattre par la diète lactée prolongée l'albuminurie cause constante de l'éclampsie.

Si l'éclampsie apparaît pendant le travail on agira comme il a été dit à propos de la grossesse. L'expulsion du fœtus doit être hâtée ici le plus possible.

CHAPITRE II

Difficultés et accidents de la délivrance.

LV. — RÉTENTION DES ANNEXES DU FŒTUS.

Nous savons que dans les conditions normales, après l'expulsion du fœtus, l'utérus semble se reposer un instant, puis les contractions reparaissent, décollent le placenta et les membranes, et finissent par les expulser dans le vagin ou même hors des parties génitales.

L'expulsion définitive est habituellement hâtée soit par l'expression, soit par des tractions sur le cordon ombilical. L'un ou l'autre de ces deux modes d'intervention suffit ordinairement pour achever la délivrance.

Dans quelques cas les choses ne se passent pas ainsi : ou bien les annexes du fœtus ne se séparent pas de la muqueuse utérine, ou bien, malgré le décollement, l'expression et les tractions sont insuffisantes à déterminer l'expulsion. On dit alors qu'il y a rétention du placenta. Il serait plus exact de dire rétention des annexes du fœtus.

Causes. — La rétention du placenta peut tenir à plusieurs causes : volume excessif, adhérence anormale, inertie utérine, rétraction spasmodique et continue de l'utérus.

Excès de volume. — Rarement le placenta est par lui-même assez gros pour éprouver des difficultés sérieuses à passer là où vient de passer l'enfant. Ce fait s'observe surtout dans les cas d'avortement, alors que le volume relatif du placenta est considérable.

Mais si vous examinez les annexes du fœtus, ce qu'il faut toujours faire immédiatement après leur expulsion, vous remarquerez que dans la cavité formée par l'œuf retourné on trouve toujours quelques caillots.

Dans quelques cas d'ailleurs peu fréquents, ces caillots sont si nombreux et si volumineux que l'œuf distendu constitue une masse énorme. Les contractions utérines qui dans ce cas sont presque toujours faibles peuvent être insuffisantes à expulser une masse aussi volumineuse.

La double ligature contribue un peu à cette forme rare de rétention.

Cette forme se reconnaît à ce que l'utérus est mou et volumineux alors que le placenta déjà décollé et accessible au doigt repose sur l'orifice du col.

Cette distension de l'œuf et la rétention qui l'accompagne sont ici moins à redouter par elles-mêmes que par l'abondance de l'hémorrhagie interne qui en est la cause.

On évitera toujours cette complication si l'on a soin de bien surveiller l'état de l'utérus après l'expulsion de l'enfant et de maintenir l'utérus par des manipulations extérieures à l'état d'un globe dur et rond.

Adhérence anormale. — A terme, cette cause de difficultés dans la délivrance est fort rare. On ne peut prévoir que chez telle ou telle femme le placenta sera plus ou moins adhérent, et même on n'arrive à reconnaître cette forme de rétention qu'en l'absence de toute autre cause connue.

Lorsque les contractions utérines sont énergiques, l'orifice utérin encore très large, et que cependant le placenta reste inaccessible au toucher pendant une heure ou plus, on doit admettre la possibilité d'une adhérence anormale.

Il est rare qu'il ne survienne pas d'hémorrhagie, parce que l'adhérence est rarement totale et que les portions décollées sont autant de surfaces saignantes.

C'est en provoquant des contractions par des frictions extérieures, en combinant l'expression avec les tractions, en insistant surtout sur l'expression, qu'on arrive le mieux à combattre l'adhérence anormale.

Parfois cependant ces moyens simples et inoffensifs ne suffisent pas, et après plusieurs heures le placenta est encore adhérent. La rétention totale du placenta est un accident trop grave pour qu'il soit permis de ne pas intervenir. Cette intervention qui peut être nécessaire est en même temps dangereuse; nous verrons plus loin en quoi elle consiste.

Inertie utérine. — L'inertie utérine a été décrite déjà à propos de l'accouchement proprement dit. Les causes de sa persistance après la naissance de l'enfant restent les mêmes, et lorsque cette inertie se prolonge, le placenta ne se décolle pas ou se décolle incomplètement, ce qui est plus dangereux encore.

La rétention par inertie est habituellement momentanée, il est rare qu'elle se prolonge plusieurs heures. Ce qui en fait la gravité, ce sont les hémorrhagies. L'abondance de l'hémorrhagie doit guider dans la conduite à tenir.

Rétraction spasmodique de l'utérus. — La rétraction de l'utérus a dans les conditions ordinaires pour résultats non point de retenir le placenta, mais au contraire de le décoller et d'en commencer l'expulsion. Il importe pour cela : 1° que les contractions soient intermittentes; 2° que le col et surtout son orifice interne soient largement ouverts.

Dans la rétention due à la rétraction spasmodique et continue de l'utérus, deux cas peuvent se présenter : tantôt l'ensemble de l'utérus comprime de toutes parts le placenta et tend plutôt à en réduire le volume comme la main ferait d'une éponge, qu'à le chasser dans une direction déterminée; tantôt l'orifice interne du col situé presque au milieu de la cavité cervico-utérine se contracte seul sur le placenta ; la disposition de l'utérus en bissac s'exagère, l'orifice interne constituant une sorte d'étranglement infranchissable.

Dans le premier cas on dit qu'il y a tétanisation de l'utérus ; dans le deuxième on dit que le placenta est chatonné ou enchatonné. L'administration du seigle ergoté est la cause la plus ordinaire de l'une et l'autre forme de rétraction. Elles peuvent néanmoins s'observer spontanément, mais le fait est extrêmement rare.

On reconnaît la première forme à la dureté excessive et surtout persistante de l'utérus contracté. Le chatonnement ne pourra être affirmé que par le toucher avec la main introduite entière dans le vagin, c'est-à-dire au début d'une intervention, après que la délivrance artificielle aura été décidée, et surtout après que les précautions antiseptiques les plus minutieuses auront été prises.

Il est presque inutile de faire remarquer que toute friction sur le ventre de la femme doit être supprimée, de crainte d'exagérer encore la rétraction.

La rétraction spasmodique de l'utérus cesse ordinairement d'elle-même et la délivrance se fait, bien que tardivement.

Les hémorrhagies sont beaucoup moins à redouter que dans les autres formes de rétraction.

De même que dans les cas de rigidité de l'orifice pendant le travail, il faut éviter d'introduire dans les organes génitaux des pommades belladonées ou non. Ces pommades rarement propres ont sur la rétraction une action douteuse et elles peuvent renfermer des germes infectieux.

Il est fort rare que dans cette forme de rétraction une intervention soit immédiatement urgente ; l'accoucheuse aura habituellement le temps de se faire aider.

LVI. — CONSÉQUENCES DE LA RÉTENTION TOTALE. — DÉLIVRANCE ARTIFICIELLE.

§ 1. — *Conséquences de la rétention.*

La rétention totale du placenta ne peut être méconnue. Les dangers de cette rétention sont extrêmes et la mortalité dans les cas d'abandon du placenta entier dans l'utérus atteint un chiffre voisin de 90 sur 100.

Les suites possibles de la rétention totale sont :

1° Des hémorrhagies répétées ;

2° L'expulsion tardive du placenta sain et entier, c'est le cas le plus rare ;

3° L'expulsion tardive et par lambeaux du placenta plus ou moins putréfié. C'est le cas le plus fréquent.

Les hémorrhagies sont liées au décollement partiel et à l'absence d'involution utérine. Elles peuvent être fort inquiétantes par leur abondance et leur durée, et comme elles peuvent s'aggraver d'un moment à l'autre, il est toujours indiqué d'y mettre fin par la délivrance artificielle.

L'expulsion tardive du placenta sain et entier après dix ou quinze jours, par exemple, ne s'observe presque jamais. Cette terminaison favorable exige en effet un ensemble de conditions, qui ne sont presque jamais réalisées et surtout l'absence complète de tout germe de putréfaction dans les parties génitales de la femme. Or, ces germes sont répandus partout et leur introduction dans les organes génitaux est presque inévitable à la longue.

La terminaison ordinaire de la rétention placentaire abandonnée à elle-même est la putréfaction du placenta avec élimination partielle et lente de cet organe. La conséquence de cette transformation est presque toujours l'empoisonnement de la femme par les matières putréfiées en contact avec la muqueuse utérine. C'est l'une des formes de ce que l'on a improprement désigné sous le nom trop vague de fièvre puerpérale.

Conduite à tenir. — La conduite à tenir dans les cas où le placenta n'est pas expulsé dans les délais ordinaires est variable suivant les circonstances. On tentera d'abord l'expression combinée avec les tractions. Il y a moins de danger à comprimer même fortement l'utérus à travers les parois abdominales qu'à y introduire même un seul doigt. L'expression et les tractions combinées n'aboutissent-elles à aucun résultat, on se guidera pour agir sur le plus ou moins d'imminence du danger.

L'hémorrhagie est-elle peu abondante ou nulle, on aura le temps de faire prévenir un accoucheur et l'on pourra attendre sans toutefois quitter l'accouchée.

L'hémorrhagie est-elle abondante ; plutôt que de laisser survenir une syncope mortelle, on devra sans hésitation faire soi-même la délivrance artificielle.

Dans les cas de rétraction spasmodique, on peut attendre davantage, surtout si la rétraction est due, ce qui est le cas le plus ordinaire, à l'administration intempestive du seigle ergoté. Nous avons vu déjà que dans ce cas particulier les frictions sur le fond de l'utérus sont nuisibles.

Ces frictions seront au contraire continuées énergiques et sans relâche, soit par vous, soit par une aide, si l'utérus distendu ne se contracte pas.

§ 2. — *Délivrance artificielle.*

La délivrance artificielle se fait avec la main entière introduite très propre et très désinfectée dans l'utérus.

Indications. — La délivrance artificielle est indiquée toutes les fois que, malgré des frictions énergiques sur le fond de l'utérus et malgré des tentatives longtemps continuées d'expression utérine combinée avec des tractions, une hémorrhagie grave se déclare.

Elle est indiquée encore quand après plusieurs heures d'attente, avec ou sans hémorrhagie, les procédés ordinaires n'ont pu permettre l'extraction du placenta resté entier ou presque entier dans l'utérus.

Précautions préliminaires. — 1º Les organes génitaux externes sont lavés largement au moyen de la seringue à anneaux chargée à plusieurs reprises d'une solution antiseptique ;

2º Une injection abondante du même liquide est faite dans le vagin au moyen de la canule de verre très propre ;

3º On glisse sous la femme des draps plusieurs fois repliés et très propres ;

4º Les mains de l'accoucheuse sont lavées d'abord avec du savon et une brosse à ongles, puis au moyen d'une solution antiseptique forte. La main droite est ensuite graissée avec de la vaseline phéniquée.

Détails opératoires. — La main gauche étant appliquée sur le fond de l'utérus comme pour la version, la main droite est introduite en cône dans le vagin d'abord, puis en suivant le cordon comme guide jusque dans l'utérus.

Si le placenta est déjà décollé et facilement accessible, on se contente de le saisir à pleine main ou même de l'accrocher au moyen de l'index après l'avoir perforé près de l'insertion du cordon, on attire alors le placenta au dehors.

Lorsque le placenta est adhérent au moins en partie, on tâche, avec la main à plat, d'en activer le décollement en glissant le bord de la main entre les portions décollées et la muqueuse utérine, *comme si l'on voulait couper les feuillets d'un livre.*

On évite de se servir de l'extrémité des doigts, de crainte de perforer l'utérus.

Dans les cas de rétraction spasmodique de l'orifice interne du col, on pourra être étonné d'arriver presque de suite au fond d'une cavité bien lisse et qui ne contient pas de placenta. Le placenta se trouve alors dans une deuxième cavité plus profonde, celle du corps utérin, séparée de la première par une sorte d'étranglement parfois assez serré.

Lorsqu'on aura amené au dehors le placenta, qu'il ait été ou non artificiellement décollé, on regardera de suite s'il est entier.

Soins consécutifs. — Immédiatement après l'extraction, on pratique dans l'utérus même une injection antiseptique faible pour laquelle on emploie un litre environ de liquide. Plus encore que dans tous les autres lavages, les instruments doivent être d'une propreté irréprochable.

En raison de ce que le col ne se reforme guère qu'une heure en moyenne après la délivrance, on pourra, dans presque tous les cas, se servir de la grosse canule en verre.

Après l'injection, il ne reste plus qu'à frictionner l'utérus à travers les parois abdominales pour en précipiter la rétraction.

Un linge très propre est glissé sous l'accouchée et on la laisse ainsi se reposer une heure ou deux comme dans la délivrance normale avant de procéder à la toilette définitive.

S'il y avait menace d'hémorrhagie on pourrait à ce moment, et *jamais avant*, administrer un peu de seigle ergoté.

Dangers de la délivrance artificielle. — Ces dangers sont de deux sortes. On devra redouter : 1° la rupture des parois utérines et celle des culs-de-sac vaginaux ; 2° l'introduction dans l'utérus de germes infectieux ou bactériens.

Les ruptures peuvent se produire de deux manières : soit que le fond de l'utérus n'ait pas été suffisamment maintenu au moyen de la main restée libre, et qu'on ait voulu déployer trop de force pour pénétrer brusquement au travers d'un orifice insuffisant ; soit que, dans les tentatives de décollement, on ait déchiré avec les doigts et de dedans en dehors les diverses couches parfois peu résistantes qui forment les parois utérines.

Cet accident a été étudié déjà à propos des complications de l'accouchement (voir p. 434). Les conséquences sont ici les mêmes, moins bien entendu ce qui concerne le fœtus.

L'introduction de bactéries dangereuses est la complication si fréquente et si grave à laquelle on oppose avec succès les précautions antiseptiques. Il en sera question d'une manière très détaillée à propos des complications des suites de couches.

LVII. — RÉTENTION PARTIELLE DES ANNEXES DU FŒTUS.

Que cette rétention partielle ait succédé à une délivrance en apparence normale, ou que dans la délivrance artificielle des portions de placenta ou de membranes soient restées adhérentes aux parois utérines, deux cas peuvent se présenter :

Ou bien la portion de placenta encore incluse dans la cavité utérine est volumineuse et constitue une partie importante de cet organe, ou bien encore des débris de petit volume sont restés fixés à la muqueuse.

Dans le premier cas, les conséquences et la conduite à tenir sont les mêmes que si le placenta était resté entier.

Le deuxième cas plus fréquent a besoin d'être étudié avec détails.

Diagnostic. — C'est à l'inspection du délivre après son expulsion spontanée ou artificielle, que l'on reconnaîtra s'il est intact.

Une accoucheuse ne doit jamais négliger après la délivrance d'examiner les annexes du fœtus. L'œuf doit être retourné comme il l'était dans l'utérus. Il doit être reconstitué, le placenta en dehors, l'amnios en dedans. Par ce moyen il sera toujours facile de reconnaître si rien ne manque.

Les cas dans lesquels le placenta a dû être amené au dehors par fragments sont fort rares, et il est presque impossible alors qu'il n'en soit pas resté un peu dans l'utérus.

Pronostic. — Les conséquences de la rétention de petits débris des annexes sont variables. Parfois il suffit d'un petit fragment de placenta pour déterminer bientôt des symptômes d'infection putride comme s'il se fût agi d'un placenta entier.

Dans d'autres cas, les débris placentaires continuent à vivre comme greffés sur la muqueuse utérine, et après quelques menaces d'hémorrhagie, ou même sans complication aucune, l'utérus revient peu à peu à l'état normal.

Souvent, après quelques jours, qu'il y ait eu ou non des hémorrhagies, des lambeaux plus ou moins étendus sont expulsés grâce à des contractions utérines parfois très douloureuses.

Les hémorrhagies parfois très rebelles s'observent surtout quand la portion adhérente occupe le voisinage du col.

Quant aux circonstances qui déterminent la putréfaction des débris ou au contraire leur conservation à l'état de parties vivantes, elles sont faciles à préciser. Là encore, c'est la présence ou au contraire l'absence de germes infectieux, introduits dans l'utérus, qui détermine l'un ou l'autre mode de terminaison.

En résumé, la rétention de fragments même assez petits des annexes du fœtus est une complication grave de la délivrance et des suites de couches en raison des hémorrhagies et de l'infection putride qui peuvent survenir. Le danger est d'autant plus grand que les précautions antiseptiques ont été plus négligées.

Conduite à tenir. — Dans l'accouchement à terme la rétention de débris placentaires est rare. Dans les cas d'ailleurs peu communs d'adhérence anormale elle est presque inévitable.

Une accoucheuse ne peut être accusée d'avoir mal procédé à la délivrance parce qu'une petite portion des annexes sera restée dans l'utérus. Mais l'accoucheuse serait inexcusable si elle n'y remédiait elle-même dans les cas urgents et si elle ne dégageait pas sa responsabilité dans les autres.

La conduite à tenir est aussi variable que les conséquences possibles de la rétention. Si la rétention offre des dangers, des tentatives réitérées d'extraction en présentent davantage encore.

Il faut extraire le placenta, mais il vaut mieux en laisser quelques fragments dans l'utérus que de s'exposer à déchirer cet organe.

En pratique l'accoucheuse n'interviendra elle-même que dans les cas urgents, et ces cas sont de deux sortes :

1° *Hémorrhagie grave.* — Il faut alors, en ne négligeant aucune des précautions antiseptiques signalées à propos de la délivrance artificielle, introduire la main dans l'utérus, enlever si on le peut et sans trop insister les portions adhérentes du placenta, exercer avec les doigts sur la muqueuse utérine une sorte de chatouillement qui a pour résultat très prompt de faire contracter l'utérus, et ne retirer la main que lorsqu'elle commence à être serrée par la rétraction croissante.

2° *Symptômes commençants d'infection putride.* — Il est alors presque toujours trop tard pour faire pénétrer la main dans l'utérus.

Faire alors avec une sonde à double courant très propre, et que toute accoucheuse doit posséder, une injection intra-utérine très abondante avec une solution antiseptique ; recommencer quelques heures plus tard, donner à la femme des toniques et en particulier de l'alcool. Dans tous les cas faire prévenir un accoucheur.

Nous verrons, à propos des complications des suites de couches, à quoi se reconnaissent les premiers symptômes de l'infection putride.

LVIII. — RUPTURE DU CORDON. — INVERSION UTÉRINE.

§ 1. — *Rupture du cordon.*

Lorsqu'on fait la délivrance par la méthode des tractions, il peut y avoir rupture du cordon ombilical, si ce cordon est peu résistant et les tractions énergiques. Cet accident est plus fréquent lorsque le fœtus est mort depuis plusieurs jours.

Rarement la rupture est brusque ; le plus souvent elle est précédée de craquements caractéristiques ; il faut donc un peu d'imprudence pour qu'elle se produise.

Les conséquences de la rupture du cordon ne sont pas graves. Cet accident oblige seulement à renoncer à la méthode des tractions et à recourir à l'expression utérine.

Ce qu'il y a de plus fâcheux dans la rupture du cordon, c'est qu'elle se produit surtout dans les cas de placenta très adhérent.

Le danger vient alors moins de la rupture, que des adhérences.

Vous n'ignorez pas que le sang qui s'écoule par le bout du cordon divisé et encore adhérent est du sang parfaitement inutile puisqu'il n'appartient pas à la mère, mais seulement au placenta et qu'il est destiné dans tous les cas à être éliminé.

Conduite à tenir. — Lorsque pendant la délivrance, et surtout si le cordon est grêle, vous sentirez des craquements se produire, vous devez renoncer de suite aux tractions et recourir à l'expression utérine. Très rarement il pourra devenir nécessaire de faire la délivrance artificielle. Vous n'aurez recours à ce moyen que faute de mieux, et si l'expression continuée avec persévérance n'a pu vous donner aucun résultat.

§ 2. — *Inversion utérine.*

On désigne sous le nom d'inversion utérine le renversement plus ou moins complet de l'utérus. A un degré peu prononcé d'inversion, le fond de l'utérus seul est abaissé et fait saillie dans l'intérieur de la cavité. Lorsque l'inversion se complète, le fond de l'utérus tend à s'engager à travers le col.

Dans l'inversion totale, la masse utérine retournée vient faire saillie hors des parties génitales ; l'utérus se présentant au dehors par sa face interne.

Les causes de l'inversion utérine sont presque toujours des tractions trop énergiques faites par l'accoucheuse sur un cordon résistant.

Diagnostic. — L'inversion utérine est rare. On la reconnaîtra à la présence soit dans le vagin, soit à la vulve, d'une tumeur molle, constituée par l'utérus retourné. Lorsque le placenta est encore adhérent, aucune erreur n'est possible. Après sa séparation on trouve encore au toucher, et parfois à la vue, les caractères de la muqueuse utérine déchirée par le décollement placentaire.

Il y a presque toujours hémorrhagie, et surtout on observe alors des phénomènes généraux graves qui présentent beaucoup d'analogie avec ceux qui accompagnent la rupture utérine : douleur brusquement très vive, hémorrhagies, syncopes, péritonite suraiguë.

Au toucher on reconnaîtra la masse utérine d'un thrombus du vagin ou de la vulve, à ce fait que dans le thrombus les orifices du col sont normaux. Le col est introuvable dans l'inversion complète.

On évitera encore de confondre l'inversion avec une tumeur utérine, saillante au travers du col.

Pronostic. — La gravité de l'accident est subordonnée au degré de renversement. Lorsqu'il n'existe qu'un simple affaissement du fond de l'utérus, on n'a guère à redouter que les complications de l'inertie utérine. L'inertie accompagne en effet presque toujours l'inversion.

Si le renversement est complet, les suites possibles sont pour la femme les mêmes que dans la rupture utérine, et plus la situation se prolonge, plus le danger s'accroît.

Conduite à tenir. — La conduite à tenir est tout indiquée : faire reprendre à l'utérus sa situation normale, le réduire comme on réduit une hernie, en repoussant à travers l'orifice les parties qui l'ont traversé, ne négliger aucune précaution antiseptique et renoncer à faire vous-même la réduction si elle présente trop de difficultés. Dans tous les cas, prévenir la famille de la gravité extrême de l'accident, et sans interrompre les tentatives de réduction, faire appeler un accoucheur.

Vous vous souviendrez qu'on évite presque sûrement l'inversion, en ne négligeant jamais la précaution d'avoir toujours une main sur le fond de l'utérus, pendant la délivrance.

LIX. — HÉMORRHAGIES DE LA DÉLIVRANCE. — SYMPTOMES ET DIAGNOSTIC.

L'hémorrhagie peut avoir lieu soit avant, soit après l'expulsion du placenta.

Avant la délivrance. — L'hémorrhagie passe bien rarement inaperçue parce qu'elle est toujours alors extérieure et apparente au dehors.

Liée à l'inertie utérine et au décollement incomplet du placenta, elle présente comme indication : 1° la délivrance artificielle immédiate, si la perte est abondante ; 2° de simples frictions abdominales et surtout l'expression, si la perte est modérée.

Pendant la délivrance artificielle on ne manquera pas d'amener à la fois au dehors le placenta, et les caillots contenus dans la cavité utérine.

La conduite à tenir est donc la même que dans la rétention du placenta, c'est-à-dire frictions sur le fond de l'utérus, expression, et en cas d'insuccès délivrance artificielle avec extraction des caillots.

Après la délivrance. — Ce cas est beaucoup plus fréquent ; il est peut-être plus grave en raison de ce que l'hémorrhagie peut n'être soupçonnée qu'au moment où elle est déjà inquiétante.

Cette forme d'hémorrhagie est toujours liée à l'inertie utérine.

Les causes sont donc celles de l'inertie, et si dans quelques cas on peut être surpris par l'abondance de la perte, on arrive presque toujours à prévoir sa possibilité.

Lorsque le fœtus était très volumineux, les eaux amniotiques extrêmement abondantes, lorsque surtout le travail a été constamment languissant et s'est prolongé par insuffisance des contractions, lorsque la délivrance a été longue, l'hémorrhagie est à redouter.

Quand après la délivrance l'utérus bien rétracté reste dur et globuleux, pas d'hémorrhagie possible. Le danger est au contraire imminent, si l'utérus reste volumineux et flasque. Lorsque l'utérus sans devenir plus dur grossit de plus en plus, c'est la preuve que l'hémorrhagie se fait.

L'hémorrhagie peut se faire jour à l'extérieur (perte externe) ; elle peut aussi se faire tout entière dans la cavité utérine (perte interne).

En réalité il n'y a même pas là deux formes distinctes d'un même accident. Que l'hémorrhagie soit appréciable à la vue, ou qu'elle soit reconnue seulement par le palper et par les symptômes généraux qui l'accompagnent, la gravité est la même, la conduite à tenir est identique.

Pendant une perte de sang abondante et brusque, la face pâlit, la peau se couvre de sueur, le pouls devient rapide, mais difficile à percevoir; puis viennent les syncopes, les convulsions, et enfin la mort. Ces diverses phases peuvent se dérouler avec une rapidité extrême. Parfois le sang coule à flots, la perte est foudroyante, et le moindre retard dans l'intervention peut devenir une faute irréparable.

Il ne faut en aucun cas compter sur l'accouchée elle-même, pour prévenir de l'apparition d'une hémorrhagie.

On retrouve cependant encore une vieille coutume basée sur cette surveillance de la femme par elle-même. Il était en effet d'usage autrefois de ne jamais laisser dormir la femme avant qu'il se fût écoulé depuis la délivrance un intervalle de plusieurs heures; on craignait qu'une perte venant pendant le sommeil ne fût pas signalée.

Cette pratique est défectueuse d'abord, en ce qu'elle prive l'accouchée d'un repos dont elle a bien besoin; ensuite comme l'hémorrhagie ne s'accompagne d'aucune douleur (on pourrait presque dire *au contraire*), une syncope peut survenir avant que l'accouchée ait pu signaler un accident qu'elle ignore.

Il faut donc laisser dormir la femme, mais il faut veiller pour elle, et bien plus efficacement qu'elle ne pourrait le faire.

Le vrai moyen de reconnaître non seulement l'hémorrhagie, mais même la probabilité d'une hémorrhagie prochaine, est de ne pas abandonner de la main le fond de l'utérus palpé à travers les parois abdominales. Je redirai ici encore : avec un utérus rond et dur pas d'hémorrhagie possible; avec un utérus gros et mou l'hémorrhagie est à redouter; si l'utérus grossit elle se fait.

Ce précepte est d'autant plus facile à suivre que l'enfant est à ce moment nettoyé et habillé; l'accoucheuse n'a à s'occuper que de la mère et peut acquérir bien vite une habitude du palper suffisante, pour reconnaître toujours sans difficultés la forme de l'utérus.

Dans les cas où elle ne peut trouver l'utérus, l'accoucheuse doit se méfier ; c'est alors qu'il est très mou, et que par conséquent l'hémorrhagie est à craindre.

On parvient avec facilité par de simples frictions extérieures gênantes pour la femme, mais tout à fait inoffensives, à maintenir en quelque sorte indéfiniment l'utérus à l'état d'un globe très rond et très dur.

Je suis très convaincu que presque toutes les hémorrhagies de la délivrance sont dues à ce qu'on a négligé cette précaution si simple.

LX. — HÉMORRHAGIES DE LA DÉLIVRANCE (SUITE). — TRAITEMENT.

Le traitement le plus sûr est le traitement préventif qui consiste à maintenir l'utérus à l'état d'un globe dur immédiatement après la délivrance.

Y a-t-il hémorrhagie, c'est-à-dire l'inertie utérine se maintient-elle malgré les frictions, il ne faut pas hésiter à intervenir par l'un des moyens utiles, et ces moyens sont les suivants :

1° Action brusque du froid sur le ventre ;

2° Seigle ergoté ;

3° Extraction des caillots et chatouillement de la muqueuse utérine ;

4° Compression de l'aorte.

Action du froid. — Le froid est employé sous forme de serviettes trempées dans l'eau froide. Il est parfaitement inutile que l'eau contienne des substances quelconques, vinaigre ou autres. Il est surtout nuisible que sous prétexte de refroidir le ventre on fasse des applications continues. Mieux vaut ne pas employer trop d'eau. L'application des serviettes froides réussit d'autant mieux qu'elle est plus brusque et que l'eau est plus froide. Ce moyen parfois bon ne saurait suffire dans les cas graves. On perdrait un temps précieux à l'utiliser dans les hémorrhagies foudroyantes.

Seigle ergoté. — Le seigle ergoté, dont il est ici question pour la première fois, est cependant un médicament très employé, beaucoup trop employé même et dont l'étude plus complète sera faite à propos des médicaments.

Le seigle ergoté employé à la dose de 1, 2 ou 3 grammes, par prises de 50 centigrammes à la fois, a pour effet de faire contracter l'utérus. La contraction ainsi obtenue n'est point intermittente comme celle du travail, elle est continue. Dans le cas actuel, c'est une condition favorable.

Le seigle ergoté, dans les cas d'hémorrhagie menaçante, est fort utile; mais dans l'hémorrhagie *qui se fait* et surtout dans l'hémorrhagie foudroyante, son action est trop lente. Administré par la bouche, il n'agit qu'après un quart d'heure environ, et dans l'hémorrhagie foudroyante la femme peut être morte bien avant que le médicament ait été absorbé.

On a, il est vrai, la ressource d'administrer l'ergot sous forme de solutions d'ergotine toutes préparées, au moyen d'injections hypodermiques. L'absorption se fait ainsi en deux ou trois minutes (voir au chapitre des Médicaments).

Extraction des caillots. — Dans l'hémorrhagie foudroyante, l'injection hypodermique d'ergotine elle-même demande trop de temps. Avant qu'on ait préparé la seringue, qu'on l'ait remplie, qu'on ait fait l'injection et qu'on en ait attendu les effets, la femme peut perdre énormément de sang. L'introduction de la main dans l'utérus est plus sûre et plus prompte. Le seul délai qu'exige l'emploi de ce moyen est le temps consacré à plonger la main dans une solution antiseptique forte et à la graisser rapidement avec de la vaseline phéniquée.

La main est alors portée tout entière et sans hésitation au fond de la cavité utérine pendant que la main restée libre cherche à reconnaître ce fond au travers des parois abdominales.

La main qui est dans l'utérus enlève alors les caillots en masse aussi rapidement que possible, et profite de son séjour dans la cavité pour exciter par une sorte de chatouillement très actif les parois utérines. Les contractions sont toujours obtenues rapidement. A mesure qu'elles se produisent on retire lentement la main entraînant avec elle les caillots.

La main n'est définitivement retirée que lorsqu'elle commence a être serrée fortement par le retrait de l'utérus.

Il ne reste plus alors qu'à maintenir la rétraction soit par l'administration de l'ergot, soit simplement par des frictions extérieures sur le fond de l'organe. Un lavage intra-utérin avec une solution antiseptique est fait quelques minutes après.

Compression de l'aorte. — La compression de l'aorte, moyen moins sûr et d'un emploi plus difficile que le précédent, s'applique seulement aux cas d'hémorrhagie foudroyante dans lesquels la rétraction de l'orifice est déjà telle que l'introduction de la main soit impossible. Ce moyen s'utilise donc surtout dans les hémorrhagies tardives.

On comprime l'aorte avec les deux mains à travers les parois abdominales en pressant avec l'extrémité des doigts sur l'aorte jusqu'à ce qu'elle soit aplatie contre la colonne vertébrale. Cette compression bien faite arrête l'hémorrhagie et permet ainsi de gagner le temps nécessaire à l'administration de l'ergot.

La compression est beaucoup trop fatigante pour pouvoir être continuée longtemps. On peut, sans quitter l'aorte de l'extrémité des doigts, se faire aider par quelqu'un qui pressera de haut en bas sur la main de l'accoucheuse. Ce moyen doit toujours être combiné avec l'un des précédents, de préférence avec une injection hypodermique d'ergotine. Il n'a pas à lui seul l'avantage de provoquer la rétraction utérine et n'oppose à l'arrivée du sang qu'un obstacle mécanique et momentané.

Résumé des moyens de traitement de l'hémorrhagie. — L'hémorrhagie n'est à craindre que si l'utérus est mou. L'excitation mécanique du fond de l'utérus à travers les parois abdominales est le premier moyen a employer pour éviter la perte de sang. Ne pas s'attarder à l'emploi de ce moyen si l'hémorrhagie se produit sérieuse. Mettre brusquement des compresses glacées sur le ventre. S'il est resté dans l'utérus une partie des annexes, aller les chercher avec la main droite bien désinfectée, la main gauche étant toujours appliquée sur le fond de l'utérus.

Si l'utérus est distendu par des caillots volumineux, extraire ces caillots avec la main et ne retirer la main que lorsque des frictions internes auront produit la rétraction. N'administrer le seigle ergoté qu'après avoir vidé entièrement l'utérus des débris placentaires et des caillots qu'il pouvait renfermer. Dans les hémorrhagies foudroyantes, introduire d'emblée la main et exciter mécaniquement l'utérus, puis seigle ergoté. Si la main ne peut être introduite, compression de l'aorte et en même temps seigle ergoté.

Soins consécutifs. — Quel que soit le procédé employé pour combattre une hémorrhagie grave de la délivrance, tout n'est pas fini lorsque la perte est momentanément suspendue. Il reste encore deux choses à faire : 1° en éviter le retour et 2° mettre la malade dans les meilleures conditions possibles de résistance.

C'est en partant du principe si important que la perte est incompatible avec la consistance dure et l'état globuleux de l'utérus qu'on agira tout d'abord.

L'utérus est-il encore distendu par des caillots? la perte s'est-elle momentanément arrêtée malgré la présence dans l'utérus d'une portion ou de la totalité du placenta? il ne faut pas hésiter à introduire la main et à vider l'utérus si l'on ne veut s'exposer à voir la perte recommencer d'un moment à l'autre et peut-être trop tard pour qu'il soit alors possible d'introduire la main.

L'utérus est-il vide de placenta et de caillots, à moins qu'il ne soit fortement rétracté déjà, on administre le seigle ergoté, un gramme à la fois, quitte à renouveler cette dose vingt ou trente minutes plus tard, si l'effet désiré n'est pas obtenu.

Pour éviter une syncope qui peut être mortelle, faire garder à la femme l'immobilité la plus complète. Ne lui permettre ni un mouvement ni un effort. Glissez seulement sous elle une serviette ou un drap plié bien propre de manière à surveiller l'écoulement du sang, mais ne lui permettez pas de vous aider dans cette petite manœuvre.

Survient-il une syncope? Abaissez la tête de la femme en supprimant à la fois oreillers et traversin. Frappez-lui la face mais sans la refroidir, et abstenez-vous surtout de lui couvrir la tête de compresses glacées.

Un médicament extrêmement précieux dans la syncope est le nitrate d'amyle; il est malheureusement trop peu connu. Les injections hypodermiques d'éther sont aussi fort utiles.

Après une perte abondante, les forces de la femme ont besoin d'être soutenues, et il importe de lui donner bien vite des aliments très nutritifs, sans toutefois la déplacer.

L'alcool, dans les cas graves, peut rendre de grands services; mais il ne faut le donner que sous forme de vin vieux, de rhum étendu d'eau ou d'eau-de-vie également étendue.

Je repousse absolument l'emploi d'un médicament fort énergique dont on abuse tous les jours dans nos régions, l'élixir de la Grande-Chartreuse, sorte de teinture d'absinthe extrêmement forte et faite avec de l'alcool presque pur. Ce médicament m'a toujours paru agir surtout comme vomitif, ce qui, dans le cas actuel, est nuisible, ou comme vermifuge, ce qui, dans l'hémorrhagie de la délivrance, est au moins inutile.

Le vin, le rhum, le garus étendus d'eau sont fort utiles, mais au début seulement, et il ne faut pas tarder à remplacer ces boissons par quelque chose de plus nutritif. Rien ne vaut, à cet égard, le bouillon de viande très concentré, froid et dégraissé.

J'ai l'habitude de faire faire ces petits repas sans déplacer l'accouchée. Cette précaution, toujours utile, est indispensable après une hémorrhagie. On utilise alors un long tube de caoutchouc dont une extrémité est placée dans la bouche de la femme pendant que l'autre plonge dans le liquide placé sur un meuble voisin.

Contrairement à tous les préjugés, le bouillon de viande concentré nourrit mieux que la plupart des aliments, même la viande rôtie.

Cette alimentation a, de plus, l'avantage de ne laisser à peu près aucun résidu à expulser, d'où constipation, mais constipation favorable, puisqu'il importe d'éviter les mouvements.

Dans le même but, il peut être utile de faire absorber à l'accouchée soit en boisson, soit en lavement et dans la journée même après l'hémorrhagie, 10 à 15 gouttes de laudanum de Sydenham.

Enfin, la mise au sein de l'enfant, toujours sans déplacer la femme, est un des meilleurs moyens de faciliter la contractilité utérine. C'est donc une garantie qui n'est pas de trop dans ces cas où l'utérus présente toujours un peu de tendance à l'inertie.

QUATRIÈME PARTIE

PATHOLOGIE DES SUITES DE COUCHES.

Nous étudierons d'abord les anomalies qui peuvent se produire
dans les divers phénomènes physiologiques des suites de
couches : régression utérine, tranchées, lochies, sécrétion du
lait. Nous passerons ensuite en revue les diverses complications
qui peuvent être observées du côté des organes importants : cœur
et vaisseaux sanguins, poumons, système nerveux, mamelles, etc.
Nous terminerons par un résumé aussi concis que possible des
divers accidents dus à l'infection et dont l'ensemble est
encore actuellement désigné sous le nom impropre de fièvre
puerpérale.

CHAPITRE PREMIER

Anomalies dans les phénomènes physiologiques des suites de couches.

LXI. — RÉGRESSION UTÉRINE. — TRANCHÉES.

§ 1. — *Régression utérine.*

Dans les conditions normales, après une légère augmentation
momentanée de volume, l'utérus tend à revenir de plus en plus
sur lui-même. Vers le douzième jour, le fond doit atteindre
seulement le pubis; vers la fin du troisième mois, l'ensemble de
l'organe doit avoir repris à peu près les dimensions qu'il avait
avant la grossesse.

Il n'en est pas toujours ainsi. Parfois vers le troisième ou le
quatrième jour par exemple, l'utérus est encore très volumineux

et non seulement il ne tend pas à diminuer promptement, mais quelquefois·même il augmente de volume.

Les hémorrhagies constituent l'une des causes possibles de cette absence de régression. Les autres causes sont peu connues ; je me bornerai à signaler, comme pouvant contribuer à retarder la régression, la rétention partielle des annexes du fœtus et les tumeurs utérines.

De l'absence de régression résulte une conséquence importante : les sinus sanguins et les espaces lymphatiques qui abondent dans les parois utérines conservent des dimensions plus grandes. Ce sont des surfaces d'absorption pour les germes infectieux, surfaces d'autant plus actives que la cavité de l'organe est elle-même plus vaste. Il est facile de comprendre que l'absence de régression est aussi une cause indirecte de dangers : dangers d'hémorrhagies et dangers d'infection par des germes venus de l'extérieur.

Le repos complet paraît être un des meilleurs moyens d'obtenir, dans les délais ordinaires, le retour de l'utérus à son volume normal. Par repos complet il faut entendre non seulement le séjour au lit, mais encore l'absence de tout mouvement étendu. Les femmes qui, dès les premiers jours, s'asseoient dans leur lit et se penchent en avant (ce qui est parfaitement inutile) pour donner à téter, ne peuvent être considérées comme gardant le repos.

La compression régulière de l'abdomen par une bonne ceinture est encore une condition très favorable. On remédie ainsi à la flaccidité des parois et il semble même que les femmes chez lesquelles on a pris cette précaution conservent un ventre moins gros.

S'il venait à la pensée de l'accoucheuse de traiter par le seigle ergoté le retard de la régression, elle se souviendrait que ce médicament est plus nuisible qu'utile, tant que l'utérus renferme encore quelques caillots.

§ 2. — *Déviations.*

Bien que leurs conséquences définitives soient éloignées, nous rattacherons aux anomalies de la régression les déviations utérines consécutives à l'accouchement.

De toutes les déviations, les plus fréquentes sont l'antéflexion et l'antéversion. Dans la moitié des cas on observe l'une ou l'autre, souvent les deux réunies.

L'attitude prise par la femme semble être pour beaucoup dans la production de ces déviations, et en particulier l'attitude assise que prennent tant de femmes pour allaiter.

Le retour prématuré à ses occupations ordinaires est encore, pour la femme récemment accouchée, une cause bien démontrée de déviation.

Le relâchement des ligaments utérins et des parois vaginales a encore pour résultat assez fréquent un certain degré d'abaissement de l'utérus en totalité.

Toutes ces complications peuvent être ordinairement évitées par un séjour prolongé au lit et dans l'attitude horizontale. Le séjour au lit ne doit jamais être moindre de dix à douze jours. A ce point de vue l'hydramnios, la grossesse gémellaire et toutes les causes de distension excessive de l'utérus, de ses ligaments et des parois abdominales sont des motifs de prolongation du repos.

§ 3. — *Tranchées utérines.*

Les tranchées utérines telles que je les ai décrites (1) constituent un phénomène physiologique au moins chez les multipares.

La raison des tranchées est presque toujours la nécessité d'expulser soit quelques caillots, soit plus rarement quelques fragments de membranes restés dans l'utérus.

(1) Cours de première année.

L'intensité de la douleur est variable, et dans quelques cas exceptionnels seulement elle arrive à être presque égale à celle qui accompagne le travail de l'accouchement.

La durée des tranchées varie également de quelques heures à quelques jours.

Lorsque l'intensité des douleurs est extrême ou leur durée anormale, il y a lieu de chercher à reconnaître s'il ne survient pas quelque complication du côté de l'utérus ou des organes voisins.

Il faut avoir soin de ne pas confondre les tranchées avec les douleurs dues à l'accumulation de l'urine dans la vessie. Dans ce dernier cas la douleur est plus continue et surtout cesse dès que la femme a pu uriner; l'accouchée peut très bien ne pas se rendre compte de l'existence de ce besoin.

Les douleurs abdominales qui accompagnent souvent le début des accidents infectieux peuvent être quelquefois confondues avec de simples tranchées, et cela d'autant plus facilement qu'il y a souvent coïncidence.

Il existe un moyen assez simple de résoudre ce problème : ce moyen, c'est l'emploi du thermomètre.

Nous savons que dans l'état physiologique, c'est-à-dire normal, l'accouchée ne doit point avoir de fièvre, pas plus le premier jour que les jours suivants.

Les accidents infectieux, dits de *fièvre puerpérale*, s'accompagnent toujours d'élévation de température. Les tranchées seules, même si elles sont très douloureuses, n'en produisent pas.

Ainsi, tant que la température se maintiendra à 37° ou 37° et quelques dixièmes, n'ayez aucune crainte. Méfiez-vous au contraire des douleurs abdominales qui coïncident avec une élévation de température d'un degré ou plus.

Les tranchées utérines que l'on observe quelquefois très douloureuses et très persistantes, mais sans autre complication, doivent être combattues dans le but de permettre à l'accouchée un peu de repos.

Sous ce rapport, de petits lavements laudánisés et gardés (dose : 15 gouttes de laudanum dans les 24 heures) rendent de grands services. Il ne faudrait cependant pas y recourir trop longtemps, d'abord parce que le laudanum constipe et aussi parce que la persistance de violentes tranchées doit faire craindre soit une rétention partielle des débris de l'œuf, soit une tumeur, soit l'apparition prochaine de la fièvre, toutes circonstances dans lesquelles il est bon qu'une accoucheuse ne reste pas seule chargée du traitement.

LXII. — LOCHIES. — SÉCRÉTION DU LAIT.

§ 1. — *Lochies.*

Les lochies, qui doivent être d'abord sanguinolentes, puis séro-sanguinolentes, séreuses et enfin puriformes, peuvent varier beaucoup comme aspect, comme durée et comme quantité.

La persistance des lochies sanguinolentes, surtout s'il s'écoule du sang presque pur au delà des premiers jours, est une véritable hémorrhagie.

En dehors des cas où l'écoulement de sang est dû à une rétention placentaire ou à une tumeur, on peut observer assez fréquemment des lochies tout à fait sanguinolentes pendant des semaines entières après l'accouchement. Ces cas sont presque toujours ceux dans lesquels la femme s'est levée trop tôt. On les prévient par le repos complet rigoureusement surveillé.

La période des lochies séreuses semble parfois manquer.

Sa durée est d'ailleurs à l'état normal assez courte pour qu'elle puisse passer inaperçue. Cette modification ne paraît pas avoir une grande importance.

Les lochies puriformes marquent rarement d'une manière complète. Mais elles peuvent présenter des variétés importantes. Elles peuvent comme à l'état normal être seulement puriformes, c'est-à-dire avoir à peu près l'aspect du pus sans en avoir la composition, ou bien être réellement purulentes, c'est-à-dire formées de véritable pus. Il existe au point de vue des conséquences une différence très grande entre ces deux sortes de lochies, la première variété étant physiologique et par conséquent inoffensive, la deuxième étant au contraire une menace constante d'infection.

Avec la purulence vraie des lochies coïncide presque toujours la fétidité.

Fétidité des lochies. — Il ne faut pas confondre la fétidité vraie, c'est-à-dire l'odeur de putréfaction, avec l'odeur tout individuelle et parfois fort désagréable que peuvent acquérir les lochies chez certaines femmes même bien portantes.

Les lochies vraiment fétides et dangereuses sont celles dont l'odeur se rapproche de l'odeur de viandes putréfiées ou plus exactement de pièces anatomiques macérées. En pareil cas le danger est imminent; une intervention prompte et énergique est nécessaire.

Aux lochies simplement désagréables par leur odeur il suffit d'opposer des soins de propreté.

Les lochies réellement fétides doivent habituellement leur odeur à la rétention dans l'utérus de débris placentaires, ou à des gangrènes plus ou moins étendues des parois du canal génital. Elles doivent faire redouter l'infection putride.

En présence de lochies fétides vous aurez à vous rendre compte de l'imminence du danger et verrez si vous avez le temps de faire venir un médecin ou si vous devez pratiquer vous-même au plus tôt une injection intra-utérine antiseptique.

Les injections vaginales sont insuffisantes si les tissus putréfiés occupent la cavité utérine.

En bien des circonstances quelques injections intra-utérines bien faites et faites à propos ont pu sauver la vie d'une accouchée.

Durée anormale. — La durée des lochies peut être prolongée, dépasser les premières semaines, et atteindre même jusqu'au retour de couches. A moins de lochies constamment sanguines franchement purulentes ou fétides, rien n'autorise à admettre qu'il y ait là une complication grave.

Toutefois, comme cette prolongation est nécessairement liée à un défaut de reconstitution de la muqueuse utérine, s'il n'y a pas maladie, il y a au moins danger. Tant que la muqueuse utérine n'est pas entièrement reformée, les accidents d'infection sont à redouter.

Suppression des lochies. — La disparition prompte des lochies est loin d'avoir la signification qui lui est souvent attribuée. C'est plutôt un signe favorable indiquant la promptitude de la régression et par conséquent la tendance moindre à l'infection.

Quant à la disparition brusque qui coïncide beaucoup moins souvent qu'on ne le croit avec des symptômes d'infection, ce n'est alors qu'un phénomène très accessoire au milieu d'autres accidents bien plus graves.

Modifications dans la quantité. — Rien ne prouve qu'un écoulement abondant soit nécessaire. Si la plaie utérine est promptement réparée, l'écoulement est minime sans qu'il y ait là un danger. J'ai observé plus d'une fois des femmes qui à la suite d'accouchements même très laborieux n'ont presque pas perdu et ne s'en sont pas plus mal trouvées.

L'opinion qui veut que tout accouchement heureux soit suivi d'un écoulement lochial très abondant est une vieille erreur à rectifier. Le contraire se rapprocherait davantage de la vérité.

§ 2. — *Sécrétion du lait.*

Les anomalies de la sécrétion lactée peuvent porter sur la date d'apparition du lait et sur la quantité qui en est sécrétée.

Date d'apparition. — Rarement le troisième jour se passe sans que les mamelles soient devenues le siège d'un gonflement très appréciable et sans que la succion puisse déterminer l'écoulement d'un peu de lait par le mamelon.

Cependant l'établissement de cette sécrétion peut être précipité ou retardé. Il y a là comme seule cause connue des dispositions individuelles, et cette irrégularité n'a aucune signification fâcheuse.

Absence de sécrétion. — On a signalé que chez les femmes très malades dès le début des suites de couches la sécrétion lactée ne se faisait pas. Le fait est habituellement exact, mais, comme pour la disparition brusque des lochies, ce n'est ni le premier ni l'un des plus importants parmi les phénomènes qui caractérisent l'infection.

Insuffisance. — La quantité de lait sécrétée peut être insuffisante par suite de dispositions tout individuelles. L'atrophie des glandes mammaires en est habituellement la cause.

Une grande persévérance dans la mise au sein de l'enfant a souvent pour résultat d'activer la lactation, et bien des femmes pourraient avoir beaucoup plus de lait qu'elles n'en ont, si elles voulaient se donner la peine de mettre l'enfant au sein plus souvent.

Exagération. — L'exagération dans la quantité de lait sécrété par les mamelles n'est habituellement que relative, c'est-à-dire qu'elle dépasse les besoins de l'enfant.

Lorsque cette augmentation reste modérée, elle n'a pas d'autres inconvénients pour la femme que la nécessité de plus de soins de propreté. Il se fait ordinairement une sorte d'équilibre entre la quantité de lait sécrétée et celle qui est prise par l'enfant.

Dans quelques cas cependant, le lait est si abondant qu'il s'écoule, inondant en quelque sorte les vêtements de la femme. On désigne cet état sous le nom de *galactorrhée*.

La femme peut alors être affaiblie par les pertes énormes qu'elle subit, et il peut devenir nécessaire de supprimer peu à peu l'allaitement. Ces cas me paraissent être extrêmement rares.

Lorsque la mère ne doit pas nourrir, nous avons vu que le meilleur moyen de ne pas laisser s'établir la sécrétion était de ne pas donner à téter du tout et de boire le moins possible. Si à l'hôpital on oblige toutes les femmes à nourrir bien que la plupart d'entre elles ne soient pas destinées à faire des nourrices, il y a là une anomalie que des dispositions administratives particulières rendent inévitable. S'il était possible de remettre tout enfant dès sa naissance à une bonne nourrice, on défendrait à la mère de commencer l'allaitement.

CHAPITRE II

Complications du côté des principaux organes.

LXIII. — TROUBLES GÉNÉRAUX DE LA CIRCULATION. — ÉTAT DU POULS ET DE LA TEMPÉRATURE. — SYNCOPES.

État du pouls. — Chez une femme qui vient d'accoucher le ralentissement du pouls est toujours un signe favorable. La valeur de ce signe est facile à comprendre puisque le ralentissement est d'autant plus prompt et plus marqué que l'utérus est revenu plus vite et plus complètement sur lui-même.

Les cas dans lesquels le chiffre des pulsations se maintient normal, ou même plus élevé, ne sont pas rares. Ils ne sont pas nécessairement d'un pronostic fâcheux. Mais l'absence de ralentissement peut être l'indice soit du début d'une complication, soit au moins d'un arrêt dans la régression, arrêt toujours défavorable, puisque la meilleure garantie contre l'introduction de germes infectieux dans l'utérus est l'oblitération de la plaie utérine par la rétraction permanente de cet organe.

Les hémorrhagies abondantes empêchent le ralentissement.

État de la température. — Ce moyen de contrôle est malheureusement fort négligé des accoucheuses. Il n'est cependant ni long ni difficile de vérifier au moins une fois tous les jours et pendant cinq ou six jours au moins la température. Si l'on s'était servi plus tôt du thermomètre, on n'aurait pas cherché pendant près d'un siècle les causes d'une prétendue fièvre de lait qui atteindrait vers le troisième jour toutes les accouchées, et qui en réalité n'existe pas.

La fièvre est toujours accompagnée d'élévation de la tempé-
ture ou plus exactement la fièvre n'est pas autre chose qu'une
élévation de température.

Or c'est précisément vers la fin du deuxième jour, que le
thermomètre chez une accouchée bien portante indique le chiffre
le plus bas.

La température normale prise sous l'aisselle varie entre 36°,5
et 37°. A 38° il y a fièvre.

Souvent on pourra reconnaître par ce seul moyen le début
d'une complication.

Il ne faudrait cependant pas croire toujours à un danger très
sérieux, si le thermomètre monte à 38°. Cette température peut
être observée sous la seule influence de déchirures du périnée,
ou même de gerçures du mamelon avec lymphangite.

Il y a donc toujours une cause pathologique à l'élévation
même modérée de température.

Au-dessus de 38°,5 les complications les plus graves sont à
redouter. Les frissons coïncident toujours avec une température
très élevée, et seul le frisson qui suit immédiatement l'accouchement ou la délivrance est sans signification fâcheuse. On
peut même dire que ce frisson *précoce* et *isolé* est physiologique,
c'est-à-dire normal.

Au delà du premier jour, un frisson est toujours un symptôme
grave. Toujours il est l'indice de la fièvre et presque toujours
le début d'une infection.

Syncope. — Parmi les troubles circulatoires qui suivent parfois de près la délivrance, il en est un qui a déjà été signalé à
propos des hémorrhagies et qui présente une certaine gravité,
c'est la syncope. Dans cet hôpital vous avez pu en observer plusieurs fois déjà, et parfois chez des femmes qui n'avaient perdu
que peu de sang. Ces syncopes auraient pu être évitées par la
précaution très élémentaire de laisser ces femmes reposer dans
leur lit au lieu de les faire asseoir sur une chaise à roulettes et
de les promener ainsi jusqu'à leur lit où elles montent presque
toujours seules.

La syncope est un arrêt du cœur dû à ce que le sang cesse brusquement d'arriver en suffisante quantité au cerveau. Elle est extrêmement rare tant que la femme reste horizontalement étendue.

Alors même que le sang n'apparaît pas à la vulve, la syncope dans le lit est souvent l'indice d'une hémorrhagie abondante. La syncope est un accident grave par lui-même puisque l'arrêt du cœur peut être définitif.

Les syncopes peuvent se succéder par séries, chacune d'elles conservant sa gravité.

Je ne saurais trop répéter que le meilleur traitement de la syncope, non seulement chez les accouchées mais chez n'importe qui, est la position horizontale, la tête étant même un peu plus basse que le reste du corps. Il ne faut pas perdre de temps dans l'accomplissement de cette manœuvre, et quand on voit une personne se trouver mal ou prendre une syncope, ce qui est la même chose, il faut l'étendre n'importe où, par terre au besoin, sans jamais chercher à lui relever la tête.

Les inhalations de nitrite d'amyle sont d'un grand secours dans la syncope; mais il faut avoir ce médicament tout prêt. Ce n'est pas au moment où la syncope survient qu'il faut songer à s'en procurer.

LXIV. — ŒDÈME DOULOUREUX DES ACCOUCHÉES (PHLEGMATIA ALBA DOLENS). — EMBOLIES.

Siège. — L'œdème douloureux des accouchées est une phlébite, c'est-à-dire que la lésion essentielle a pour siège une ou plusieurs veines.

L'œdème douloureux des accouchées occupe presque toujours l'un des membres inférieurs, rarement les deux, plus souvent le gauche.

Causes. — La véritable cause de cette phlébite est peu connue, et bien qu'il soit fort probable que la phlébite d'un membre ne soit que la propagation d'une phlébite utérine, il n'est pas toujours facile de saisir la relation qui peut exister entre les deux affections. Une première atteinte semble prédisposer à des récidives, lors d'accouchements consécutifs, mais sans que l'œdème soit plus dangereux la deuxième fois que la première. On a même cru remarquer que la gravité des cas semblait aller en diminuant.

Début. — L'œdème douloureux est une complication tardive des suites de couches. Rarement la maladie débute avant la fin de la première semaine. Parfois on l'observe un peu plus tard, vers le quinzième ou le vingtième jour, par exemple.

Symptômes. — Le premier symptôme ne peut être perçu que par la malade. C'est une douleur ordinairement très vive dont le siège est le pli de l'aine, plus rarement le ventre ou une fesse, et qui se propage ensuite le long du membre.

La douleur, surtout au creux poplité, c'est-à-dire au-dessous de l'articulation du genou, est exagérée par les mouvements et par la pression.

Peu à peu la douleur fait place à des fourmillements très pénibles.

Quelques heures après, parfois le lendemain seulement, apparaît une légère tuméfaction au niveau des points douloureux. L'œdème, cause de cette tuméfaction, s'étend peu à peu soit du côté des parois abdominales, soit surtout le long du membre inférieur qui semble élargi à sa base comme un gigot.

L'envahissement de tout le membre peut se faire en quelques heures, plus souvent en quelques jours.

La peau au niveau des parties malades est d'un blanc mat. La palpation, surtout à la face interne de la cuisse, fait percevoir profondément des vaisseaux (veines) durs comme des cordons pleins. Cette sensation correspond à une dureté réelle des veines, oblitérées par de longs caillots. Il faut éviter de trop prolonger cette exploration qui, par un mécanisme que j'expliquerai plus loin, peut entraîner brusquement la mort.

Marche de la maladie. — L'œdème douloureux présente

au point de vue de sa marche deux périodes bien tranchées :
1° une période de formation ; 2° une période d'état.

Avant la formation du caillot qui obstruera les veines, la
femme semble être menacée d'une péritonite : outre la douleur
très vive il existe de la fièvre et des nausées, parfois même des
vomissements. Cette période de début ou de formation se prolonge ordinairement plusieurs jours, huit à dix en moyenne.
Les douleurs et la fièvre semblent s'atténuer une fois que l'oblitération est constituée.

La période d'état ou période stationnaire est presque uniquement caractérisée par l'œdème et l'impotence du membre.

Peu à peu cependant l'œdème diminue, le membre recouvre
ses mouvements et la guérison s'achève lentement.

Bien rarement la guérison exige moins d'un mois.

Lorsque les deux membres inférieurs sont atteints, il est rare
qu'ils le soient en même temps et l'œdème du deuxième membre semble n'être que la propagation de l'œdème siégeant sur
l'autre.

Cette affection dure quelquefois des années. Le plus souvent
elle guérit en un mois ou deux sans laisser d'autres traces qu'une
tendance momentanée à l'œdème sous l'influence de la station debout prolongée. Souvent le membre malade, malgré la
disparition de l'œdème, reste longtemps impotent.

Complications. — Dans quelques cas exceptionnels, on peut
voir survenir soit la suppuration au niveau des veines oblitérées,
soit un véritable phlegmon de la jambe ou de la cuisse, soit
même la mort subite ou très rapide par embolie. La possibilité
de ce dernier accident fait surtout la gravité de l'œdème douloureux.

Embolie. — L'embolie est un fragment détaché du caillot
veineux. Ce fragment entraîné par la circulation pénètre dans
le cœur d'abord, puis dans l'artère pulmonaire. La mort peut
alors survenir avec une rapidité extrême et presque foudroyante.

Les pressions exercées par le palper sur les membres malades
peuvent détacher un de ces caillots. Il en est de même des

mouvements, et plus d'un cas de mort se rapporte à des femmes qui, se considérant comme guéries, se levaient déjà.

Le caillot formé dans les veines est en effet long à disparaître. Tant qu'il subsiste c'est une menace perpétuelle pour l'accouchée. Il importe avant tout de ne l'explorer qu'avec précautions et d'interdire tout mouvement du membre malade.

Traitement. — Le traitement de l'œdème douloureux consiste surtout dans l'immobilisation complète. Ce traitement comporte encore deux indications : calmer la douleur et favoriser la circulation.

Contre la douleur on emploie les liniments opiacés ou belladonés, l'huile de jusquiame, le baume tranquille, etc., etc.

Toutes ces substances qui ne sont peut-être pas très utiles sont au moins inoffensives, pourvu qu'on ait la précaution de ne pas frictionner le membre malade. Les frictions peuvent en effet détacher un fragment de caillot et entraîner la mort par embolie.

On favorise la circulation très ralentie du membre inférieur en entourant ce membre de coton et de boules d'eau chaude. Avant tout l'immobilisation du membre est assurée, soit au moyen d'une gouttière, soit simplement par l'emploi de coussins ou de masses de coton disposées de manière à caler de chaque côté la cuisse et la jambe. Un cerceau préserve le pied du poids des couvertures.

LXV. — TROUBLES DE LA RESPIRATION ET DE LA DIGESTION.

§ 1. — *Respiration.*

Après l'accouchement, la femme débarrassée de la masse énorme qui refoulait le diaphragme respire ordinairement avec facilité. Parfois, immédiatement après le travail, la respiration est un peu irrégulière, mais tout rentre bientôt dans l'ordre.

La dyspnée ou gêne respiratoire n'est pas rare comme complication des suites de couches, mais cette complication n'est-elle-même que la conséquence d'un trouble plus sérieux.

Les causes de la dyspnée sont de deux sortes. La dyspnée peut être sous la dépendance directe d'une maladie des organes respiratoires; le plus souvent elle est due seulement au ballonnement du ventre ou tympanisme.

Dans le tympanisme, les anses intestinales, le gros intestin surtout se remplissent de gaz et refoulent en haut le diaphragme dont les mouvements sont ainsi gênés comme ils l'étaient par la présence du fœtus pendant la grossesse.

Cette forme de dyspnée, sans être grave par elle-même, a toujours une signification fâcheuse parce qu'elle indique un degré très prononcé de paralysie intestinale. Son traitement est celui du tympanisme.

La dyspnée due à de véritables lésions des organes respiratoires n'est pas rare après l'accouchement.

Outre la pneumonie infectieuse qui est l'un des symptômes assez fréquents de l'une des formes d'infection que nous aurons à décrire, on observe comme cause de dyspnée, soit ce qu'on a appelé la pneumonie congestive, soit des épanchements pleurétiques.

Le séjour prolongé sur le dos a pour effet de produire un certain degré de congestion pulmonaire. Cette congestion va quelquefois jusqu'à favoriser le développement de la pneumonie ou fluxion de poitrine. Outre la dyspnée on observe alors des points de côté, de la toux, de la fièvre, des crachats sanguinolents ou au moins couleur de rouille. Dans ces conditions et sans permettre à la femme de se lever, il est bon qu'elle varie un peu sa position dans le lit.

La dyspnée peut être causée encore par un épanchement de liquide dans la plèvre. Favorisé par le séjour prolongé au lit, cet épanchement atteint souvent à un degré plus ou moins marqué les femmes dont l'urine renferme de l'albumine. Ce n'est donc dans beaucoup de cas qu'une conséquence tardive de l'albuminurie. Le traitement est le même : diète lactée et au besoin sudation.

Les diverses complications du côté de la respiration ont rarement un début très brusque : elles persistent assez longtemps et leur traitement appartient bien plus au médecin qu'à l'accoucheuse.

§ 2. — *Digestion.*

Constipation. — La constipation est presque constante après l'accouchement.

Plus d'une fois j'ai insisté précédemment sur le danger qu'il peut y avoir à traiter cette incommodité passagère par des remèdes actifs, dans un moment où l'accouchée doit autant que possible garder le repos le plus complet.

Au delà du cinquième jour cependant, on observe parfois de la fièvre, de la douleur abdominale qu'il n'est possible d'attribuer qu'à la constipation. Il importe alors d'aider au rétablissement des fonctions suspendues ; quelques lavements suffisent le plus souvent.

Bien rarement les accidents dus à la constipation seront assez brusquement graves pour que vous puissiez prendre sous votre responsabilité la prescription d'un médicament purgatif toujours dangereux chez une femme accouchée seulement depuis quelques jours.

Tympanisme. — Le ballonnement du ventre ou tympanisme est lié à la même cause que la constipation, c'est-à-dire à la paralysie intestinale.

Le tympanisme, quand il est excessif, est toujours une chose fâcheuse et la distension des anses intestinales contribue encore à leur enlever de leur facilité à se contracter.

L'alimentation par des légumes frais et surtout par des fruits est une cause fréquente de tympanisme.

Faites manger à la femme des raisins dès le lendemain de ses couches et vous verrez à peu près sûrement survenir dans la journée un tympanisme énorme. Le lait en produit quelquefois un peu.

Deux moyens me paraissent fort utiles pour éviter le tympanisme des premiers jours. Ces moyens sont :

1° L'alimentation exclusive par du bouillon de viande.

2° L'emploi d'une ceinture large et un peu serrée. Le ballonnement est en effet favorisé par la souplesse trop grande des parois abdominales.

Je ne crois pas à l'utilité des cataplasmes, ou plutôt je crois devoir expliquer leur effet utile quelquefois constaté par ce fait qu'on les a laissé refroidir sur le ventre de la femme. Mieux vaudrait, si l'on tenait à employer un procédé semblable, recourir d'emblée à l'emploi du froid sous forme de compresses mouillées qui ont au moins sur le cataplasme l'avantage d'être plus propres.

Les lavements simplement émollients ou huileux sont parfois un bon moyen de combattre le tympanisme. Mais il ne faut pas en abuser et jamais vous ne donnerez, ainsi que je l'ai vu faire plus d'une fois, six, dix ou même quinze lavements dans la même journée. Agir ainsi c'est fatiguer beaucoup la femme sans aucune certitude de réveiller la contractilité de l'intestin.

Le café réussit quelquefois assez bien, et c'est un moyen peu dangereux.

Vous n'oublierez pas que le tympanisme est un des symptômes ordinaires de la péritonite, et si vous pouvez soigner chez vos accouchées un tympanisme léger et sans gravité, vous ne devez jamais rester seules chargées de soigner votre malade si e tympanisme s'accompagne de frissons, de vomissements et surtout d'une élévation de température sérieuse.

Embarras gastrique. — L'embarras gastrique caractérisé par la perte de l'appétit, les tendances à la nausée et aux vertiges, la présence d'un enduit blanchâtre sur la langue, est assez fréquent après l'accouchement. Il peut en exister des formes graves. Chez une malade ordinaire le mieux serait de purger. Il n'y a pas lieu de le faire chez une femme accouchée depuis peu de jours.

La guérison survient presque toujours seule ou après fort peu de temps et vous vous bornerez, au moins dans les cas bénins, qui sont les plus ordinaires, à insister davantage sur l'alimentation exclusive par le bouillon de viande.

Diarrhée. — La diarrhée a une signification variable : tantôt elle est due à une accumulation de matières fécales dures irritant l'intestin ; tantôt elle est sous la dépendance d'une maladie infectieuse.

Toujours fâcheuse en ce qu'elle expose l'accouchée à des mouvements trop répétés, elle ne doit cependant pas toujours être combattue : tel est le cas pour l'albuminurie et les maladies infectieuses.

L'appréciation des causes de la diarrhée est parfois très difficile, vous agirez donc sagement en ne la traitant pas vous-mêmes, au moins pendant les premiers jours.

Au delà de la première quinzaine, il est toujours utile de traiter la diarrhée persistante par l'administration d'un purgatif salin.

LXVI. — TROUBLES DU SYSTÈME NERVEUX. — FOLIE
PUERPÉRALE.

A l'excitation générale qui accompagne le travail, succède ordinairement une période de calme.

Rarement il persiste pendant un temps très court une agitation qui ne tarde pas à cesser d'elle-même.

Convulsions post-hémorrhagiques. — On peut observer de véritables convulsions liées à une hémorrhagie abondante et de tous points semblables à celles qui précèdent la mort chez le poulet saigné. Il en a été question déjà à propos des hémorrhagies. Leur pronostic est grave puisqu'elles indiquent toujours une perte de sang très sérieuse. Leur traitement est celui de l'hémorrhagie et de la syncope.

Éclampsie. — Les crises d'éclampsie peuvent se produire après l'accouchement et même après la délivrance. Elles vont presque toujours en diminuant à mesure qu'on s'éloigne du moment de l'accouchement. Il importe de ne pas suspendre le traitement, c'est-à-dire la diète lactée jusqu'à la disparition de l'albuminurie.

Paralysies puerpérales. — Ces paralysies s'observent soit avant, soit surtout après l'accouchement. Elles diffèrent peu de ce qu'elles sont en dehors de l'état puerpéral. Elles sont dues soit à une hémorrhagie cérébrale, soit à l'anémie causée par des hémorrhagies utérines, soit à une maladie infectieuse, soit simplement à une sorte d'épuisement du système nerveux après un travail trop douloureux ou trop prolongé.

La date de leur apparition, leur durée, leur gravité sont variables ; il en est de même de leur siège. La paralysie peut porter soit sur les membres inférieurs, soit sur les deux membres du même côté, soit à la fois sur un ou plusieurs membres et sur la face.

Dans la plupart des cas il existe en même temps des troubles de sensibilité, c'est-à-dire qu'on peut, sans provoquer de la douleur, pincer ou piquer la peau au niveau des parties atteintes.

Les cas de paralysie par hémorrhagie cérébrale peuvent se terminer par la mort ; les autres ont presque toujours une terminaison favorable.

Les paralysies puerpérales sont fort rares.

Folie puerpérale. — Les troubles de l'intelligence, beaucoup plus fréquents que les paralysies, peuvent présenter toutes les variétés possibles, depuis le simple délire passager jusqu'à l'aliénation mentale incurable. On les observe non seulement chez les nouvelles accouchées, ce qui est le cas le plus fréquent, mais encore chez les femmes enceintes et chez les nourrices.

Outre l'état puerpéral, les seules causes possibles bien établies sont : l'hérédité, la syphilis et l'albuminurie.

Bien qu'elle soit habituellement passagère, la folie puerpérale est dangereuse en ce qu'elle rend presque impossible l'immobilisation si utile à l'accouchée. Dans quelques cas l'intelligence peut rester altérée fort longtemps.

La seule intervention à laquelle vous soyez autorisées est la suppression de l'allaitement dans tous les cas et la prescription de la diète lactée lorsque l'urine renferme de l'albumine.

Troubles des sens. — Les perversions du goût, du toucher, de l'odorat, rentrent le plus souvent dans l'un des deux cas précédents : paralysies ou folie puerpérale. Ce ne sont que des complications de ces accidents ou des formes atténuées.

Les troubles de la vue sont presque invariablement liés à l'albuminurie.

LXVII. — COMPLICATIONS TARDIVES DU COTÉ DU VAGIN ET DE LA VULVE. — GANGRÈNES ET FISTULES.

J'ai signalé déjà la possibilité de déchirures plus ou moins étendues des parois vaginales, de la vulve ou du périnée.

Gangrène. — Lorsque l'accouchement se prolonge, il peut arriver que les parties molles du vagin, de la vulve ou du périnée comprimées longtemps par la tête fœtale résistent assez pour ne pas se rompre, mais perdent leur vitalité au point qu'après un certain nombre de jours les parties qui ont été le plus fortement comprimées soient éliminées par gangrène.

Tout organe ou portion d'organe qui ne vit plus doit être expulsé hors du corps vivant, et c'est ainsi que des lambeaux plus ou moins étendus des parois vaginales, des petites lèvres ou du périnée peuvent tomber plusieurs jours et quelquefois plusieurs semaines après l'accouchement.

La perte de substance ainsi produite peut être sans gravité si la gangrène n'a porté que sur des tissus sans utilité physiologique. C'est ainsi qu'une partie des petites lèvres peut disparaître sans qu'il y ait là d'inconvénients sérieux pour l'avenir.

Il n'en est plus de même lorsque le lambeau gangrené est une partie de la cloison recto ou vésico-vaginale.

Ces perforations constituent les fistules.

La gangrène d'une partie de la vulve, des parois vaginales ou du périnée n'est cependant pas, même au point de vue de l'existence, dépourvue de gravité. La putréfaction des parties mortifiées est une cause persistante d'infection, et si des soins antiseptiques rigoureux ne sont pas donnés dès l'apparition de la gangrène, la mort de la femme peut rapidement survenir par infection.

La gangrène même très limitée se reconnaît facilement à son odeur particulière qui ressemble à celle de la viande pourrie.

Les lochies deviennent donc fétides.

Il survient de la fièvre, légère si l'infection ne se produit pas, plus forte et accompagnée de frissons, si les germes de putréfaction ont pu remonter le long du vagin jusqu'à la plaie utérine.

La seule conduite à tenir en présence de gangrènes très localisées est le redoublement des précautions antiseptiques : injections phéniquées, lavages non seulement de la vulve mais du vagin. Comme pansement local l'iodoforme rend ici de grands services.

Fistules. — Les fistules dues à la gangrène d'une partie des parois du canal génital sont des communications anormales entre le vagin d'une part, la vessie ou le rectum, rarement l'urèthre de l'autre. Les plus fréquentes sont les fistules vésico-vaginales, c'est-à-dire les communications persistantes entre le vagin et la vessie.

L'écoulement ininterrompu de l'urine par le vagin caractérise la fistule vésico-vaginale. La vessie ne peut se remplir et la femme constamment mouillée est ainsi atteinte d'une infirmité répugnante.

Une infirmité analogue : passage des matières fécales par le vagin, caractérise la fistule recto-vaginale plus rare que la précédente.

Ni l'une ni l'autre ne peuvent être guéries sans une opération qui n'est pas dangereuse, mais longue et difficile.

Fissures anales. — Parmi les complications des suites de couches, je dois signaler encore les fissures de l'anus dues à la distension extrême de cet orifice pendant la période d'expulsion. Ces fissures sont très douloureuses, mais elles peuvent disparaître spontanément s'il n'existe pas trop de constipation habituelle.

Dans les cas rebelles une opération chirurgicale, la dilatation forcée de l'anus, remédie mieux que tout autre moyen à cette infirmité pénible.

LXVIII. — COMPLICATIONS DU COTÉ DES MAMELLES. — TUMÉFACTION DOULOUREUSE. — GERÇURES. — LYMPHANGITE. — ABCÈS DU SEIN.

§ 1. — *Tuméfaction douloureuse.*

Chez une femme qui ne nourrit pas ou ne nourrit plus, les seins gorgés de lait sont parfois le siège de douleurs très vives. On se trouve bien alors de les comprimer d'une manière uniforme au moyen d'une bande, en ayant soin d'interposer entre la bande et les mamelles une couche un peu épaisse de coton disposée en nappe régulière.

Jamais la tension causée par l'absence d'allaitement n'arrive à causer à elle seule des abcès du sein. Ces abcès sont toujours consécutifs à des plaies ou excoriations du mamelon.

Je dois rappeler ici que l'emploi des purgatifs est tout à fait inutile et dangereux comme moyen d'empêcher la tension douloureuse des seins chez la femme qui ne nourrit pas.

Lorsque le mamelon reste absolument à l'abri de toute excitation, la tension douloureuse des seins disparaît toujours d'elle-même en sept ou huit jours en moyenne.

§ 2. — *Gerçures ou plaies du mamelon.*

Très fréquente, cette complication peu importante en apparence peut devenir le point de départ d'accidents graves.

Causes. — Les gerçures ou crevasses du mamelon se produisent surtout chez les femmes qui n'ont point pris les précautions nécessaires, c'est-à-dire qui ont négligé de faire après chaque tétée un lavage minutieux du mamelon au moyen d'une éponge très fine trempée dans un liquide astringent ou un peu alcoolique.

Le séjour prolongé du lait ou de la salive de l'enfant dans les replis du mamelon a pour résultat de ramollir cet organe et d'en faciliter l'ulcération.

Conséquences. — Les gerçures du sein sont ordinairement fort douloureuses et souvent elles obligent à suspendre l'allaitement. Elles peuvent être la cause d'un peu de fièvre et surtout elles peuvent devenir le point de départ de lymphangites et d'abcès du sein.

Dans quelques cas l'ulcération qui siège au pourtour du mamelon s'étend en profondeur, et le mamelon peut être ainsi détaché en totalité.

L'ingestion, par l'enfant, du sang qui s'écoule des ulcérations, est encore une des conséquences fâcheuses de ces lésions.

Traitement. — Outre le traitement préventif qu'il ne faut jamais manquer de conseiller, il est utile de connaître le moyen de guérir les gerçures si fréquentes chez les nourrices.

La première condition est la suppression momentanée de l'allaitement. Souvent quelques heures suffisent pourvu que le mamelon soit maintenu *très propre* et *très sec*.

Les procédés basés sur l'emploi de pommades ou de topiques humides, la classique feuille de violette par exemple, sont tout à fait nuisibles en ce que l'humidité constante que l'on maintient ainsi au niveau du mamelon ne peut que ramollir l'épiderme et rendre les tissus moins résistants.

Voici le mode de traitement que je vous engage à adopter :

1° Suppression momentanément de la mise au sein de l'enfant.

2° Deux ou trois fois par jour, laver le mamelon au moyen d'une éponge très fine trempée dans l'eau phéniquée à 3 p. 100. Après chaque lavage séchez au moyen d'un linge très fin et très propre sans frotter, mais en tamponnant. Après le séchage, poudrez, soit simplement avec de l'amidon impalpable ou du lycopode, soit de préférence au moyen d'une poudre à la fois impalpable et astringente (Voir *Sixième partie*).

3° Lorsque viendra le moment de reprendre l'allaitement, éviter de donner le sein directement et faire usage d'un bout de sein (celui de Bailly est fort utile).

L'emploi d'un bout de sein bien choisi est le meilleur, je dirai même le seul moyen à conseiller aux femmes qui, malgré des gerçures ou des ulcérations du mamelon, tiennent à continuer l'allaitement sans interruption.

§ 3. — *Lymphangite de la mamelle.*

La lymphangite est caractérisée par de petites traînées rouges et douloureuses partant de la base du mamelon et se dirigeant vers le pourtour de la glande mammaire, surtout du côté de l'aisselle.

Le point de départ de la lymphangite est toujours une plaie, ulcération, crevasse, gerçure ou même une simple excoriation du mamelon.

La rougeur et l'élévation locale de la température sont les caractères qui permettent de distinguer la lymphangite de la distension douloureuse des canaux galactophores.

Presque toujours il existe un peu de fièvre.

La lymphangite est assez douloureuse pour obliger habituellement la nourrice à suspendre l'allaitement.

Lorsqu'elle est très intense il peut survenir soit de l'érysipèle, soit un abcès du sein, soit des phénomènes généraux assez graves et surtout des frissons et de la fièvre.

C'est en évitant les excoriations et les plaies du mamelon qu'on peut éviter la lymphangite.

Comme traitement de la lymphangite constituée j'ai l'habitude d'employer le froid sous forme de cataplasmes froids de fécule faits avec de l'eau phéniquée faible.

Le cataplasme n'a ici d'autre but que de remplacer des compresses qui seraient plus gênantes par l'eau qui s'en écoulerait.

La fécule a l'avantage de n'avoir aucune odeur désagréable. Quant à l'eau phéniquée, elle a pour but d'empêcher la fermentation du cataplasme et de plus paraît avoir une action favorable contre la production des abcès.

§ 4. — *Érysipèle de la mamelle.*

L'érysipèle n'est qu'une extension de la lymphangite à une plus vaste surface.

L'apparition de l'érysipèle est caractérisée par l'augmentation de la rougeur et de la douleur au niveau du sein, par l'augmentation de la fièvre ; souvent par quelques troubles digestifs : perte d'appétit, langue très blanche, etc.

Localement on trouve presque toujours sur le pourtour de la région malade une sorte de bourrelet saillant.

Les ganglions lymphatiques de l'aisselle sont tuméfiés et douloureux à la pression.

L'érysipèle peut être une complication trop grave pour que vous puissiez en faire vous-mêmes le traitement.

§ 5. — *Abcès du sein.*

L'abcès du sein est une terminaison possible soit de la lymphangite soit de l'érysipèle. Dans quelques cas ces phénomènes ont pu passer inaperçus, mais vous ne verrez jamais un abcès du sein se produire d'emblée sans qu'il y ait existé d'abord au moins une ulcération légère du mamelon.

Les abcès paraissent être favorisés par la compression contre les parois thoraciques de seins lourds et volumineux.

Souvent ce n'est pas au voisinage du mamelon, mais dans le sillon sous-mammaire qu'on observe les premières excoriations et le début de la lymphangite et de l'érysipèle. L'abcès, s'il en survient un, est alors situé dans la partie inférieure et extérieure du sein.

L'abcès dû aux ulcérations du mamelon est au contraire plus fréquemment situé en haut et en dedans.

Outre les précautions à prendre contre les gerçures du mamelon, vous aurez à maintenir les seins trop volumineux soulevés au moyen d'un bandage approprié.

Quant au traitement de l'abcès une fois formé, vous devez éviter de vous en charger parce qu'il peut être nécessaire d'inciser de bonne heure et largement au bistouri.

Dans tous les cas l'allaitement au moins d'un côté, et préférablement des deux, devra être suspendu.

CHAPITRE III

Infections puerpérales.

Je décrirai sous le nom d'infections puerpérales l'ensemble des complications des suites de couches désignées habituellement sous les noms de fièvre puerpérale, péritonite puerpérale, septicémie puerpérale, etc.

La fièvre de même que la péritonite ne constituent que des symptômes de ces complications, encore la dernière manque-t-elle souvent. Quant à la septicémie, ce n'est que l'une des formes d'infection, mais non la seule.

LXIX. — LES MICROBES.

Toute infection puerpérale est due à ce qu'il pénètre dans la circulation de l'accouchée des êtres vivants infiniment petits semblables à des points simples ou doubles, à des bâtonnets plus ou moins longs, plus ou moins minces, etc. Tous ces petits êtres sont désignés sous le nom générique de *microbes* ou *bactéries*.

Non seulement les microbes peuvent pénétrer dans le sang, mais ils s'y reproduisent à l'infini et paraissent amener la mort surtout par leur accumulation rapide dans les tissus vivants.

Quelques exemples feront comprendre ce que sont les microbes.

Si l'on prend dans un hôpital un peu de poussière (il n'est généralement pas difficile d'en trouver) et qu'on examine cette poussière avec un très puissant microscope, on y reconnaît la présence, au milieu de débris de toutes sortes, d'une quantité plus ou moins notable de petits corps tantôt isolés, tantôt réunis en lignes plus ou moins droites, tantôt en amas.

Ces petits corps, qui sont les bactéries, sont autant d'êtres vivants capables de se reproduire si on les place dans des conditions favorables.

Vient-on à mettre un peu de poussière dans l'eau, beaucoup de microbes périront parce que l'eau ne suffit pas à tous pour les faire vivre. D'autres au contraire se multiplieront au point que telle goutte d'eau qui renfermait par exemple quelques points ronds et quelques bâtonnets ne paraîtra plus, après vingt-quatre ou quarante-huit heures, contenir que des bâtonnets mais en nombre immense. Ces bâtonnets se seront cultivés dans la goutte d'eau.

Cette culture est parfois très rapide, et quelques heures peuvent suffire pour qu'un seul microbe en ait produit des millions. L'eau pure est en général un mauvais milieu de culture. Cependant, si le lendemain du jour où l'on a mis dans l'eau un peu de poussière d'hôpital on introduit une goutte de cette eau dans la cavité abdominale d'un lapin, le lapin ne tarde pas à mourir. Les microbes ont pullulé non plus dans l'eau, mais dans le sang du lapin, liquide bien plus favorable à leur reproduction. On serait arrivé au même résultat en introduisant directement la poussière d'hôpital dans la cavité abdominale du lapin. Cette expérience prouve qu'il existe constamment dans la poussière d'hôpital un ou plusieurs microbes dont l'accumulation dans le sang amène la mort.

Il n'est pas nécessaire que l'introduction des microbes soit faite dans la cavité abdominale ou directement dans le sang. La vaccine, qui est une maladie infectieuse très bénigne, s'obtient en inoculant dans la peau une petite gouttelette d'un liquide renfermant un microbe spécial. On pourrait inoculer de même beaucoup d'autres maladies: la variole, la rougeole, le charbon, la syphilis, etc.

Certains microbes sont extrêmement abondants. On trouve en particulier non seulement dans toute poussière d'hôpital, mais encore presque partout dans l'air, quelques microbes très communs et d'une culture très facile : tels sont ceux du pus et de la putréfaction.

Lorsqu'une plaie un peu étendue est faite au bistouri, surtout dans un hôpital, on voit au bout de quelques jours la surface de la plaie se couvrir d'un liquide blanc et comme crémeux, parfois jaune ou verdâtre. Ce liquide est le pus.

Les bactéries y fourmillent, et ce sont-elles qui, venues du dehors sur la plaie, ont amené la suppuration.

Si, prenant la précaution de nettoyer d'avance la surface de la peau à l'eau phéniquée, de laver également à l'eau phéni-quée la lame du bistouri, on a soin, aussitôt l'incision faite, de recouvrir la plaie de compresses phéniquées maintenues en place par une couche de coton épaisse et serrée, la plaie guérit sans avoir donné naissance à une seule goutte de pus.

Dans le premier cas les bactéries du pus très répandues dans l'air, sur le bistouri, sur les mains de l'opérateur, sur le linge à pansement, etc., se sont introduites dans la plaie et y ont pullulé en provoquant la formation du pus autour d'elles.

Dans le deuxième cas, ces mêmes bactéries tuées par l'acide phénique n'ont pu se reproduire et la couche de coton recou-vrant des compresses phéniquées a empêché l'arrivée jusqu'à la plaie de nouvelles bactéries contenues dans l'air.

A travers la peau ou une muqueuse saines, les microbes ne peuvent pénétrer; mais ils se développent facilement dans une plaie quelconque même extrêmement petite et peuvent pénétrer par là dans l'ensemble de la circulation.

L'introduction de bactéries entre les lèvres d'une plaie exté-rieure n'a généralement de gravité que si ces bactéries appar-tiennent à une maladie grave par elle-même : variole, sy-philis, etc. La plupart des autres, celles du pus par exemple, n'ont pas d'inconvénients très sérieux sur une plaie extérieure parce que le liquide purulent qui se produit est facilement entraîné au dehors par les frottements ou les lavages.

L'utérus à la suite de la délivrance constitue une vaste plaie anfractueuse et d'un lavage très difficile. Les bactéries peuvent donc s'y multiplier à l'infini, et cela d'autant mieux que l'utérus présente pour leur développement des conditions de température favorables.

Non seulement les microbes peuvent pulluler à la surface de la plaie utérine, mais ils peuvent pénétrer par là dans la cavité abdominale (d'où péritonite) ou même dans toute la circulation, envahir le sang en entier et causer rapidement la mort.

Toutes les bactéries ne sont point nuisibles parce que toutes ne peuvent pas vivre dans le sang. Celles de la putréfaction et celles de la septicémie comptent parmi les plus dangereuses. Il en est de même de celles de l'érysipèle.

LXX. — INFECTIONS PUERPÉRALES EN GÉNÉRAL. — ÉTIOLOGIE GÉNÉRALE.

L'ensemble des affections désignées souvent sous le nom trop vague de *fièvre puerpérale* n'est autre chose que l'introduction dans le sang de la femme de bactéries susceptibles d'y pulluler. Ces bactéries pénètrent soit par la plaie utérine qui existe toujours après l'accouchement, soit plus rarement par une plaie de la vulve ou du périnée, soit encore, quoique très exceptionnellement, par les ulcérations des mamelons.

La production abondante de bactéries dans la cavité péritonéale entraîne la *péritonite*, symptôme fréquent mais non constant des infections puerpérales.

On peut observer encore des lésions des veines ou *phlébites* ou des lésions des vaisseaux lymphatiques, *lymphangites*.

Ces diverses localisations déterminent l'apparition de symptômes variables, mais toujours il existe de la fièvre.

Les microbes ou bactéries existent un peu partout transportés par l'air, mais ils fourmillent surtout dans les hôpitaux, les lieux d'aisances, les écuries, les amas de linges souillés, etc.

Les lochies et par conséquent la literie qui les reçoit renferment chez les femmes malades des quantités immenses de microbes.

Les pièces à pansement, les toiles cirées, les éponges, les canules, et surtout les mains des personnes chargées des pansements sont en temps d'epidémie autant de foyers d'infection.

En résumé une infection puerpérale est due à la réunion de trois causes :

1° Un microbe nuisible ; 2° une plaie ou surface d'absorption chez l'accouchée ; 3° un agent de transmission qui apporte le microbe au voisinage de la plaie.

Les microbes susceptibles de produire chez l'accouchée des phénomènes graves et même mortels d'infection paraissent être en assez grand nombre. L'influence de quelques-uns d'entre eux est bien démontrée ; tels sont ceux du pus, de la septicémie, de la putréfaction, de l'érysipèle. Il en existe probablement un grand nombre d'autres moins connus.

Chez l'accouchée il y a toujours au moins une plaie, la plaie utérine ; parfois il en existe d'autres, telles sont celles que déterminent les déchirures du vagin ou du périnée. Ces dernières, quoique moins protégées contre l'arrivée des germes extérieurs, sont moins fréquemment que la plaie utérine la porte d'entrée des microbes. La raison de cette anomalie apparente est que les plaies de la vulve peuvent être facilement nettoyées par les lavages et les injections, tandis que la plaie utérine n'est presque jamais lavée et que même les injections intra-utérines ne parviennent pas toujours à atteindre tous les points de cette plaie à la fois très étendue et très anfractueuse.

L'agent de transmission peut être l'accoucheur ou l'accoucheuse. Un doigt qui a touché aux lochies d'une femme malade ne se débarrasse qu'avec une extrême difficulté des germes qui ont pu s'y attacher. Après plusieurs jours et quelquefois plusieurs semaines, la transmission est encore possible par le toucher vaginal. Le danger est de beaucoup diminué par les lavages antiseptiques sérieux.

Les agents les plus ordinaires de transmission sont les garde-malades de profession. Ce sont elles qui font les lavages et les injections (ce qui est un tort), et on n'a certainement jamais vu une de ces femmes manquer l'occasion lucrative de soigner une deuxième accouchée immédiatement après la mort par septicémie ou par érysipèle d'une première cliente.

Tant qu'elles n'auront pas modifié radicalement leurs habitudes, la sage-femme, quand elle devrait attirer sur sa tête toutes leurs colères, se servira le moins possible des garde-malades de profession.

Mieux vaut recourir aux soins d'une domestique quelconque ou d'une parente de l'accouchée.

A l'appui de ce qui précède j'emprunterai à Siredey les cinq observations suivantes :

1° Le Dr Bucquoy rapporte le fait suivant (1) : Il a été appelé, non loin de Paris, dans une localité où jamais n'a régné l'infection puerpérale. Il y trouve une femme atteinte de cette maladie avec les caractères classiques. Le médecin qui avait accouché cette malade portait au cou un tube de caoutchouc qu'il s'était introduit en séton pour guérir une adénite suppurée. Ce médecin, qui avait fait en douze ans plus de trois cents accouchements sans le moindre accident, racontait qu'il en était à son troisième cas d'infection depuis trois semaines. Il cessa de pratiquer des accouchements jusqu'à la complète guérison de son abcès.

2° Une femme du service de M. Siredey, à Lariboisière, est prise d'hémorrhagie après l'accouchement. L'interne de garde introduisit la main dans les organes génitaux et en retira sans difficulté des fragments de membranes et quelques caillots. L'hémorrhagie s'arrêta ; mais le même soir survint un violent frisson, et quarante-huit heures après la femme était morte. L'interne, pour se rendre auprès de cette malade, avait quitté l'amphi-

(1) *Société des hôpitaux*, 9 octobre 1874.

G<small>ALLOIS</small>.   28

théâtre de dissection où depuis plusieurs semaines il passait la majeure partie de son temps à faire des préparations anatomiques pour un concours.

3° Mme R., 27 ans, entrée dans le service de M. Siredey le 2 avril 1883 : pas d'antécédents morbides ; premier accouchement naturel il y a cinq ans. Cette femme était accouchée à terme le 31 mars, c'est-à-dire il y avait trois jours, d'un enfant vivant et bien portant. L'accouchement avait été facile mais le placenta était venu incomplet et la partie centrale seule avait pu être retirée. Le col s'était immédiatement refermé après la délivrance et toute tentative directe d'extraction était devenue impossible.

Le 2 avril, ventre ballonné très sensible à la pression. Pouls fréquent et petit, température 40°. Écoulement de lochies fétides et de temps en temps expulsion de débris de membranes et de détritus placentaires. Utérus volumineux.

La malade tousse et se plaint d'une douleur dans le côté droit.

3, 4, 5 avril. Même état, injection phéniquée vaginale et intra-utérine.

6 avril. Symptôme de péritonite.

7 avril. Mort.

4° Un éminent chirurgien de Paris avait consenti, par faveur exceptionnelle, à accoucher une dame à laquelle il avait donné antérieurement des soins. On était allé chercher ce chirurgien à l'hôpital qu'il avait quitté pour se rendre immédiatement auprès de sa cliente. L'accouchement avait été des plus simples.

Le soir même survient un violent frisson, puis les symptômes caractéristiques d'une infection puerpérale grave. La malade succomba en deux ou trois jours. Au même moment le chirurgien faisait fermer une salle de son service à propos d'une épidémie d'érysipèle.

5° Chez une sage-femme de Paris, agréée par l'administration pour recevoir des femmes en couches, plusieurs cas d'accidents puerpéraux s'étaient succédé presque sans relâche depuis douze à quinze mois.

Un jour il entra à Lariboisière deux de ses pensionnaires si gravement atteintes qu'elles succombèrent quelques heures après leur admission. M. Siredey se rendit aussitôt chez cette sage-femme pour examiner son installation.

Les différentes pièces de l'appartement étaient étroites et mal tenues. Le couloir, dans lequel s'ouvraient les portes des chambres des femmes en couches, était mal aéré et littéralement encombré de jupons, de robes et de vieilles chaussures. Les lits étaient garnis de chiffons d'une propreté contestable ; au-dessous était une toile cirée destinée à préserver les matelas, toile souillées par des déjections de toute nature et par du sang déposé là depuis plusieurs mois. Enfin, au milieu des accouchées vivait la mère de l'accoucheuse, atteinte d'un cancer de l'utérus. Sa fille lui administrait des injections vaginales et lui donnait tous les soins qu'exigeait son état, tout en faisant des accouchements (1).

Conduite à tenir. — L'intervention de l'accoucheuse dans les infections puerpérales se borne à les prévenir ou à en reconnaître le début.

Je ne reviendrai pas sur la question si souvent traitée des précautions antiseptiques. On ne saurait trop en user et même en abuser.

L'accoucheuse devra veiller à ce que dès le début du travail la femme soit propre et ses organes génitaux lavés. Elle devra de plus ne pratiquer le toucher que quand il sera absolument nécessaire et ne graisser jamais son doigt qu'avec un corps gras antiseptique.

Toutes les fois qu'il sera possible, ne pas faire pénétrer le doigt dans le vagin pour aider à la délivrance.

Faire toujours suivre la délivrance d'un lavage extérieur abondant et en jet au moyen de la seringue chargée d'un liquide antiseptique.

Veiller à ce que l'accouchée soit proprement couchée loin de toute cause de contagion.

Se débarrasser, si elle le peut, des garde-malades de profession.

Savoir au besoin refuser de faire un ou plusieurs accouchements si elle a eu récemment des accouchées malades.

(1) Siredey, *Les maladies puerpérales.*

Pour reconnaître le début des accidents, compter sur le thermomètre beaucoup plus que sur les renseignements donnés par la femme ou son entourage.

En tous cas, ne pas garder seule la responsabilité, si la température se maintient au-dessus de 38°, ou même atteint une seule fois 39°.

Les infections puerpérales sont des accidents fort graves. Les soigner vous-mêmes, c'est non seulement vous mettre dans le cas d'être accusées de négligence, mais c'est aussi vous exposer à transporter chez d'autres accouchées la maladie et la mort.

LXXI. — INFECTIONS PUERPÉRALES (SUITE). — FORMES LES MIEUX CONNUES. — SEPTICÉMIE.

Il existe certainement un assez grand nombre de formes d'infection puerpérale, chacune d'elles étant probablement liée à l'introduction dans le sang de l'accouchée d'un microbe spécial. Cette question est encore trop peu connue pour qu'il me soit possible d'énumérer les symptômes de chacune des formes d'infection.

Je signalerai seulement les formes les plus fréquentes.

Septicémie. — La septicémie paraît être due à un microbe de forme assez variable. Ce microbe, dont les germes paraissent être très répandus, se développe avec une grande facilité dans le sang putréfié.

La plaie utérine, le liquide péritonéal, le sang des malades, en renferment de grandes quantités.

Au point de vue des symptômes, voici ce qu'on observe :

Le début de la septicémie puerpérale est ordinairement très rapproché du moment de l'accouchement : un, deux, trois, très rarement plus de quatre jours. Quelquefois même, la maladie apparaît après quelques heures.

Il n'y a pas toujours de frisson initial; le plus souvent, le premier symptôme constaté est une douleur de tête très vive, qui peut ne pas se prolonger au delà du premier jour.

La température s'élève sans brusquerie, et ce n'est ordinairement qu'après quarante-huit heures ou même plus que le thermomètre dépasse 40°. La fièvre est absolument irrégulière, mais elle ne cesse pas. De temps en temps, soit tous les jours, soit plusieurs fois par jour, on voit survenir une élévation de température rapide et passagère.

La séreuse péritonéale est promptement atteinte; aussi les symptômes de péritonite font-ils très rarement défaut : ventre douloureux, tympanisme, dyspnée par tympanisme; la douleur diminue à mesure que le ballonnement augmente; constipation; rarement, la constipation alterne avec de la diarrhée. Comme signes de péritonite on observe : aspect particulier de la face, yeux enfoncés, teint livide; à la fin, délire et vomissements.

Outre les symptômes de péritonite, on observe souvent dans la septicémie des lésions promptement graves des divers organes : cœur, poumons, plèvres, reins, caractérisées par des palpitations, de la dyspnée, des pneumonies, des épanchements pleurétiques, de l'albuminurie.

Ces diverses complications ne sont en quelque sorte que des phénomènes accessoires; le fond de la lésion est l'intoxication du sang. La mort est presque inévitable et le plus souvent rapide, avant même que les lésions signalées dans les divers organes aient eu le temps de se manifester par des symptômes apparents.

Infection putride. — L'infection putride atteint presque uniquement les femmes chez lesquelles la délivrance a été incomplète, ou celles qui ont eu après la délivrance une hémorrhagie abondante.

Le début est assez tardif : cinq à six jours en moyenne, souvent plus. Le premier signe est la fétidité des lochies. Comme deuxième symptôme apparaissent des frissons presque toujours répétés et presque intermittents : on les observe surtout le soir. La fièvre n'a pas un caractère très continu. Souvent la température est presque normale le matin; rarement, le thermomètre monte au-dessus de 40°.

La malade est comme anéantie, sans forces, dans un état de demi-somnolence.

Le ventre peut être très volumineux; mais les symptômes de péritonite sont beaucoup moins constants et moins nets que dans la septicémie.

La diarrhée existe presque toujours; souvent elle est fétide comme les lochies.

La guérison survient surtout sous l'influence d'injections intra-utérines répétées. La convalescence est longue..La mort reste la terminaison ordinaire.

Infection purulente. — L'infection purulente a un début plus tardif encore. Après huit, dix jours ou quelquefois plus d'une situation en apparence normale, elle se manifeste brusquement par un frisson extrêmement intense d'une durée variable de quelques minutes à plusieurs heures et accompagné d'une élévation subite et considérable de la température. Le thermomètre atteint quelquefois 42°.

Après le frisson, survient une agitation très grande avec sensation de chaleur et sueurs profuses. La température s'abaisse ensuite pour remonter peu à peu et se maintenir dans le voisinage de 39°.

Les accès de fièvre peuvent ainsi se renouveler à plusieurs reprises, soit tous les jours, soit après un intervalle plus long. Rarement les lochies sont fétides. Les symptômes de péritonite ne sont pas constants ou n'apparaissent que fort tard.

Cette forme d'infection affecte assez fréquemment des allures chroniques et se prolonge parfois beaucoup. Lorsque les lésions poursuivent leurs ravages, ce qui est la règle, les articulations ne tardent pas à renfermer du pus et à présenter l'aspect extérieur d'articulations atteintes de rhumatisme aigu. Après les articulations, c'est le tour du foie, des poumons, des reins, etc. Chaque production d'un nouveau foyer de suppuration est indiquée par un nouvel accès de fièvre.

Ordinairement la malade meurt épuisée par la fièvre et l'amaigrissement en un temps fort variable, de quelques jours à quelques semaines. La guérison est rare.

LXXII. — INFECTIONS PUERPÉRALES (SUITE). — FORMES ATTÉNUÉES.

Les formes graves d'infection s'observent surtout en temps d'épidémie. Il semble que sous l'influence de l'épidémie, l'agent infectieux soit plus actif.

Nous avons vu cependant que les microbes causes de l'infection ne proviennent pas nécessairement d'une accouchée malade, et si dans un service d'hôpital ou dans la clientèle de tel ou tel accoucheur ou accoucheuse, on observe parfois des séries d'infections mortelles, il n'est pas rare de trouver, en dehors de ces circonstances, des cas isolés d'infection.

Ces cas isolés sont, plus fréquemment que les autres, des cas d'infection atténuée. La femme résiste mieux et guérit souvent. Les formes atténuées d'infection peuvent se rattacher à l'une quelconque des formes ordinaires de la maladie. Ce qui fait leur moindre gravité c'est dans certains cas la moindre virulence du microbe; dans d'autres, la plus grande résistance de la femme; le plus souvent, la localisation des lésions.

Exemples :

Une femme accouche plus ou moins facilement, il se fait une petite déchirure du périnée; toutes les précautions antiseptiques n'ont pas été prises. Le premier et le deuxième jour se passent bien. Vers le troisième jour, survient un peu de fièvre : température, 38° par exemple, le soir 39°, quelques frissons et maux de tête dans la journée : langue un peu sale, constipation et vagues douleurs dans le ventre. Cet état persiste quelques jours, puis s'atténue, et en une semaine environ la guérison est complète. Voilà un cas d'infection atténuée. Beaucoup de prétendues fièvres de lait ne sont pas autre chose.

Autre cas : Une hémorrhagie de la délivrance a laissé dans l'utérus des caillots volumineux; l'utérus revient mal sur lui-même; quelques jours plus tard, les lochies deviennent fétides; il survient quelques frissons, un peu de diarrhée et même quelques menaces de péritonite. Cependant, après quelques jours, l'utérus reprend peu à peu son volume normal et, surtout si l'utérus a été soigneusement lavé, on voit disparaître la fétidité des lochies et les autres symptômes d'infection putride. C'est encore là de l'infection, mais avec résistance de la femme.

Enfin, et beaucoup plus fréquemment, surtout sous l'influence de l'infection purulente, on ne tarde pas à observer après l'accouchement des signes de lésions graves au niveau des organes voisins de l'utérus. Les culs-de-sac vaginaux semblent épaissis et immobilisent un peu l'utérus. En même temps qu'apparaissent les frissons et la fièvre, survient une douleur vive presque toujours localisée en un point du ventre, dans l'une des fosses iliaques, par exemple. A ce niveau survient bientôt une sorte d'empâtement ou de dureté appréciable au palper. Il s'est formé un véritable abcès, en un point localisé du bassin, soit dans un repli péritonéal, soit dans l'épaisseur des muscles du bassin.

Cet abcès a une terminaison variable : ou bien on voit apparaître brusquement des symptômes graves de péritonite généralisée : tympanisme, hoquets, vomissements, etc. ; ou bien, au contraire, les accidents paraissent cesser brusquement en même temps que l'abcès se fait jour, soit dans la vessie, ce qui est une circonstance défavorable, soit plus fréquemment dans le vagin ou le rectum. La guérison peut alors avoir lieu, après des alternatives, parfois longtemps prolongées, d'amélioration et de rechute.

Je viens de faire l'histoire d'une infection purulente atténuée, grâce à sa localisation au voisinage de l'utérus sans atteinte sérieuse du reste de l'organisme.

Ce n'est là que l'une des nombreuses variétés possibles d'infection atténuée.

Il serait impossible de faire même une simple énumération de toutes ces formes nécessairement très variables.

Comme les infections graves, le traitement des infections atténués, qui peuvent toujours à un moment donné acquérir de la gravité, est du domaine du médecin, et non de l'accoucheuse. L'accoucheuse doit surtout et peut le plus souvent les éviter.

CINQUIÈME PARTIE

PATHOLOGIE DU NOUVEAU-NÉ.

LXXIII. — MONSTRUOSITÉS ET VICES DE CONFORMATION.

Bien que l'intervention de l'accoucheuse doive être nulle dans le plus grand nombre des cas de vices de conformation, il importe qu'elle ne soit pas trop surprise en présence d'un nouveau-né mal conformé, et je vais passer rapidement en revue les malformations les plus communes.

Hydrocéphalie. — L'hydrocéphalie a été étudiée déjà (1), parce qu'elle peut rendre l'accouchement difficile. L'excès du volume de la tête est ici le phénomène le plus important.

L'hydrocéphalie est une maladie, plus qu'une difformité, et le plus souvent elle ne se développe qu'à une époque éloignée de l'accouchement.

Méningocèle. — Dans quelques cas, non seulement les sutures et les fontanelles sont distendues, mais l'excès de volume du liquide céphalo-rachidien a produit une distension des méninges ou enveloppes des centres nerveux telle que ces membranes sont venues faire saillie sous forme de tumeurs en dehors de la boîte crânienne. La méningocèle est donc une tumeur formée par les membranes enveloppantes du cerveau en dehors du crâne. La méningocèle siège ordinairement à la partie postérieure du crâne. C'est une affection fort rare.

Encéphalocèle. — L'encéphalocèle ne diffère de la méningocèle que par la présence dans la tumeur d'une partie du cerveau. Ni l'une ni l'autre de ces affections ne paraissent compa-

(1) Voir page 404.

tibles avec la prolongation de l'existence. Leur rareté est assez grande pour qu'on n'observe en moyenne l'une d'elles que sur quatre à cinq cents accouchements.

Anencéphalie. — Une monstruosité un peu moins rare est l'absence totale ou partielle de la tête, cerveau et crâne. Ordinairement, c'est la partie supérieure seule qui manque. Ces cas peuvent embarrasser beaucoup pendant le travail, pour le diagnostic de la présentation et de la position. Bien que le développement du fœtus puisse être complet pour tout le reste du corps, les nouveau-nés ainsi conformés vivent rarement plus de quelques heures.

Spina bifida. — Le spina bifida est une division en arrière de la colonne vertébrale. Les méninges rachidiennes ou membranes enveloppantes de la moelle font alors saillie sous la peau. Il existe une tumeur molle et fluctuante, exactement sur la ligne médiane au niveau du cou ou du dos, plus fréquemment au niveau de la région lombaire.

L'enfant naît ordinairement vivant, et son existence peut même se prolonger plusieurs mois. Rarement il vit plus d'un an. La mort survient, soit en raison des complications qu'entraîne la rupture de la tumeur, soit par hydrocéphalie.

La plupart des autres monstruosités sont plus rares encore que celles que je viens de signaler.

§ 4. — *Vices de conformation.*

Parmi les vices de conformation moins apparents que ces monstruosités, il en est trois dont j'ai dit déjà quelques mots, à propos de l'examen qui doit être fait de tout enfant à sa naissance. Ce sont : 1° l'imperforation de l'anus ; 2° l'absence du méat urinaire ; 3° le filet.

Imperforation de l'anus. — L'imperforation anale n'est habituellement soupçonnée que plusieurs jours après la naissance, et c'est l'absence de tout écoulement de méconium qui y fait songer.

Il faut s'abstenir en général des recherches directes au moyen d'instruments rigides. Quand on veut vérifier la présence ou l'absence d'une ouverture du rectum, il faut se servir d'une sonde molle.

Les cas d'imperforation véritable sont du ressort de la chirurgie. Si dans certains cas l'opération est facile, dans d'autres elle présente des difficultés et des dangers considérables.

Imperforation de l'urèthre. — L'imperforation de l'urèthre est non moins grave que celle du rectum. Elle s'accompagne toujours d'un développement excessif du ventre par distension de la vessie. L'accoucheuse évitera de vérifier elle-même cette imperforation au moyen de sondes, mais veillera à ce que les parents ne tardent pas plusieurs jours à faire examiner leur enfant.

Filet. — Le filet est une adhérence anormale de la pointe de la langue avec le plancher de la bouche. On attachait autrefois une très grande importance à cette disposition, et bien peu d'enfants échappaient à l'opération dite du filet, qui consiste à couper le repli muqueux qui retient en bas la langue. En réalité, l'allaitement est bien rarement gêné par l'adhérence de la langue, et la section du filet ne me paraît utile que comme moyen d'éviter pour plus tard une certaine gêne dans la prononciation. (Pour la manière de pratiquer cette petite opération, voir *Septième partie.*)

LXXIV. — CÉPHALÉMATOME.

Le céphalématôme est une affection assez rare chez l'enfant nouveau-né. C'est une tumeur du crâne, formée par un épanchement sanguin bien limité et qui paraît habituellement situé entre les téguments et la voûte osseuse.

Dans le plus grand nombre des cas, le tissu osseux est comme aréfié ou même fait complètement défaut au niveau de la tumeur.

Le céphalématome siège presque toujours à l'angle postérieur

d'un pariétal, près de la suture longitudinale, c'est-à-dire au voi
sinage de la fontanelle postérieure. On peut cependant l'observe
à l'angle antérieur ainsi que j'en ai observé un cas, mais le fai
est fort rare.

Bien que la tumeur siège habituellement au niveau de la parti
fœtale qui se présente le plus souvent, cette affection ne paraî
pas, comme la bosse sanguine, être un accident du travail. On
l'observe en effet quelquefois dans la présentation du siège.

La tumeur est rarement apparente à la naissance; il est vrai
que dans la plupart des cas elle est à ce moment masquée par
une bosse séro-sanguine. Pendant les jours qui suivent, on
voit apparaître une petite saillie molle, très arrondie et qui va
grandissant jusqu'à atteindre un volume qui dépasse rarement
celui d'un œuf. La dimension ordinaire est celle d'une petite
noix.

La tumeur très ronde renferme manifestement du liquide, et
parfois même la main appliquée sur elle perçoit des pulsations.
Les cris et les efforts de l'enfant paraissent la distendre et la
rendre plus dure.

Sur tout le pourtour est un rebord osseux circulaire et saillant
qui ne permet pas de confondre le céphalématôme avec la bosse
séro-sanguine.

Il y a un certain intérêt à ne pas prendre l'une pour l'autre parce
que la bosse séro-sanguine est absolument sans gravité alors
qu'il n'en est pas de même pour le céphalématôme. La bosse
sanguine se produit pendant le travail et diminue après la naissance ; le céphalématôme n'apparaît que plus tard. La bosse séro-
sanguine siège toujours au niveau de la présentation ; le céphalématôme a un siège à peu près fixe, indépendant de la
présentation. La bosse séro-sanguine est mal limitée en dehors
et son pourtour se confond insensiblement avec les téguments
crâniens ; le céphalématôme est entouré d'un rebord osseux très
net. La bosse sanguine ne présente jamais de pulsations ; les
cris et les efforts de l'enfant ne paraissent pas en modifier la
consistance. Enfin, la bosse séro-sanguine tend à diminuer de

plus en plus tandis que le céphalématome grandit au moins pendant quelques jours, pendant une semaine en moyenne.

Pronostic. — La guérison peut survenir spontanément en quelques mois et peu à peu la voûte osseuse du crâne semble se compléter.

Cependant, dans beaucoup de cas, douze sur vingt, les enfants sont morts, soit d'hydrocéphalie, soit de toute autre complication.

L'ouverture de la tumeur a plus d'une fois déterminé des hémorrhagies graves.

Le céphalématome est donc loin d'être une affection insignifiante, et il ne faut pas s'exposer à le confondre avec la bosse séro-sanguine qui n'a pas les mêmes dangers.

Traitement. — Le traitement doit, pour l'accoucheuse au moins, consister uniquement dans l'emploi des moyens de protection de la tumeur. Une couche de coton disposée à ce niveau sous le bonnet réalise assez efficacement cette protection.

LXXV. — ACCIDENTS DU TRAVAIL CHEZ LE NOUVEAU-NÉ.

Il ne sera pas ici question de la bosse séro-sanguine étudiée déjà (page 195) et dont la production est presque un phénomène physiologique. Je passerai seulement en revue les lésions graves : fractures, luxations, arrachements qui peuvent s'observer sur les différentes parties du corps du fœtus.

Crâne. — Au crâne, on observe quelquefois, sur le pariétal qui s'est trouvé en rapport avec le promontoire, une exagération de l'aplatissement normal. Cette portion de la voûte osseuse peut être très fortement déprimée ; parfois même, il existe de véritables fractures, qui se reconnaissent à la crépitation obtenue en faisant mouvoir les parties fracturées l'une sur l'autre.

Ces fractures peuvent se produire dans l'accouchement spontané ou être consécutives à l'emploi du forceps. Elles coïncident presque toujours avec l'existence d'un rétrécissement du bassin.

Les fractures du crâne sont graves; si le fœtus ne vient pas mort, il survit rarement au delà de quelques jours.

Face. — A la face, les fractures sont rares.

La paralysie d'une moitié de la face s'observe assez fréquemment à la suite d'une application du forceps.

Ces paralysies se reconnaissent facilement à l'irrégularité de la face. Un œil reste habituellement fermé plus que l'autre et de ce côté le coin de la bouche semble abaissé. Les paralysies faciales sont dans ce cas sans gravité et disparaissent d'elles-mêmes.

On a signalé quelques cas peu communs de fractures ou d'arrachements incomplets de l'os maxillaire inférieur sous l'influence de tractions énergiques sur cet os dans le dernier temps de l'accouchement par le siège ou après une version.

Cou. — Au cou les lésions le plus fréquemment observées sont la torsion ou la rupture de la colonne vertébrale, parfois même la séparation complète de la tête.

C'est encore dans les manœuvres de la version, ou à la fin de l'accouchement par le siège que se produisent ces accidents.

Toujours ils sont dus à des tractions très énergiques sur un tronc déjà expulsé.

Si l'on vient en effet à tirer fortement sur le corps avant que la tête ait accompli son mouvement de rotation ou alors qu'elle est immobilisée par la déflexion, cette tête pourra offrir une résistance considérable et la colonne vertébrale se rompre.

L'arrachement complet s'observe surtout chez des fœtus morts, mais il a été produit quelquefois chez des enfants vivants. Il faut être prévenu de la possibilité de ces faits et ne jamais confier à des assistants, quels qu'ils soient, le soin de faire des tractions sur le corps fœtal.

La torsion du cou avec luxation des vertèbres cervicales peut s'observer encore dans la présentation du sommet ou de la face, si, dans le but de favoriser le cinquième temps, rotation interne du tronc, on agit uniquement sur la tête au lieu de chercher à atteindre une épaule. Il est facile de comprendre que cet accident serait à redouter surtout dans les cas où, sans avoir vérifié la position, on voudrait s'obstiner, en agissant sur la tête seule, à ramener sous le pubis l'épaule qui doit au contraire se diriger vers le sacrum.

Tronc. — Les lésions du tronc sont rarement des fractures, plus fréquemment des déchirures d'organes contenus dans la cavité abdominale, et particulièrement du foie.

J'ai déjà signalé le volume considérable et la friabilité du foie chez le fœtus à terme. On évitera ces lésions graves en ne saisissant jamais le corps du fœtus qu'au niveau du bassin, des membres inférieurs ou des épaules.

Membres. — Sur les membres, on peut observer des fractures, des luxations, des arrachements.

Les fractures du membre supérieur peuvent se produire, soit au cinquième temps d'une présentation céphalique lorsque, recourbant le doigt en crochet sous l'aisselle du fœtus, on exerce à ce niveau sur le bras des tractions énergiques, soit plus fréquemment dans la présentation du siège ou après la version, alors que les bras se sont relevés au-dessus de la tête. Des tentatives maladroites de dégagement peuvent facilement, dans ce dernier cas, fracturer l'humérus.

Il importe donc de ne pas oublier dans ce cas les préceptes classiques :

1° Commencer le dégagement par le bras postérieur ;

2° Ne chercher à attirer le bras en bas qu'après l'avoir ramené sur le plan antérieur du fœtus.

Les luxations sont, aux membres supérieurs, fort rares pendant l'accouchement.

Aux membres inférieurs, des tractions maladroites peuvent déterminer des fractures, des luxations ou des arrachements incomplets.

Dans une présentation du siège (modes des fesses), alors que les membres inférieurs sont relevés le long du tronc, il peut être indiqué parfois de saisir avec le doigt recourbé en crochet (jamais avec des instruments) le membre le plus rapproché du pubis. Sous l'influence de tractions violentes le fémur peut se briser ou bien encore sa tête quitter la cavité cotyloïde.

Il importe d'autant plus d'éviter ces accidents, qu'ils restent parfois quelque temps méconnus et qu'une infirmité irrémédiable peut en être la conséquence.

On rencontre quelquefois, et même à la suite d'accouchements faciles et sans qu'il ait été exercé de tractions sur le fœtus, la luxation spontanée d'un ou des deux fémurs.

Ces luxations remontant sans doute à une époque plus ou moins reculée de la vie du fœtus sont fort graves comme conséquences. Il faut les signaler à la famille et faire remarquer au besoin que l'enfant ainsi conformé n'a pas été estropié par l'accoucheuse.

En aucun cas de fractures ou de luxations traumatiques ou spontanées l'accoucheuse ne se chargera du traitement.

L'arrachement d'un membre ou d'une portion de membre est à redouter surtout pendant les manœuvres de la version.

Tirer sur le pied saisi est ici nécessaire, mais dès que l'accoucheuse percevra des craquements elle s'arrêtera.

Ces craquements sont des commencements de rupture des ligaments articulaires, le plus souvent du genou. Après la rupture déjà fâcheuse des ligaments, pourrait survenir la rupture des téguments et l'arrachement du membre.

D'une manière générale, il faut saisir toujours un membre inférieur le plus haut possible et cesser toute traction dès que l'on perçoit des craquements.

LXXVI. — ICTÈRE DU NOUVEAU-NÉ. — ICTÈRE BÉNIN. — ICTÈRE GRAVE.

§ 1. — *Ictère bénin.*

L'ictère bénin ou jaunisse du nouveau-né est caractérisé par la coloration jaune de la peau, en dehors de toute lésion sérieuse du côté des organes abdominaux.

L'ictère existe chez l'adulte, mais chez lui il est toujours dû à une lésion au moins momentanée du foie ou de son canal excréteur.

Chez le nouveau-né, l'ictère paraît tenir à une cause bien différente et c'est probablement aux dépens de la matière colorante du sang et non de la bile que se produit l'ictère. La coloration jaune est très fréquente, puisqu'on l'observe chez la moitié environ des nouveau-nés sans qu'il soit possible de dire quelles causes favorisent sa production. On trouve en effet, de l'ictère chez des enfants nés sans difficulté aussi fréquemment qu'à la suite d'accouchements laborieux.

Les points les plus colorés sont : la face, le cou et le tronc.

Dans les cas intenses, la coloration s'observe aussi sur la muqueuse de la bouche.

La partie blanche du globe de l'œil est aussi fréquemment colorée, mais non d'une manière constante ainsi qu'on l'observe dans l'ictère par lésion du foie.

Le changement de couleur est le seul symptôme de l'ictère du nouveau-né. On n'observe rien d'anormal du côté des diverses fonctions ; l'urine, les matières fécales conservent leur aspect normal.

On ne peut cependant considérer comme absolument sans importance l'ictère du nouveau-né : Porack a démontré que l'ictère très intense s'accompagne ordinairement de quelques troubles de nutrition caractérisés par un moindre accroissement en poids.

Si l'enfant un peu jaune se comporte comme l'enfant très bien portant, l'enfant très jaune paraît, au moins pendant la première quinzaine de son existence, grossir moins vite.

Il est encore une raison qui rend utile la connaissance de cette affection bénigne, c'est qu'il peut exister chez l'enfant même nouveau-né de véritables ictères par lésions du foie, et ces dernières formes toujours très graves doivent être distinguées de l'ictère bénin.

La teinte jaune de l'ictère bénin peut apparaître dès le premier jour, mais plus fréquemment le deuxième. Elle persiste rarement au delà de quinze jours. Plus elle est intense, plus elle met de temps à disparaître.

Il est inévitable et même nuisible de tenter un traitement quelconque.

§ 2. — Ictère grave.

Il peut exister chez le nouveau-né d'autres formes d'ictère qui n'ont de commun avec la forme décrite ci-dessus que le nom et la coloration jaune de la peau.

Maladie bronzée hématique. — Cette forme très rare est caractérisée par une teinte particulière de la peau qui est jaune verdâtre au lieu d'être jaune rougeâtre ; par une diarrhée bilieuse abondante, par l'émission d'urine sanguinolente. La maladie bronzée hématique est un peu plus tardive que l'ictère bénin ; sa marche est rapide et la mort survient en quelques jours. Cette affection peu connue paraît être une maladie du rein.

Ictère grave avec lésions hépatiques. — Cette deuxième forme grave d'ictère est tout à fait analogue à la maladie du même nom qu'on observe chez l'adulte. Elle paraît être de nature infectieuse. Ce qui le caractérise le mieux, ce sont : des phénomènes asphyxiques, des hémorrhagies par la plaie du cordon, des hémorrhagies interstitielles.

Cette maladie apparaît ordinairement dès le premier jour, chez des enfants qui respirent mal. Les troubles de respiration, les menaces fréquentes d'asphyxie, les hémorrhagies répétées par l'ombilic ou par l'intestin, ne permettent pas de confondre l'ictère grave avec l'ictère bénin.

La mort est la terminaison ordinaire.

LXXVII. — CONJONCTIVITE PURULENTE DU NOUVEAU-NÉ.

Cette affection, l'une des plus fréquentes qui puissent atteindre le nouveau-né, est encore désignée sous le nom d'ophthalmie purulente.

Plus répandue dans les maternités que partout ailleurs, la conjonctivite purulente paraît être une maladie parasitaire; elle est certainement contagieuse et épidémique.

De même que toutes les maladies épidémiques, elle est plus grave lorsqu'un certain nombre d'enfants malades se trouvent réunis dans la même salle.

En dehors de la contagion d'enfant à enfant par l'intermédiaire des éponges, des poussières échappées des rideaux, etc., la conjonctivite purulente paraît avoir pour cause dans beaucoup de cas le passage de la tête fœtale à travers un vagin atteint d'écoulement blennorrhagique.

Toutes les vaginites ne sont pas susceptibles d'amener par contagion une maladie des yeux chez le nouveau-né; mais, en ville surtout, les cas sont fréquents dans lesquels l'écoulement vaginal est blennorrhagique et par conséquent contagieux.

Siège. — La conjonctivite purulente siège uniquement sur la face interne des paupières; mais, bien que son siège soit très limité, elle peut entraîner à la longue des lésions graves et irréparables du côté de l'œil lui-même.

Début. — Comme toutes les maladies contagieuses, il ne peut y avoir de règle fixe pour la date d'apparition de la conjonctivite congénitale.

Lorsqu'elle provient d'un vagin atteint d'écoulement blennorrhagique, elle débute en général trois, quatre ou cinq jours après la naissance. Lorsque la contagion a pour origine des éponges, des poussières extérieures, il est évident que la date d'apparition est très variable.

On peut observer la conjonctivite purulente beaucoup plus tard que pendant les premiers jours, et j'ai eu souvent l'occasion de traiter cette affection chez des enfants de quelques mois ou même de deux ou trois ans.

Il paraît d'ailleurs exister chez l'enfant âgé de plus de quelques semaines une forme atténuée de conjonctivite purulente, forme tardive, manifestement épidémique mais moins grave, peut-être en raison de la plus grande résistance de la cornée.

Symptômes. — La forme classique est caractérisée d'abord par l'accolement des paupières dont les bords sont agglutinés. Dès le lendemain on aperçoit en entr'ouvrant les paupières un liquide jaune, mais d'un jaune tout particulier et très accentué. Ce liquide s'épaissit à l'air, formant des croûtes qui agglutinent les cils et s'apposent à l'ouverture de l'œil.

Peu à peu, et quelquefois en moins de vingt-quatre heures, le liquide de transparent qu'il était devient opaque, puis franchement purulent.

Si l'on vient à examiner en renversant les paupières la muqueuse qui tapisse leur face interne, on trouve cette muqueuse d'une couleur rouge foncé très différente de ce qu'elle est à l'état normal.

Outre le changement de couleur de la muqueuse, on observe un épaississement ou boursouflement qui, d'abord peu prononcé, peut devenir excessif.

La muqueuse malade, presque toujours couverte de mucosités purulentes, peut être tellement hypertrophiée que les paupières paraissent fortement bombées.

La muqueuse saigne au moindre contact; souvent les mucosités qui la recouvrent prennent l'aspect de véritables membranes résistantes et parfois très adhérentes.

Il existe certainement de la douleur toutes les fois que la lumière vient frapper l'œil. Le fait est évident pour les enfants déjà un peu âgés. L'enfant s'obstine donc, en raison de la douleur, à clore les yeux le plus possible, et le contact prolongé des paupières avec le pus déjà sécrété paraît contribuer beaucoup à augmenter et à perpétuer le mal.

Terminaison. — Dans les cas graves qui sont toujours des cas abandonnés à eux-mêmes ou soignés d'une façon intelligente, le contact persistant du pus avec la cornée ou membrane antérieure de l'œil amène de véritables ulcérations et diminue la résistance de la cornée. L'œil peut ainsi se trouver à un moment donné perforé entièrement; il se vide alors et la perte totale de la vision est inévitable.

Cette terminaison malheureuse qui s'observe parfois très vite, quarante-huit heures par exemple chez l'adulte, est plus tardive chez le nouveau-né. Rarement un œil d'enfant est définitivement perdu avant huit ou dix jours de maladie.

Il peut survenir plus tôt des troubles déjà graves, tels que l'opacité ou perte de la transparence de la cornée.

Un grand nombre d'opacités de la cornée sont dues à un traitement mal fait et en particulier à l'emploi de collyres à l'acétate de plomb (extrait de Saturne, eau blanche).

Diagnostic. — Le diagnostic de la conjonctivite purulente est facile. Il faut éviter de prendre pour des paupières malades celles qui présentent *extérieurement* dès le premier jour de l'existence des taches rouges plus ou moins foncées. Ces taches, qui sont plutôt accidentelles et probablement dues aux mêmes causes que la bosse sanguine, n'ont aucune importance.

Pour reconnaître la conjonctivite purulente il faut retourner les paupières et en examiner la muqueuse.

En présence d'une muqueuse rouge, boursouflée, saignante, couverte de pus et de membranes, aucune erreur n'est possible.

Pronostic. — Le pronostic est subordonné au traitement. Sans traitement, la perte de la vue est possible, fréquente même. Avec un traitement bien fait, la guérison a *toujours* lieu, bien que souvent elle se fasse attendre un mois. Les deux yeux ne sont pas nécessairement malades à la fois. Le plus souvent même la maladie n'atteint d'abord qu'un œil; mais il est presque impossible que les liquides purulents écoulés de l'œil malade ne viennent pas à un moment donné pénétrer entre les paupières de l'œil sain, d'où contagion et extension de la maladie à cet œil.

Traitement. — Le traitement consiste d'abord à laver la face interne des paupières trois ou quatre fois ou même plus souvent dans la journée et autant de fois dans la nuit. Plus les produits sécrétés restent en contact avec l'œil, plus la guérison se fait attendre. Ce lavage doit être fait avec de l'eau chaude, presque très chaude, au moyen d'une seringue qui dirige un jet un peu fort sur les paupières retournées. Le liquide doit nettoyer toute la profondeur des replis et des culs-de-sac.

Je crois que ce traitement par les lavages à l'eau chaude suffirait pour obtenir la guérison dans la plupart des cas.

On fait cependant, pour aller plus vite, des cautérisations de la muqueuse des paupières au moyen de solution de nitrate d'argent à 1/30.

Les cautérisations au nitrate d'argent, le meilleur des traitements que je connaisse, et j'en ai essayé beaucoup, demande quelques précautions. Voici comment il faut procéder :

1° Retournement complet des paupières.

2° Lavage par un jet d'eau chaude.

3° Cautérisation au moyen d'un pinceau un peu gros trempé dans une solution d'azotate d'argent ainsi formulée :

> Azotate d'argent...................... 1 gramme.
> Eau distillée........................ 30   —
>   Faire dissoudre.

4° Lavage des paupières au moyen d'un deuxième pinceau trempé dans l'eau salée pour détruire ce qui pourrait rester de nitrate d'argent.

5° Lavage avec un jet d'eau chaude.

Deux aides sont nécessaires et le rôle le plus difficile est celui de l'aide chargé de retourner les paupières.

Les paupières mouillées sont toujours glissantes et on ne parvient à les bien retourner qu'en les essuyant extérieurement avec soin.

Jamais la solution caustique ne doit toucher l'œil, mais seulement la muqueuse des paupières.

Sauf dans les cas très graves, une seule cautérisation par jour doit suffire, mais les lavages au moyen de la seringue chargée d'eau chaude doivent être répétés souvent.

L'accoucheuse fera bien de ne pas se charger du traitement, sauf dans les cas graves et alors qu'elle peut craindre que

personne ne s'en occupe. Mais elle peut toujours insister auprès des parents sur la gravité de l'affection, sur la nécessité
de lavages fréquents et sur l'inutilité complète des décoctions
de plantes et autres remèdes de bonnes femmes.

LXXVIII. — CORYZA AIGU DU NOUVEAU-NÉ.

Dans le langage vulgaire, le coryza est désigné sous le nom
bizarre de *rhume de cerveau*. Le siège de cette affection est la
muqueuse des fosses nasales. La cause en est parfaitement
inconnue, et si on l'attribue généralement au froid, le fait est
loin d'être prouvé.

Le coryza est plus commun dans les maternités que partout
ailleurs ; souvent il semble n'être qu'une propagation de la conjonctivite purulente.

Le coryza s'accompagne toujours d'un épaississement avec
sécrétion exagérée de la muqueuse nasale.

Chez l'adulte l'épaississement de la muqueuse et la sécrétion
anormale n'ont habituellement que peu d'importance. Les
fosses nasales sont larges chez l'adulte, et s'il ne peut plus respirer par le nez, il en est quitte pour respirer par la bouche.

Il n'en est plus de même pour le nouveau-né ; ses fosses nasales sont extrêmement étroites, et quand elles sont encombrées
de mucosités, il ne sait pas comme l'adulte se moucher, c'est-
à-dire désobstruer ses fosses nasales par une expiration brusque
et énergique.

De plus l'enfant ne sait pas respirer par la bouche ; il y parvient, il est vrai, mais il est deux circonstances qui rendent alors
la respiration fort difficile : l'action de téter et le sommeil.

Les symptômes du coryza sont presque uniquement des
troubles respiratoires. Bien rarement on observe de la fièvre. Il
s'écoule du nez un liquide filant et limpide qui ne tarde pas à
devenir plus coloré et enfin purulent. Des croûtes obstruent les
narines.

Quelquefois la maladie s'étend jusqu'à la muqueuse qui

tapisse intérieurement les paupières (conjonctivite purulente). Dans d'autres cas l'extension se fait du côté du pharynx, du larynx et même de la trachée ou des bronches. La respiration devient difficile et bruyante. La nécessité de l'ouverture constante de la bouche détermine la sécheresse des lèvres, de la langue et de la muqueuse buccale. L'allaitement peut devenir impossible.

Tant que l'affection n'est pas grave, tout se borne à une certaine difficulté dans l'allaitement. A un degré plus prononcé, surviennent de véritables accès d'asphyxie pendant lesquels l'enfant, dont la face est violacée, s'agite et semble menacé de convulsions. Cependant, la mort par asphyxie est rare, à moins que l'épaississement de la muqueuse n'ait gagné le larynx.

Le véritable danger du coryza est l'impossibilité de l'allaitement compliqué de l'insomnie.

La durée moyenne du coryza chez le nouveau-né dépasse rarement quinze jours. Le passage de cette affection à l'état chronique est presque toujours un signe de syphilis. Il existe en effet un coryza de nature syphilitique et qui est chez l'enfant l'un des signes les plus précoces et les plus constants de cette grave maladie.

En raison de son peu de durée habituel, le coryza simple des nouveau-nés entraîne rarement la mort.

Traitement. — On devra tenir compte des difficultés de l'allaitement et diriger de ce côté le traitement. Dans les cas graves l'enfant sera nourri avec du lait de femme toujours, mais à la cuillère et, s'il le faut, au moyen d'une sonde. Il sera maintenu dans une atmosphère à la fois chaude et humide. A ce point de vue, l'emploi de la couveuse donne d'excellents résultats.

LXXIX. — MUGUET.

Cette maladie, qui n'a rien de commun avec la jolie plante qui porte le même nom, est caractérisée par la production sur la muqueuse buccale de plaques blanches entièrement constituées par un champignon microscopique, décrit pour la première fois en Suède en 1842.

Le muguet peut atteindre les adultes, mais seulement dans les cas où une maladie grave, tuberculose, fièvre typhoïde, etc., les ont considérablement affaiblis. Il est bien plus fréquent chez le nouveau-né, et au delà de la première année, on ne l'observe plus que dans les mêmes conditions que chez l'adulte.

Causes. — Le développement du muguet nécessite trois conditions, il faut : 1° le depôt à la surface de la muqueuse buccale du champignon ou de ses graines (spores) ; 2° une faible résistance de l'enfant déjà débilité par la diarrhée, des vomissements et surtout une mauvaise alimentation ; 3° l'acidité de la salive.

Le champignon du muguet est assez commun dans l'air pour qu'on puisse observer des cas isolés de muguet, même en dehors des hôpitaux. Toutefois, lorsqu'un premier enfant est atteint de cette affection, il y a beaucoup plus de motifs de craindre que ses voisins soient malades à leur tour.

Il paraît prouvé que le champignon peut végéter sur les mamelons d'une nourrice négligente et se transmettre ainsi à plusieurs enfants. L'usage de biberons sales est une des causes fréquentes du muguet. La présence du parasite dans la bouche d'un enfant vigoureux et bien alimenté par une bonne nourrice paraît être sans inconvénients, et l'expérience a été faite sur de jeunes animaux (agneaux) auxquels on a cherché à inoculer le muguet. Tant que ces animaux ont été bien alimentés, le résultat a été nul. Après quelques jours de privation de nourriture, le muguet s'est au contraire reproduit facilement. Une nourrice insuffisante est une raison pour que l'enfant devienne plus apte à contracter cette maladie.

L'acidité de la salive est facile à vérifier au moyen d'un réactif très connu, le papier de tournesol qui devient bleu dans un milieu alcalin et rouge dans un milieu acide. Chez tout enfant dont la bouche se maintient alcaline, et ce doit être l'état normal, le muguet ne se développe pas. Il importe donc d'éviter chez l'enfant l'emploi de substances acides.

Bien que le muguet soit plus fréquent pendant les premières semaines, il ne peut, pas plus qu'une affection parasitaire quelconque, apparaître à une époque fixe.

Symptômes. — Le premier symptôme est la rougeur de la langue. Les papilles deviennent plus volumineuses et bientôt apparaissent de petits points blancs, presque toujours d'abord vers la pointe de la langue, puis plus profondément.

Un peu plus tard, ces points grandissent, se réunissent et forment des plaques. Ces plaques gagnent bientôt les joues au voisinage des coins de la bouche, puis la voûte palatine, les amygdales et jusqu'au pharynx.

Dans les cas mortels suivis d'autopsie, on a pu constater la présence du parasite dans l'œsophage et même jusque sur la muqueuse de l'estomac.

Les portions atteintes de la muqueuse buccale sont le siège de douleurs vives, surtout pendant la succion ; aussi l'enfant ne tarde pas à y renoncer, et cela d'autant plus vite que les enfants atteints du muguet sont presque toujours ceux qui reçoivent uue nourriture insuffisante par pénurie du lait chez la nourrice. La déglutition même peut être assez douloureuse pour que l'enfant redoute d'avaler le lait qu'on lui verse dans la bouche.

Ces difficultés d'alimentation jointes à l'état antérieur d'affaiblissement de l'enfant ne tardent pas, si l'on n'y remédie, à entraîner la mort.

Diagnostic. — Les plaques de muguet se reconnaissent aisément. Blanches d'abord, elles peuvent prendre après quelques jours, et surtout sur la langue, une teinte jaunâtre. A la face interne des joues, les plaques parfois fort épaisses ont l'aspect de petits grumeaux aplatis de fromage blanc.

Il ne faut pas prendre pour des plaques de muguet les petits caillots de lait que l'on peut trouver dans la bouche après la tétée. Ces petits caillots ne sont jamais adhérents et se déplacent avec la plus grande facilité. La diarrhée et les autres symptômes observés en même temps que le muguet sont sous la dépendance de l'alimentation défectueuse.

Pronostic. — Le pronostic du muguet, toujours grave chez l'adulte, est absolument variable chez le très jeune enfant suivant la conduite qu'il est possible d'adopter.

La disparition rapide du parasite est chose facile à obtenir ; mais ce résultat sera tout à fait passager et insuffisant si l'enfant n'est pas mis au plus tôt dans de bonnes conditions d'alimentation.

Je rappellerai à ce propos que fort peu d'enfants de moins de deux mois peuvent supporter, même à titre de supplément, un autre lait que le lait de femme ou d'ânesse.

Traitement. — Le traitement consistera donc surtout dans le choix d'une bonne nourrice.

Quant au traitement local, il est des plus simples : badigeonner trois ou quatre fois par jour toute la muqueuse de la bouche, la langue, la voûte palatine, la face interne des joues au moyen d'un gros pinceau de charpie trempée dans la solution suivante :

> Borate de soude.................... 10 grammes.
> Eau................................. 300   —
>   Faire dissoudre.

La bouche sera lavée chaque fois que l'enfant aura tété ou bu du lait. Ce lavage sera fait avec de l'eau pure, ou mieux encore avec une eau alcaline, celle de Vichy, par exemple.

Il faut s'opposer à l'emploi des remèdes de bonnes femmes tous basés sur l'emploi de liquides sucrés : vin sucré, sirop de mûres, sirop au miel, miel de Narbonne, miel rosat, miel sous toutes les formes. Toutes ces matières sucrées rendent la salive acide et contribuent par conséquent au développement du muguet. Si l'on voit quelquefois réussir des collutoires au miel et au borax, c'est grâce au borax et malgré le miel.

Je n'ai jamais vu le muguet résister plus de quarante-huit heures au traitement ci-dessus indiqué. Mais il est évident que la disparition des plaques blanches dans la bouche ne dispense en aucune façon de modifier au plus tôt les conditions défectueuses de l'alimentation.

LXXX. — ANOMALIES DANS LA FORMATION DE L'OMBILIC. — INFECTION DU NOUVEAU-NÉ PAR LA PLAIE OMBILICALE. — HERNIE OMBILICALE.

Le cordon ombilical, au moins dans sa portion libre, ne renferme pas d'autres vaisseaux que ceux qui relient la circulation fœtale au placenta. Il n'y a pas, dans toute la circulation soit maternelle soit fœtale, une seule goutte de sang destinée au cordon lui-même. Aussi, après la naissance, la portion libre du cordon, qu'elle ait été ou non liée, ne peut plus vivre, et, comme tous les tissus morts, doit être éliminée.

La séparation entre les tissus morts et le fœtus se fait à la base du cordon, et il se produit à ce niveau une véritable ulcération qui peut être, c'est le cas ordinaire, sans danger, mais qui peut aussi, comme toute plaie, devenir la porte d'entrée de germes infectieux et de maladies graves.

§ 1. — *Lésions ombilicales*.

On observe, surtout en temps d'épidémie et dans les services d'hôpitaux, des ulcérations parfois fort étendues au niveau de la plaie ombilicale. La mort de l'enfant suit presque toujours de près ces complications qui sont l'indice d'une maladie infectieuse.

Les lésions que l'on peut observer du côté de la plaie ombilicale peuvent se classer en trois groupes : forme érysipélateuse, forme ulcéreuse, forme gangréneuse.

Forme érysipélateuse. — L'érysipèle apparaît chez le nouveau-né dans les mêmes conditions d'origine que chez l'adulte, c'est-à-dire surtout en temps d'épidémie et toujours par contagion. Les symptômes sont : la rougeur vive de l'ombilic et des surfaces voisines, la formation d'ampoules transparentes, puis l'extension de la rougeur à une étendue variable, parfois à toutes les parois abdominales ou même plus loin. En même temps surviennent la fièvre, les vomissements, la diarrhée, et le plus souvent la mort.

Forme ulcéreuse. — La forme ulcéreuse est l'extension au voisinage de l'ombilic de la plaie en quelque sorte physiologique qui existe à ce niveau. Les bords de l'ulcération sont ordinairement irréguliers et comme déchiquetés. La plaie se couvre de pus et souvent de membranes blanchâtres épaisses, analogues à celles qu'on rencontre dans une complication des plaies aujourd'hui fort rare : la pourriture d'hôpital (1).

Forme gangréneuse. — Dans la forme gangréneuse qui peut succéder aux précédentes, la peau qui avoisine l'ombilic prend d'abord une teinte jaune un peu foncée. La partie malade s'entoure bientôt d'un liseré violet pendant que son centre noircit et semble se dessécher.

Les tissus dont la couleur est ainsi modifiée sont des tissus morts qui finissent par se détacher, laissant apparaître une ulcération profonde.

C'est dans cette forme surtout que les symptômes généraux sont graves : fièvre, vomissements, diarrhée, etc.

Lorain a comparé ces différentes formes de lésions ombilicales à l'infection puerpérale des accouchées et les a désignées sous le nom générique de *fièvre puerpérale des nouveau-nés.*

Tout porte à croire ces idées exactes. L'infection du nouveauné par la plaie ombilicale serait alors de même nature que l'infection des accouchées par la plaie utérine. Je me range entièrement à cette opinion qui a pour elle la coïncidence à peu près constante des deux épidémies.

De même que pour l'infection puerpérale, je n'ai décrit que quelques formes parmi celles qu'il est possible d'observer ; de même je n'ai signalé que trois formes de lésions infectieuses de l'ombilic, bien qu'il en existe certainement un plus grand nombre. Cette question est peu connue.

____

(1) La disparition de la pourriture d'hôpital, dans les services de chirurgie, est l'un des résultats les plus nets de l'emploi des méthodes antiseptiques.

Diagnostic. — Le pansement du cordon doit être renouvelé tous les jours, aussi les lésions de l'ombilic soit avant, soit après la chute du cordon, échapperont difficilement à une accoucheuse instruite. Il importe de surveiller non seulement l'ombilic lui-même, mais encore la plaie avoisinante.

Pronostic. — Les lésions infectieuses de l'ombilic sont très souvent suivies de mort, non qu'elles soient graves par elles-mêmes, mais parce qu'elles indiquent une infection générale grave à laquelle la plaie ombilicale a servi de porte d'entrée. Il y a cependant de nombreux exemples de guérison; mais dans des cas où la maladie a paru se localiser, et alors qu'il n'était pas encore survenu de symptômes bien nets d'infection généralisée.

Traitement. — Le traitement est préventif ou curatif.

L'expérience suivante donnera une idée de ce que peut être le traitement préventif :

Si l'on vient immédiatement après la naissance de l'enfant à lier son cordon, non point avec un fil ordinaire, mais avec un fil sérieusement stérilisé par son immersion prolongée dans l'eau phéniquée; si le bout du cordon et le ventre de l'enfant, soigneusement lavés à l'eau phéniquée sont recouverts d'une compresse phéniquée couverte elle-même d'une épaisse couche de coton, voici ce qu'on observe : au lieu de se produire dans les quatre ou cinq premiers jours, la séparation du cordon n'a lieu que beaucoup plus tard, après dix ou quinze jours, par exemple. La portion morte du cordon se dessèche sans répandre aucune odeur, et quand elle tombe, on ne trouve aucune trace d'une plaie ombilicale.

Cette expérience ne prouve pas qu'on doive, en temps ordinaire, recourir au pansement rigoureusement antiseptique de l'ombilic. La chute très tardive du cordon est un inconvénient plus qu'un avantage au point de vue de la facilité des soins à donner. En temps d'épidémie, au contraire, il peut être nécessaire d'employer ces moyens en se souvenant toutefois que le nouveau-né tolère mal l'acide phénique.

Comme traitement des lésions ombilicales constituées, l'iodoforme appliqué en poudre sur la plaie est une des substances qui ont donné les meilleurs résultats. Ce mode de traitement est facile et sans danger.

§ 2. — *Hernie ombilicale.*

La hernie ombilicale est le passage à travers l'anneau aponévrotique de l'ombilic et jusque sous les téguments, d'une anse intestinale repoussant devant elle le péritoine.

La hernie ombilicale est moins une affection du nouveau-né qu'une maladie de la première enfance. C'est surtout de deux à six mois qu'on l'observe. Exceptionnellement on peut la rencontrer plus tôt et même à la naissance, c'est pourquoi il en est question ici.

La hernie ombilicale de l'enfant se présente sous forme d'une petite tumeur ronde ou au moins arrondie, grosse comme une noisette ou comme une noix, rarement plus.

La cicatrice ombilicale ne siège pas toujours exactement au sommet de la tumeur. La tumeur devient plus saillante sous l'influence des efforts et des cris ; elle est sonore à la percussion ; on peut, en la refoulant à travers l'anneau, la faire rentrer dans l'abdomen.

Ordinairement, la hernie rentre et sort avec facilité. Cependant, dans quelques cas, il peut arriver qu'elle soit irréductible, c'est-à-dire ne puisse rentrer. Il peut alors survenir des accidents d'étranglement qui sont rares chez le nouveau-né atteint de hernie ombilicale.

L'inconvénient le plus à redouter est la persistance de la hernie qui peut devenir plus tard une véritable infirmité.

La hernie peut guérir, mais à la condition qu'elle soit maintenue réduite. L'emploi de bandages constamment appliqués est ici le seul traitement utile.

Les bandages de caoutchouc sont les plus faciles à maintenir ; ils ont l'inconvénient de ramollir beaucoup la peau, mais on peut remédier à ce léger inconvénient, en ne plaçant le bandage de caoutchouc que sur un premier bandage de toile.

La pelote adhésive de Beslier faite de sparadrap est plus économique et fait bien, mais il faut la changer de temps en temps.

LXXXI. — FAIBLESSE CONGÉNITALE DU NOUVEAU-NÉ. — ENFANTS NÉS AVANT TERME. — ŒDÈME ET SCLÉRÈME.

Le nouveau-né à terme est, dans les conditions normales, assez gros ; il respire bien et tète dès qu'on le met au sein.

Assez fréquemment, l'enfant naît chétif quoique à terme ; il reste alors faible au moins pendant les premières semaines de son existence.

Les causes de la faiblesse congénitale du nouveau-né sont, outre sa naissance prématurée, les maladies de la mère ou du père, quelquefois des deux. Parmi les maladies qui nuisent le plus au développement du fœtus, il faut citer la syphilis.

L'existence de la syphilis oblige à recourir, pour l'alimentation du nouveau-né, à des précautions particulières (voir p. 531).

Mais, en dehors de ce cas, la conduite à tenir en présence d'un nouveau-né chétif est la même que si l'enfant est venu avant terme.

§ 1. — *Enfants nés avant terme.*

Avant terme, l'enfant est plus ou moins grand, suivant son âge ; mais presque toujours il est maigre, crie peu, respire moins régulièrement et montre moins d'avidité à prendre le sein.

A moins de huit mois, il est rare que l'alimentation ordinaire puisse suffire à un nouveau-né. Passé cette époque, il rentre à peu près dans les conditions normales, bien que les prescriptions d'une hygiène minutieuse doivent être observées plus rigoureusement encore que pour un nouveau-né vigoureux.

Un enfant né avant terme meurt presque toujours de froid ou de faim, souvent des deux réunis.

En ce qui concerne le froid, un enfant de sept mois résiste difficilement plus de quelques jours à une température inférieure à 18 ou 20 degrés. Sa force de résistance est presque nulle, et s'il se refroidit par trop, il ne peut plus se réchauffer.

On a donc la précaution d'entourer de coton les nouveau-nés de sept à huit mois et de les tenir dans une pièce bien chauffée.

Les couveuses, qui sont des caisses ventilées à température élevée et constante, rendent ici de grands services; mais il faut que la chaleur y soit entretenue régulière, que l'air y soit toujours un peu humide et constamment renouvelé. Il faut surtout que l'enfant ne soit pas seulement chauffé, mais encore bien alimenté, ce qui est plus difficile. Une température de 30° n'est pas exagérée pour un enfant qui vient de naître à sept mois. On s'efforcera donc de le maintenir dans un milieu qui possède cette température, soit au moyen d'une couveuse que chacun peut construire, soit autrement et surtout par le chauffage de la pièce qu'occupent la nourrice et l'enfant.

L'alimentation de l'enfant né avant terme est en général fort difficile. On ne peut songer à aucune autre nourriture que le lait de femme ou peut-être d'ânesse, mais à sept mois un enfant est rarement assez fort pour téter, à moins que la nourrice ait beaucoup de lait et que ses bouts de seins soient conformés d'une manière parfaite. Il ne faut pas pour cela renoncer à l'alimentation par une nourrice, bien au contraire; seulement la nourrice doit tirer son lait au moyen d'un tire-lait propre et le faire boire de suite à l'enfant au moyen de la cuillère, jusqu'au moment où cet enfant pourra téter.

Dans quelques cas, il peut devenir nécessaire d'introduire le lait jusque dans l'estomac de l'enfant au moyen d'une sonde. Les repas ainsi faits sont tout aussi utiles que les autres, et ce mode d'alimentation devient indispensable dans les cas d'ailleurs assez rares où l'enfant ne sait même pas déglutir.

Toutes ces précautions peuvent paraître bien minutieuses, mais elles sont nécessaires et prennent fin d'autant plus vite qu'elles ont été moins négligées.

§ 2. — *Œdème des nouveau-nés.*

On observe quelquefois chez l'enfant né avant terme, rarement chez le nouveau-né de neuf mois, une forme particulière d'œdème généralisé.

Ce qu'il y a de plus remarquable dans cette forme d'œdème, c'est l'abaissement de température qui l'accompagne.

Le thermomètre placé dans le rectum peut descendre jusqu'à 30 ou même 26 degrés. Le pouls devient lent et faible.

Presque toujours dans les cas graves il existe de l'ictère.

L'œdème débute par les membres inférieurs, surtout dans la région postérieure : mollets, face postérieure des cuisses ; il peut s'étendre à tout le corps.

L'œdème des nouveau-nés est une affection précoce. Il apparaît rarement après le quatrième jour. La terminaison est le plus souvent la mort ; quelquefois la guérison.

La durée paraît être en rapport avec le plus ou moins de facilité d'alimentation.

Le froid a une action bien démontrée sur la production de l'œdème. La chaleur et une bonne alimentation sont, au contraire, des moyens d'obtenir la guérison.

En résumé, l'œdème des nouveau-nés ne doit être considéré que comme une forme exagérée de faiblesse congénitale.

Traitement. — Le traitement sera donc le même que celui de la faiblesse congénitale : chaleur et bonne alimentation, c'est-à-dire bonne nourrice. Il peut être utile de faire des frictions sèches avec de la flanelle chaude.

Dans les cas graves, l'emploi de la couveuse est absolument nécessaire.

§ 3. — *Sclérème.*

Dans quelques cas peu communs l'enfant très faible, mal réchauffé et mal alimenté, au lieu d'être atteint d'œdème, semble se dessécher. Très rarement la rigidité complète s'observe pendant la vie. Cependant, et déjà un peu avant la mort, on peut quelquefois soulever l'enfant tout d'une pièce comme un morceau de bois.

Le sclérème n'est encore, selon moi, qu'une forme grave de faiblesse congénitale. Son pronostic est des plus fâcheux.

Le traitement est le même que celui de l'œdème.

Je ne puis terminer cette question des diverses formes de faiblesse congénitale, sans rappeler ici une chose que l'on oublie trop souvent. L'habitude de faire une ligature immédiate du cordon à la naissance fait perdre à chacun des nouveau-nés une quantité de sang très appréciable. Il faut donc toujours, à moins que l'enfant ne soit très vigoureux, attendre pour lier le cordon que ses battements aient sensiblement diminué.

LXXXII. — SYPHILIS. — SYPHILIS CHEZ LE NOUVEAU-NÉ.

La syphilis, vulgairement appelée *vérole*, n'est pas une maladie spéciale à l'enfance ; elle est au contraire bien plus commune chez l'adulte. L'accoucheuse ne doit pas en ignorer l'existence, parce que sa responsabilité peut se trouver souvent engagée par le choix d'une nourrice malade ou par le placement d'un nourrisson syphilitique.

§ 1. — *Syphilis chez l'adulte.*

Chez l'adulte, la syphilis, maladie très contagieuse, débute toujours au point où s'est fait le contact avec une lésion syphilique ou avec du sang ou du pus provenant d'une de ces lésions ; mais il se passe toujours entre la date de la contagion et celle de l'apparition du premier accident un intervalle de temps assez long : quinze, vingt ou même quarante jours.

L'accident primitif est toujours le même, c'est-à-dire un *chancre induré*, sorte d'ulcère à base dure, peu douloureux, suppurant peu et s'accompagnant toujours de la tuméfaction des ganglions lymphatiques les plus voisins (vulgairement *glandes*).

Le chancre qui est presque toujours unique peut être fort petit, comme une lentille par exemple. Son volume ordinaire est celui d'un pois, presque toujours il est un peu saillant.

Le chancre dure trois semaines, un mois ou plus.

Un mois et demi environ après l'apparition du chancre, et qu'il soit ou non guéri, se montrent les accidents dits *secondaires*. Les accidents secondaires s'observent surtout sur la peau et les muqueuses. Il en existe un grand nombre de variétés.

Les plus communes de ces lésions secondaires sont les *plaques muqueuses*, petites élevures d'abord lisses, puis molles et suintantes, souvent ulcérées.

Les plaques muqueuses siègent surtout dans les points où la peau s'unit à une muqueuse : vulves, lèvres, anus. Il est rare qu'il n'en existe pas sur les amygdales.

Le contact d'une plaque muqueuse avec un sujet sain en un point de la peau ou d'une muqueuse légèrement excoriée est le mode ordinaire de transmission de la syphilis.

La période secondaire de la syphilis s'accompagne à peu près toujours d'anémie (surtout chez la femme) et toujours de tuméfaction des ganglions lymphatiques soit de l'aine, soit de l'aisselle, soit du cou. Les amygdales, qu'elles soient ou non le siège de plaques muqueuses, sont toujours plus grosses qu'à l'état normal.

La durée de la période secondaire est très variable, de quelques mois à quelques années. Il se fait ordinairement comme des poussées successives séparées par des intervalles de santé parfaite en apparence.

Enfin, la syphilis peut se montrer sous forme d'*accidents tertiaires*, soit immédiatement après la période secondaire, soit beaucoup plus tard, deux, trois, dix ou même vingt ans après.

Les lésions tertiaires sont surtout des lésions osseuses ou des tumeurs. Elles ne sont pas contagieuses.

Les quelques renseignements donnés ci-dessus sur la syphilis de l'adulte sont trop succincts, et le diagnostic de cette affection est souvent trop difficile pour qu'une accoucheuse puisse jamais

soit affirmer, soit nier l'existence de la syphilis ; j'ai voulu seulement la mettre à même de la *soupçonner*, par exemple, chez une
nourrice qui se présente à elle pour demander un nourrisson.

En pareille matière, l'accoucheuse n'affirmera jamais rien et
se contentera de se méfier des nourrices qui lui paraîtront présenter des signes de syphilis et en particulier des nourrices très
anémiques chez lesquelles la palpation derrière le cou, sous les
mâchoires ou dans l'aine, fait percevoir ce qu'on appelle vulgairement des *glandes*, c'est-à-dire des ganglions lymphatiques volumineux.

§ 2. — Syphilis chez le nouveau-né.

La syphilis peut se transmettre par contact de l'adulte à l'enfant, comme d'adulte à adulte, par des baisers par exemple, mais
le cas est peu commun.

Plus fréquente est la syphilis existant chez l'enfant en dehors
de tout contact étranger, mais dès la naissance par suite de
l'existence de cette affection chez la mère.

Si la mère est syphilitique, et à moins qu'elle n'ait dépassé depuis longtemps la période secondaire, l'enfant naît ordinairement syphilitique. Le moment où se fait la contagion me paraît
être celui d'un décollement placentaire, soit très limité pendant
la grossesse, soit plus étendu vers la fin de l'accouchement.
C'est en effet le seul moment où le sang de la mère puisse pénétrer dans la circulation fœtale (1).

Très rarement, des accidents caractéristiques apparaissent dès
la naissance. C'est presque toujours après un ou deux mois qu'ils
se manifestent sous leurs formes ordinaires.

Il ne faut pas s'attendre à trouver chez le nouveau-né l'accident primitif ou chancre induré.

Après un mois et demi en moyenne, souvent plus tôt, quelquefois beaucoup plus tard, apparaissent d'emblée des accidents
secondaires. Ces accidents peuvent être les mêmes que chez

(1) Je ne donne ici cette explication que comme une opinion per-
sonnelle.

l'adulte : anémie, tuméfaction ganglionnaire, plaques muqueuses, etc. Les accidents tertiaires sont ordinairement précoces. Presque toujours ils atteignent à la fois le squelette et la plupart des organes : poumons, thymus, foie, etc.

Dans la plupart des cas, les accidents tardifs n'ont pas le temps de se développer. A moins que la mère ne soit une excellente nourrice, l'enfant meurt presque toujours, soit du fait de la maladie, soit par suite de l'alimentation artificielle qui lui est imposée.

Certains accidents assez précoces se présentent avec assez de régularité chez l'enfant, pour rendre le diagnostic de la syphilis un peu moins incertain. Je signalerai surtout certains érythèmes ou plaques rouges des téguments.

Il est rare que l'enfant syphilitique n'ait pas de l'érythème persistant au niveau des fesses et de la partie interne et postérieure des cuisses.

Ces taches rouges ne sont cependant pas caractéristiques, puisqu'on les retrouve chez presque tous les enfants débilités et atteints de diarrhée, surtout chez ceux qui sont nourris autrement qu'au sein. Elles n'ont comme signe de syphilis toute leur valeur que chez l'enfant bien alimenté et parfaitement exempt de diarrhée.

Il est deux régions où l'érythème ne se rencontre guère que chez l'enfant syphilitique. Ces deux régions sont la paume des mains et surtout la plante des pieds.

L'érythème ou rougeur vive et persistante de la plante des pieds *chez un enfant proprement tenu* vous fera soupçonner la syphilis.

Il en sera de même de plaques arrondies larges de 1 centimètre en moyenne, un peu épaisses, d'un rouge foncé et couvertes souvent de petites écailles blanches (syphilides en plaques).

Les ulcérations au niveau des angles de la bouche, les fissures persistantes des lèvres, la coloration terreuse de la peau seront encore des caractères non pas caractéristiques, si on les observe isolés, mais fort importants si plusieurs d'entre eux sont réunis.

Pronostic. — La syphilis de l'enfant est une maladie grave, puisqu'elle cause souvent sa mort. Elle est grave surtout parce qu'elle peut se transmettre facilement à une nourrice saine, sous forme d'un chancre induré du mamelon, après une période d'incubation variable de dix à cinquante jours.

Conduite à tenir. — En présence d'un nouveau-né atteint ou même suspect de syphilis, et il suffit pour cela que la mère soit suspecte elle-même, l'accoucheuse, sans se départir en quoi que ce soit du secret médical qui lui est imposé, ne conseillera jamais une nourrice et engagera toujours la mère à nourrir elle-même. En aucun cas la mère ne risque quelque chose.

Si la mère ne peut, faute de lait, nourrir son enfant syphilitique, il ne reste d'autre ressource que l'allaitement artificiel, malgré tous les dangers qu'il fait courir à l'enfant.

L'accoucheuse se méfiera surtout de l'apparition tardive des accidents chez l'enfant.

En aucun cas, elle ne se chargera du traitement.

SIXIÈME PARTIE

CHAPITRE PREMIER

Médicaments qui agissent sur l'app   digestif.

Les principaux troubles des fonctions digestives, qu'une accoucheuse peut avoir à combattre, sont : l'*inappétence*, les *vomissements*, l'*embarras gastrique*, la *constipation* et la *diarrhée*.

LXXXIII. — TRAITEMENT DE L'INAPPÉTENCE. — APÉRITIFS.

L'*inappétence* ou *anorexie* est la perte de l'appétit poussée quelquefois jusqu'à un profond dégoût pour toute nourriture.

L'inappétence doit être combattue chez la femme enceinte pour la mettre à même d'entretenir la nutrition du fœtus, et aussi pour créer chez elle des conditions favorables de résistance pour le moment où elle aura peut-être à subir des pertes parfois considérables du fait de l'hémorrhagie.

Il en sera de même chez la nourrice qui ne peut sécréter beaucoup de lait qu'à la condition d'être bien alimentée.

Deux ordres de moyens peuvent être employés pour remédier aux conséquences fâcheuses de l'anorexie :

1° Provoquer la sensation de la faim ;

2° Donner comme aliments des substances très facilement digestibles et qui sous un très petit volume suffisent à la nutrition.

Pour provoquer la sensation de la faim, il importe d'abord d'éviter tout ce qui peut nuire à l'appétit, et sous ce rapport il faut éviter surtout les boissons abondantes. Rien ne fait disparaître plus vite le besoin de manger, que l'absorption avant le repas ou à son début d'une grande quantité d'un liquide quelconque.

Manger cinq minutes avant le repas un très petit morceau de pain sec est au contraire un moyen très inoffensif et souvent efficace de provoquer l'appétit.

Les médicaments dits apéritifs sont tous des amers : gentiane, colombo, quassia amara, petite centaurée, quinquina, etc.

Les deux premiers s'emploient sous forme de teinture ou de vin médicinal, le quassia amara et la petite centaurée plutôt sous forme de macération dans l'eau froide, le quinquina sous forme de vin.

Toutes ces préparations ne peuvent donner les résultats que l'on en attend, qu'à la condition d'être administrées par petites quantités à la fois et très peu de temps avant le repas.

Une cuillerée de vin de quinquina, par exemple, peut provoquer la sensation de la faim. La même dose sera au contraire nuisible si elle est délayée dans un grand verre d'eau.

Voici deux exemples de la manière de formuler ces diverses préparations :

1°   Vin de gentiane................... 200 grammes.
Une grande cuillerée cinq minutes avant chacun des deux principaux repas.

2°   Quassia amara................... 5 grammes.
            Eau froide .... 250 —
Faire macérer pendant douze heures environ.
Une grande cuillerée cinq minutes avant chacun des deux principaux repas.

Les vins médicinaux amers : vin de gentiane, vin de colombo, vin de quinquina, peuvent toujours être préparés en versant trois cuillerées à café de la teinture dans un demi-litre de vin ordinaire.

De ces diverses préparations l'une de celles qui m'a paru donner les meilleurs résultats est le vin de gentiane à la dose formulée ci-dessus.

Lorsque l'anorexie est due à de l'embarras gastrique, le traitement doit être celui de cette affection.

30.

LXXXIV. — TRAITEMENT DE L'EMBARRAS GASTRIQUE.
— PURGATIFS. — VOMITIFS.

L'embarras gastrique, très fréquent chez les personnes qui ont une alimentation irrégulière et chez celles qui gardent la chambre, peut s'observer comme chez un sujet quelconque, chez la femme enceinte ou plus fréquemment encore chez l'accouchée.

Il en existe des formes graves, accompagnées parfois de beaucoup de fièvre. Le traitement de ces formes graves n'est pas de la compétence de l'accoucheuse, surtout en raison des difficultés qu'il peut y avoir à discerner cette affection d'une maladie infectieuse grave à son début.

Les formes légères d'embarras gastrique sont caractérisées par la perte de l'appétit, des nausées, parfois un peu de diarrhée. Toujours la langue est revêtue d'un enduit blanchâtre.

Dans les conditions normales, l'embarras gastrique est presque toujours guéri rapidement par l'emploi d'une purgation ou d'un vomitif.

Ne jamais prendre la responsabilité de faire l'une de ces deux médications pendant la première quinzaine des suites de couches.

§ 1. — *Purgatifs*.

Les médicaments purgatifs peuvent, à un point de vue pratique, se diviser en deux groupes :

1º Purgatifs dont l'action momentanée fait place à la constipation ;

2º Purgatifs qui favorisent l'action expulsive de l'intestin sans le paralyser par la suite.

Au premier groupe appartiennent les *purgatifs salins* : sulfate de soude, citrate de magnésie, phosphate de soude, eaux minérales purgatives, etc.

Ces médicaments purgent avec facilité, mais leur emploi est constamment suivi de constipation. Aussi sont-ils indiqués beaucoup plus comme traitement de la diarrhée que comme moyen de favoriser la défécation.

Le *sulfate* et le *phosphate de soude* s'administrent sous la forme suivante :

> Phosphate de soude............... 50 grammes.
> Faire dissoudre dans un bouillon léger. Boire en trois ou quatre fois à un quart d'heure d'intervalle.

Le *citrate de magnésie* est plus fréquemment employé sous forme de limonade de Rogé. On la formule ainsi :

> Limonade avec citrate de magnésie... 50 grammes.
> A prendre en trois fois à un quart d'heure d'intervalle.

Les médicaments purgatifs qui ne constipent pas sont ceux qui agissent, soit par indigestion, comme l'huile de ricin, soit en excitant mécaniquement l'intestin. Il sera question de ces derniers à propos du traitement de la constipation.

L'*huile de ricin* s'administre soit pure, soit mêlée à du jus de citron ou à du café. On peut la rendre encore moins désagréable en l'émulsionnant. Une purgation à l'huile de ricin est alors ainsi formulée :

> Huile de ricin.......... 35 grammes.
> Sirop d'orgeat......... }
> Eau................. } quantité suffisante pour faire une émulsion.

Quelques médicaments purgatifs n'agissent que sur une partie limitée de l'intestin comme la scammonée, ou même que sur son extrémité inférieure, comme l'aloès. Ces médicaments produisent en même temps que la purgation, une irritation vive de l'extrémité inférieure de l'intestin. Leur emploi est absolument interdit à une accoucheuse ; il serait dangereux chez une femme enceinte ou récemment accouchée.

§ 2. — *Vomitifs.*

Les médicaments vomitifs sont assez nombreux. La plupart

d'entre eux sont des médicaments trop dangereux pour que l'accoucheuse puisse songer à les employer.

Il en est un qui peut rendre quelques services dans les cas d'embarras gastrique, alors que l'on a à redouter l'emploi des purgatifs. Ce médicament est l'ipécacuanha. Il est vomitif chez l'adulte, à la dose de 1 gramme environ sous forme de prises ainsi formulées :

Ipécacuanha pulvérisé .... 1 gramme.
A diviser en trois prises, qui seront données à dix minutes d'intervalle dans de l'eau tiède.

Le *sirop d'ipécacuanha*, ou par abréviation le sirop d'ipéca contient près d'un gramme d'ipécacuanha par grande cuillerée, c'est un médicament dont on abuse beaucoup trop chez l'enfant.

Le seul cas où il puisse réellement être utile, c'est dans l'embarras gastrique de l'enfant. Il faut alors le formuler ainsi :

Sirop d'ipécacuanha................ 00 grammes.
Une cuillerée à café de cinq en cinq minutes, jusqu'à vomissements.

Dans tous les autres cas que dans l'embarras gastrique, dans le croup, par exemple, l'emploi de l'ipécacuanha m'a toujours paru nuisible.

LXXXV. — DIARRHÉE. — VOMISSEMENTS.

§ 1. — *Diarrhée.*

Puisque les purgatifs salins déterminent promptement de la constipation, il est facile de comprendre qu'ils peuvent constituer d'excellents moyens de combattre la diarrhée.

Toutefois, comme l'accoucheuse n'a guère à traiter la diarrhée que chez la femme enceinte ou chez l'accouchée, et que dans ces deux cas les purgations sont nuisibles, il importe qu'elle ait à sa disposition des remèdes moins dangereux.

On combat la diarrhée soit par des poudres à peu près inertes, craie pulvérisée, sous-nitrate de bismuth, etc., soit par des astringents : tannin, ratanhia, soit par des médicaments qui agissent sur le système nerveux, tels que l'opium.

Les poudres se formulent ainsi, chez l'adulte :

<blockquote>
Sous-nitrate de bismuth............ 10 grammes.

Divisez en cinq prises. Chaque prise sera délayée dans une cuillerée de sirop de coings.
</blockquote>

La craie, le phosphate de chaux agissent de même et se donnent aux mêmes doses.

Le *tannin* possède une saveur trop désagréable pour être administré en nature. De plus, il serait difficile d'en faire tolérer de fortes doses. On préfère employer les végétaux qui en renferment, tels que le ratanhia qui s'administre surtout sous forme de sirop à la dose de 30 à 60 grammes, ou le cachou dont la saveur est agréable.

L'opium est un médicament énergique que l'accoucheuse peut avoir à utiliser, surtout comme moyen de diminuer l'énergie des contractions utérines. Aussi l'étude plus détaillée de cette substance sera-t-elle faite à propos des médicaments qui agissent sur l'utérus.

Comme traitement de la diarrhée chez l'adulte, l'accoucheuse ne peut employer en fait de préparations d'opium que le laudanum de Sydenham ou laudanum ordinaire qui renferme 10 centigrammes d'opium, ou 5 centigrammes d'extrait par gramme.

20 gouttes de laudanum administrées dans les vingt-quatre heures, soit par la bouche, soit en lavement, constituent une dose qu'il ne faudra jamais dépasser.

Voici une formule de traitement de la diarrhée par le laudanum chez l'adulte.

<blockquote>
Laudanum de Sydenham ....   quinze gouttes

Eau tiède ....   125 grammes.

Mêlez. Pour un lavement à garder.
</blockquote>

Le traitement de la diarrhée, chez l'enfant, diffère absolument de ce qu'il est chez l'adulte.

Lorsque l'enfant a de la diarrhée, c'est neuf fois sur dix parce qu'il est mal alimenté.

Les cas assez rares dans lesquels il peut être utile de donner des médicaments sont ceux dans lesquels la diarrhée résiste à un changement favorable du régime. On peut alors administrer le sous-nitrate de bismuth à la dose de 3 ou 4 grammes dans du sirop de coings ou de ratanhia.

L'enfant supporte très mal l'opium, aussi est-il prudent de n'employer jamais le laudanum, même sous forme de lavement, à une dose supérieure à une goutte pour l'enfant de quelques semaines à quelques mois ; deux gouttes après les six premiers mois écoulés.

Le traitement médical de la diarrhée, chez l'enfant, est absolument inutile, si l'enfant n'a pas la nourriture qui lui convient, c'est-à-dire exclusivement du lait de femme pendant les premiers mois.

§ 2. — *Vomissements.*

La question des vomissements de la grossesse a été traitée déjà (page 287). Je rappellerai que les meilleurs moyens de les diminuer sont : l'attitude horizontale pendant le repas, les boissons gazeuses, la glace et surtout l'alimentation liquide et glacée.

L'accoucheuse ne songera jamais à traiter elle-même les vomissements pendant les suites de couches, parce que souvent ils ne sont que l'un des symptômes de la péritonite.

Chez l'enfant, les vomissements, comme la diarrhée, indiquent à peu près toujours une alimentation défectueuse.

LXXXVI. — TRAITEMENT DE LA CONSTIPATION. — LAXATIFS.

Les médicaments laxatifs sont de trois sortes : 1° laxatifs qui ne sont autre chose que des purgatifs légers ; 2° médicaments qui agissent par excitation mécanique de l'ensemble de l'intestin ; 3° médicaments qui excitent seulement par contact direct les contractions [de l'extrémité inférieure de l'intestin.

Au premier groupe se rattachent les corps gras pris en grande quantité : le miel, les pruneaux, le café au lait.

Ces substances sont assez inoffensives pour qu'il n'y ait pas lieu d'en préciser les doses. Le café au lait pris froid le matin à jeun est l'un des moyens les plus efficaces.

Les médicaments qui composent le deuxième groupe ne sont pas destinés à être absorbés. Ils doivent, au contraire, parcourir l'intestin d'un bout à l'autre sans même perdre leur forme : tels sont la graine de moutarde, la graine de lin, le charbon végétal, etc. De ces trois substances, celle qui donne les meilleurs résultats est la graine de lin. Il importe qu'elle soit prise en assez grande quantité au moment des repas, trois ou quatre grandes cuillerées par exemple. Elle doit être simplement délayée dans l'eau, mais n'y pas séjourner de manière à ce que les deux pointes de la graine conservent une certaine rigidité et puissent exciter plus fortement l'intestin.

Le troisième groupe comprend les suppositoires et les lavements.

La forme de suppositoires, c'est-à-dire de petits cônes médicamenteux destinés à être introduits dans l'anus, se réserve plutôt pour rendre les selles faciles et peu douloureuses que pour les provoquer.

Le beurre de cacao, en raison de sa consistance, est la matière la plus employée pour la confection des suppositoires simplement destinés à rendre plus facile le passage des matières dures.

On formule ainsi :

> Beurre de cacao...... quantité suffisante pour faire six suppositoires.
> Un ou deux à introduire chaque jour dans le rectum.

Une fois introduit le suppositoire est abandonné à lui-même dans l'intestin.

Les lavements, moins ceux qui sont constitués par une quantité un peu considérable de liquide, sont tous laxatifs, c'est-à-dire que tous excitent au moins un peu les contractions intestinales.

L'eau froide ou chaude agit, sous ce rapport, beaucoup mieux que l'eau tiède.

Chez beaucoup de personnes, l'eau pure administrée en lavement à la dose d'un demi à un litre suffit pour provoquer non seulement des contractions, mais de véritables coliques. Il est donc inutile de faire dissoudre dans cette eau, au moins dans la plupart des cas, des substances quelconques. La mauve, la guimauve, la graine de lin en décoction ne paraissent pas modifier sensiblement l'action de l'eau.

Chez quelques personnes et en particulier chez celles qui ont l'habitude de recourir tous les jours aux lavements, l'eau pure peut être insuffisante. Il convient alors de rendre le lavement plus actif, et on n'a sous ce rapport que l'embarras du choix : sucre, sel, savon, huile, miel, sulfate de soude, etc., etc.

Comme les purgatifs drastiques, les lavements purgatifs ont une action irritante non seulement sur l'extrémité inférieure de l'intestin, mais encore sur les autres organes contenus dans la cavité pelvienne. Ils sont donc contre-indiqués pendant la grossesse et pendant les quinze premiers jours des suites de couches, à moins que le durcissement extrême des matières ne soit la cause d'une constipation inquiétante par sa durée.

La dose des diverses substances actives que l'on peut introduire dans le liquide d'un lavement est variable.

L'une des formules les plus connues est la suivante :

Miel .... 60 grammes.
Eau .... 600 —

Mêlez. Pour un lavement.

Chez l'enfant, il est fort rare qu'on soit obligé d'ajouter à l'eau une substance quelconque, et si on croit devoir le faire, il importe de diminuer beaucoup les proportions.

Le lait, qui est un liquide sucré, est une des substances qui agissent le plus efficacement comme lavement laxatif, à la dose de 500 à 600 grammes chez l'adulte, de 100 à 150 grammes chez l'enfant.

LXXXVII. — MÉDICAMENTS NUTRITIFS.

Dans un grand nombre de circonstances, et non seulement chez l'accouchée, mais encore chez des malades, on ne peut songer à faire faire des repas réguliers, alors cependant qu'il importe de soutenir les forces le plus possible. Tel est le cas pour beaucoup de maladies, la pneumonie ou fluxion de poitrine par exemple, qui guérit spontanément, pourvu qu'au lieu d'épuiser le malade par la diète et les révulsifs, on se borne à lui conserver ses forces en l'alimentant. Tel est encore le cas pour la femme qui vient de subir, après la délivrance, une hémorrhagie abondante.

Je classerai parmi les médicaments nutritifs les plus importants le bouillon de viande, les poudres de viande et l'alcool.

Bouillon de viande. — Le bouillon de viande est le seul aliment que l'on puisse permettre dès les premiers jours à l'accouchée. Il ne faut pas à ce moment l'exposer aux dangers d'une indigestion. Le bouillon de viande, pourvu qu'on sache s'en servir, est habituellement très bien toléré. Il peut encore rendre de grands services dans les vomissements de la grossesse. Il est dans tous les cas utile parce qu'il peut renfermer sous un très petit volume toutes les substances nécessaires à la nutrition.

Le bouillon de viande peut être préparé avec une viande quelconque : bœuf, veau, poulet, etc. Le meilleur paraît être celui de bœuf. Il y a deux manières de le préparer :

1° Le bouillon ordinaire, ou consommé, se fait en mettant dans une certaine quantité d'eau la viande de bœuf et en laissant bouillir quelques heures de manière à réduire de près de moitié la quantité de liquide. Ce bouillon n'est utilisable qu'après avoir été refroidi et débarrassé de la couche de graisse qui surnage;

2° Le bouillon dit américain se prépare en mettant la viande coupée en petits morceaux, soit dans un vase spécial, soit dans une bouteille, avec une très petite quantité d'eau; deux ou trois cuillerées d'eau et quelques pincées de sel pour 5 à 600 grammes de viande maigre de bœuf. Le vase ou la bouteille est alors fermé hermétiquement et maintenu plusieurs heures dans l'eau bouillante.

Dans les cas de vomissement, ou toutes les fois que cette complication est à redouter, il y a tout avantage à donner le bouillon non seulement froid, mais glacé. On y ajoute alors de petits morceaux de glace.

Poudres de viande. — Ces poudres préparées industriellement se trouvent aujourd'hui partout dans le commerce. On peut les employer simplement délayées dans un bouillon léger ou dans du lait.

Leur goût, habituellement désagréable, fait que beaucoup de personnes préfèrent les employer enveloppées d'hostie, soit qu'elles préparent elles-mêmes les paquets dans une assiette mouillée, soit que la poudre ait été placée d'avance par le pharmacien entre deux couches d'hostie. On désigne cette dernière forme sous le nom de cachets, vous pouvez les formuler ainsi :

Poudre de viande................ 100 grammes.
Pour faire trente cachets. Une dizaine à chaque repas.

Peptones. — Je rapprocherai des poudres de viande les peptones qui sont des extraits de viande tout digérés, c'est-à-dire prêts à être absorbés. Ces substances, d'une préparation assez difficile, se trouvent dans le commerce, tantôt bonnes, tantôt mauvaises. Bien préparées, elles rendent de grands services parce qu'elles alimentent très bien sans donner aucun surcroît de travail aux organes digestifs. La plupart des peptones ont une consistance de gelée ou de confiture épaisse ou encore de poudre qui s'administre comme la poudre de viande.

Alcool. — L'alcool doit être considéré par vous comme un moyen de suppléer momentanément à l'alimentation insuffisante. C'est ainsi que l'alcool rend de si grands services dans quelques maladies graves, et surtout dans les maladies infectieuses.

L'alcool est indiqué toutes les fois que, chez une femme qui ne peut s'alimenter suffisamment, surviennent des causes de débilitation profonde : faiblesse à la suite d'hémorrhagies, vomissements, diarrhée abondante, fièvres infectieuses, etc., etc.

L'alcool ne se donne jamais pur ; on l'emploie toujours sous forme de vin vieux ou de rhum.

Une boisson ainsi formulée :

Rhum......................	40 à 80	grammes.
Sirop simple...............	40 à 80	—
Eau.......................	300 à 500	— .

est agréable à prendre et peut contribuer efficacement à rendre promptement des forces à une femme épuisée par une hémorrhagie.

Il est évident que l'alcool ne peut combattre que momentanément les accidents dus à une débilitation profonde. Il aide à l'action des autres médicaments nutritifs, peut donner le temps de les préparer ou même permet quelquefois d'attendre le moment où la malade pourra supporter un peu de nourriture. Le public croit encore que les boissons alcooliques donnent de la fièvre ; cette croyance est une erreur.

LXXXVIII. — MÉDICAMENTS QUI AUGMENTENT LA SÉCRÉTION DE LA SUEUR : SUDORIFIQUES. — MÉDICAMENTS QUI AUGMENTENT LA QUANTITÉ D'URINE : DIURÉTIQUES.

§ 1. — *Sudorifiques.*

Les médicaments qui agissent réellement par eux-mêmes sur la sécrétion de la sueur sont peu nombreux et trop actifs pour que l'accoucheuse puisse songer à les utiliser.

La sudation, méthode de traitement dont on abuse dans le public ignorant, ne peut être utile qu'à deux points de vue :

1° Contribuer à la disparition d'un épanchement liquide abondant, soit dans les plèvres, pleurésie, soit dans le péricarde, péricardite, soit même dans le tissu cellulaire, œdème.

2º Venir en aide au rein fonctionnant mal, tel est le cas dans l'albuminurie accompagnée ou non d'éclampsie.

On peut toujours augmenter la quantité de sueur en gorgeant le malade de boissons chaudes. Il est facile de comprendre que le résultat ainsi obtenu est nul au point de vue du traitement.

L'accoucheuse ne peut avoir à provoquer la sudation que dans un cas : celui d'œdème persistant avec albuminurie.

Le seul moyen à employer est la chaleur sèche sous forme de frictions chaudes et sèches, de bains d'air chaud, etc.

La sudation sera toujours combinée avec la diète lactée.

Les tisanes dites sudorifiques, qu'elles contiennent de la bourrache, de la guimauve ou de l'eau pure, n'agissent que par leur température élevée. Au point de vue thérapeutique, leur action est nulle, puisqu'elles ne font que traverser l'organisme. Le malade élimine simplement l'excès de liquide qu'on lui a fait boire.

§ 2. — *Diurétiques.*

Ce que je viens de dire des sudorifiques s'applique en grande partie aux diurétiques.

Il est évident que gorger un malade de boissons quelconques, c'est le faire uriner davantage. A part quelques cas qui ne sont pas de la compétence de l'accoucheuse, ce résultat est rarement à rechercher.

Certaines substances : le salpêtre et les matières qui en contiennent, l'alcool, le vin blanc, etc., agissent manifestement sur le rein. Mais il existe une règle presque générale en thérapeutique. Cette règle est de laisser en repos un organe malade. Si le rein est malade, ce n'est pas en lui imposant un surcroît de travail qu'on le guérit.

Il faut donc toujours s'abstenir d'administrer des médicaments diurétiques, les uns parce qu'ils sont insignifiants et par conséquent inutiles, les autres parce qu'ils irritent le rein.

A ce titre on peut cependant donner le lait, mais pas autre chose.

J'ai tenu à parler des médicaments diurétiques surtout pour rappeler la différence profonde qui existe entre l'absence de production de ce liquide au niveau des reins et l'absence d'élimination au dehors par l'urèthre et le méat urinaire.

L'accoucheuse n'aura jamais à intervenir dans les cas toujours extrêmement graves d'absence de production de l'urine. Ce symptôme n'accompagne guère que des maladies mortelles : urémie par néphrite grave, choléra, etc.

En revanche, elle verra souvent des femmes ne pas expulser d'urine au dehors bien que leur vessie se remplisse. Le seul diurétique qui convienne dans ce dernier cas, c'est la sonde. J'espère avoir fait comprendre combien il serait absurde de faire boire des tisanes diurétiques ou même de l'eau pure à une malade qui n'urine pas, bien que sa vessie soit fortement distendue par de l'urine.

CHAPITRE II

Médicaments qui agissent sur le système nerveux.

Les médicaments qui agissent sur les mouvements volontaires de même que ceux qui exaltent la sensibilité n'ont aucun intérêt pour l'accoucheur, encore moins pour l'accoucheuse. Il ne saurait donc en être question ici.

Je signalerai seulement les médicaments qui diminuent la sensibilité ; je décrirai un peu plus longuement ceux qui agissent sur les mouvements involontaires.

LXXXIX. — MÉDICAMENTS QUI AGISSENT SUR LA SENSIBILITÉ. — ANESTHÉSIQUES. — MÉDICAMENTS QUI DIMINUENT LES MOUVEMENTS INVOLONTAIRES : ANTISPASMODIQUES.

§ 1. — *Anesthésiques.*

En accouchement on peut chercher à diminuer la sensibilité, amais à l'augmenter. Les médicaments qui diminuent la sensibilité ou anesthésiques sont de deux sortes : 1° les anesthésiques généraux, c'est-à-dire ceux qui produisent un sommeil profond pendant lequel la parturiente ne perçoit aucune douleur ; 2° les anesthésiques locaux, qui rendent insensible seulement la partie au niveau de laquelle ils sont appliqués.

Anesthésiques généraux. — Les anesthésiques généraux sont nombreux. Le plus employé est le chloroforme.

Une accoucheuse serait coupable de renoncer aux bénéfices que peut retirer la parturiente de l'emploi du chloroforme dans certains accouchements exceptionnellement douloureux ou dans les opérations difficiles telles que version tardive ou délivrance artificielle avec rétraction de l'utérus.

Mais si l'accoucheuse a le devoir de faire bénéficier sa cliente d'un moyen aussi précieux, elle n'a en aucun cas le droit d'employer elle-même ce moyen.

L'administration du chloroforme peut être dangereuse entre les mains de celui qui n'a pas l'habitude de s'en servir. Aussi l'accoucheuse doit-elle, toutes les fois qu'elle jugera l'anesthésie utile, faire prévenir un médecin.

Renoncer au chloroforme dans les opérations difficiles et douloureuses, serait une cruauté inutile ; donner vous-même le chloroforme serait une imprudence que les tribunaux pourraient punir.

Anesthésiques locaux. — Les anesthésiques locaux n'ont fait leur apparition en obstétrique que depuis quelques mois sous la forme d'un seul médicament, la *cocaïne*, que l'on utilise en badigeonnages du col, avec une pommade qui renferme 5 de cocaïne pour 100 de vaseline.

Ce produit, peu étudié encore, est extrêmement coûteux ; mais son action paraît aujourd'hui démontrée, et je ne doute pas que d'ici à peu d'années il ne soit employé fréquemment pour diminuer les douleurs, parfois excessives, de la période de dilatation.

Lorsque son emploi sera rentré dans la pratique courante et lorsque son prix aura diminué, je crois qu'il pourra rendre aux femmes en couches de grands services.

§ 2. — *Antispasmodiques.*

Parmi les médicaments qui diminuent les mouvements involontaires, il en est trois que l'accoucheuse peut employer : l'opium, le chloral et les bromures (1).

Opium. — L'opium ne peut être utilisé par l'accoucheuse que sous forme de *vin d'opium*, plus connu sous le nom de *laudanum*. Ce médicament sera décrit à propos des substances qui agissent sur l'utérus, parce que vous aurez à l'employer surtout comme moyen de modérer les contractions utérines.

Restent le chloral et les bromures.

Chloral. — L'*hydrate de chloral*, désigné souvent sous le nom de *chloral*, est une substance solide, blanche, soluble dans l'eau et possédant une odeur très forte toute particulière.

Les solutions de chloral sont un peu antiseptiques ; mais le véritable emploi du chloral est son administration à l'intérieur soit en potion, soit en lavement à la dose de 2 à 4 grammes pour combattre l'agitation et produire le sommeil. Le chloral est un médicament assez irritant pour les muqueuses ; aussi est-il nécessaire de ne l'administrer que sous forme de solutions assez étendues.

Il a été question déjà du chloral comme moyen de combattre les crises d'éclampsie. Nous avons vu que ce moyen ne saurait suffire et qu'il serait tout à fait illogique de l'employer sans recourir en même temps à la diète lactée. Le chloral ne combat qu'un symptôme, la crise, tandis que la diète lactée combat la maladie, les lésions des reins et l'albuminurie.

Le chloral peut encore être donné dans les cas d'agitation, vers la fin de l'accouchement et surtout après. Il peut alors procurer à l'accouchée un sommeil paisible ; mais je ne saurais trop recommander de n'en user que lorsque l'agitation est extrême et que les mouvements violents de la femme constituent un véritable danger.

(1) C'est pour faire mieux comprendre à quel point de vue spécial on peut utiliser, en accouchement, l'opium et le chloral, que je fais figurer ici ces deux substances parmi les médicaments antispasmodiques.

Dans les conditions normales, 2 ou 3 grammes de chloral suffisent habituellement pour produire le sommeil ; ne dépasser ces doses moyennes que dans les cas d'éclampsie.

Dans l'éclampsie, le chloral peut difficilement être donné en boisson. La forme de lavement est alors préférable. Le lavement doit être formulé ainsi :

> Hydrate de chloral.................   3 grammes.
> Eau   125   —

Mêlez. Pour un lavement à garder.

Ce lavement peut être répété jusqu'à ce que la femme atteinte d'éclampsie grave ait absorbé 10 grammes de chloral (1).

Pour combattre l'agitation qui survient parfois vers la fin de la période d'expulsion, ou même après l'accouchement, on peut donner le chloral par la bouche sous forme de potion ainsi formulée :

> Hydrate de chloral...............   4 grammes.
> Eau..............................   125   —
> Sirop de menthe..................   30   —

Mêlez. Boire en une fois la moitié de la potion. Le reste sera donné plusieurs heures après s'il est nécessaire. Cette potion ne doit pas être renouvelée.

Bromures. — Les bromures employés sont le *bromure de potassium* et le *bromure de sodium*, corps blancs et solubles, à saveur salée. Le bromure de potassium est le plus souvent utilisé, mais à tort ; le bromure de sodium est habituellement mieux toléré.

Ces médicaments sont le type de ce qu'on a appelé les *antispasmodiques*, c'est-à-dire qu'ils diminuent l'excitation générale du système nerveux et agissent favorablement contre l'agitation et l'insomnie.

Les indications des bromures sont à peu près les mêmes que celles du chloral. Leur action est moins intense et moins rapide, mais elle paraît être plus prolongée.

(1) Ces doses, exceptionnellement fortes, ne peuvent être données par l'accoucheuse qu'en l'absence forcée d'un médecin et dans des cas très graves d'éclampsie.

Lorsque vous croirez devoir remplacer le chloral par un bromure, vous formulerez ainsi :

```
Potion avec :
    Bromure de sodium.................    4 grammes.
    Eau ..........................   125    —
    Sirop d'écorces d'oranges..........    30    —
Mêlez. Une grande cuillerée toutes les heures.
```

Le sirop d'écorces d'oranges est ici destiné à masquer la saveur désagréable du bromure.

Le bromure de sodium à la dose de 1 gramme dans une potion de 60 grammes est le moyen qui m'a toujours le mieux réussi dans le traitement des convulsions chez l'enfant. Il importe ici de ne pas dépasser cette dose de 1 gramme déjà forte.

On administre assez fréquemment, sous le nom d'antispasmodiques, la valériane, la feuille d'oranger, le tilleul, etc. Je ne pourrais vous affirmer que ces substances aient une action quelconque.

XC. — MÉDICAMENTS QUI PRODUISENT UNE EXCITATION DU SYSTÈME NERVEUX CENTRAL ET FAVORISENT LES MOUVEMENTS INVOLONTAIRES.

Parmi les mouvements involontaires, il en est deux surtout que l'accoucheuse peut chercher à favoriser dans quelques cas : ceux de l'utérus et ceux du cœur.

Les moyens de favoriser les contractions utérines feront l'objet d'un chapitre à part. Quant aux mouvements du cœur, ils nécessitent une certaine excitation des centres nerveux.

A l'état normal, c'est le sang qui produit cette excitation nécessaire. Le sang vient-il à faire défaut, le cœur s'arrête, c'est-à-dire qu'il survient une syncope.

Les médicaments employés pour combattre la syncope ou même la tendance à la syncope sont fort nombreux. Les plus importants sont l'alcool, l'éther et le nitrite d'amyle.

Un moyen plus précieux encore et plus sûr est l'attitude horizontale dans l'immobilité absolue.

J'ai déjà parlé de l'alcool, qui peut, à un moment donné, faire fonctionner les centres nerveux anémiés, mais qui est utile surtout comme moyen rapide et provisoire d'alimentation.

Éther. — L'éther sulfurique ou éther est très employé comme moyen de traitement des nausées et même de la syncope.

L'éther en inhalations excite les centres nerveux ; mais ce n'est un excitant qu'à faible dose. En masse un peu considérable, il produit au contraire l'anesthésie et un sommeil profond, comme le chloroforme.

Il faut peu compter sur ce moyen infidèle, dont l'emploi a non seulement des inconvénients, mais des dangers.

L'éther n'est pas précisément dangereux comme médicament, mais cette substance, extrêmement volatile, répand des vapeurs très inflammables. La présence d'une bougie allumée au voisinage d'un flacon d'éther débouché ou même mal bouché peut amener des explosions et des incendies.

L'éther s'emploie en inhalations, c'est-à-dire qu'il faut, pour l'employer, en verser quelques gouttes dans un mouchoir qu'on place ensuite sous le nez et devant la bouche de la malade.

En aucun cas je n'engage l'accoucheuse à employer ce moyen. Il est un mode d'emploi de l'éther qui peut être fort utile dans certains cas très graves de perte de connaissance ou de faiblesse extrême, surtout à la suite d'hémorrhagies. Ce moyen, c'est l'injection sous-cutanée d'éther, au moyen de la seringue hypodermique.

Peu de syncopes résistent plus de quelques secondes à ce traitement, que l'on n'applique pas à la légère parce qu'il est fort douloureux. Mais il a l'avantage d'être très prompt dans ses effets, et la douleur n'est plus un obstacle à son emploi, lorsque la perte de connaissance est complète.

La dose à employer est le contenu d'une seringue de Pravaz ordinaire ; l'injection se fait soit à la partie externe de la cuisse, soit dans la fesse, soit dans la région lombaire.

Nitrite d'amyle. — De tous les moyens employés comme traitement de la syncope, celui-ci est le plus efficace et le plus prompt

Le nitrite d'amyle est un éther, mais un éther infiniment plus actif que l'éther ordinaire; il est par conséquent plus dangereux. Faites-en respirer quelques gouttes à quelqu'un dont la pâleur indique une syncope imminente, et vous verrez reparaître de suite la rougeur de la face, en même temps que disparaissent la faiblesse et les nausées.

Vous n'aurez pas à formuler le nitrite d'amyle et n'en confierez jamais l'administration à qui que ce soit. C'est un produit que le pharmacien a le droit de refuser, même au vu d'une ordonnance signée et datée par vous. A la dose de 15 à 20 gouttes, il peut être très dangereux.

Le seul moyen pratique d'utiliser le nitrite d'amyle est d'en posséder un ou deux tubes. On trouve ces tubes tout préparés dans le commerce. Ils ressemblent à de gros tubes à vaccin et renferment une dizaine de gouttes du médicament.

Pour s'en servir, on brise dans un mouchoir roulé en cornet les deux pointes du tube et on fait respirer à la malade les vapeurs très odorantes qui s'échappent du cornet.

Ce moyen de combattre la syncope est le plus prompt et le plus efficace que je connaisse.

Comme tous les moyens analogues, il ne peut produire tous ses effets que si la malade est parfaitement immobilisée dans une attitude absolument horizontale.

Les différents moyens que je viens d'indiquer comme propres à exciter le système nerveux central sont destinés à combattre surtout les effets immédiatement graves de l'anémie cérébrale.

On peut momentanément empêcher la mort, grâce à des injections d'éther ou à des inhalations de nitrite d'amyle. Mais pour achever la guérison, il faut encore recourir à ce que j'ai appelé les médicaments nutritifs: bouillons, poudre de viande et alcool.

CHAPITRE III

Médicaments qui agissent sur les contractions utérines.

XCI. — MÉDICAMENTS QUI PROVOQUENT LES CONTRACTIONS. — FROID. — CHALEUR. — EXCITATION MÉCANIQUE.

§ 1. — *Froid.*

Le froid appliqué comme moyen de provoquer les contractions utérines a été signalé à propos des hémorrhagies de la délivrance. Ce moyen est en effet applicable surtout à ce moment, parce que les contractions qu'il provoque ne sont pas régulièrement espacées comme celles du travail, mais ont une certaine tendance à la continuité. Or cette condition qui serait fâcheuse pendant le travail devient utile après la délivrance.

Le froid s'emploie surtout sous forme de compresses trempées dans l'eau glacée et appliquées brusquement sur le ventre.

Il est parfaitement inutile que l'eau contienne des substances quelconques, vinaigre ou autres.

Le résultat est d'autant plus certain que l'application est plus brusque et l'eau plus froide.

L'emploi de compresses glacées peut rendre de grands services, mais il ne faut pas compter longtemps sur ce moyen.

Une deuxième application de compresses produit, en général, moins d'effet que la première. Il ne faudrait donc pas, dans une hémorrhagie sérieuse, insister sur ce traitement insuffisant.

§ 2. — *Chaleur.*

Comme traitement du symptôme douleur abdominale, la chaleur s'emploie, ainsi que nous le verrons à propos des médicaments topiques, sous forme de serviettes chaudes. Comme moyen de provoquer les contractions utérines on l'utilise sous forme d'eau chaude, en injections.

Dans l'inertie utérine, les injections vaginales d'eau chaude sont fort utiles, et vous auriez tort de négliger ce moyen facile d'arrêter des hémorrhagies.

Pour provoquer au moyen des injections vaginales chaudes les contractions utérines, plusieurs conditions sont nécessaires.

1° L'eau doit être vraiment chaude, presque très chaude, à 50 degrés par exemple. L'eau tiède ne produit pas du tout le même effet.

2° L'injection doit être poussée avec une certaine force, de manière à venir frapper le col. Il importe donc que le jet soit dirigé en conséquence.

Les injections d'eau chaude que vous ne pouvez employer que pendant le travail, et surtout pendant ou après la délivrance, demandent les mêmes précautions antiseptiques que toute injection vaginale.

Je vous engage donc à vous servir non d'eau pure, mais d'eau phéniquée faible. Vous pourriez, à la rigueur, vous contenter d'eau pure, mais il faut alors que cette eau ait été portée à l'ébullition, puis refroidie *sans addition d'eau froide* jusqu'à 50 degrés.

L'injection est faite soit au moyen de la seringue à anneaux, soit préférablement, dans ce cas particulier, au moyen d'un irrigateur neuf et parfaitement lavé.

Il importe ici de supprimer la canule de verre qui pourrait se briser dans le vagin, ou au moins de la plonger d'avance dans l'eau très chaude.

§ 3. — *Excitation mécanique de l'utérus.*

Cette excitation peut se faire de deux manières : 1° en dehors et à travers les parois abdominales ; 2° en dedans et par chatouillement de la face interne de l'utérus.

De ces deux moyens, le premier seul est applicable à tous les cas. Le deuxième n'est applicable qu'aux hémorrhagies graves par inertie utérine pendant ou après la délivrance.

J'ai insisté trop souvent sur la nécessité des frictions extérieures pour y revenir. Je rappellerai seulement qu'elles sont toujours inoffensives, qu'elles manquent rarement leur but et qu'elles constituent le meilleur moyen de prévenir par une rétraction utérine prompte les dangers d'une hémorrhagie.

Le chatouillement de la muqueuse utérine au moyen de la main introduite en entier dans l'utérus est, ainsi que je l'ai dit déjà, un moyen très efficace de provoquer la contraction; mais le fait de l'introduction de la main est par lui-même un danger en raison de l'introduction possible en même temps de germes infectieux.

Il ne faut donc y recourir que dans les cas immédiatement graves : hémorrhagie foudroyante de la délivrance. Je ne reviendrai pas sur le détail des précautions antiseptiques nécessaires toutes les fois qu'on introduit quoi que ce soit dans l'utérus.

XCII. — MÉDICAMENTS QUI PROVOQUENT LES CONTRACTIONS (SUITE). — SEIGLE ERGOTÉ.

L'ergot de seigle ou simplement ergot est un champignon vénéneux qui croît spontanément sur un certain nombre de plantes appartenant à la famille des graminées, et en particulier sur le seigle. Il est également fréquent sur l'avoine.

L'ergot de seigle se présente sous forme de petites masses dures et un peu cassantes, d'un brun violacé. Ces petites masses ont des dimensions et un poids tel, que six d'entre elles prises au hasard représentent à peu près, à elles six, le poids d'un gramme (Verrier).

L'ergot de seigle n'est réellement actif que lorsqu'il a été récemment récolté. Après plusieurs années, il tend à devenir un corps inerte.

Propriétés. — A la dose de 1 à 3 ou 4 grammes, le seigle ergoté a la propriété de déterminer une contraction persistante des fibres musculaires, non de toutes, mais seulement de celles dites fibres musculaires lisses, c'est-à-dire celles sur lesquelles la volonté n'a pas d'action.

L'ergot de seigle agit donc sur les organes qui renferment des fibres musculaires lisses : vaisseaux sanguins, intestins, utérus, etc.

L'action sur les vaisseaux sanguins et en particulier sur les artères est remarquable dans les cas où le seigle ergoté est pris tous les jours, pendant un certain temps. Tel est le cas dans l'alimentation au moyen de pain fait avec du seigle mêlé d'ergot. Il survient alors des gangrènes des extrémités, pieds et mains, en raison de ce que les artères fortement contractées ne laissent plus passer la quantité de sang nécessaire pour la nutrition de ces parties.

La gangrène due à l'ergotisme se manifeste parfois dans certaines contrées, sous forme de véritables épidémies dues à ce qu'un certain nombre de personnes en même temps se nourrissent de pain de seigle mêlé d'ergot.

L'action sur l'utérus est la plus remarquable. Il importe de la bien connaître pour ne pas compromettre sans aucun avantage la vie de l'enfant et celle de la mère par l'administration intempestive de ce médicament dangereux.

Lorsqu'en dehors de la grossesse on donne à la femme du seigle ergoté, ce médicament paraît n'agir qu'à la longue en provoquant une diminution de volume de l'utérus par contraction permanente de sa couche musculaire. Ce résultat est peu net et ne s'obtient qu'à la suite de doses suffisamment fortes et suffisamment répétées pour que l'action sur les vaisseaux se manifeste en même temps et qu'il y ait par conséquent à redouter la gangrène des extrémités.

Chez la femme enceinte il en est à peu près de même. Peut-être sous l'influence de l'ergot les fibres musculaires acquièrent-elles un peu plus de dureté; mais il ne se produit pas de contractions analogues à celles du travail.

Plus importante, ce qui ne veut pas toujours dire plus utile, est l'action de l'ergot sur l'utérus à partir du commencement du travail jusqu'aux premières semaines des suites de couches.

Si l'on vient, chez une femme en travail, à donner un ou deux grammes de seigle ergoté, les contractions utérines se modifient beaucoup. D'intermittentes qu'elles étaient, elles font place à une seule contraction continue.

L'utérus se resserre fortement sur son contenu et souvent avec une telle énergie que la circulation placentaire devienne impossible et que le fœtus meure sans que l'accouchement soit pour cela rendu facile.

Un exemple fera comprendre cette action de l'ergot de seigle pendant le travail :

Mettez dans votre main un noyau de cerise frais et tâchez de le faire sortir en fermant la main avec force.

Tant que le noyau occupera le creux de la main, plus vous serrerez et moins il aura de tendance à s'échapper.

Le noyau vient-il, au contraire, à être placé tout à fait sur le bord de la main ou vers l'extrémité des doigts, une contraction énergique pourra l'expulser ; mais alors il est bien près de sortir seul. La main c'est ici l'utérus, le noyau c'est l'enfant.

De même que dans la compression du noyau de cerise par la main, l'utérus contracté par l'ergot de seigle se resserre de toutes parts. Non seulement le fond, mais encore le col reviennent sur eux-mêmes, et le contenu de l'utérus se trouve ainsi enveloppé sans aucune tendance à s'échapper à travers un orifice devenu insuffisant.

Au point de vue de l'expulsion du contenu de l'utérus, le seigle ergoté n'est donc efficace qu'à un moment où l'expulsion spontanée va se faire.

On a émis quelquefois l'idée que le seigle ergoté pouvait rendre quelques services lorsque la tête étant à la vulve, il suffirait d'une seule contraction pour l'expulser.

Je n'accepte en aucune façon cette manière de comprendre l'utilité de l'ergot, et cela pour plusieurs raisons :

1º On ne peut jamais affirmer qu'une seule contraction terminera l'accouchement, et dans le cas où il en faudrait plusieurs on s'expose en donnant l'ergot à faire durer la première contraction une demi-heure ou plus, et à retarder ainsi l'accouchement au lieu de le précipiter.

2° Lorsque la tête fœtale est assez proéminente à la vulve pour qu'il y ait lieu d'admettre qu'une seule contraction l'expulsera, il faut un concours de circonstances bien extraordinaire pour que l'accouchement ne se termine pas de lui-même.

Si l'interruption du travail était à ce moment complète et absolue, une application de forceps toujours facile dans ces conditions serait un moyen plus sûr et moins dangereux que l'emploi du seigle ergoté.

3° Tout n'est pas fini lorsque la tête fœtale est expulsée. Le resserrement du col utérin sur le cou ou les épaules peut retarder l'achèvement du travail. De plus et alors que le fœtus est expulsé en entier, il y a des inconvénients à ce que l'utérus se contracte de toutes parts, enfermant le placenta.

L'ergot de seigle n'a donc qu'une seule indication : il ne faut employer ce médicament que lorsqu'on cherche à obtenir la rétraction permanente de l'utérus, c'est-à-dire lorsqu'on n'a plus à redouter les conséquences fâcheuses de cette rétraction. Pajot a formulé la loi suivante, qui doit être une règle invariable:

« *Tant que l'utérus renferme quelque chose, que ce quelque chose*
« *soit un enfant, un placenta ou des caillots, ne donnez jamais*
« *l'ergot.* »

On pourra administrer ce médicament après la délivrance alors que l'utérus distendu se contracte avec peine et qu'une hémorrhagie est imminente.

L'ergot de seigle sera utile surtout alors que vous aurez pu parvenir par d'autres moyens à arrêter une hémorrhagie, mais que l'impossibilité de consacrer tout votre temps à votre accouchée vous obligera à prendre des précautions contre le retour possible de l'hémorrhagie.

Tant que vous pouvez rester auprès de votre accouchée, soyez convaincues que des frictions extérieures sur le fond de l'utérus donneront des résultats suffisants.

Êtes-vous absolument obligée de quitter votre cliente parce

qu'une autre femme en travail réclame vos soins, donnez, avant de partir, 1 ou 2 grammes d'ergot.

Mode d'administration. — L'ergot de seigle peut s'administrer sous deux formes : 1° l'ergot en nature, c'est-à-dire en poudre donnée par la bouche; 2° les extraits liquides connus sous le nom d'ergotine et employés en injections hypodermiques.

L'ergot en nature doit être pulvérisé depuis peu. Vous ferez bien de n'acheter jamais de l'ergot pulvérisé d'avance. Ayez plutôt une toute petite provision, par exemple, vingt ou trente grains d'ergot. Il suffira, pour en administrer un gramme, de prendre au hasard six de ces grains, que l'on broie entre deux fers à repasser. La poudre ainsi obtenue est délayée dans un liquide quelconque et donnée par un demi-gramme à la fois. Vous aurez rarement à donner plus d'un gramme d'ergot. Il serait imprudent de dépasser le double de cette dose.

Il existe dans le commerce certains extraits demi-liquides qui s'emploient comme la poudre d'ergot et à la même dose.

De ces extraits, le plus connu est celui qu'on désigne sous le nom d'*ergotine de Bonjean*. Il agit ni mieux ni autrement que l'ergot en nature.

Les solutions pour l'injection hypodermique peuvent être préparées par vous ou être achetées toutes préparées.

Vous pourrez employer soit le liquide tout prêt pour l'injection dit *ergotine d'Yvon*, soit une solution d'ergotine de Bonjean ainsi formulée :

Ergotine de Bonjean............. 2 grammes.
Eau distillée..................... 10 —
Pour injections hypodermiques.

Une seringue de la contenance de 2 grammes renferme donc 40 centigrammes d'ergotine.

La solution d'Yvon s'emploie pure.

2 grammes de cette solution représentent un gramme d'ergot de seigle.

Dans les cas assez rares d'ailleurs où vous aurez à administrer l'ergot de seigle ou l'un de ses composés, je vous engage à vous servir de préférence de la solution d'Yvon en injection hypodermique.

L'ergot administré par la bouche n'agit guère qu'après un quart d'heure ou même vingt minutes.

Puisque ce médicament n'est employé que comme moyen préventif ou curatif de l'hémorrhagie, il vous sera facile de comprendre pourquoi je vous conseille plutôt l'injection, qui agit en deux ou trois minutes.

Il ne faut pas attendre d'en avoir besoin pour vous procurer la solution d'ergotine et la seringue hypodermique.

Dans tout accouchement, vous devez toujours avoir avec vous l'une et l'autre.

XCIII. — MÉDICAMENTS QUI DIMINUENT LES CONTRACTIONS UTÉRINES. — LAUDANUM.

Vous pouvez avoir soit à diminuer l'énergie de contractions trop violentes, trop rapprochées et trop douloureuses pendant le travail, soit à tenter d'empêcher complètement ces contractions, comme dans la menace d'avortement ou d'accouchement prématuré.

Pour diminuer simplement l'énergie de contractions désordonnées, vous pouvez avoir recours aux divers médicaments que j'ai décrits sous le nom d'*antispasmodiques*.

Pour tenter de mettre fin d'une manière complète aux contractions et en particulier pour prévenir un avortement menaçant, vous ne pouvez guère compter que sur l'opium administré sous sa forme la plus connue, le laudanum.

Laudanum de Sydenham. — Cette substance, désignée le plus souvent sous le simple nom de *laudanum*, est un vin d'opium composé.

C'est un liquide jaune foncé à odeur de safran très manifeste, doué d'une saveur très amère.

Le laudanum renferme pour un gramme 10 centigrammes

d'opium. Cette dose d'un gramme de laudanum est celle que vous ne pouvez en aucun cas dépasser dans une même journée.

Le laudanum est une substance très active capable de déterminer des empoisonnements même à des doses assez faibles.

L'absorption d'une dose forte (quelques grammes de laudanum) produit un mal de tête intense, de la somnolence, des nausées, des vomissements même ; la peau se couvre de sueur, la respiration et le cœur se ralentissent ; les pupilles sont rétrécies.

La mort peut survenir dans cet état.

Des doses plus faibles produisent seulement un peu de mal de tête, de la tendance au sommeil, la constipation, et chez la femme en travail, une diminution dans le nombre et l'énergie des contractions utérines.

Pour agir contre les contractions utérines, il est utile que la substance active soit portée près de l'utérus, c'est donc ici le rectum qui doit être choisi comme organe d'absorption ; le laudanum est donné en lavement.

Il est très important que la quantité de liquide soit faible, de manière à ne pas provoquer des besoins d'expulsion.

Il faut veiller de plus à ce qu'il ne ressorte pas de liquide médicamenteux, ce qui pourrait mettre dans l'embarras, en raison de l'ignorance où l'on se trouverait de la quantité absorbée.

Le lavement sera formulé ainsi :

> Laudanum de Sydenham.......... 10 à 15 gouttes.
> Eau tiède...................... 100 grammes.
> Pour un lavement.

On peut donner deux fois, dans les vingt-quatre heures, le lavement avec dix gouttes de laudanum.

Chez la femme menacée d'avortement, un lavement laudanisé serait inutile si son administration n'était combinée avec le repos absolu au lit.

Chez l'enfant, vous ne donnerez jamais de lavements laudanisés contenant plus d'une goutte de laudanum. A cette dose, cette médication peut rendre de grands services dans le traitement de la diarrhée. La quantité d'eau doit être plus faible encore, et en même temps l'enfant ne doit être nourri qu'au sein s'il n'a que quelques mois, et toujours exclusivement avec du lait, quel que soit son âge.

CHAPITRE IV

XCIV. — ANTISEPTIQUES.

Les médicaments antiseptiques sont destinés à détruire les microbes nuisibles ou au moins à empêcher leur développement.

Dans l'organisme même, alors que l'infection est faite, la plupart des antiseptiques paraissent n'avoir qu'une action insuffisante. Il est donc plus facile d'agir sur les germes infectieux avant leur introduction dans le sang, de prévenir l'infection que de la guérir.

Les médicaments antiseptiques sont nombreux : bichlorure de mercure, thymol, créosote, acide salicylique, acide phénique, quinine, sulfate de cuivre, alcool, etc.

De tous ces médicaments, les uns sont trop peu actifs, les autres sont trop dangereux, d'autres sont d'un prix trop élevé. Je ne décrirai que ceux qui peuvent s'employer habituellement en accouchement : la solution titrée du bichlorure de mercure ou solution de Van Swieten et l'acide phénique.

§ 1. — *Solution de Van Swieten.*

La solution de Van Swieten renferme, pour un litre, un gramme de bichlorure de mercure.

De tous les antiseptiques connus, c'est le plus puissant, puisque le bichlorure de mercure dissous dans 20 000 fois son poids d'eau agit encore comme antiseptique.

Le bichlorure de mercure étant peu soluble dans l'eau pure,

sa solution au millième, qui constitue le liquide de Van Swieten, renferme encore un peu d'alcool.

Le bichlorure de mercure est une substance extrêmement dangereuse, il suffirait de 4 ou 5 centigrammes de cette substance absorbés par l'estomac ou même par une plaie pour produire des accidents graves.

La solution de Van Swieten, qui renferme un milligramme de bichlorure par gramme, est beaucoup moins dangereuse, puisqu'il ne peut survenir d'accidents sans qu'il y ait absorption d'au moins trente ou quarante grammes de liquide.

La solution de Van Swieten est un moyen parfait de désinfection pour les éponges, pour le lavage des mains et des instruments en verre. Elle a l'inconvénient d'attaquer la plupart des métaux et par conséquent s'emploie peu pour le lavage des instruments métalliques autres que ceux qui sont faits de fer ou d'acier.

Moins irritante que les solutions phéniquées, beaucoup plus active comme antiseptique, la solution de Van Swieten présente à peu près tous les avantages que l'on peut demander à un antiseptique usuel en accouchement. Son prix n'est pas très élevé et tient beaucoup plus à l'alcool employé pour dissoudre la substance active qu'à cette substance elle-même.

Je ne saurais trop vous engager à vous servir de ce liquide comme moyen de lavage des mains, des éponges et des canules à injection.

Vous pourrez aussi l'employer pour injections, quitte à en diminuer la contenance en bichlorure.

Il importe que vous ayez à votre disposition deux solutions, l'une forte pour lavage des mains et des pièces à pansement, l'autre pour injections vaginales.

Vous pouvez formuler ainsi ces deux solutions :

1º Solution forte :   Solution de Van Swieten au millième.....   1 litre.
                  Pour lavages.
2º Solution faible :   Solution de Van Swieten au millième.....   200 grammes.
                  Eau.......................................   1000   —
                  Pour injections.

On pourra encore utiliser la solution de Van Swieten à la désinfection des corps gras employés pour le toucher.

Cette solution ne se mêle pas à la vaseline, mais par la trituration dans un mortier on peut obtenir un mélange provisoire parfaitement antiseptique. Lorsque la solution se sépare de la vaseline, et à la condition de laisser toujours surnager une certaine quantité de liquide, on est tout à fait à l'abri de l'infection.

Une pommade antiseptique pour le toucher peut encore être formulée ainsi :

> Bichlorure de mercure.............. 5 centigrammes.
> Alcool .... q. s. pour dissoudre.
> Vaseline .... 30 grammes.
> Mêlez.

Cette pommade est de toutes la meilleure. Parfaitement antiseptique, elle est tout à fait sans inconvénients. Son prix de revient est minime et chacune de vous doit en posséder une petite provision.

§ 2. — *Acide phénique ou Phénol.*

L'acide phénique ou phénol est une substance solide très blanche et très odorante qui se dissout très facilement dans l'alcool et la glycérine, mais difficilement dans l'eau, à moins que cette eau ne soit elle-même additionnée d'alcool ou de glycérine.

L'acide phénique, antiseptique beaucoup moins puissant que la solution de Van Swieten, est cependant beaucoup plus employé. Il n'y a là qu'une simple question de prudence Si les solutions phéniquées sont plus employées que celles de bichlorure, c'est que leur odeur toute particulière permettrait difficilement une erreur.

On peut boire par inadvertance la solution de Van Swieten. Le même accident n'est pas possible avec l'eau phéniquée.

Quoi qu'il en soit, l'acide phénique n'est jamais employé pur, mais sous forme de solutions étendues dans l'eau.

Ces solutions sont de deux sortes :

La solution forte renferme :

                Acide phénique................... 50 grammes.
                Glycérine........................ q. s.
                Eau.............................. 1 litre.

Cette solution contient donc 5/100 d'acide phénique.

C'est celle qui peut être employée pour le lavage des pièces à pansements, des instruments et surtout des éponges.

Elle peut servir aussi au lavage des mains.

A cette dose, la solution phéniquée est un peu caustique. Même sur la peau, elle provoque une sensation désagréable de brûlure.

La solution faible contient :

                Acide phénique................... 20 grammes.
                Glycérine........................ q. s.
                Eau .... 1 litre.

C'est la solution employée pour injections, pour humecter les compresses à la vulve, pour lavages et toilettes des organes génitaux. Moins caustique que la précédente, elle est aussi moins antiseptique.

La pommade phéniquée pour toucher est ainsi formulée :

                Acide phénique................... 1 gramme.
                Alcool .... q. s.
                Vaseline......................... 60 grammes.

Cette pommade renferme donc un peu moins de 2/100 d'acide phénique. Elle ne vaut pas mieux, elle est même moins antiseptique que celle qui est préparée avec le bichlorure de mercure.

L'emploi des solutions phéniquées demande une certaine expérience pour éviter toujours les conséquences nuisibles du contact avec la peau ou les muqueuses de solutions trop concentrées.

L'absorption de quelques grammes d'acide phénique peut déterminer des symptômes graves d'empoisonnement.

Quelque méticuleuses que soient les précautions nécessaires

dans l'emploi des antiseptiques, l'action de ces substances comme moyen de préserver l'accouchée de complications mortelles est aujourd'hui si bien démontrée, qu'une accoucheuse qui renoncerait volontairement à cette garantie, qui par exemple ferait une délivrance artificielle sans s'être soigneusement lavé les mains dans une solution antiseptique forte, serait coupable de la plus grave des négligences.

CHAPITRE V

Médicaments topiques.

XCV. — TOPIQUES ÉMOLLIENTS.

Les médicaments topiques sont des médicaments destinés à n'agir que sur le point limité au niveau duquel ils sont appliqués.

Tous les pansements sont des médicaments topiques.

§ 1. — *Cataplasmes.*

Les cataplasmes sont des masses médicamenteuses très humides, destinées à agir soit par l'eau qu'elles renferment, soit par leur température. Les cataplasmes s'emploient donc chauds ou froids.

Il est d'usage de faire les cataplasmes chauds au moyen de la farine de graine de lin, les cataplasmes froids au moyen de la fécule.

Cataplasmes de farine de graine de lin. — Ces cataplasmes, très employés, répondent à deux indications : 1° Maintenir une température élevée en un point déterminé du corps; 2° ramollir les tissus et diminuer leur sensibilité par un effet analogue à celui du bain continu.

En accouchement, l'emploi des cataplasmes de farine de graine de lin ne répond guère qu'à la première indication : on les emploie quelquefois sur le ventre pour diminuer soit des douleurs intestinales, soit les douleurs dues à des tranchées utérines trop prolongées.

Les linges chauds, un lavement laudanisé, agissent ici avec autant d'efficacité et sont plus propres.

Comme moyen de traitement du symptôme péritonite dans les maladies infectieuses, je crois peu aux cataplasmes.

En accouchement, ils doivent être considérés surtout comme de véritables nids à microbes. Ils rancissent fort vite, ne tardent pas à répandre une odeur désagréable et sont toujours à rejeter.

Cataplasmes de fécule. — Le cataplasme de fécule qui se prépare en délayant dans l'eau de la fécule que l'on fait cuire jusqu'à consistance de colle, puis qu'on laisse refroidir, agissent par leur température. J'ai signalé les bons effets qu'on pouvait en retirer comme traitement des lymphangites du sein. Il est incontestable que le cataplasme de fécule n'agit ici que comme compresse froide. Il présente sur la simple compresse l'avantage de rester froid plus longtemps; sur le cataplasme froid de farine de lin, l'avantage de se dessécher avant de rancir.

§ 2. — Suppositoires.

Parmi les topiques émollients, je classerai les suppositoires, qui sont des médicaments destinés à être introduits dans l'anus.

Je laisserai de côté la question des suppositoires destinés à faire absorber des substances actives. Je dirai cependant que ce mode d'administration est trop rarement employé, et que souvent il serait préférable de le substituer aux lavements, moins faciles à doser.

Le suppositoire est toujours formé d'un corps gras, de préférence le beurre de cacao.

Comme suppositoire émollient, le beurre de cacao est employé seul. Il répond alors à une seule indication, lubrifier l'orifice anal de manière à permettre l'expulsion plus facile, et avec moins de douleur, de matières fécales trop dures.

On formule ainsi :

> Beurre de cacao .... q. s.
>
> Pour faire six suppositoires. Un ou deux chaque jour.

Le suppositoire, une fois introduit dans le rectum, est abandonné à lui-même et ne tarde pas à se fondre sous l'influence de la température du corps.

Le beurre de cacao est un médicament absolument inoffensif.

XCVI. — TOPIQUES ASTRINGENTS.

Les médicaments astringents sont ceux qui produisent au point où ils sont appliqués un resserrement des tissus capable de les dessécher partiellement et d'empêcher les sécrétions à ce niveau. Leur action est donc contraire à celle des émollients.

Le froid est le véritable type des astringents.

§ 1. — *Liquides astringents.*

Parmi les médicaments astringents les plus employés, les uns sont liquides : solutions métalliques, solutions acides, solution de tannin ou décoctions de plantes qui en contiennent.

Parmi les solutions métalliques que vous verrez utiliser le plus fréquemment, sont les solutions de nitrate d'argent et l'eau blanche, qui renferme de l'acétate de plomb.

La solution de nitrate d'argent ne peut être utilisée par vous que comme traitement de la conjonctivite purulente des nouveau-nés. Cette solution peut être à 1/30 ou même à 1/20 suivant la gravité du cas.

On la formule ainsi :

> Azotate d'argent .... 1 gramme.
>
> Eau distillée .... 30 —
>
> Faire dissoudre. Pour cautérisation de la muqueuse des paupières.

L'eau blanche est une solution d'acétate de plomb dans l'eau ordinaire et à la dose de 1/50.

Ce médicament est très employé dans la vaginite.

Vous pourrez vous en servir comme traitement de cette affection. Mais vous n'oublierez pas que les sels de plomb sont toxiques et que leur emploi est absolument à rejeter partout où il existe une plaie.

Ce médicament, dont on abuse souvent, peut être dans tous les cas remplacé avantageusement par l'eau phéniquée faible.

Le vin aromatique agit seulement par le tannin qu'il renferme. On l'a employé beaucoup autrefois comme moyen de pansement des plaies. Ce n'est pas un médicament dangereux, et il peut rendre quelques services, mais il a l'inconvénient de n'être à peu près pas antiseptique, ce qui lui fera toujours préférer les liquides jouissant à la fois des deux propriétés, l'astringence et le pouvoir antiseptique.

La même observation s'applique aux liquides acides : jus de citron, vinaigre, etc.

D'une manière générale, vous n'aurez pas à vous servir des astringents liquides. L'eau qu'ils renferment tous est toujours un obstacle à leur efficacité, et partout où peut pénétrer un médicament en poudre, vous préférerez cette dernière forme.

Si cependant vous avez à porter un médicament astringent au fond d'une cavité peu accessible, le vagin atteint de vaginite, par exemple, adoptez plutôt l'eau phéniquée faible ou la solution de Van Swieten très étendue d'eau.

Sans être acides, ces deux liquides sont astringents. De plus ils ont l'avantage d'être antiseptiques, ce qui n'est jamais à dédaigner.

§ 2. — *Poudres astringentes.*

La forme de poudre sera préférable à la forme liquide toutes les fois que l'on recherchera l'action astringente d'un médicament.

L'astringent type est le tannin. Toutes les poudres végétales réellement astringentes en contiennent. Telles sont la noix de galle, l'écorce de chêne, de quinquina, etc.

Vous aurez fréquemment à vous servir de poudres astringentes, soit chez la femme, soit chez l'enfant.

Chez la femme vous aurez à les utiliser contre les gerçures du sein, non seulement comme mode de traitement, mais comme moyen préventif.

Le tannin employé pur serait ici trop actif. Il est] d'usage d'atténuer son action par l'addition d'une poudre inerte telle que le lycopode ou l'amidon.

La formule suivante vous rendra de grands services :

> Amidon en poudre impalpable......   30 grammes.
> . Tannin en poudre impalpable......   3 grammes.
> Mêlez.

Chez l'enfant la même poudre servira comme traitement des ulcérations qui surviennent parfois au niveau des plis et surtout à l'aîne et sous les bras.

Les pommades dites astringentes sont toujours nuisibles.

XCVII. — TOPIQUES ANTISEPTIQUES.

Parmi les topiques antiseptiques figurent nécessairement les deux substances que j'ai conseillées à titre d'antiseptiques : la solution de Van Swieten et l'eau phéniquée.

Outre ces deux médicaments, un certain nombre de substances journellement employées comme topiques paraissent agir surtout par leurs propriétés antiseptiques faibles, mais réelles : tels sont l'alcool, la glycérine et l'iodoforme.

Alcool. — L'alcool employé comme topique, c'est-à-dire pour pansement, rend quelques services pour durcir les mamelons et prévenir les gerçures. Il faut alors l'étendre de huit ou dix fois son poids d'eau. Il a l'avantage de ne posséder aucun goût désagréable et de permettre ainsi beaucoup mieux que l'eau phéniquée la continuation de l'allaitement. Comme pansement des déchirures de la vulve, il est insuffisant.

Glycérine. — La glycérine est un liquide très lourd et de consistance sirupeuse qui a beaucoup d'analogie d'action avec l'alcool. La glycérine s'emploie pure.

Je n'ai jamais eu beaucoup à me louer de ce médicament comme pansement des gerçures du sein ou comme pansement des plaies. Son application est douloureuse et je crois qu'il faut lui préférer toujours les médicaments sous forme de poudres. L'action antiseptique de la glycérine paraît être faible.

Iodoforme. — L'iodoforme est une substance qui se trouve dans le commerce sous forme de petits cristaux jaunes, à odeur très forte rappelant celle de l'ail. Les cristaux sont assez petits pour que l'ensemble puisse être considéré comme une poudre.

L'iodoforme est de tous les médicaments connus celui que je vous engagerai le plus à employer comme traitement des déchirures limitées de la vulve et du périnée.

L'iodoforme joint à la propriété d'être antiseptique celle d'être aussi un anesthésique local. Une plaie couverte d'iodoforme est moins douloureuse qu'une plaie pansée tout autrement.

L'application du médicament est facile, puisqu'il suffit de déposer l'iodoforme pur à la surface de la plaie. Ce pansement doit être renouvelé tous les jours.

L'iodoforme ne pourrait être utilisé comme pansement des gerçures du sein chez la femme qui continue à nourrir. La saveur trop désagréable de cette substance empêcherait l'enfant de téter. Cet inconvénient n'existe plus si l'allaitement doit être franchement interrompu.

L'iodoforme n'a pas qu'un défaut : son prix de revient est assez élevé : au moins 10 centimes le gramme. Mais il n'est pas nécessaire d'en employer beaucoup, et les avantages que vous en retirerez dans le traitement des plaies de la vulve et du périnée sont assez grands pour que vous n'hésitiez pas à vous en servir.

Il existe un grand nombre d'autres médicaments topiques.

J'ai voulu seulement faire connaître les plus importants. Ils doivent d'ailleurs suffire à tous les cas que vous pouvez avoir à traiter, et si vous n'y voyez pas figurer un grand nombre de décoctions de plantes aujourd'hui encore très employées par beaucoup d'accoucheuses, c'est que ces décoctions sont au moins inutiles, quand elles ne sont pas dangereuses.

SEPTIÈME PARTIE

OPÉRATIONS QUE PEUT PRATIQUER UNE ACCOUCHEUSE ET PROCÉDÉS DIVERS D'EXPLORATION.

Parmi les opérations qu'une accoucheuse peut être amenée à pratiquer, il en est de fort graves : tamponnement, version, délivrance artificielle, etc. Celles-là ne doivent être faites par vous que dans des cas urgents, alors qu'il vous aura été impossible d'appeler un accoucheur.

D'autres interventions d'une utilité quotidienne, mais beaucoup plus inoffensives, doivent être connues de vous, et je rangerai dans cette partie du cours beaucoup de petits détails d'intervention qui ne constituent pas en réalité des opérations, mais de simples moyens de traitement ou d'exploration : injections, thermométrie, vaccination, etc.

CHAPITRE PREMIER

Opérations qu'une accoucheuse a le droit de faire seulement dans les cas urgents.

XCVIII. — OPÉRATIONS PENDANT LA GROSSESSE. — TAMPONNEMENT. — VERSIONS PAR MANŒUVRES EXTERNES.

§ 1. — *Tamponnement.*

Il a été question déjà du tamponnement dont le manuel opératoire a été décrit à propos des hémorrhagies liées à l'insertion vicieuse du placenta (voir page 392).

Le tamponnement est loin d'être un mode de traitement applicable à toutes les hémorrhagies.

Pendant les six premiers mois de la grossesse, une hémorrhagie est presque toujours l'indice d'un avortement imminent. A partir du sixième mois, c'est ordinairement la preuve d'une insertion vicieuse du placenta.

Le tamponnement n'est point applicable à l'avortement menaçant. Il importe au contraire en pareil cas d'arrêter s'il est possible les contractions utérines.

Après l'accouchement, le tamponnement ne pourrait être que fort dangereux.

Pendant les derniers mois de la grossesse au contraire, lorsqu'une hémorrhagie est sérieusement inquiétante par son abondance, le tamponnement est indiqué.

Indications. — Vous n'aurez en résumé à pratiquer le tamponnement que dans deux cas :

1° Hémorrhagie grave pendant les derniers mois de la grossesse ;

2° Hémorrhagie grave au début du travail.

Dans ce dernier cas le tamponnement ne peut être longtemps maintenu.

Détails opératoires. — Nous avons étudié les règles du tamponnement.

Je signalerai seulement ici deux principes importants :

1° La substance destinée au tamponnement, autant que possible de petits blocs d'éponge neuve, doit être rigoureusement stérilisée par un lavage dans une solution antiseptique forte ;

2° Il ne vous faudra enlever vous-même le tampon que s'il vous est impossible d'appeler un accoucheur. Vous devrez alors avoir préparé d'avance un deuxième tampon neuf, pour le cas où l'hémorrhagie reparaîtrait inquiétante.

§ 2. — *Version par manœuvres externes.*

Indications. — La version par manœuvres externes n'est urgente que dans les cas de situation transversale du fœtus, alors que l'apparition du travail est tout à fait imminente.

Dans ces conditions vous tenterez et réussirez presque toujours la version toutes les fois que vous aurez constaté bien nettement par le palper l'attitude transversale persistante.

Au début du travail, vous pouvez essayer encore; mais à ce moment, le succès est plus douteux.

Vous ne devrez vous livrer à des manœuvres de ce genre qu'après avoir constaté *avec certitude* non seulement la situation transversale, mais encore l'attitude exacte du fœtus. Il importe de ne commettre aucune erreur et de ne pas s'exposer à modifier involontairement une présentation favorable.

Vous n'insisterez jamais beaucoup et renoncerez à la version si elle vous paraît présenter des difficultés sérieuses.

Vous veillerez à ce qu'une bonne ceinture soit employée pour maintenir le résultat acquis.

La version par manœuvres externes ne doit pas, aux yeux de la femme grosse, pas plus qu'aux vôtres, passer pour une opération grave. Elle n'a d'inconvénients que si elle est pratiqué à la suite d'une erreur de diagnostic. Quand vous aurez à faire cette version, vous pourrez laisser croire à la femme que vous faites seulement de l'exploration par le palper. La version par manœuvres externes n'est en réalité presque pas autre chose (voir page 363).

XCIX. — OPÉRATIONS GRAVES PENDANT LE TRAVAIL. — RUPTURE ARTIFICIELLE DES MEMBRANES. — VERSION PAR MANŒUVRES INTERNES.

§ 1. — *Rupture artificielle des membranes.*

Je range parmi les opérations graves la rupture artificielle des membranes, parce que, pratiquée hors de propos, elle peut retarder l'accouchement dans des proportions sérieuses.

Indications. — Pour que vous soyez autorisée à rompre artificiellement les membranes, il faut :

1° Que le bassin soit normal;

2° Que la présentation et la position bien reconnues soient favorables et puissent permettre l'accouchement spontané ;

3° Que la dilatation soit complète ou que depuis plusieurs heures et malgré l'énergie des contractions utérines elle ne fasse plus aucun progrès ;

4° Que la présence d'une quantité anormale de liquide amniotique ou la résistance exagérée des membranes soit bien le véritable obstacle à la continuation du travail.

Vous ne négligerez aucun moyen de bien reconnaître l'intégrité des membranes (voir page 145).

Vous ne vous servirez jamais d'un autre instrument que le doigt.

§ 2. — Version par manœuvres internes.

Indications. — Elle n'est pour vous indiquée que dans un seul cas : présentation de l'épaule; mais elle est alors indispensable.

Vous pouvez cependant achever encore utilement la version dans le cas fort rare de présentation du sommet avec procidence d'un ou de deux pieds. En dehors de cette circonstance exceptionnelle, dans toute présentation de la tête, une application de forceps même retardée d'une demi-journée ou davantage est toujours moins dangereuse que la version.

Vous vous souviendrez que la version est infiniment plus facile si elle est faite avant la rupture des membranes.

Vous ne pouvez donner le chloroforme, aussi vous vous abstiendrez vous-même de toute tentative de version si l'utérus est très fortement rétracté.

Détails opératoires. — Vous ne négligerez aucune des précautions antiseptiques et ne graisserez jamais votre main avec un autre corps gras que la vaseline phéniquée.

Vous ne tirerez pas sur le corps de l'enfant une fois l'évolution achevée. Vous veillerez surtout à ce que la tête ne se défléchisse pas.

Vous vous méfierez, après la version, des hémorrhagies de la délivrance, et surveillerez plus que jamais la contractilité utérine.

Vous ferez, immédiatement après la délivrance, et au moyen d'instruments parfaitement propres, une injection à grand jet avec un liquide antiseptique.

Le manuel opératoire de la version a été décrit page 368.

C. — OPÉRATIONS GRAVES APRÈS L'EXPULSION DU FŒTUS. — DÉLIVRANCE ARTIFICIELLE. — EXTRACTION DES CAILLOTS. — INJECTIONS INTRA-UTÉRINES.

§ 1. — *Délivrance artificielle.*

La délivrance artificielle est certainement la plus dangereuse de toutes les opérations que vous pourrez avoir à pratiquer. Vous aurez donc soin de n'y recourir que s'il y a réellement urgence.

Indications. — La principale indication est l'hémorrhagie abondante après l'expulsion du fœtus.

Avant de recourir à la délivrance artificielle, vous ne négligerez aucun moyen de faire contracter l'utérus; frictions énergiques sur le ventre et tentatives d'expression, application brusque d'eau glacée, injections d'eau très chaude, etc. Vous pouvez être autorisée encore à délivrer artificiellement si, après plusieurs heures d'attente et en l'*absence forcée d'un accoucheur*, la délivrance ne se fait pas.

Détails opératoires. — Les précautions antiseptiques les plus minutieuses sont très nécessaires et bien plus que dans tout autre cas parce que la main pénètre, non plus dans l'œuf, mais dans un utérus déchiré de toutes parts.

Vous décollerez lentement mais sans tâtonner. Vous éviterez avec le plus grand soin de perforer l'utérus. (Voir page 448).

Lorsque des parties peu volumineuses du placenta ou des membranes sont restées dans l'utérus après la délivrance spontanée, mieux vaut faire, plusieurs jours et même plusieurs semaines de suite, des injections antiseptiques, que d'aller tenter de décoller directement avec la main des portions de cotylédons ou de membranes que vous ne retrouveriez peut-être pas.

§ 2. — *Extraction de caillots.*

Dans l'hémorrhagie qui succède à la délivrance, l'extraction rapide des caillots qui emplissent l'utérus, et le chatouillement avec l'extrémité des doigts de la muqueuse utérine, constituent le moyen le plus rapide et le plus sûr d'arrêter l'hémorrhagie.

Ce moyen peut être *inoffensif* ou au contraire *très dangereux*, suivant que vous aurez pris ou non des précautions antiseptiques sérieuses.

Comme dans la délivrance artificielle, la main qui évolue dans une véritable plaie utérine peut porter avec elle des germes infectieux. Aucun accident n'est plus irrémédiable.

§ 3. — *Injections intra-utérines.*

Indications. — L'injection intra-utérine a précisément pour but de détruire les germes nuisibles qui, par suite de précautions insuffisantes, auraient pu pénétrer dans l'utérus.

Ces injections ne doivent être faites par vous que dans un seul cas : immédiatement après la délivrance, toutes les fois que vous vous serez trouvée dans la nécessité d'introduire la main dans l'utérus. C'est donc après la version interne, et surtout après la délivrance artificielle et l'extraction des caillots que vous aurez à pratiquer ces injections.

Je vous engage à n'en pas abuser, non qu'elles soient dangereuses par elles-mêmes, mais parce qu'elles nécessitent des précautions infinies et parce qu'il ne faut jamais arriver, que dans les cas de nécessité absolue, à introduire quoi que ce soit dans l'utérus.

Détails opératoires. — Quand vous croirez devoir y recourir, vous ferez l'injection le plus tôt possible après la délivrance, avant que le col ne soit refermé.

Il n'est pas besoin *à ce moment* d'un outillage spécial; la canule de verre (neuve) et la seringue à anneaux qui vous seront décrites à propos des injections vaginales vous suffiront, pourvu que l'une et l'autre soient absolument stérilisées.

La canule doit être introduite dans l'utérus, sur l'index droit servant de guide et ne la quittant pas.

L'injection doit être d'emblée abondante, un litre au moins, en évitant l'introduction de l'air qui pourrait se trouver dans une seringue insuffisamment remplie.

Il y a tout avantage à employer des liquides très froids ou très chauds. On favorise ainsi la rétractilité utérine. Quant au liquide lui-même, ce ne peut être qu'une solution antiseptique exactement titrée (solution faible).

CHAPITRE II

Petites opérations usuelles.

CI. — EMPLOI DE LA SONDE URÉTHRALE OU CATHÉTÉRISME DE L'URÈTHRE.

Indications. — Vous devrez sonder toute femme dont la vessie sera pleine et qui ne pourra uriner seule.

Ce cas peut se présenter, soit pendant la grossesse, soit pendant le travail, soit plus fréquemment pendant les premiers jours qui suivent la délivrance.

Pendant la grossesse, la difficulté d'uriner ne survient guère avant l'engagement de la tête fœtale, c'est-à-dire avant la dernière quinzaine; le fait est d'ailleurs peu commun et l'incontinence est alors plus fréquente que la rétention.

Au début du travail, il faut s'assurer que la vessie est vide, et pour peu que ce réservoir ait de la peine à se désemplir, il importe de donner à la femme le moins de boissons possible pour éviter le cathétérisme parfois difficile pendant le travail. Pour sonder pendant le travail, il faut donc s'y prendre le plus tôt possible.

Après l'accouchement et pendant les quelques jours qui suivent, il est tout aussi nécessaire de vérifier l'état de la vessie. La femme ne ressent pas toujours le besoin d'uriner, et il ne faut jamais compter sur elle pour vous demander de la sonder.

Choix de la sonde. — Le choix de la sonde n'est pas indifférent. En se guidant sur le toucher seul, il est presque impossible d'en employer d'autres que celles qui sont en métal.

La meilleure est la sonde en argent que vous aurez toujours soin d'entretenir dans un état parfait de propreté, ce qui n'est pas aussi facile qu'on pourrait le croire.

Non seulement la sonde doit être propre et brillante extérieurement, mais encore le canal intérieur doit être nettoyé chaque fois que la sonde a servi. Les corps gras employés pour en faciliter l'introduction ne tarderaient pas, si l'on n'y prenait garde, à s'accumuler dans ce canal.

Les sondes dites en gomme élastique, faites en réalité de crin recouvert d'un vernis, ne peuvent se nettoyer, et sauf dans quelques cas exceptionnels doivent être rejetées.

Les sondes flexibles ne peuvent être utiles que pendant le travail, alors que la tête est engagée.

Si vous êtes obligée de découvrir la femme pour la sonder, vous pouvez recourir à la sonde en caoutchouc rouge à la condition de ne pas la faire servir à plusieurs femmes.

Pour nettoyer une sonde métallique, il est nécessaire de la mettre de temps en temps dans l'eau bouillante contenant du carbonate de soude (cristaux de soude du commerce).

Toute femme qui n'urine pas seule doit être sondée au moins deux fois par jour. La rétention tend à se prolonger d'autant plus que la vessie est vidée moins souvent. Vous gagnerez donc du temps et vous éviterez à la femme des souffrances inutiles, en la sondant dès que sa vessie paraît se remplir, alors même que vous l'auriez sondée peu d'heures auparavant.

Détails opératoires. — Le graissage de la sonde doit être fait avec de la vaseline phéniquée, la même qui sert pour le toucher.

Je vous ai indiqué déjà (voir p. 41) la manière de trouver le méat urinaire.

Vous vous rappellerez que lorsque la sonde est bien placée, un doigt introduit dans le vagin doit toujours la sentir nettement à travers la paroi antérieure du vagin.

En aucun cas, chez la femme la sonde ne doit être introduite à plus de 4 à 5 centimètres de profondeur.

Il est fort utile de munir la sonde d'un très long tube de caoutchouc fixé à la partie évasée de la sonde et destiné à porter directement l'urine dans un vase placé à terre. L'emploi de ce tube a plusieurs avantages : d'abord il permet de sonder la femme sans la déplacer, puisqu'il évite l'introduction entre les cuisses et au voisinage de la vulve de bassins qui ne sont pas toujours très propres. Ensuite le tube fait office de siphon et la vessie la plus paralysée se vide ainsi facilement, sans qu'il soit nécessaire de presser sur les parois abdominales.

L'emploi de ce tube de caoutchouc est indispensable lorsqu'il existe des déchirures de la vulve et du périnée. C'est, en effet, le seul moyen d'éviter absolument que les plaies soient souillées par l'urine.

Il est quelquefois nécessaire, pour sonder une femme pendant le travail, de repousser légèrement avec le doigt la tête fœtale, ce qui ne peut se faire que lorsque la tête n'est pas encore très engagée.

Il importe de ne presser que sur la portion de la tête la plus éloignée de l'occiput parce que, tant que l'engagement n'est pas complet, il faut éviter avec soin tout ce qui pourrait retarder la flexion de la tête ou même en produire la déflexion.

Le cathétérisme de l'urèthre doit toujours être fait proprement. Aucune goutte d'urine ne doit venir mouiller la vulve. Dans les cas de déchirure de la vulve ou du périnée cette précaution est tellement utile qu'il vaut mieux, alors même qu'il n'existe pas de rétention, sonder la femme proprement que de la laisser uriner seule.

Aussitôt l'opération faite, la sonde et le tube de caoutchouc doivent être soigneusement lavés.

CII. — INJECTIONS VAGINALES.

Il y a trois sortes d'injections vaginales : les injections de propreté, les injections médicamenteuses et les injections antiseptiques.

§ 1. — *Injections non antiseptiques.*

Les injections de propreté sont celles que toute femme doit faire chaque jour avec de l'eau tiède.

Les injections médicamenteuses sont fréquemment faites avec des liquides astringents destinés à combattre des pertes blanches. Je ne saurais trop vous recommander de ne pas conseiller indéfiniment à une femme de faire ces injections souvent inutiles et insuffisantes lorsqu'il existe quelque lésion sérieuse du vagin ou de l'utérus.

Les injections de propreté et les injections médicamenteuses sont généralement données au moyen d'un injecteur spécial que la femme manœuvre elle-même. On en construit aujourd'hui qui ne renferment aucune pièce métallique et sont dépourvus de tout raccord ; ces instruments tout en caoutchouc sont fort utiles.

Le choix de la canule n'est pas toujours facile. Autant que possible, conseillez toujours des canules souples et très grosses. On en fait en caoutchouc non durci qui sont tout à fait inoffensives. Vous ne conseillerez jamais des canules rigides ou pointues.

§ 2. — *Injections antiseptiques.*

Instruments. — Les injections antiseptiques nécessitent un outillage à part. L'injecteur ordinaire ne vaut rien parce qu'il renferme des soupapes qu'il est impossible de nettoyer.

Les injections antiseptiques, soit avant, soit pendant, soit après l'accouchement, se donnent au moyen d'une grosse seringue à anneaux maniable d'une seule main et de la contenance de 250 à 300 grammes. Chaque accoucheuse doit en posséder une et savoir l'entretenir dans un parfait état de propreté.

Les canules ne doivent, en aucun cas, servir à plusieurs femmes. Chaque accouchée doit avoir la sienne, en ville comme à l'hôpital.

Aucune canule ne vaut un simple tube à essai en verre épais percé à son extrémité arrondie d'un trou volumineux, bouché à l'autre par un vulgaire bouchon percé d'un trou par lequel passe un petit tube de verre. Le petit tube qui traverse le bouchon est prolongé par un court tube de caoutchouc.

Bouchon, petit tube et caoutchouc doivent être renouvelés fréquemment, ce qui est d'autant plus facile que leur prix d'achat est à peu près nul.

Ces canules ont le grand avantage de pouvoir être facilement nettoyées. Il est toujours très facile de vérifier leur état de propreté.

Avant son introduction, la canule doit être graissée avec de la vaseline phéniquée. Elle doit, pendant qu'elle ne sert pas, plonger dans une solution antiseptique forte.

Liquide à injections. — Les liquides antiseptiques que vous pouvez employer sont nombreux. Mais en pratique vous n'aurez à utiliser que la solution de Van Swieten ou l'eau phéniquée.

Vous vous servirez de celui que vous savez le mieux manier.

Dans la partie de ce cours qui traite des médicaments, cette question des liquides antiseptiques a été étudiée avec détails (voir page 564).

Indications. — A quel moment doit-on pratiquer les injections vaginales antiseptiques?

Ici tout dépend des conditions hygiéniques dans lesquelles se trouve l'accouchée. En pleine campagne, dans une maison isolée propre et bien aérée, loin de tout malade et de toute cause d'infection, les injections vaginales antiseptiques peuvent n'être pas nécessaires. Cependant, comme leur emploi méthodique n'a jamais d'inconvénients, voici la règle que je vous engage à adopter.

Tout à fait au début du travail, la veille ou l'avant-veille, si vous avez eu à ce moment l'occasion d'examiner la femme et de prévoir un accouchement très prochain, faites une injection d'un litre environ, c'est-à-dire un grand lavage du vagin avec une solution antiseptique faible.

Pendant le travail l'injection sera d'autant plus nécessaire que vous aurez touché plus souvent. Vous pouvez attendre que la dilatation soit presque complète, et faire à ce moment la deuxième injection toujours avec une solution antiseptique faible et en vous servant toujours d'instruments d'une propreté irréprochable.

Après la délivrance vous devez, en général, vous abstenir d'injection, sauf bien entendu dans le cas de manœuvres intra-utérines.

Si vous faites à ce moment une injection antiseptique dans un accouchement simple, que cette injection soit superficielle et constitue plutôt une sorte de lavage extérieur sous le jet de la seringue.

Pendant les suites de couches, vous vous guiderez pour savoir si vous devez ou non faire des injections antiseptiques : 1° sur le thermomètre ; 2° sur l'état des lochies.

La température s'élève-t-elle à 38°,5 ou au-dessus, n'hésitez pas à faire une injection antiseptique deux fois par jour tout en déplaçant la femme le moins possible.

Vous vous conduiriez de même, si les lochies devenaient fétides.

A partir de la première semaine écoulée, les injections sont toujours utiles quotidiennement.

Il est presque inutile de vous faire remarquer que l'emploi des injections ne doit point faire négliger les lavages réguliers des organes génitaux externes, soit au moyen d'une éponge *neuve* trempée dans la solution antiseptique, soit préférablement au moyen de la seringue à anneaux chargée du même liquide.

Il vaut mieux renoncer absolument à toute injection que de vous exposer à en faire au moyen d'instruments d'une propreté

douleuse ou avec d'autres liquides que des solutions antiseptiques.

Dans tous les cas, pendant toute la durée des suites de couches, la canule, comme les éponges, doit tremper dans une solution antiseptique forte fréquemment renouvelée.

CIII. — LAVEMENTS. — INJECTIONS HYPODERMIQUES.

§ 1. — *Lavements.*

Indications. — Il est peu de femmes chez lesquelles des lavements ne deviennent pas nécessaires, soit vers la fin de la grossesse, soit au début du travail, soit pendant les suites de couches.

Cette question, qui paraît au premier abord être du ressort des
gardes-malades, a une importance sérieuse.

A la fin de la grossesse, au moment où la tête fœtale descend
dans l'excavation, la constipation est la règle. C'est au moyen
des lavements qu'on y remédie. Souvent on est obligé d'en donner un tous les jours.

Il est plus important encore de ne pas laisser commencer le
vrai travail sans avoir vidé le rectum. J'ai insisté déjà sur cette
nécessité de désobstruer cet organe, l'accumulation des matières
fécales pouvant devenir un véritable obstacle à l'accouchement.

Pendant les suites de couches, la constipation persiste plus
invincible que jamais. Il n'y a pas lieu de s'en préoccuper trop
pendant les quatre ou cinq premiers jours. La femme a à ce moment un tel besoin de repos que des efforts de défécation seraient
plus nuisibles qu'utiles. A partir du cinquième jour en moyenne,
alors qu'il devient moins dangereux de permettre à la femme
quelques mouvements, un lavement chaque jour est utile. Il n'y
aurait lieu d'y recourir plus tôt que dans le cas d'accidents bien
manifestement liés à l'accumulation.

Instruments. — Les lavements abondants et à rejeter sont
donnés au moyen d'un irrigateur à ressort. Cet instrument doit

être propre, mais les précautions antiseptiques sont inutiles et même nuisibles.

Elles sont inutiles parce que le rectum ne constitue pas, comme la muqueuse utérine de l'accouchée, une vaste plaie béante.

Elles seraient nuisibles, parce que le rectum, incapable de se laisser traverser par des germes infectieux, est capable d'absorber avec assez de rapidité des substances toxiques comme le sont la plupart des liquides antiseptiques.

La canule peut être faite d'une substance quelconque, mais les meilleures sont les canules à injections vaginales grosses et un peu flexibles.

Au début du travail, alors que la tête est déjà engagée un peu, une canule flexible peut contourner l'obstacle sans danger, ce que ne fera jamais une canule rigide et pointue.

Il est utile que vous appreniez, par le toucher rectal pratiqué quelquefois, la direction exacte du rectum, soit à l'état normal, soit au début du travail.

L'outillage nécessaire pour les lavements médicamenteux est le même que pour les injections vaginales, c'est-à-dire la canule de verre épais introduite seulement de 2 ou 3 centimètres, et la seringue à anneaux avec laquelle on ne perd pas de liquide et qui présente l'avantage d'être graduée.

Surtout chez l'enfant, il peut être nécessaire d'empêcher la sortie immédiate d'un lavement médicamenteux, en obturant mécaniquement l'anus au moyen d'un doigt pendant dix à quinze minutes.

Liquides. — Les divers liquides employés en lavements sont destinés, les uns à provoquer et à faciliter l'expulsion des matières fécales, les autres à faire absorber par le rectum un médicament actif.

Les premiers sont presque toujours constitués par de l'eau pure ou de l'eau additionnée de savon, de miel ou d'une huile quelconque. L'eau un peu savonneuse est un excellent moyen de provoquer l'expulsion des matières; elle produit toujours quelques coliques.

Les liquides médicamenteux destinés à être gardés, c'est-à-dire absorbés, sont toujours peu abondants : 100 à 150 grammes au plus.

En plus grande quantité, ils détermineraient des coliques, ce que l'on ne doit pas chercher, mais éviter ici le plus possible. Pour le même motif, ces liquides doivent être tièdes et ne renfermer autant que possible aucune substance salée ni sucrée.

Un lavement médicamenteux doit toujours être précédé d'un lavement à l'eau tiède destiné à faire le lavage du rectum.

Les divers médicaments que vous pouvez faire absorber par cette voie ont été étudiés déjà. Le chloral et surtout le laudanum, aux doses indiquées, sont les plus employés, parce qu'ils sont absorbés ainsi presque aussi complètement que par la bouche.

§ 2. — *Injections hypodermiques.*

Les injections hypodermiques, c'est-à-dire faites sous la peau, sont toujours destinées à faire absorber par le système lymphatique un médicament très actif dissous dans une très petite quantité de liquide : un ou deux grammes.

Indications. — Vous aurez rarement à pratiquer des injections hypodermiques, parce que le seul médicament réellement dangereux que vous ayez le droit de prescrire vous-même sous cette forme est le seigle ergoté, bien rarement utile en accouchements. On n'utilise pas les injections hypodermiques pour des médicaments inoffensifs.

Il est encore utile que vous connaissiez la manœuvre de la seringue à injections hypodermiques, parce que chacune de vous peut être priée par un médecin de faire à une ou à un malade des injections d'un médicament actif quelconque dont lui-même indiquera les doses.

Instrument. — La seringue à injections hypodermiques ou seringue de Pravaz ne contient qu'un ou deux grammes de liquide.

Le corps de pompe est en verre, le piston est gradué, la

canule est en acier et très effilée, de manière à percer facilement la peau.

Cette petite seringue doit toujours être très propre et prête à fonctionner. Il doit toujours y avoir un fil métallique dans le canal que renferme l'aiguille. Ce fil a pour but d'empêcher l'obstruction de la canule par des poussières pendant qu'elle ne sert pas. Une même aiguille ne peut servir à plusieurs malades que si elle est bien nettoyée chaque fois.

Liquides à injecter. — Les liquides que vous aurez à injecter sous la peau et d'après les prescriptions d'un médecin vous seront toujours formulés par lui; vous veillerez seulement à ce qu'ils soient filtrés de manière à ne pas obstruer la canule.

La préparation d'ergot de seigle que vous pouvez avoir à employer vous-même est assez difficile à obtenir. Aussi vous ferez bien, je crois, d'adopter, comme le plus invariable dans sa composition, le produit désigné sous le nom d'ergotine d'Yvon (voir page 558).

Détails opératoires. — Il peut être dangereux d'injecter certains médicaments directement dans les veines; aussi la piqûre doit-elle être faite autant que possible en un point de la peau dépourvu de vaisseaux volumineux. Vous choisirez de préférence le côté externe ou postérieur des membres, loin des articulations, ou bien encore la fesse ou la peau de la région lombaire, à 10 centimètres en dehors de la ligne médiane.

L'extrémité effilée de l'aiguille doit exactement dépasser la profondeur de la peau et se maintenir dans le tissu cellulaire. Plus superficielle, l'injection est douloureuse; plus profonde, elle n'est pas toujours exempte de dangers.

Le meilleur moyen d'éviter tout accident est de pincer fortement entre le pouce et l'index de la main gauche un gros pli de la peau. L'aiguille seule est ensuite enfoncée brusquement à la base du pli de manière à atteindre exactement le milieu de l'espace compris entre les deux côtés du pli.

L'introduction de la canule seule a pour but de s'assurer que cette aiguille n'est pas dans une veine.

Si après quelques secondes il ne s'écoule pas de sang par la canule, la seringue renfermant le liquide médicamenteux est adaptée à l'aiguille. On injecte alors ce liquide en poussant doucement et lentement le piston; puis l'aiguille est retirée brusquement.

Le liquide injecté forme habituellement sous la peau une petite boule plus ou moins dure, qui met quelquefois plusieurs jours à disparaître. La pipûre elle-même, si l'instrument est très propre, ne doit laisser aucune trace.

CHAPITRE III

Opérations qui se pratiquent chez l'enfant.

CIV. — INSUFFLATION. — EMPLOI DU TUBE LARYNGIEN.

§ 1. — *Insufflation.*

Indications. — L'insufflation, c'est-à-dire l'introduction directe de l'air dans les organes respiratoires du nouveau-né, est indiquée : 1° dans tous les cas d'asphyxie blanche; 2° dans les cas d'asphyxie violette, alors que les procédés ordinaires de respiration artificielle, l'élévation méthodique des bras, par exemple, n'auront, après quelques minutes, donné aucun résultat.

L'indication de cette opération est d'ailleurs plus ou moins nette, suivant que l'accoucheuse sait plus ou moins bien la faire.

Insufflation de bouche à bouche. — Cette méthode, très employée au siècle dernier, est mauvaise : 1° parce que l'air injecté provient des poumons de l'opérateur et par conséquent a déjà servi; 2° parce qu'une grande partie de l'air destiné à pénétrer dans les voies respiratoires de l'enfant se rend dans l'estomac qu'il dilate, créant ainsi un nouvel obstacle mécanique à la respiration.

§ 2. — *Emploi du tube laryngien.*

Instrument. — Il existe plusieurs modèles de tubes laryn-
giens.

Le plus employé aujourd'hui est celui de Ribemont, dont la
courbure a été exactement calculée pour s'adapter à celle du
canal respiratoire normal. Cet instrument, entièrement métallique, est disposé à l'une de ses extrémités de manière à pouvoir
pénétrer sans danger dans le larynx. A l'autre extrémité s'adapte
une poire de caoutchouc de la contenance de 28 centimètres
cubes environ, et destinée à recueillir extérieurement de l'air
qui est ensuite, par une simple pression sur la poire, chassé à
travers le tube.

Manuel opératoire. — L'enfant entouré de linges chauds est
placé sur une table un peu haute, couché sur le dos, la tête un
peu en extension.

Le petit doigt ou l'index de la main gauche est introduit en
suivant la face supérieure de la langue et en la recourbant un
peu en avant, jusqu'à ce que la pulpe du doigt qui a reconnu
d'abord la soupape cartilagineuse formée par l'épiglotte ait
senti nettement au-dessous de cette soupape deux cartilages très
petits mais assez durs (cartilages aryténoïdes).

Le tube est alors saisi de la main droite et introduit en suivant
le doigt déjà en place entre les cartilages.

Pour s'assurer que la partie conique du tube est bien dans le
larynx, il faut porter le doigt en arrière. Le tube ne peut être
entièrement touché à nu s'il est engagé dans le larynx. Le doigt
continue au contraire à pouvoir toucher directement le bouton
terminal si l'instrument s'est engagé dans l'œsophage.

Le tube une fois introduit, reste à faire pénétrer l'air. Pour
cela, la poire de caoutchouc est d'abord vidée de tout l'air
qu'elle contient et fixée au tube de manière à aspirer les mucosités qui pourraient obstruer soit le larynx, soit le tube laryngien.

Ensuite, par une série de pressions sur la poire, l'air est poussé dans le tube.

Le nombre des insufflations doit être de dix à quinze par minute, jusqu'à ce que l'enfant paraisse faire des mouvements spontanés.

Trois cas peuvent se présenter :

1° Après quelques insufflations, le cœur bat régulièrement, la respiration spontanée apparaît, la peau se colore, l'enfant crie. On peut alors cesser toute introduction artificielle de l'air. C'est le cas le plus fréquent.

2° Dans d'autres cas il faut, avant d'obtenir même un seul mouvement spontané, attendre une heure ou deux sans cesser l'insufflation. Plus on insuffle, plus le cœur bat régulièrement. Il importe alors de continuer au moins tant que le cœur bat. Après deux heures d'insufflation, si le cœur ne bat plus du tout, on peut s'arrêter.

3° Même en prolongeant l'insufflation on n'obtient rien. Il importe de ne pas se décourager trop vite. Quelques enfants ont pu être ranimés après un nombre d'heures parfois considérable.

L'emploi du tube laryngien ne dispense en aucune façon des autres moyens de ranimer l'enfant. C'est ainsi qu'il est fort utile de combiner avec l'injection d'air le relèvement méthodique des bras. Après chaque insufflation, il est fait sur les parois thoraciques ou abdominales une pression modérée, de manière à chasser l'air qui a servi.

Le nouveau-né est en même temps réchauffé et même frictionné au moyen de flanelle chaude.

Je ne saurais trop vous engager à vous exercer sur des cadavres de nouveau-nés à la manœuvre du tube laryngien.

Incomplètement ou mal introduit, cet instrument est plus dangereux qu'utile. Bien manié, il vous permettra au contraire de rendre la vie à beaucoup d'enfants.

Dans tout accouchement, mais surtout dans la présentation du siège ou dans les cas qui donnent lieu à une version par manœuvres internes, il faut que vous ayez sous la main le tube et la poire à insufflation pour perdre le moins de temps possible.

Lorsque l'enfant a fait spontanément une ou deux inspirations, il ne faut pas cesser toute surveillance. Vous pouvez alors retirer le tube, mais vous tenir prête à le réintroduire, parce que souvent la respiration met beaucoup de temps à s'établir d'une façon régulière. Dans tous les cas et malgré les efforts de respiration spontanée, il est utile de venir en aide à ces efforts par l'élévation et l'abaissement bien méthodique des bras en ayant bien soin de ne pas entraver par cette manœuvre la respiration spontanée, c'est-à-dire de bien faire coïncider l'élévation des bras avec le temps d'inspiration, leur abaissement et les pressions sur les parois thoraciques avec le temps d'expiration. En général, le nouveau-né ne respire très bien que lorsqu'il commence à crier avec force.

CV. — VACCINATION.

La vaccination est une petite opération qui a pour but de produire chez celui sur qui elle est pratiquée une maladie très bénigne, la vaccine. La vaccine, bien qu'elle soit elle-même sans gravité, rend exceptionnelle chez le même sujet la transmission ultérieure de la variole ou petite vérole.

Indications. — La vaccination est indiquée : 1° chez tout sujet, quelque soit son âge, qui n'a pas été vacciné et n'a pas eu la variole ; 2° chez les personnes vaccinées déjà depuis une dizaine d'années environ.

L'influence préservatrice de la vaccine paraît en effet n'avoir qu'une durée limitée : comme elle est sans danger, il y a tout avantage à la renouveler de temps en temps.

On peut vacciner l'enfant dès le jour de sa naissance. Il est préférable d'attendre qu'il ait au moins un mois. La vaccination ne prend pas toujours très bien chez le nouveau-né, et surtout sa santé demande trop de ménagements pour qu'il n'y ait pas quelque danger à produire chez lui, dès le premier jour, une maladie qui, sans être grave par elle-même, peut lui donner de la fièvre, lui ôter l'appétit et compromettre ainsi indirectement son existence.

Il est d'usage de ne vacciner ni au milieu de l'été, ni pendant les grands froids. Dans le premier cas, la vaccination produit assez fréquemment un peu de diarrhée; pendant l'hiver, le développement des pustules de vaccine semble être habituellement retardé.

La vaccination est, bien qu'indirectement, presque obligatoire en France, puisqu'on demande pour l'admission dans toutes les écoles un certificat de vaccine. Vous pouvez rendre de grands services en contribuant à la propagation de cette mesure; mais il ne vous faut pas oublier que, partout en France, la vaccination est assurée gratuitement pour tous.

Vaccin. — Le vaccin est un liquide très probablement analogue à celui que renferment les pustules de variole, mais atténué par son passage chez le bœuf, la vache, le cheval, etc.

Il y a deux sortes de vaccin : celui qu'on recueille directement chez l'animal, le plus souvent la génisse, et celui qu'on retire de pustules vaccinales artificiellement produites chez l'homme ou chez l'enfant.

Tous deux préservent de la variole et probablement aussi bien l'un que l'autre.

Il est encore d'usage, surtout dans les localités éloignées des centres, de perpétuer le vaccin d'enfant à enfant au moins pendant une partie de l'année. On vaccine alors de bras à bras ou on conserve le vaccin quelque temps dans des tubes.

Pour recueillir le vaccin, on choisit une pustule bien développée, arrivée au huitième ou au neuvième jour. On la pique avec une lancette en ayant bien soin de ne pas faire écouler la plus petite gouttelette de sang. Au niveau de la goutte de sérosité qui apparaît on plonge l'extrémité d'un tube à vaccin (on trouve des tubes tout prêts chez les opticiens). Le liquide remplit le tube et il ne reste plus pour conserver le vaccin qu'à fermer hermétiquement les deux extrémités du tube au moyen d'un peu de cire à cacheter.

Je ne vous décrirai pas les autres moyens de conservation du vaccin sur des pointes d'os, sur des fils ou entre des plaques de verre. Ces moyens sont tous moins pratiques que l'emploi des tubes de verre.

On se procure le vaccin de génisse dans des établissements créés spécialement pour cette culture. Il en existe dans plusieurs grandes villes de France.

Quel vaccin devez-vous adopter?

Je n'hésite pas à vous conseiller de préférence le vaccin de génisse et voici quelles sont mes raisons.

Lorsque du vaccin est recueilli absolument pur sur un enfant et sans qu'il ait pénétré dans le tube ou sur la lancette la moindre parcelle de sang, le vaccin ne peut transmettre qu'une maladie : la vaccine.

Lorsque le vaccin renferme du sang, il peut aussi transmettre la syphilis dans le cas où l'enfant porteur de la pustule est en même temps syphilitique. Ce mode de transmission de la syphilis n'est pas contestable, et de véritables épidémies de syphilis ont eu comme point de départ des vaccinations faites surtout de bras à bras.

Le bœuf, la vache, la génisse, sont absolument incapables de transmettre la syphilis qu'ils ne contractent jamais. C'est donc là une première raison sérieuse pour préférer le vaccin de génisse à celui qui est pris sur un enfant.

De plus, et puisqu'il faut compter parfois avec des préjugés bien enracinés, pour peu que votre vacciné devienne malade de n'importe quoi, si le vaccinifère n'est pas gros et gras, vous serez accusée d'avoir servi d'intermédiaire pour porter de l'un à l'autre la maladie.

Vous agirez donc prudemment en vous servant du vaccin de génisse qui, outre l'avantage de mettre votre responsabilité à l'abri, vous donne la certitude de ne jamais transmettre la syphilis et vous évite tous les embarras de la conservation du vaccin.

Instrument. — L'instrument que vous devez employer pour la vaccination est la lancette. Il n'est pas utile qu'elle ait une forme spéciale et je préfère même la lancette ordinaire à celle qui est munie d'une rainure, parce que celle-ci se nettoie plus difficilement. L'aiguille, le rasoir autrefois employés, sont d'un maniement plus difficile.

Lieu de l'inoculation. — On peut vacciner en un point quelconque du corps et le vaccin prend aussi bien à la jambe ou au ventre qu'au bras. Dans le but de rendre plus facile la constatation de la vaccine, il est d'usage de choisir un point uniforme, et le lieu d'inoculation universellement adopté est la partie supérieure et externe du bras, dans le point qui, même chez la femme décolletée, est caché par les vêtements.

Comme on fait en général plusieurs piqûres sur la même ligne, je vous engage à donner à cette ligne de piqûres non pas la direction de la longueur du bras ainsi qu'on le fait généralement, mais une direction transversale, de manière à entourer le haut du bras d'un demi-cercle. Les cicatrices sont ainsi moins apparentes.

Nombre de piqûres. — Combien faut-il faire de piqûres? Une seule suffit pourvu qu'elle soit suivie de la formation d'une pustule vaccinale régulière. Toutefois, il est d'usage d'en faire plusieurs pour être plus certain de la réussite. Il arrive en effet quelquefois que, sur cinq ou six piqûres, deux ou trois seulement donnent naissance à des pustules. On a ainsi plus de chances d'obtenir au moins une pustule en faisant plusieurs piqûres. En moyenne, vous en ferez cinq ou six. Il n'y a aucune utilité à vacciner des deux côtés.

Détails opératoires. — La vaccination se pratique de deux manières : de bras à bras ou avec le vaccin conservé.

La vaccination de bras à bras est presque indispensable chez les personnes adultes déjà vaccinées une première fois. Chez le nouveau-né, elle n'offre aucun avantage particulier.

Pour vacciner de bras à bras, la pointe de la lancette est plongée, toujours avec la précaution de ne pas faire saigner, dans la partie la plus saillante d'une belle pustule vaccinale arrivée au septième, huitième ou neuvième jour. La pointe de la lancette, chargée d'une gouttelette de liquide limpide et visqueux, est enfoncée ensuite obliquement à 2 millimètres de profondeur environ ; après chaque piqûre, la pointe de la lancette doit être essuyée sur la petite plaie.

La vaccination faite avec soin et à un seul sujet est toujours sans danger. Ce qu'il faut redouter le plus, ce sont les séances de vaccinations en masse au moyen de la même lancette qui passe ainsi d'un bras d'enfant à une série d'autres. La pénurie de vaccin peut engager à ne pas nettoyer chaque fois la lancette ; de là danger.

La vaccination au moyen de vaccin de génisse ou de vaccin humain conservé peut se pratiquer en déposant sur une petite plaque de verre bien propre une goutte de vaccin à laquelle la pointe de la lancette emprunte une parcelle avant chaque piqûre. Quand on dispose d'une quantité de vaccin un peu considérable, par exemple une grosse goutte, il est préférable de déposer, au moyen d'une petite paille, d'une tête d'épingle ou de tout autre instrument analogue, une gouttelette sur la peau en chacun des points où l'on désire voir apparaître une pustule. La pointe de la lancette est ensuite enfoncée au centre de la gouttelette et retirée presque à plat de manière à écraser en quelque sorte la gouttelette de vaccin à la surface de la petite plaie.

Après que les piqûres ont été faites, il est d'usage de ne pas remettre de suite les vêtements et d'attendre pour cela quelques minutes. Lorsque la vaccination a été bien faite, cette précaution n'est pas nécessaire.

Rien ne doit être modifié dans le régime de l'enfant vacciné qui doit téter comme de coutume ce jour-là et les jours suivants.

Marche de la vaccine. — Pendant les quarante-huit heures qui succèdent à l'inoculation, on ne distingue rien d'anormal au niveau des piqûres.

Vers le deuxième ou le troisième jour, un peu plus tard en hiver, le point piqué devient un peu rouge. Bientôt l'épiderme se soulève de manière à former une petite papule.

Vers le cinquième jour, il se forme une sorte de bourrelet entouré d'un cercle rouge. Dès le lendemain le centre de la papule devenu manifestement vésicule semble s'enfoncer pendant que les bords continuent à se développer et prennent un aspect argenté.

Vers le huitième ou le neuvième jour, la pustule vaccinale est parvenue à son entier développement, le liquide qu'elle contient devient trouble. Tout autour existe une zone rouge assez étendue. Au dixième ou douzième jour la surface de la pustule commence à se dessécher. Une véritable croûte se forme, pendant que le contenu liquide devient franchement purulent. A partir de ce moment, la pustule cesse de s'accroître; la croûte tombe vers le milieu ou la fin de la troisième semaine, laissant une cicatrice déprimée et irrégulière tout à fait indélébile, c'est-à-dire qu'on peut reconnaître encore après un grand nombre d'années.

Chez l'adulte la marche de la vaccine est exactement la même que chez l'enfant.

L'inoculation par le vaccin de génisse paraît donner un peu moins sûrement un nombre de pustules égal au nombre de piqûres. En revanche, les pustules sont en général plus grosses et le cercle inflammatoire qui les entoure plus étendu.

Symptômes généraux. — La vaccine ne s'accompagne que très exceptionnellement d'une éruption généralisée. Il est assez fréquent d'observer un peu de fièvre ou de diarrhée chez l'enfant. Un phénomène presque constant est la tuméfaction douloureuse des ganglions de l'aisselle.

CVI. — OPÉRATION DU FILET OU SECTION DU REPLI MUQUEUX SUBLINGUAL.

Je vous ai signalé déjà cette disposition, assez fréquente chez le nouveau-né, d'un repli muqueux très court reliant la langue au plancher de la bouche.

Indications. — La section de ce repli est rarement nécessaire pour permettre la succion, et vous pourrez observer souvent des enfants qui tétent très bien, quoique chez eux le filet soit épais et court. Si l'on doit couper le repli, c'est plutôt dans le but d'éviter pour plus tard une certaine difficulté dans la prononciation.

Vous ne couperez le filet que lorsqu'il sera assez court pour rendre réellement limités les mouvements de l'extrémité antérieure de la langue. Vous renoncerez à faire vous-mêmes cette petite opération dans les cas assez rares où le filet est tellement épais que presque toute la longueur de la langue adhère par sa face inférieure au plancher buccal.

Il ne faut jamais couper le filet pendant les deux ou trois premiers jours, et laisser à l'enfant le temps de s'habituer à téter.

Instruments. — Trois choses sont nécessaires pour faire la section du filet : 1° une plaque fendue qui se trouve dans toutes les trousses, formant l'une des extrémités de la sonde cannelée; 2° des ciseaux droits à pointes mousses; 3° une petite éponge neuve.

La plaque fendue a pour but de protéger les veines volumineuses situées sous la langue, tout en laissant très accessible aux ciseaux le repli muqueux.

Il est utile que les ciseaux aient les pointes mousses parce que des mouvements de l'enfant pourraient être dangereux au moment où il aurait dans la bouche les pointes effilées de ciseaux piquants.

L'éponge a pour but de faire, immédiatement après la section, une compression de quelques minutes pour éviter l'hémorrhagie; il est utile que l'éponge soit, surtout si elle est petite, attachée à une ficelle extérieure de manière à éviter qu'elle soit avalée par l'enfant.

Détails opératoires. — Pendant qu'un aide maintient sur ses genoux l'enfant immobile, la tête renversée et la bouche ouverte, vous introduisez sous la langue la plaque fendue de ma-

nière à repousser en haut cet organe, tout en faisant saillir le
repli muqueux à travers la fente. D'un seul coup de ciseaux et en
rasant la face inférieure de la plaque, vous coupez alors le repli
sans dépasser en profondeur les limites de la plaque. Cette section doit être faite en une seule fois.

Vous retirez alors la plaque et les ciseaux, et au moyen d'un
doigt pressez un peu fortement la petite éponge sous la langue,
sans empêcher l'enfant de respirer. Ordinairement, il s'écoule
peu de sang surtout à l'extérieur.

Le seul danger que puisse présenter cette opération est l'hémorrhagie dont elle s'accompagne quelquefois. Cette hémorrhagie ne se produit guère inquiétante que lorsque les veines
volumineuses de la langue ont été lésées par maladresse.

L'hémorrhagie a ceci de particulier, qu'elle est entretenue par
les efforts de succion que fait l'enfant. Elle a le double inconvénient, d'abord, de l'affaiblir et ensuite d'introduire dans ses organes digestifs du sang, matière qu'un nouveau-né digère très
difficilement.

Vous n'aurez presque jamais d'hémorrhagie si vous vous ser-
vez toujours de la plaque fendue.

Si l'hémorrhagie se produisait inquiétante, vous comprimeriez
au moyen de la petite éponge et du doigt le point exact qui donne
du sang jusqu'à cessation complète de l'hémorrhagie.

CHAPITRE IV

Procédés divers d'exploration.

CVII. — PALPER. — AUSCULTATION. — TOUCHER. (RÉSUMÉ
DES INDICATIONS ET DE LA MÉTHODE A SUIVRE.)

Le palper, l'auscultation et le toucher vous ont été décrits
déjà avec détails à propos de la grossesse et de l'accouchement.

Je me bornerai ici à vous résumer leurs indications et à vous
indiquer une méthode générale pour l'emploi que vous aurez à
faire de chacun de ces moyens.

Palper. — Le palper est par excellence le moyen de diagnostiquer pendant la grossesse la présentation et la position. C'est le premier des moyens d'exploration que vous ayez à utiliser pendant la grossesse. Il est utile que vous le pratiquiez de temps en temps, de manière à constater s'il s'est ou non produit des mutations de présentation ou de position.

Étant donnée une femme enceinte chez laquelle vous voulez utiliser tous les renseignements donnés par le palper, vous vous assurez d'abord que la vessie est vide et la priez d'uriner, si elle ne l'a fait depuis un certain temps. Vous la faites alors étendre bien horizontalement sur un lit, les membres inférieurs étant très légèrement écartés et un peu fléchis.

Vous parcourez d'abord avec la paume de la main le fond de l'utérus, de manière à vous rendre compte de sa hauteur. Ce renseignement peut vous être utile au point de vue de l'âge de la grossesse.

Vous plaçant ensuite à côté de la femme et le plus près possible, vous déprimez avec les deux mains les parois abdominales comme si vous vouliez enfoncer à la fois les extrémités de tous les doigts dans l'excavation. Si l'excavation est occupée dès la grossesse par une partie fœtale dure, cette partie fœtale est nécessairement le sommet. Voilà déjà un premier renseignement obtenu. De ce qu'aucune partie fœtale n'occupe l'excavation, il importe cependant de ne pas conclure que le fœtus qui est alors sans présentation fixe ne se présentera pas par le sommet.

Lorsque vous avez constaté la présence de la tête fléchie dans l'excavation, il vous reste à déterminer la position. Pour cela il faut déprimer fortement avec les deux mains les parois abdominales, autant à droite qu'à gauche et vous rendre compte des obstacles que vous rencontrerez. A mesure que vous descendrez dans l'excavation, vous éprouverez de plus en plus la sensation d'une résistance arrêtant l'une des deux mains, pendant que l'autre semble descendre plus aisément.

Ce qui arrête la main c'est le front. L'occiput est donc du côté opposé, à gauche si la main est arrêtée à droite, et réciproquement.

Les caractères de la tête sont rarement assez nets pour qu'il vous soit immédiatement possible de dire si l'occiput est en avant ou en arrière. Vous chercherez alors le dos.

Si le dos est en avant, vous le reconnaîtrez à ce qu'il forme une masse volumineuse et très régulière. Chez quelques femmes très maigres ou à parois utérines très minces, on reconnaît très nettement au palper la colonne vertébrale du fœtus.

Si le dos est en arrière, le palper vous fera percevoir de petites extrémités saillantes et mobiles en avant.

Même dans les positions antérieures de l'occiput, vous pourrez constater au palper la présence de petites parties fœtales mobiles, mais seulement tout à fait au fond de l'utérus, plus haut que l'épine iliaque. Ces petites extrémités sont les pieds qu'il est ordinairement facile de reconnaître.

Au palper, la présence du coup de hache faisant suite au dos caractérise la présentation de la face.

La présentation du siège se reconnaît surtout au ballottement céphalique dans le fond de l'utérus.

L'attitude transversale est caractérisée à la fois par la forme plus élargie de l'utérus et par la présence de la tête, au niveau de l'une des fosses iliaques.

Le palper est une méthode d'exploration d'autant plus précieuse qu'elle est absolument sans danger.

Auscultation. — L'auscultation, moyen aussi inoffensif que le précédent, permet de résoudre surtout les questions suivantes :

La femme est-elle enceinte? Le fœtus est-il vivant? N'existe-t-il qu'un fœtus?

L'auscultation permet de plus de contrôler les résultats fournis par le palper dans le diagnostic de la présentation et surtout de la position. Il rend surtout de grands services dans les cas où vous pouvez hésiter entre une OIGA ou une OIDP, les deux positions les plus fréquentes.

Pour ausculter, vous vous servirez toujours du stéthoscope appliqué à nu sur les parois abdominales.

En aucun cas, et que vous ayez déjà entendu ou non les bruits du cœur, vous ne négligerez d'ausculter successivement les trois foyers principaux que je vous ai décrits : 1° entre l'épine iliaque gauche et l'ombilic ; 2° sur la ligne brune ; 3° au voisinage de l'épine iliaque droite.

Pendant le travail vous ausculterez souvent, pour savoir si le fœtus souffre. Vous pourrez encore dans beaucoup de cas suivre par ce moyen les progrès de la rotation.

Toucher vaginal. — Le toucher pendant la grossesse permet de reconnaître l'état du col, les déviations utérines s'il en existe, et surtout les dimensions du bassin.

Il est indispensable, surtout chez les primipares, qu'il soit pratiqué au moins une fois vers le milieu de la grossesse.

Pendant la grossesse il est absolument sans dangers.

Le toucher est le véritable moyen d'exploration pendant le travail. Nous avons vu que pour être inoffensif il comportait à ce moment des règles particulières.

Jamais vous ne toucherez une femme en travail, sans vous être avec soin lavé les mains et sans avoir graissé votre doigt au moyen d'un corps gras antiseptique.

Pendant le travail, le toucher fait reconnaître les parties fœtales, c'est-à-dire la présentation et la direction des points de repère ordinaires pris sur ces parties fœtales, c'est-à-dire la position. Vous tiendrez compte surtout de la direction des sutures pour le sommet, de celle des narines pour la face.

Pendant l'accouchement, le toucher permet de reconnaître encore le degré de dilatation, l'état de la poche des eaux, le degré d'engagement. Il vous fera suivre les progrès des phénomènes mécaniques du travail.

Le toucher peut exiger l'emploi de deux doigts, si l'index seul ne peut rien atteindre.

Il ne doit être pratiqué que s'il est utile ; aussi est-il bon de savoir lui demander, *pendant qu'on y est*, tous les renseignements qu'il peut donner.

Voici l'ordre que je vous engage à adopter dans ces recherches : 1° chercher d'abord si l'excavation est occupée par une partie fœtale et tâcher de reconnaître cette partie fœtale à travers les segments utérins. Cette recherche doit être faite avec précaution de manière à ne pas blesser les parois utérines. Une partie fœtale volumineuse accessible déjà pendant la grossesse est presque toujours le sommet.

2° Calculer le degré d'engagement de la partie fœtale que l'on peut atteindre d'après sa hauteur et d'après la résistance qu'elle présente à des tentatives de soulèvement;

3° Aller à la recherche du col, constater sa situation, son degré d'effacement, l'état des orifices;

4° Diriger l'extrémité de l'index vers l'angle sacro-vertébral en ayant soin de ne pas prendre pour lui l'une des soudures du sacrum; obtenir des renseignements au moins approximatifs sur la distance sacro-pubienne. On achève cette mensuration approximative du bassin en parcourant avec l'extrémité de l'index tous les points qu'il est possible d'atteindre du détroit supérieur et de l'excavation;

5° En parcourant la concavité sacrée se rendre compte de l'état de plénitude ou de vacuité du rectum.

Pendant l'accouchement on se préoccupe surtout de suivre la marche du travail, engagement, dilatation, état de la poche des eaux, rotation, etc. Il faut pendant le travail recourir au toucher le moins souvent possible et, après l'expulsion du fœtus, ne plus toucher du tout.

Avant chaque toucher les mains doivent être lavées dans une solution antiseptique et non essuyées.

CVIII. — THERMOMÉTRIE.

La thermométrie médicale est la recherche de la température du corps.

Indications. — La constatation régulière de la température doit être faite chaque jour et même de préférence matin et soir chez toutes les accouchées sans exception, et cela pendant la première semaine au moins. C'est le seul moyen de ne jamais laisser passer inaperçus les débuts d'une complication sérieuse; et ce moyen est d'autant plus sûr que, sans exception, toutes les complications des suites de couches s'accompagnent d'élévation de la température.

Vous devez donc employer le thermomètre sinon deux fois, au moins une fois par jour et de préférence tous les soirs :

1° Chez toutes vos accouchées pendant la première semaine des suites de couches; 2° Au-delà de ce temps chez toute accouchée qui vous paraîtra malade.

Il y a fièvre toutes les fois que la température dépasse de près d'un degré ou de plus le chiffre normal. Si nous admettons comme chiffre normal 37°, une accouchée dans de bonnes conditions ne devra jamais présenter 38° même si l'accouchement a été très difficile. A 38°,5 vous pouvez craindre déjà des complications sérieuses.

Instrument. — Le thermomètre employé pour les observations médicales est divisé en dixièmes ou au moins en cinquièmes de degré. Il ne comprend en général qu'un nombre restreint de divisions, de 33° à 43° par exemple.

Il y a deux sortes de thermomètres : les uns sont simples, c'est-à-dire que la colonne liquide, mercure ou alcool, ne peut se maintenir en place et redescend dès qu'on enlève le thermomètre; les autres sont dits *à maxima*, c'est-à-dire que la hauteur de la colonne se maintient jusqu'à ce qu'une secousse brusque la fasse redescendre. — Les thermomètres à maxima sont d'un emploi plus commode, mais ils exposent à des erreurs si l'on oublie de faire après chaque observation redescendre la colonne liquide.

Les thermomètres à mercure sont plus exacts, mais d'un fonctionnement plus lent. Les thermomètres à alcool sont moins précis mais atteignent plus vite le degré cherché.

On peut dans la pratique se contenter du thermomètre à

alcool qui, outre son prix de revient moins élevé, présente en
général l'avantage d'être gradué plus lisiblement.

Détails opératoires. — Il est extrêmement important pour
prendre la température du corps humain que la partie volumineuse ou cuvette du thermomètre soit entourée de tous
côtés par la peau ou par une muqueuse. On peut prendre la
température dans le rectum; c'est le moyen le plus exact et le
plus rapide; ce n'est pas le plus applicable à une accouchée.
Dans ce cas particulier, il est préférable de placer le thermomètre dans l'aisselle en veillant bien à ce que la peau seule soit
de toutes parts en contact avec l'instrument et surtout sans
interposition de la chemise. L'oubli de cette précaution peut
causer des erreurs considérables.

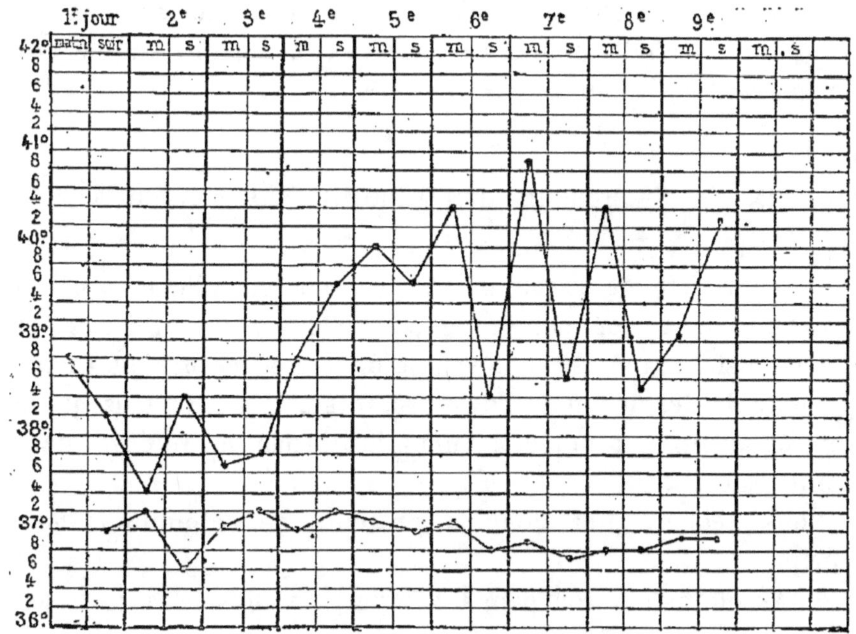

Fig. 27. — Gros trait, tracé d'un accouchement laborieux, suivi de mort ; trait fin,
tracé d'un accouchement sans complication,

Il faut en moyenne de cinq à dix minutes pour que le thermomètre se soit mis à peu près à l'unisson avec la température
de l'accouchée. On regarde à ce moment, et sans déplacer

l'instrument, à quel niveau s'élève la colonne liquide. Ce chiffre est immédiatement noté.

On peut se contenter d'inscrire sur une feuille de papier et les uns à la suite des autres, avec la date en regard, les résultats obtenus. Il est infiniment préférable de faire un tracé, ce qui n'est ni long, ni difficile.

Ce tracé est analogue à celui qu'on fait pour noter le poids du nouveau-né. Un exemple (fig. 27) vous fera comprendre mieux qu'une description la manière de le construire (voy. page 603).

Le tracé au gros trait est celui d'une femme morte le onzième jour des suites de couches, à la suite d'un accouchement très laborieux qui avait nécessité la perforation du crâne fœtal après soixante heures de travail (tracé emprunté à Siredey).

Le tracé au trait fin est celui d'une femme accouchée dans des conditions normales, et dont les suites de couches ont été exemptes de toute complication.

CIX. — RECHERCHE DE L'ALBUMINE DANS L'URINE.

L'importance de l'albuminurie comme complication de la grossesse et surtout son influence sur la production des crises d'éclampsie font qu'il est très utile de la rechercher au moins pendant le dernier mois de la grossesse. Il y a là plus qu'un intérêt scientifique, puisque l'albuminurie peut être efficacement combattue.

Vous rechercherez donc la présence de l'albumine dans l'urine :

1° Au moins une fois pendant le dernier mois de la grossesse chez toutes les primipares (ce sont les plus exposées à cette complication) ;

2° Plusieurs fois pendant le cours de la grossesse chez toute femme primipare ou non qui présente de l'œdème en un point quelconque du corps.

Instruments. — Il faut pour rechercher l'albumine :

1° Un tube de verre dit tube à essai. Les plus minces sont ceux qui risquent le moins de se casser;

2° Un petit entonnoir de verre et du papier à filtrer;

3° Un flacon bouché à l'émeri et renfermant de l'acide azotique (1);

4° Une lampe à alcool.

Détails opératoires. — Un peu d'urine recueillie le jour même est filtrée; on en met dans le tube à essai la quantité nécessaire pour former une colonne liquide de 3 à 4 centimètres au plus. Le tube soigneusement essuyé à l'extérieur est ensuite chauffé doucement à la lampe avec toutes les précautions nécessaires pour ne pas le casser et jusqu'à ébullition de l'urine.

Ou il ne se produit aucun trouble, ce que vous pouvez en pratique considérer comme la preuve qu'il n'existe pas d'albumine en quantité notable, ou le liquide devient blanchâtre et un peu opaque.

Dans ce dernier cas vous ajoutez deux ou trois gouttes d'acide azotique. Si le trouble augmente, c'est qu'il y a albuminurie; si le liquide redevient transparent, c'est que le trouble n'était pas dû à de l'albumine.

Ce procédé ainsi simplifié ne présente peut-être pas toute l'exactitude rigoureuse que l'on doit attendre d'une expérience chimique sérieuse; mais il peut vous suffire dans la pratique parce qu'il importe surtout pour vous de ne pas méconnaître l'existence d'albuminuries graves et que dans ces cas le procédé indiqué n'est jamais en défaut.

Une fois de plus j'insisterai sur la nécessité d'instituer sans perdre un jour le traitement par la diète lactée dès que vous aurez constaté chez une femme enceinte des traces évidentes d'albuminurie.

____

(1) L'acide azotique porte encore dans le commerce les noms d'*acide nitrique* ou d'*eau-forte.*

COMPOSITION D'UNE TROUSSE D'ACCOUCHEMENTS.

Je ne saurais trop engager une accoucheuse à disposer dans une trousse qu'elle peut facilement confectionner elle-même tout ce qui peut lui être nécessaire dans un accouchement. C'est le seul moyen de n'être jamais prise au dépourvu et d'éviter dans les cas pressants toute perte de temps. C'est aussi une garantie contre l'emploi d'objets ou de substances malpropres tels que les lacs, ou l'huile dont on fait à tort si souvent usage pour le toucher.

Les objets que je conseille à l'accoucheuse de disposer dans sa trousse sont :

1° Un stéthoscope ;

2° Une paire de ciseaux droits à pointes mousses ;

3° Une seringue à anneaux de la contenance de 250 à 300 grammes ;

4° Deux ou trois canules à injection vaginale en verre très épais ;

5° Une sonde d'homme un peu souple et munie d'un mandrin ;

6° Une sonde de femme, en argent ;

7° Des lacs très propres désinfectés d'avance et conservés dans plusieurs couches de papier ;

8° Du fil à ligature fort et ciré ;

9° Deux ou trois éponges fines et neuves bien pliées dans du papier et qui ne doivent pas resservir ;

10° Un tube à insufflation laryngée avec sa poire, si l'accoucheuse a déjà appris sur le cadavre à s'en servir ;

11° Une seringue de Pravaz pour injections hypodermiques ;

12° Un compte-gouttes ;

13° 2 mètres de tube de caoutchouc noir d'un diamètre de 5 millimètres ;

14° Un petit pot à couvercle vissé et renfermant 30 grammes de vaseline phéniquée à 2 p. 100 ou de vaseline préparée au bichlorure de mercure suivant la formule donnée ci-dessus ;

15° Un flacon renfermant la solution suivante : acide phénique 100 grammes, glycérine 200 grammes. Cette quantité peut servir à faire chez la parturiente 1 litre d'eau phéniquée à 5 p. 100 et 3 litres d'eau phéniquée faible;

16° Un petit flacon bien bouché contenant 15 grammes d'éther;

17° Un petit flacon contenant 5 à 10 grammes de laudanum;

18° Un petit flacon contenant 10 grammes de la solution d'ergotine d'Yvon;

19° Un tube en métal renfermant deux ou trois ampoules au nitrite d'amyle.

Une accoucheuse doit en outre posséder toujours chez elle :

Un thermomètre médical;
Une lampe à alcool;
Deux ou trois tubes à essai;
Un petit flacon d'acide azotique.

HUITEIME PARTIE

Lois, décrets et règlements concernant la profession d'accoucheuse.

§ 1. — *Enseignement.*

Il y a deux catégories d'accoucheuses : *accoucheuses de première classe*, et *accoucheuses de deuxième classe.*

Au point de vue de l'enseignement il existe entre elles cette différence que les premières ont toujours passé leurs examens définitifs soit à l'École d'accouchement de la Maternité de Paris, soit dans une Faculté, tandis que les autres ont pu recevoir leur diplôme à la suite d'un examen passé devant une école préparatoire de médecine.

Dans les deux cas l'enseignement est réglementé, aujourd'hui encore, par les articles suivants de la loi du 19 ventôse an XI.

Art. 30 : « ..... Il sera établi, dans l'hospice le plus fréquenté de « chaque département, un cours annuel et gratuit d'accouchements « théorique et pratique, destiné particulièrement à l'instruction des « sages-femmes. »

Art. 31 : « Les élèves sages-femmes devront avoir suivi au moins deux « de ces cours et vu pratiquer pendant neuf mois, ou pratiqué elles- « mêmes les accouchements pendant six mois dans un hospice ou sous « la surveillance d'un professeur avant de se présenter à l'examen. »

Art. 32 : « Elles seront examinées par les jurys sur la théorie et la « pratique des accouchements, sur les accidents qui peuvent les précéder, « les accompagner ou les suivre et sur les moyens d'y remédier. »

L'article 1er de l'arrêté du 19 août 1845 est ainsi conçu :

Art. 1er : « A l'avenir les élèves sages-femmes qui se présenteront

« pour être admises soit dans les écoles d'accouchements établies par
« les conseils généraux, soit dans les écoles préparatoires de médecine
« ou dans les hôpitaux, seront tenues de subir un examen pour prouver
« qu'elles savent lire, écrire et orthographier convenablement. »

Cet article est complété par l'arrêté du 1er août 1879 :

ART. 1er : « Les aspirantes au titre d'élève sage-femme de 1re classe
« subissent un examen préparatoire portant sur les matières ci-après :
« 1º La lecture ;
« 2º L'orthographe (cette épreuve consiste en une dictée de vingt
« lignes de texte. Le maximum des fautes est fixé à cinq) ;
« 3º Deux problèmes sur les quatre opérations fondamentales de
« l'arithmétique et portant spécialement sur les questions usuelles ;
« 4º Notions élémentaires sur le système métrique. »

Pour les accoucheuses de première classe les examens définitifs sont au nombre de deux. Il n'y en a qu'un seul pour les
accoucheuses de deuxième classe.

Les droits d'examen sont ainsi fixés :

```
Pour la 1re classe : Deux examens à 40 francs.....    80 francs.
                     Certificat d'aptitude...........    40   —
                     Visa du certificat...............    10   —
                                            Total.......  130 francs.
```

Les pièces à fournir par l'élève sont :

1º L'acte de naissance prouvant qu'elle a 18 ans au moins et 35 ans
au plus ;
2º Un certificat du professeur d'accouchement constatant qu'elle a
suivi les cours théoriques et pratiques.

L'aspirante au titre de sage-femme de deuxième classe subit
son examen définitif dans une École préparatoire de médecine.
Les pièces à fournir sont les mêmes ; les droits à payer sont :

```
         Certificat d'aptitude..............    20 francs.
         Visa du certificat..................     5   —
                             Total.........    25 francs.
```

Le diplôme d'accoucheuse de première classe donne le droit d'exercer dans toute la France.

Celui de deuxième classe n'est valable que dans le département pour lequel l'élève a été reçue.

Une disposition particulière existe pour les élèves de l'École d'accouchement établie à l'hospice de la Maternité à Paris.

Les élèves qui ont suivi les cours de cette École, et y ont passé des examens définitifs peuvent échanger directement le certificat que leur délivre l'École, contre le diplôme d'accoucheuse de première classe, à la Faculté de Médecine de Paris. (Arrêté du 11 août 1857.)

§ 2. — *Exercice de la profession d'accoucheuse.*

Les articles de loi qui concernent spécialement la profession d'accoucheuse sont ainsi conçus :

Loi du 19 ventôse an XI :
Art. 34 : « Les sages-femmes feront enregistrer leur diplôme au tri-
« bunal de première instance et à la sous-préfecture de l'arrondissement
« où elles s'établiront et où elles auront été reçues. »
Art. 33 : « Les sages-femmes ne pourront employer les instruments
« dans les cas d'accouchements laborieux sans appeler un docteur ou un
« médecin ou chirurgien anciennement reçu. »

Ces articles ne sont évidemment pas les seuls qui s'appliquent à l'accoucheuse, et tous les règlements concernant l'exercice de la profession médicale concernent l'accoucheuse aussi bien que le médecin.

C'est ainsi que l'accoucheuse doit être au courant de la législation concernant l'exercice illégal de la profession, le secret médical, les déclarations de naissance, la responsabilité médicale, etc.

Exercice illégal. — La loi du 19 ventôse an XI porte :

« Six mois après la publication de la présente loi, tout individu qui
« continuerait d'exercer la médecine ou la chirurgie, ou de pratiquer

« l'art des accouchements sans être sur les listes dont il est parlé aux
« articles 25-26 et sans avoir de diplôme, de certificats ou de lettres
« d'inscription, sera poursuivi et condamné à une amende pécuniaire
« envers les hospices. » (Art. 35.)

«..... L'amende peut être portée à 100 francs pour quiconque prati-
« quera illicitement l'art des accouchements.....

«.... L'amende sera doublée en cas de récidive et les délinquants
« pourront en outre être condamnés à un emprisonnement qui n'excédera
« pas six mois. » (Art. 36.)

Les lois sur l'exercice illégal de la médecine peuvent atteindre
l'accoucheuse, non seulement dans les cas où elle aura soigné
des maladies indépendantes de la grossesse, mais encore alors
qu'elle aura gardé seule la responsabilité du traitement d'accidents graves, même liés à l'accouchement. (Arrêt de la Cour de
Metz, 27 décembre 1815.)

Secret médical. — L'article 378 du Code pénal a trait au secret imposé aussi bien à l'accoucheuse qu'au médecin :

« Les médecins, chirurgiens et autres officiers de santé, ainsi que les
« pharmaciens, les sages-femmes ou toutes autres personnes dépositaires
« par état ou par profession de secrets qu'on leur confie et qui, hors le
« cas où la loi les oblige à se porter dénonciateurs (1), auront révélé
« ces secrets, seront punis d'un emprisonnement d'un mois à six mois
« et d'une amende de 100 francs à 500 francs. »

Déclaration de naissance. — L'article 56 du Code civil est
ainsi conçu :

« La naissance de l'enfant sera déclarée par le père ou, à défaut du
« père, par les docteurs en médecine ou en chirurgie, sages-femmes,
« officiers de santé ou autres personnes qui auront assisté à l'accouche-

(1) Cette restriction « hors les cas où la loi les oblige à se porter
dénonciateurs » a été en quelque sorte effacée par la jurisprudence. Elle
n'avait trait qu'aux complots contre la sûreté de l'État, à l'exécution d'un
édit de 1666 destiné à faire cesser les attaques à main armée dans Paris
et à l'article 30 du Code d'instruction criminelle obligeant à la dénon-
ciation tout témoin d'un attentat contre la vie, la santé ou la propriété
d'autrui. Cet article 30 n'a pas de sanction et l'ensemble de la restriction
est aujourd'hui complètement tombé en désuétude.

« ment et, lorsque la mère sera accouchée hors de son domicile, par la
« personne chez qui elle sera accouchée.....

« .....La déclaration doit être faite dans les trois jours de l'accouche-
« ment..... (Art. 55.)

La sanction existe dans cet article du Code pénal :

« Toute personne qui, ayant assisté à un accouchement, n'aura pas
« fait la déclaration prescrite par l'article 56 et dans les délais fixés par
« l'article 55, sera punie d'un emprisonnement de six jours à six mois
« et d'une amende de 16 francs à 300 francs » (Art. 346) (1).

Dans le but de simplifier les formalités et surtout de dispenser
les parents de présenter directement l'enfant à l'officier de l'état
civil, la déclaration est le plus souvent faite par le père, appor-
tant à l'appui de son affirmation une déclaration de l'accoucheuse, sous forme de certificat.

Dans le cas où la naissance est légitime, ce certificat peut
être ainsi libellé :

Je soussigné, ...   (nom et prénoms de l'accoucheuse),
accoucheuse à.....   , déclare avoir assisté le.....   à.....
heure chez M.....   rue.....   , n°....., à la naissance d'un
enfant du sexe.....

Date et signature.

Dans le cas d'une naissance illégitime, ce que l'accoucheuse
a de mieux à faire, c'est, dans le délai de trois jours fixé par la
loi, de s'enquérir à la mairie du fait ou de la négligence de la
déclaration. Si la déclaration n'a pas été faite, elle la fait alors
elle-même, mais en supprimant toute indication du nom des
parents, et même tout renseignement précis sur leur domicile.

(1) La déclaration de la naissance n'implique la désignation du nom
du père et de la mère que dans le cas de naissance légitime.

Dans le cas d'un accouchement hors mariage et que la mère tient à cacher,
la déclaration peut avoir lieu non-seulement sans révélation du nom de la
mère, mais encore sans qu'il soit nécessaire de préciser le lieu. L'accoucheuse est tenue seulement à la déclaration pure et simple du fait de la
naissance d'un enfant de tel sexe, tel jour, à telle heure.

La déclaration doit être faite, que l'enfant soit en vie ou non. (Arrêt de la Cour de cassation, 2 septembre 1843) (1).

Avortement provoqué. — L'article 317 du Code pénal punit l'avortement provoqué. Si la personne qui a provoqué l'avortement est une sage-femme, il y a là une circonstance aggravante :

Art. 37. « Quiconque, par aliments, breuvages, médicaments, violences « ou par tout autre moyen, aura procuré l'avortement d'une femme « enceinte, soit qu'elle y ait consenti ou non, sera puni de la réclusion.

« Les médecins, chirurgiens et autres officiers de santé (2) ou phar-« maciens qui auront indiqué ou administré ces moyens seront con-« damnés à la peine des travaux forcés à temps, dans les cas où l'avorte-« ment aura eu lieu. »

Responsabilité. — La question de savoir si les sages-femmes sont responsables des accidents qui résultent de soins donnés par elles à leurs clientes, est d'une solution difficile.

On a appliqué plus d'une fois à des médecins l'article 1383.

« Chacun est responsable des dommages qu'il a causés, non seulement « par son fait, mais aussi par sa négligence ou son imprudence. »

Cet article a sa sanction dans l'article 219 du Code pénal, ainsi conçu :

« Quiconque, par maladresse, imprudence, inattention, négligence ou « inobservation des règlements, aura commis involontairement un homi-« cide ou en aura été involontairement la cause, sera puni d'un empri-« sonnement de trois mois à deux ans et d'une amende de 50 francs « à 600 francs. »

(1) L'obligation ne s'applique qu'à l'enfant, mort ou vivant, mais non au fœtus. Or, la jurisprudence admet que l'enfant est viable vers six mois et demi. C'est donc à partir de cette époque que la déclaration est obligatoire. — Que doit-on faire d'un fœtus moins âgé? Cette question paraît n'avoir jamais été tranchée autrement que par des règlements locaux de police. Une accoucheuse peut donc, avec le consentement des parents, disposer d'un fœtus comme elle l'entend ; mais elle fera bien de toujours faire constater par témoins l'usage qu'elle veut en faire.

(2) Plusieurs arrêts ont décidé que les sages-femmes sont comprises dans l'expression « et autres officiers de santé »

Cet article du Code pénal a été appliqué à une accoucheuse qui avait négligé d'appeler un médecin dans un accouchement laborieux, où la mère et l'enfant avaient succombé. (Arrêt de la Cour de cassation du 18 septembre 1817.)

Certificats. — Il est rare, qu'une accoucheuse ait à faire des certificats, et il me semble préférable qu'elle adopte le principe de les refuser toujours, surtout en ce qui concerne l'affirmation d'une grossesse, ou la constatation d'un accouchement. Elle pourra toujours soit se retrancher derrière l'obligation du secret professionnel, soit décliner sa compétence.

Il n'y a cependant aucun inconvénient à ce que l'accoucheuse délivre des certificats de vaccine ainsi formulés :

Je soussignée, , accoucheuse à , certifie que a été vacciné avec succès.

Date et signature.

Une sage-femme devra toujours s'abstenir de signer un certificat constatant l'état de bonne santé d'une nourrice ou d'un nourrisson.

Loi Roussel. — Bien que l'accoucheuse n'encoure aucune responsabilité par le fait de la non-observation par ses clientes de la loi du 23 décembre 1874, voici les articles les plus importants de cette loi, dite loi Roussel, trop peu connue encore du public. Une accoucheuse ne doit pas en ignorer l'existence.

Art. 1er : « Tout enfant âgé de moins de deux ans, qui est placé, « moyennant salaire, en nourrice, en sevrage ou en garde, hors du domi- « cile de ses parents, devient, par ce fait, l'objet d'une surveillance de « l'autorité publique, ayant pour but de protéger sa vie et sa santé.

Art. 7 : « Toute personne qui place un enfant en nourrice, en sevrage « ou en garde, moyennant salaire, est tenue, sous les peines portées « par l'article 346 du Code pénal, d'en faire la déclaration à la mairie de « la commune où a été faite la déclaration de naissance de l'enfant, ou « à la mairie de la résidence actuelle du déclarant, en indiquant dans « ce cas le lieu de la naissance de l'enfant, et de remettre à la nourrice, « ou à la gardeuse, un bulletin contenant un extrait de l'acte de naissance « de l'enfant qui lui est confié.

Art. 8 : « Toute personne qui veut se procurer un nourrisson, ou un
« ou plusieurs enfants en sevrage ou en garde, est tenue de se munir
« préalablement des certificats exigés par les règlements pour indiquer
« son état civil, et pour justifier de son aptitude à nourrir ou à recevoir
« des enfants en sevrage ou en garde.

« Toute personne qui veut se placer comme nourrice sur lieu est tenue
« de se munir d'un certificat du maire de sa résidence, indiquant si son
« dernier enfant est vivant et constatant qu'il est âgé de sept mois ré-
« volus, ou, s'il n'a pas atteint cet âge, qu'il est allaité par une autre
« femme remplissant les conditions prescrites.

« Toute déclaration ou énonciation reconnue fausse dans lesdits cer-
« tificats, entraîne l'application, au certificateur, des peines portées au
« paragraphe 1 de l'article 155 du Code pénal.

Art. 9 : « Toute personne qui a reçu chez elle, moyennant salaire,
« un nourrisson ou un enfant en sevrage ou en garde, est tenue, sous
« les peines portées à l'article 346 du Code pénal :

« 1º D'en faire la déclaration à la mairie de la commune de son domi-
« cile dans les trois jours de l'arrivée de l'enfant et de remettre le bulletin
« mentionné à l'article 7.

« 2º De faire, en cas de changement de résidence, la même déclaration
« à la mairie de sa nouvelle résidence.

« 3º De déclarer, dans le même délai, le retrait de l'enfant par ses
« parents ou la remise de cet enfant à une autre personne pour quelque
« cause que cette remise ait eu lieu.

« 4º En cas de décès de l'enfant, de déclarer ce décès dans les vingt-
« quatre heures. »

FIN.

TABLE DES MATIÈRES

TROISIÈME PARTIE

GROSSESSE. — MODIFICATIONS APPORTÉES DANS L'ORGANISME FÉMININ. — DIAGNOSTIC ET HYGIÈNE.

QUATRIÈME PARTIE

DÉVELOPPEMENT DE L'ŒUF. — LE FŒTUS ET SES ANNEXES. —
LE FŒTUS A TERME.

CINQUIÈME PARTIE

ACCOUCHEMENT.

CHAPITRE Ier.

CHAPITRE II. — Phénomènes physiologiques du travail. 135

CHAPITRE III. — Diagnostic de la présentation et de la position pendant le travail.......... 151

CHAPITRE IV. — Phénomènes mécaniques de l'accouchement........................... 158

35.

SIXIÈME PARTIE

SUITES DE COUCHES NORMALES.

SEPTIÈME PARTIE

PHYSIOLOGIE ET HYGIÈNE DU NOUVEAU-NÉ.

COURS DE DEUXIÈME ANNÉE

PREMIÈRE PARTIE

PATHOLOGIE DE LA GROSSESSE.

TROISIÈME PARTIE

ACCIDENTS VENANT COMPLIQUER LE TRAVAIL OU LA DÉLIVRANCE.

QUATRIÈME PARTIE

PATHOLOGIE DES SUITES DE COUCHES.

SEPTIÈME PARTIE

OPÉRATIONS QUE PEUT FAIRE UNE ACCOUCHEUSE, ET PROCÉDÉS
DIVERS D'EXPLORATION:

HUITIÈME PARTIE

LÉGISLATION.

TABLE ALPHABÉTIQUE

FIN DE LA TABLE ALPHABÉTIQUE.

4135-85. — CORBEIL, Typ. et stér. CRÉTÉ.

NOUVEAU DICTIONNAIRE
DE
MÉDECINE ET DE CHIRURGIE
PRATIQUES
ILLUSTRÉ DE FIGURES INTERCALÉES DANS LE TEXTE
RÉDIGÉ PAR

ANGER, BALLET, BALZER, BARBALLIER, P. BERT, BOUILLY, BRISSAUD, CHATIN, CHAUFFARD, CUFFER, DANLOS, DELORME, A. DESPRES, DIEULAFOY, DUBAR, M. DUVAL, Alf. FOURNIER, Ach. FOVILLE, T. GALLARD, GOSSELIN, Alph. GUÉRIN, GUÈS, HALLOPEAU, HANOT, HÉRAUD, HERRGOTT, HEURTAUX, JACCOUD, JACQUEMET, JULLIEN, KŒBERLÉ, LABADIE-LAGRAVE, LANNELONGUE, LEDENTU, LETULLE, LÉPINE, LEVRAT, LUTON, MARDUEL, MAURIAC, MERLIN, MOLLIÈRE, MOBIO, ORÉ, PANAS, PONCET, POULET, PROUST, RICHET, A. RIGAL, Jules ROCHARD, SCHWARTZ, SIREDEY, STOLTZ, I. STRAUS, S. TARNIER, VILLEJEAN, VINAY, A. VOISIN

Directeur de la rédaction : le Dʳ JACCOUD.

Son titre suffit à indiquer à la fois son but, son esprit.

Son but. C'est de rendre service à tous les praticiens qui ne peuvent se livrer à de longues recherches faute de temps ou faute de livres, et qui ont besoin de trouver réunis et comme élaborés tous les faits qu'il leur importe de connaître bien ; c'est de leur offrir une grande quantité de matières sous un petit volume, et non pas seulement des définitions et des indications précises comme en présente le *Dictionnaire* de Littré et Robin, mais une exposition, une description détaillée et proportionnée à la nature du sujet et à son rang légitime dans l'ensemble et la subordination des matières.

Son esprit. Le *Nouveau Dictionnaire* ne sera pas une compilation des travaux anciens et modernes ; ce sera une analyse des travaux des maîtres français et étrangers, empreinte d'un esprit de critique éclairé et élevé ; ce sera souvent un livre neuf par la publication de matériaux inédits qui, mis en œuvre par des hommes spéciaux, ajouteront une certaine originalité à la valeur encyclopédique de l'ouvrage ; enfin ce sera surtout un livre pratique.

CONDITIONS DE LA SOUSCRIPTION

Le *Nouveau Dictionnaire de médecine et de chirurgie pratiques*, illustré de figures intercalées dans le texte, se composera de 40 volumes grand in-8 cavalier de 800 pages.

Prix de chaque vol. de 800 pages, avec fig. intercalées dans le texte. **10 fr.**

Les Tomes I à XXXVII *complets* sont en vente. Il sera publié trois volumes par an.

Les volumes seront envoyés *franco* par la poste aussitôt leur publication aux souscripteurs des départements, sans augmentation sur le prix fixé.

On souscrit chez J.-B. BAILLIÈRE ET FILS, et chez tous les libraires des départements et de l'étranger.

LISTE DES AUTEURS

DU NOUVEAU DICTIONNAIRE DE MÉDECINE ET DE CHIRURGIE PRATIQUES

ANGER (BENJ.), chirurgien des hôpitaux.
BALLET (GILBERT), chef de clinique à la Faculté de médecine.
BALZER (F.), médecin des hôpitaux de Paris.
BARRALLIER, professeur à l'École de médecine navale de Toulon.
BERT (P.), professeur de physiologie à la Faculté des sciences de Paris.
BOUILLY (G.), professeur agrégé à la Faculté de médecine, chirurgien des hôpitaux.
BRISSAUD, ancien interne des hôpitaux.
CHATIN (JOANNÈS), professeur agrégé à l'École de pharmacie.
CHAUFFARD (A.), médecin des hôpitaux.
CUFFER, médecin des hôpitaux de Paris.
DANLOS, médecin des hôpitaux, professeur agrégé à la Faculté de médecine.
D'ESPINE, professeur à la Faculté de médecine de Genève.
DESPRÉS (A.), professeur agrégé de la Faculté de médecine, chirurgien des hôpitaux.
DIEULAFOY (G.), médecin des hôpitaux, prof. agrégé de la Faculté de médecine.
DUBAR, professeur à la Faculté de médecine de Lille.
DUVAL (M.), professeur agrégé à la Faculté de médecine de Paris.
FOURNIER (ALFRED), professeur à la Faculté, médecin des hôpitaux de Paris.
FOVILLE (ACH.), inspecteur des établissements de bienfaisance.
GALLARD (T.), médecin de l'hôpital de la Pitié.
GOSSELIN, professeur à la Faculté de médecine de Paris, chirurgien de la Charité.
GUÉRIN (ALPHONSE), chirurgien de l'hôtel-Dieu.
GUÈS, professeur à l'École de médecine de Rochefort.
HALLOPEAU, médecin des hôpitaux, professeur agrégé à la Faculté de médecine.
HANOT, médecin des hôpitaux, professeur agrégé à la Faculté de médecine.
HARDY (A.), professeur à la Faculté de Paris, médecin de l'hôpital de la Charité.
HÉRAUD, professeur de l'École de médecine navale à Toulon.
HERRGOTT, professeur à la Faculté de médecine de Nancy.
HEURTAUX, professeur à l'École de médecine de Nantes.
JACCOUD, professeur agrégé à la Faculté de médecine, médecin des hôpitaux de Paris.
JACQUEMET, professeur agrégé à la Faculté de médecine de Montpellier.
JULLIEN (L.), professeur agrégé.
KŒBERLÉ, professeur agrégé à la Faculté de médecine de Strasbourg.
LABADIE-LAGRAVE, médecin des hôpitaux.
LANNELONGUE, professeur agrégé de la Faculté de médecine, chirurgien des hôpitaux.
LE-DENTU, professeur agrégé de la Faculté de médecine.
LÉPINE, professeur à la Faculté de médecine de Lyon.
LETULLE (M.), médecins des hôpitaux.
LEVRAT, professeur agrégé à la Faculté de médecine de Lyon.
LUTON, professeur à l'École de médecine de Reims.
MARDUEL, professeur à la Faculté de médecine de Lyon.
MAURIAC, médecin des hôpitaux.
MERLIN, professeur à l'École de médecine navale de Toulon.
MOLLIÈRE (HUMBERT), médecin des hôpitaux de Lyon.
MORIO, professeur à l'École de médecine de Rochefort.
ORÉ, professeur à l'École de médecine de Bordeaux.
PANAS, professeur agrégé à la Faculté de médecine, chirurgien des hôpitaux.
PONCET (DE CLUNY), professeur agrégé à l'École du Val-de-Grâce.
RICHET, professeur à la Faculté de Paris, chirurgien de l'Hôtel-Dieu.
RIGAL (A.), professeur agrégé à la Faculté de médecine.
ROCHARD (JULES), inspecteur du service de santé de la marine.
SCHWARTZ, chirurgien des hôpitaux de Paris.
SIREDEY, médecin des hôpitaux.
STOLTZ, professeur d'accouchements à la Faculté de médecine de Nancy.
STRAUS (I.), médecin des hôpitaux, agrégé à la Faculté de médecine.
TARNIER (S.), professeur agrégé à la Faculté de Paris, chirurgien des hôpitaux.
VILLEJEAN, pharmacien des hôpitaux.
VINAY, professeur agrégé à la Faculté de médecine de Lyon, médecin des hôpitaux de Lyon.
VOISIN (AUGUSTE), médecin de la Salpétrière.

PRINCIPAUX ARTICLES
DES TRENTE-HUIT PREMIERS VOLUMES

TOME PREMIER (812 pages avec 56 figures). INTRODUCTION, M. Jaccoud. — ABDOMEN, MM. Denucé, Bernutz. — ABSORPTION, M. Bert. — ACCOUCHEMENTS, MM. Stoltz, Lorain. — AGONIE, M. Jaccoud. — ALBUMINURIE, M. Jaccoud.

TOME II (800 pages avec 60 figures). ANÉVRYSMES, M. Richet. — ANGINE DE POITRINE M. Jaccoud. — ANUS, MM. GOSSELIN, GIRALDÈS, LAUGIER.

TOME III (824 pages avec 75 figures). APHRODISIAQUES, M. Ricord. — ARTÈRES, Nélaton, M. Raynaud. — ASTHME, M. G. Sée. — ATAXIE LOCOMOTRICE, M. Trousseau.

TOME IV (800 pages avec 80 figures). AUSCULTATION, M. Luton. — BEC-DE-LIÈVRE, M. Demarquay.

TOME V (812 pages avec 60 figures). BILE, M. Jaccoud. — BLENNORRHAGIE, M. A. Fournier. — BRONZÉE (Maladie), M. Jaccoud. — BUBON, M. A. Fournier.

TOME VI (852 pages avec 175 figures). CANCER, CANCROIDE, M. Heurtaux. — CAROTIDES, M. Richet. — CÉSARIENNE (Opération), M. Stoltz. — CHALEUR, MM. Buignet, Bert et Hirtz.

TOME VII (775 pages avec 95 figures). CHAMPIGNONS, MM. Marchand et Roussin. — CHANCRE, M. Fournier. — CHOLÉRA, MM. Desnos, Lorain et Gombault. — CIRCULATION, M. Luton.

TOME VIII (802 pages avec 81 figures). CLAVICULE, MM. Richet et Després. — CLIMAT, M. Rochard. — CŒUR, MM. Luton, Maurice Raynaud. — COMMOTION, M. Laugier.

TOME IX (820 pages avec 84 figures). CONJONCTIVE, M. Gosselin. — COUDE, M. Denucé

TOME X (780 pages avec 122 figures). COXALGIE, M. Valette. — CROUP, M. Simon. — CRURAL, M. Gosselin. — DARTRE, M. Hardy.

TOME XI (796 pages avec 49 figures). DENT, M. Sarazin. — DIABÈTE, M. Jaccoud. — DIGESTION, M. Bert. — DYSENTERIE, M. Barrallier.

TOME XII (820 pages avec 110 figures). EAU, EAUX MINÉRALES, MM. Buignot, Verjon o Tardieu. — ÉLECTRICITÉ, MM. Buignet et Jaccoud.

TOME XIII (800 pages avec 80 figures). ENCÉPHALE, MM. Laugier et Jaccoud. — ENDOCARDE, M. Jaccoud. — ENTOZOAIRES, MM. L. Vaillant et Luton.

TOME XIV (780 pages avec 68 figures). ÉRYSIPÈLE, MM. Raynaud et Gosselin. — FACE, M. L. Ledentu et Gintrac. — FER, MM. Buignet et Hirtz. — FIÈVRE, M. Hirtz.

TOME XV (786 pages avec 121 figures). FOIE, M. J. Simon. — FOLIE, MM. Foville, Tardieu et Lunier. — FRACTURE, M. Valette. — FORCEPS, M. Tarnier.

TOME XVI (754 pages avec 41 figures). GENOU, M. Panas. — GÉOGRAPHIE MÉDICALE, M. Rey. — GLAUCOME, MM. Cusco et Abadie. — GOITRE, M. Luton.

TOME XVII (800 pages avec 99 figures). GROSSESSE, M. Stoltz. — HÉRÉDITÉ, M. N. Voisin. — HERNIE, M. Ledentu. — HISTOLOGIE, M. Duval.

TOME XVIII (844 pages avec 44 figures). HYDROTHÉRAPIE, M. Beni-Barde. — ICTÈRE, M. Jules Simon. — INFANTICIDE, M. Tardieu. — INFLAMMATION, M. Heurtaux.

TOME XIX (776 pages avec 101 figures). INOCULATION, M. A. Fournier. — INTERMITTENTE (fièvre), M. Hirtz. — INTESTIN, MM. Luton et Després. — JAMBE, MM. Poncet et Chauvel.

TOME XX (800 pages avec 100 figures). LEUCOCYTHÉMIE, M. Jaccoud. — LEUCORRHÉE, M. Stoltz. — LITHOTRITIE, M. Demarquay. — LUXATIONS, M. Valette.

TOME XXI (800 pages avec 80 figures). LYMPHATIQUE, MM. Ledentu et Longuet. — MACHOIRES, M. Després. — MAIN, MM. Ledentu et Duval. — MALADIE, M. Raynaud.

TOME XXII (817 pages, avec 32 figures). MÉNINGES, MM. Jaccoud et Labadie-Lagrave. — MENSTRUATION, M. Duval. — MICROSCOPE, M. Duval. — MOELLE ÉPINIÈRE, MM. Hallopeau, Oré et Poinsot.

TOME XXIII (800 pages avec figures). MONSTRUOSITÉ, M. R. Verneau. — MORT, MM. Diculafoy et Tardieu. — MUSCLE, MM. Duval et Straus. — NERFS, MM. Duval et Labadie.

TOME XXIV (726 p. avec 124 figures). NEZ, Poinsot et Després. — NUTRITION, Duval. — ŒIL, Gosselin et Longuet. — ŒSOPHAGE, Luton. — ONANISME, Mauriac.

TOME XXV (774 pages avec 167 figures). OREILLES, MM. Poinsot et Després. — ORTHOPÉDIE, M. Panas. — OS, MM. Merlin et Gosselin. — OVAIRES, MM. Duval et Kœberlé. — PANCRÉAS, M. Mollière — PANSEMENT, M. Rochard

TOME XXVI. PARALYSIE GÉNÉRALE, M. A. Foville fils. — PARASITES (anim. et végétaux), M. J. Chatin. — PAUPIÈRES, M. Panas. — PEAU, MM. Richet, Cuffer et Hardy. — PERCUSSION, M. Luton. — PÉRICARDE, M. Raynaud. — PÉRITONITE, MM. Siredey et Danlos.

TOME XXVII. PESSAIRE, Gallard et Leblond. — PESTE, Proust. — PHAGÉDÉNISME, A. Fournier. — PHLEGMON, Ledentu. — PHTHISIE, Hanot. — PIED, Delorme.

TOME XXVIII. PLAIE, Rochard et Bergeron. — PLEURÉSIE, Fernet et D'Heilly. — PNEUMONIE, Lépine et Balzer. — POITRINE, Merlin, Luton et Dieulafoy.

TOME XXIX.

PONCTION. . . . . DIEULAFOY. | PROSTATE. . . . . CAMPENON.
PORTE (veine) . . . . STRAUS. | PRURIGO, PRURIT, ... HARDY.
POULS . . . . . . STRAUS ET RIGAL. | PSEUDARTHROSE. . . . . . . DENUCÉ.
POUMONS DUVAL, MERLIN et DIEULAFOY. | PSORIASIS, PUSTULES. . . . . HARDY.
PROFESSIONS . . . . PROUST. | PUBIS. . . . . SCHWARTZ.

TOME XXX.

PUERPÉRAL (état) . . . . . . STOLTZ. | RACHIS, RACHITISME. . LANNELONGUE.
PUPILLE. . . . . ABADIE. | RAGE. . . . . . . DOLERIS et SIGNOL.
PURGATIFS. . . . . LUTON. | RATE. . . . . JEANNEL.
PURULENTE (infection). . Alph. GUÉRIN. | RECTUM. . . . . GOSSELIN et DUBAR.
PUS. . . . . DELORME. | RÉGIME . . . . LUTON.
QUINQUINAS. . . . . PRUNIER et GUÈS. | REIN. . . . LABADIE-LAGRAVE et MARDUEL.

TOME XXXI.

RÉSECTION. . . . . DELORME. | RÉVULSION. . . . . RAYNAUD.
RESPIRATION. . . . . MATHIAS DUVAL. | RHUMATISME. . . . . . . HOMOLLE.
RETINE . . . . . . DUVAL et PANAS. | SANG. . . . . . . DANLOS et VIBERT.

TOME XXXII.

ROUGEOLE. . . . . D'ESPINE. | SCLÉROSE. . . . . BALZER.
SAIGNÉE . . . . G. BALLET. | SCORBUT. . . . . REY.
SALIVATION, SCLÉRÈME. . LETULLE. | SCROFULE. . . . . BRISSAUD.
SANG. . . . . . DANLOS ET VIBERT. | SCROTUM. . . . . JULLIEN.
SARCOME . . . . HEURTAUX.

TOME XXXIII.

SÉCRÉTION. . . . . DUVAL. | SOURCILS. . . . . DESPRÉS.
SENSIBILITÉ. . . . . . . G. BALLET | SOUS-CLAVIÈRE. . . . . . . POINSOT
SEPTICÉMIE . . . . . . A. GUÉRIN. | SPÉCULUM . . . . GALLARD.
SIMULÉES (maladies). . . . LAUGIER. | SPERME. . . . . . . DUVAL et VIBERT.
SOMMEIL. . . . . . DUVAL et REY. | STÉRILITÉ. . . . . SIREDEY et DANLOS.

TOME XXXIV.

SUEUR. . . . . STRAUS. | SYCOSIS . . . . HARDY.
SUFFOCATION . . LETULLE ET LAUGIER. | SYPHILIDES . . BARTHÉLEMY ET BALZER.
SUICIDE . . . . . MOREAU (de Tours). | SYPHILIS . . . . HOMOLLE.
SURDITÉ (et surdimudité) . . . GELLÉ.

TOME XXXV.

TAILLE. . . . . BOUILLY. | TESTICULE. . . . GOSSELIN ET WALTER.
TEIGNE. . . . . HARDY. | TÉTANOS . . . . PONCET.
TEMPÉRAMENT . . . . LUTON. | THYMUS et. . . . . MARCHANT.
TENDON. . . . . SCHWARTZ. | THYROÏDE (glande). . . . .

TOME XXXVI.

TRACHÉE. TRACHÉOTOMIE. . . DUBAR. | TUBERCULOSE. . . . . . . HANOT.
TRANSFUSION . . . . ORÉ. | TUMEUR. . . . . HEURTAUX.
TREMBLEMENT. . . . . . . PICOT. | TYPHOIDE (fièvre). HOMOLLE ET DREYFOUS.
TRÉPAN. . . . . POULET.

TOME XXXVII.

TYPHUS. . . . . RICHARD. | URINE. . . . . DANLOZS.
URÉMIE. . . . . . . LABADIE-LAGRAVE. | UTÉRUS, SIREDEY, DANLOS, CHARPENTIER
URÈTHRE. . BOUILLY, GUIARD ET JAMIN. | ET SCHWARTZ.

TOME XXXVIII.

VACCINE. . . . . D'ESPINE. | VEINES. . , ... VINAY.
VAGIN . . . . . . LEVRAT et VINAY. | VERSION . . . . HERRGOTT.
VARICOCÈLE . . . . SEGOND. | VESSIE. . . . . . . BOUILLY et JAMIN.
VASO-MOTEURS . . . . DUVAL. | VISION . . . . JAVAL.

LIBRAIRIE J.-B. BAILLIÈRE ET FILS

ALASONIÈRE. Amélioration de l'espèce chevaline, par des accouplements raisonnés, 1885, 1 volume in-8, 126 pages. . . . . . . 4 fr.

ANDOUARD. Nouveaux éléments de pharmacie, par ANDOUARD, professeur à l'École de médecine de Nantes. 2e *édition*. Paris, 1882, 1 vol. in-8 de 880 p. avec 120 figures . . . . 16 fr.

ANGER. Nouveaux éléments d'anatomie chirurgicale, par BENJAMIN ANGER, chirurgien des hôpitaux, professeur agrégé à la Faculté de médecine. Paris, 1869. 1 vol. grand in-8 de XVI-1056 pages, avec 1079 figures et Atlas in-4 de 12 planches gravées et coloriées. . . . . 40 fr.
    Séparément, le texte. 1 vol. in-8. . . . . 20 fr.
    Séparément, l'Atlas. 1 vol. in-4. . . . . 25 fr.

ANGLADA. Études sur les maladies nouvelles et les maladies éteintes, pour servir à l'histoire des évolutions séculaires de la pathologie. Paris, 1869, 1 vol. in-8 de 700 pages . . . . 8 fr.

Annales d'hygiène publique et de médecine légale, par MM. ARNOULD, BERTIN, BROUARDEL, L. COLIN, DU CLAUX, DU MESNIL, FONSSAGRIVES, FOVILLE, GALLARD, A. GAUTIER, CH. GIRARD, HUDELO, JAUMES, LACASSAGNE, G. LAGNEAU, LHOTE, LUTAUD, MORACHE, MOTET, POINCARÉ, RIANT, VIBERT, avec une revue des travaux français et étrangers.
    Paraissant tous les mois par cahiers de 6 feuilles in-8, avec pl.
    Prix de l'abonnement annuel pour Paris. . . . . 22 fr.
    Pour les départements . . . . 24 fr.
    Pour l'Union postale. 1ʳᵉ série : 25 fr. — 2ᵉ série. . . . . . . 27 fr.
    La PREMIÈRE SÉRIE, collection complète (1829 à 1853), dont il ne reste que peu d'exemplaires, 50 vol. in-8, avec figures. . . . . . . 500 fr.
    Tables alphabétiques par ordre des matières et des noms d'auteurs des Tomes I à L (1829 à 1853). Paris, 1855, in-8 de 156 pages à 2 col. 3 fr. 50
    La SECONDE SÉRIE, collection complète (1854 à 1878), 50 vol. in-8, avec figures. . . . . 470 fr.
    Tables alphabétiques, par ordre des matières et des noms d'auteurs des Tomes I à L (1854 à 1878). Paris, 1880, in-8, à 2 colonnes. 3 fr. 50
    Chaque année séparément, jusqu'à 1871 inclus. . . . . 18 fr.
    — Depuis 1872 jusqu'à 1875, 20 fr Depuis 1876. . . . . 22 fr.
    On ne vend pas séparément : 1ʳᵉ *série*, tomes I et II (1829), tomes XI et XII (1834), tomes XV et XVI (1836). — 2ᵉ *série*, tomes XI et XII (1859), tomes XXXI et XXXII (1869).

Annales des maladies des organes génito-urinaires (urologie), par M. le docteur E. DELEFOSSE avec la collaboration de MM. GUYON, LANCEREAUX et MÉNU. Paraîtra à partir de janvier 1885 par cahiers mensuels de 48 pages in-8. Prix de l'abonnement. Paris. 15 fr. Départements, 17 fr. Union postale : 1ʳᵉ zone, 19 fr. 2ᵉ zone, 19 fr.

ARNOULD. Nouveaux éléments d'hygiène, par Jules ARNOULD, professeur d'hygiène à la Faculté de médecine de Lille, 1882. 1 vol. in-8, de 1560 pages, avec 284 figures, cartonné. . . . . 20 fr.

ARTIGALAS. De la pleurésie septique, 1882 in 8°. . . . . 2 fr.
  — **Des asphyxies toxiques.** 1882, in-8. . . . . 3 fr. 50

BARTHÉLEMY (A. J. C.). **Instruction raisonnée pour l'examen de la vision devant les conseils de révision et de réforme dans la marine et dans l'armée.** 1880, in-8, 156 pag. avec fig. . . . . 3 fr. 50

BEALE. De l'Urine, des dépôts urinaires et des calculs, de leur composition chimique, de leurs caractères physiologiques et pathologiques et des indications thérapeutiques qu'ils fournissent dans le traitement des maladies. Tr. par A. OLLIVIER et BERGERON. 1865, in-18, avec 156 fig. 7 fr.

BEAUNIS. Nouveaux éléments de physiologie humaine, comprenant les principes de la physiologie comparée et de la physiologie générale, par H. BEAUNIS, professeur à la Faculté de médecine de Nancy. *Deuxième édition,* 2 vol. in-8 de 1484 p. avec 513 fig. Cart. . . . . 25 fr.

BEAUNIS et BOUCHARD. Nouveaux éléments d'anatomie descriptive et d'embryologie, par H. BEAUNIS et H. BOUCHARD, professeur à la Faculté de médecine de Bordeaux. *Troisième édition.* Paris, 1879, 1 vol. grand in-8 de 1072 pages avec 456 figures. Cart. . . . . 20 fr.
— **Précis d'anatomie et de dissection.** Paris, 1877, 1 vol. in-18, 450 p. 4 fr. 50

BÉCLU (H.). **Nouveau manuel de l'herboriste** ou traité des proprié-tés médicinales des plantes exotiques et indigènes du commerce, suivi d'un Dictionnaire pathologique, thérapeutique et pharmaceutique. 1872, 1 vol. in-12 de xiv-256 pages, avec 55 figures. . . . . 2 fr. 50

BERGERET (L.-F.). **Des fraudes dans l'accomplissement des fonctions génératrices**, causes, dangers et inconvénients pour les individus, la famille et la société, remèdes. *Douzième édit.* 1884, 1 v. in-18. 2 fr. 50

— .**Les passions**, dangers et inconvénients pour les individus, la famille et la société, hygiène morale et sociale. 1878, in-18 jésus 250 pages. 2 fr. 50

— **De l'abus des boissons alcooliques**, dangers et inconvénients pour les individus, la famille et la société. Moyens de modérer les ravages de l'ivro-gnerie. Paris, 1870, in-18 jésus de viii-380 pages. . . . . 3 fr.

BERGERON. (AL.). **Précis de petite chirurgie et de chirurgie d'urgence**, par le docteur A. BERGERON, ancien interne des hôpitaux, chef du laboratoire de clinique chirurgicale de la Faculté de médecime. 1882, in-18 jésus de 456 pages, avec 374 figures. . . . . 5 fr.

BERNARD (CLAUDE). **Physiologie.** Physiologie expérimentale, substances toxiques, système nerveux, liquides de l'organisme, pathologie expé-rimentale, médecine expérimentale, anesthésiques et asphyxie, chaleur animale, diabète, physiologie opératoire, phénomènes de la vie, table alphabétique, par Claude BERNARD, professeur au Muséum et au Collège de France, membre de l'Académie des sciences. 16 vol. in-8, avec fig. 114 fr.

— **Leçons de physiologie expérimentale appliquée à la médecine.** Paris. 1855-1856, 2 vol. in-8, avec fig. . . . . 14 fr.

— **Leçons sur les effets des substances toxiques et médicamenteuses.** Paris, 1857, 1 vol. in-8, avec 32 figures . . . . 7 fr.

— **Leçons sur la physiologie et la pathologie du système nerveux.** Paris, 1858, 2 vol. in-8, avec figures. . . . . 14 fr.

— **Leçons sur les propriétés physiologiques et les altérations patholo-giques des liquides de l'organisme.** Paris, 1859, 2 vol. in-8, avec fig. 14 fr.

— **Introduction à l'étude de la médecine expérimentale.** Paris, 1865, in-8, 400 pages. . . . . 7 fr.

— **Leçons de pathologie expérimentale.** 2e édit. 1880, in-8. . . 7 fr.

— **Leçons sur les anesthésiques et sur l'asphyxie.** Paris, 1875, 1 vol. in-8 de 520 pages avec figures. . . . . 7 fr.

— **Leçons sur la chaleur animale**, sur les effets de la chaleur et sur la fièvre. Paris, 1876, in-8 de 469 pages, avec fig. . . . . 7 fr.

— **Leçons sur le diabète** et la glycogénèse animale. 1877, in-8°, fig. 7 fr.

— **Leçons de physiologie opératoire.** 1879, 1 vol. in-8, xvi-614 pages avec 116 figures. . . . . 8 fr.

— **Leçons sur les phénomènes de la vie** communs aux animaux et aux végétaux. 1878, 2 vol. in-8, pl. col. et fig. . . . . 15 fr.
Séparém.: T. II. Paris, 1879, 1 v. in-8 de 550 p. avec 5 pl. et fig. 8 fr.

— **La science expérimentale.** 2e édition. Paris, 1878, in-18 jésus de 449 pages et figures. . . . . 4 fr.

— **L'œuvre de Claude Bernard**, introduction par MATHIAS DUVAL ; notices par E. RENAN, PAUL BERT et ARMAND MOREAU ; table alphabétique et analy-tique des œuvres complètes de Claude Bernard par le Dr ROGER DE LA COUDRAIE ; bibliographie des travaux scientifiques, mémoires, lectures et communications aux Académies et sociétés savantes par G. MALLOIZEL, 1881, 1 vol. in-8, avec un portrait de CLAUDE BERNARD. . . . . . . 7 fr.
Portrait de Claude Bernard . . . . 1 fr.

BERNARD (CLAUDE) **et HUETTE. Précis iconographique de médecine opératoire et d'anatomie chirurgicale**, 1873, 1 vol. in-18 jésus, avec 113 planches, figures noires. Cartonné. . . . . 24 fr.

— LE MÊME, figures coloriées. . . . . 48 fr.

BERNARD (H.). **Premiers secours aux blessés** sur le champ de bataille et dans les ambulances, par le docteur H. BERNARD, ancien chirurgien des armées, précédé d'une introduction par J.-N. DEMARQUAY, 1870, in-18 de 164 p. avec 79 figures. . . . . 2 fr.

BERT (PAUL). **Leçons sur la physiologie comparée de la respiration**, 1870, 1 vol. in-8 de 500 pages avec 150 fig. . . . . 10 fr.

BEURMANN (L DE). **Recherches sur la mortalité des femmes en couches** dans les hôpitaux. Paris, 1879, gr. in-8 . . . . 2 fr.

BLANCHARD. Les poissons des eaux douces de la France. Anatomie, physiologie, description des espèces, mœurs, instincts, industrie, commerce, ressources alimentaires, pisciculture, législation concernant la pêche, par EMILE BLANCHARD, membre de l'Institut, professeur au Muséum d'histoire naturelle. Paris, 1879, 1 volume grand in-8, avec 151 fig. dessinées d'après nature et 32 pl. sur papier teinté. . . . . . 16 fr.
Relié en demi-maroquin, doré sur tranches . . . . 20 fr.

BOISSEAU. Des maladies simulées et des moyens de les reconnaître. Paris, 1870, 1 vol. in-8 de 500 pages . . . . 7 fr.

BOIVIN (MME) **et DUGÈS. Anatomie pathologique de l'utérus et de ses annexes**, fondée sur un grand nombre d'observations classiques. Paris, 1866, Atlas in-folio de 41 planches, gravées et coloriées, *représentant les principales altérations morbides des organes génitaux de la femme*, avec explication. . . . . 45 fr.

BONNET. Traité de thérapeutique des Maladies articulaires, Paris, 1853, 1 vol. in-8, XVIII-684 pages, avec 97 figures. . . . . 9 fr.
— **Nouvelles méthodes de traitement des Maladies articulaires.** *Seconde édition*, revue et augmentée, accompagnée d'observations sur la rupture de l'ankylose, par MM. BARRIER, BERNE, PHILIPEAUX et BONNES. Paris, 1860, in-8 de 356 pages, avec 17 figures. . . . . 4 fr. 50

BORIUS. Les maladies du Sénégal. Topographie, climatologie et pathologie de la partie de la côte occidentale d'Afrique comprise entre le cap Blanc et le cap Sierra-Leone, 1882. 1 vol. in-8 de 362 pages. 7 fr.

BOUCHUT. Traité pratique des Maladies des nouveau-nés, des enfants à la mamelle et de la seconde enfance, par le docteur E. BOUCHUT, médecin de l'hôpital des Enfants malades. *Huitième édition.* 1884, 1 vol. in-8 de XVII-1128 pages, avec 179 figures. . . . . 18 fr.
Ouvrage couronné par l'Institut de France (Académie des sciences).
— **Atlas d'ophthalmoscopie médicale** et de cérébroscopie montrant, chez l'homme et chez les animaux, les lésions du nerf optique, de la rétine et de la choroïde produites par les maladies du cerveau, par les maladies de la moelle épinière et par les maladies constitutionnelles et humorales. Paris, 1876, 1 vol. in-4 de VIII-148 pages, avec 14 planches en chromolithographie, comprenant 137 figures et 19 figures intercalées dans le texte. Cartonné. . . . . 35 fr.
— **Hygiène de la Première Enfance**, guide des mères pour l'allaitement, le sevrage, le choix de la nourrice. *Huitième édition*, 1885, in-18 de VIII-460 pages, avec 53 fig. . . . . 4 fr.
— **La vie et ses attributs dans leurs rapports avec la philosophie et la médecine.** *Deuxième édition.* Paris, 1876, 1 vol. in-18 jés. de 450 p. 4 fr. 50
— **Traité des signes de la mort** et des moyens de prévenir les inhumations prématurées. *Ouvr. couronné par l'Institut.* 3e édit. 1883, in-18. 4 fr.
— **Nouveaux éléments de pathologie générale** comprenant la nature de l'homme, l'histoire générale de la maladie, les différentes classes de maladies, l'anatomie pathologique générale, et l'histologie pathologique, le pronostic, la thérapeutique générale. *Quatrième édition.* 1882, 1 vol. gr. in-8 de 900 pages avec 250 figures dans le texte. . . 16 fr.
— **Traité de diagnostic et de Sémiologie**, comprenant l'exposé des procédés physiques et chimiques d'exploration médicale. Auscultation, per-

cussion, cérébroscopie, microscopie. Analyse chimique et l'étude des symptômes fournis par les troubles fonctionnels. Paris, 1833, 1 vol. gr. in-8 de 692 pages avec 150 figures. . . . . 12 fr.

BOUCHUT. Du Nervosisme aigu et chronique et des maladies nerveuses *Deuxième édition.* Paris, 1877, 1 vol. in-8, VIII-408 pages. 6 fr.

— **Compendium annuel de thérapeutique française et étrangère** pour 1880, 1881, 1882 et 1883. Paris, 1880-1884, 5 vol. gr. in-8., 17 fr. L'année 1881, 2 fr. 50. — 1882, 4 fr. — 1883. 4 fr. — 1884. . . 4 fr.

FOUILLET. Précis de l'histoire de la médecine, avec introduction par le docteur A. LABOULBÈNE. 1883. In-8 de XVI-366 pages. 6 fr.

BOUILLY. Comparaison des arthropathies rhumatismales, scrofuleuses et syphilitiques. Paris, 1878, 1 vol. in-8, 107 pages . . . . . 3 fr. 50

BOURGEOIS (L.-X.). **Les passions dans leurs rapports avec la santé et les maladies, l'amour et le libertinage.** 1877, in-12 de 214 p. 2 fr.

— **De l'influence des maladies de la femme** pendant la grossesse sur la constitution et la santé de l'enfant. Paris, 1861, 1 vol. in-4. 3 fr. 50

BOURNET. De la Criminalité en France et en Italie, étude médico-légale, 1884. grand in-8 avec planches . . . . 4 fr.

BRAIDWOOD (P.-M.). **De la Pyohémie ou fièvre suppurative,** 1870, 1 vol. in-8 avec 12 planches chromolithographiées. . . . . . . 8 fr.

BRAUD. Recherches sur l'air confiné. 1880, in-8 de 76 pages. 2 fr.

BRAUN, BROUWERS et DOCX. Gymnastique scolaire en Hollande, en Allemagne et dans les pays du Nord, suivie de l'état de l'enseignement de la gymnastique en France. Paris, 1874, in-8 de 168 pages. 3 fr. 50

BREHM (A.-E.). **Les Merveilles de la nature, l'homme et les animaux.** Description populaire des races humaines et du règne animal.
Les *Mammifères.* Édition française, par Z. GERBE. Ouvrage complet. 2 vol. gr. in-8 avec 800 figures et 40 planches. . . . . 22 fr.
Les *Oiseaux.* Édition française par Z. GERBE. Ouvrage complet. 2 vol. grand in-8 avec 500 figures et 40 planches. . . . . 22 fr.
Les *Insectes,* les Arachnides, les Myriapodes. Édition française par J. KUNCKEL D'HERCULAIS. Ouvrage complet 2 vol. in-8 avec 1800 fig. et planches hors texte. . . . . 22 fr.
Les *Vers, Mollusques, Zoophytes;* édition française par A. TRÉMEAU DE ROCHEBRUNE, 1 vol gr. in-8 avec 1200 figures et 20 planches. 11 fr.
Les *Reptiles;* édition française par SAUVAGE. 1 vol. grand in-8.
Chaque volume broché. . . . . 11 fr.
Relié en demi-maroquin, doré sur tranches. . . . . 16 fr.

BRIAND et CHAUDÉ. Manuel complet de Médecine légale, contenant un *Traité élémentaire de chimie légale,* par J. BOUIS. *Dixième édition.* Paris, 1879, 2 vol. gr. in-8 avec 5 pl. gravées et 57 figures. 24 fr.

BROTTET. Du traitement des abcès par congestion du mal de Pott, par la méthode antiseptique de Lister, par le Dr BROTTET. Lyon, 1881, in-8, 75 pages. . . . . 2 fr.

BRUCKE. Des couleurs au point de vue physique, physiologique, artistique et industriel, traduit par P. SCHUTZENBERGER. Paris, 1866, in-18 jésus, 344 pages avec 46 figures . . . . 4 fr.

BUIGNET. Manipulations de physique. Cours de travaux pratiques professé à l'École de pharmacie de Paris. Paris, 1877, 1 vol. in-8 de 800 pages, avec 265 figures et 1 planche coloriée, cart. . . . 16 fr.

CAMPENON (V.). **Du redressement des membres par l'ostéotomie** 1883, gr. in-8, 308 pages avec figures. . . . . 4 fr.

CAPUS et T. de ROCHEBRUNE. Guide du naturaliste préparateur et du voyageur scientifique ou instructions pour la recherche, la préparation, le transport et la conservation des animaux, végétaux, minéraux, fossiles et organismes vivants. 2e édition, 1883, in-18 avec 22 figures cart. . . . . 3 fr.

Carnet (Le) du médecin praticien, formules, ordonnances, tableaux du pouls, de la respiration et de la température, comptabilité. 1 cahier oblong avec cartonnage souple. . . . . 1 fr.

CARRIÈRE. Le climat de l'Italie et des stations du midi de l'Europe, sous le rapport hygiénique et médical. *Deuxième édition*, 1876, 1 vol. in-8 de 640 pages. . . . . 9 fr.
Voy. Reveillé-Parise. *Guide des Goutteux*, et *Physiologie et Hygiène des hommes livrés aux travaux de l'esprit.*

CARUS. Histoire de la zoologie, depuis Aristote jusqu'à nos jours, par V. Carus, professeur à l'Université de Leipzig, traduit par Hagenmuller et annoté par A. Schneider, 1880, 1 vol. in-8 de 800 pages. . . . . . 15 fr.

CAUVET. Nouveaux éléments d'histoire naturelle médicale. *Troisième édit.* Paris 1885, 2 vol. in-18 jésus d'environ 600 pages, avec 824 fig. 12 fr.
— **Cours élémentaire de botanique.** I. *Anatomie et physiologie végétales*, paléontologie, géographie. 1885, 1 volume in-18, 515 pages avec 404 figures dans le texte. . . . . 4 fr.
II. *Les familles végétales.* 1885, 1 volume in-18, 500 pages avec 500 figures . . . . 5 fr.

CHAILLY. Traité pratique de l'Art des accouchements. *Troisième édition*, 1878, 1 vol. in-8 de xx-1036 pages, avec 1 pl. et 282 fig. 10 fr.

CHANTREUIL. Des dispositions du cordon (la procidence exceptée) qui peuvent troubler la marche régulière de la grossesse et de l'accouchement. 1875, gr. in-8, 176 pages avec figures. . . . . 4 fr.
Voy. Simpson. *Clinique obstétricale.*

CHAPUIS. Précis de toxicologie, par A. Chapuis, profeseur agrégé à la Faculté de médecine de Lyon. 1882. 1 vol. in-18 de 700 pages avec figures dans le texte. Cartonné. . . . . 8 fr.

CHARGÉ. Traitement homœopathique des maladies des organes de la respiration, cavités nasales, larynx, trachée, bronches, poumons, plèvres, toux et crachats. *Deuxième édition.* Paris, 1878, 1 vol. in-18 de xxiii-460 pages . . . . 6 fr.

CHARPENTIER. Traité pratique des accouchements, par le docteur A. Charpentier, professeur agrégé à la Faculté de médecine de Paris. 1883, 2 vol. gr. in-8 de 1700 pages avec 600 figures dans le texte et 1 planche en chromolithographie . . . . 30 fr.

CHATIN (joannès). **Les organes des sens** dans la série animale. Leçons d'anatomie et de physiologie comparées, faites à la Sorbonne par Joannès Chatin, professeur agrégé à l'Ecole supérieure de pharmacie et à la Faculté des sciences. 1880, 1 vol. in-8°, viii, 726 pages avec 156 figures . . . . 12 fr.

CHAUFFARD (p.-e.). **La Vie.** Etudes et problèmes de biologie générale. Paris, 1878, 1 vol. in-8 de 525 pages. . . . . 7 fr. 50
— **De la fièvre traumatique et de l'infection purulente**, 1873, 1 vol. in-8 de 229 pages . . . . 3 fr. 50

CHAUFFARD (an.). **Etude sur les déterminations gastriques de la fièvre typhoïde.** 1882, gr. in-8 avec 2 planches. . . . . 3 fr. 50

CHAUVEAU. Traité d'anatomie comparée des animaux domestiques. 3e édition, revue et augmentée avec la collaboration de M. Arloing. Paris, 1878, 1 vol. in-8 avec 368 figures. . . . . 24 fr.

CHAUVEL. Précis d'opérations de chirurgie, par J. Chauvel, professeur de médecine opératoire à l'Ecole du Val-de-Grâce. 1883. *Deuxième édition.* In-18 jésus, 692 pages, avec 281 fig. dessinées par le docteur E. Charvot. . . . . 7 fr.

CHEVREUL. Des couleurs et de leurs applications aux arts industriels à l'aide des cercles chromatiques. 1864, petit in-f°, avec 27 pl. gravées sur acier et imprimées en couleur, cart. en toile. . . . . 55 fr.

CHRÉTIEN (H.). **Nouveaux éléments de médecine opératoire,** par H. Chrétien, professeur à la Faculté de médecine de Nancy. Paris, 1881, in-18, 528 pages avec 184 fig. . . . . 6 fr.

CHURCHILL et LE BLOND. Traité pratique des maladies des femmes. hors l'état de grossesse, pendant la grossesse et après l'accouchement. *Troisième édition,* contenant l'exposé des travaux français et étrangers les plus récents. Paris, 1881, 1 v. gr. in-8 de 1158 p., et 365 fig. 18 fr.

CIVIALE. Traité pratique sur les Maladies des organes génito-urinaires. *Troisième édit.* aug. Paris, 1858-1860. 3 v. in-8, avec fig. 24 fr.

CLAUDE. Premières notions d'homœopathie à l'usage des familles. 2ᵉ édition. 1885, 1 vol. in-18 de 200 pages . . . . 1 fr. 50

COIFFIER. Précis d'auscultation. 1882, in-18, 94 pages, avec 71 figures coloriées, intercalées dans le texte. . . . . 5 fr.

— **Médecine et thérapeutique rationnelles,** 1884, in-18, figures. 6 fr.

COLIN (G.) **Traité de physiologie comparée des animaux,** considérée dans ses rapports avec les sciences naturelles, la médecine, la zootechnie et l'économie rurale, par G. Colin, professeur à l'Ecole vétérinaire d'Alfort. *Deuxième édition.* Paris, 1871-72, 2 vol. in-8 avec 250 figures. 26 fr.

COLIN (LÉON). **Traité des fièvres intermittentes,** 1870, 1 vol. in-8 de 500 pages, avec un plan médical de Rome. . . . . 8 fr.

— **Traité des maladies épidémiques.** Origine, évolution, prophylaxie, 1879, 1 vol. in-8 de xx-1032 pages. . . . . 16 fr.

— **De la Variole,** au point de vue épidémiologique et prophylactique. Paris, 1873, 1 vol. in-8 de 200 pages avec 3 figures. . . . . . . 3 fr. 50

— **De la fièvre typhoïde dans l'armée.** 1878, in-8 de 200 pages . 4 fr.

— **Nouvelle étude sur la fièvre typhoïde** dans l'armée ; période triennale 1877-1878-1879. 1882, gr. in-8, 70 pages. . . . . . 2 fr.

COLLINEAU. La gymnastique, notions physiologiques et pédagogiques, applications hygiéniques et médicales, 1884. 1 vol. in-8, 824 pages avec figures. . . . . 10 fr.

Comité consultatif d'Hygiène publique de France (Recueil des travaux et des actes officiels de l'Administration sanitaire). Paris, 1872. Tome I, in-8, 8 fr. — Tome II, 1873, in-8 avec 2 cartes, 8 fr. — Tome II, 2ᵉ partie, contenant l'Enquête sur le goître et le crétinisme. Rapport par M. Baillarger, 1873, in-8 avec 3 cartes (pas séparément de la collection), 7 fr. — Tome III, 1874, in-8, 8 fr. — Tome IV, 1875, in-8 avec cartes, 8 fr. — Tome V, 1876, in-8 avec carte coloriée, 8 fr. — Tome VI. 1877, in-8, avec cartes et graphiques, 8 fr. — Tome VII, 1878, in-8, 8 fr. — Tome VIII, 1879, in-8°, 8 fr. — Tome IX, 1880, in-8, 8 fr. — Tome X, 1881. in-8. — — T. XI. 1883. — T. XII, 1883. — T. XIII, 1884. Prix de chaque. . . . . 8 fr.

COMTE (A.). **Cours de philosophie positive.** *Quatrième édition,* augmentée de la préface d'un disciple et d'une Étude sur les progrès du positivisme, par E. Littré, 1877, 6 vol. in-8. . . . . 48 fr.

— **Principes de philosophie positive,** précédés de la préface d'un disciple, par E. Littré. Paris, 1868, 1 vol. in-18 jésus, 208 pag. 2 fr. 50

— **La philosophie positive,** résumée par Jules Rig. Paris, 1881, 2 vol. in-8 de 600 pages chacun. . . . . 20 fr.

CONTEJEAN. Éléments de géologie et de paléontologie, Paris, 1874, 1 vol. in-8 de 750 pages, avec 467 figures. Cartonné. . . . . . 16 fr.

— **Géographie botanique,** influence du terrain sur la végétation. Paris, 1881, un vol. in-8, 142 pages. . . . . 3 fr. 50

CORIVEAUD. Hygiène de la jeune fille. 1882. In-18. . . 3 fr.

— **Le lendemain du mariage.** Étude d'hygiène. 1884, In-18. 3 fr.

CORLIEU (A.). **Aide-mémoire de médecine, de chirurgie et d'accouchements**, vade-mecum du praticien, par le docteur A. CORLIEU. 5ᵉ *édition*. Paris, 1877, 1 vol. in-18 jésus de VIII-690 pages avec 420 fig. Cart.   6 fr.
— **Memorandum de medicina, cirurjia y partos**, traducido por DON CALDERON, 1878, in-18, cartonné. . . . . 10 fr.
— **Les médecins grecs.** 1885, 1 volume in-8 avec figures et 1 carte.   5 fr.
CORNARO (L.). **Le régime de Pythagore**, d'après le Dr. COCCHI ; **De la sobriété**, conseils pour vivre longtemps, par L. CORNARO ; **Le vrai moyen de vivre plus de cent ans dans une parfaite santé**, par L. LESSIUS. 1880, 1 vol. in-18 jésus avec 5 planches. . . . . . 3 fr
  Papier de Hollande, tiré à 100 exemplaires. . . . . 6 fr.
CORNIL. Leçons sur la syphilis faites à l'hôpital de Lourcine, par V. CORNIL, professeur à la Faculté de médecine de Paris, 1879, 1 vol. in-8, IX-482 pages avec 9 pl. lithographiées et figures. . . . . . 10 fr.
CORRE. La pratique de la chirurgie d'urgence, 1872, in-18 de VIII-216 p., avec 51 figures. . . . . 2 fr.
CRUVEILHIER. Anatomie pathologique du Corps humain, ou Descriptions, avec figures lithographiées et coloriées, des diverses altérations morbides dont le corps humain est susceptible. Paris, 1830-1842, 2 vol. in-folio, avec 230 pl. col. . . . . 456 fr.
  Demi-rel., dos de maroquin, non rog. Prix pour les 2 v. gr. in-fol.   24 fr.
  Ce bel ouvrage est complet en 41 livraisons, chacune avec 5 pl.
  Chaque livraison. . . . . 11 fr
— **Traité d'Anatomie pathologique générale.** *Ouvrage complet.* Paris, 1849-1864, 5 vol. in-8. . . . . 35 fr.
  Tome V et dernier, avec tables alphabétiques, par CH. HOUEL. Paris, 1864, 1 v. in-8 de 420 pages. . . . . 7 fr.
CUVIER (G.). **Les Oiseaux**, décrits et figurés d'après la classification de Georges CUVIER, mise au courant des progrès de la science. Paris, 1870, 1 vol. in-8 avec 72 pl. contenant 464 fig. noires, 30 fr. ; fig. color.   50 fr.
CUVIER (G.). **Les Mollusques.** Paris, 1868, 1 vol. in-8 avec 36 pl. contenant 520 figures noires, 15 fr. ; fig. coloriées. . . . . 25 fr.
CUVIER. Les Vers et les Zoophytes. Paris, 1869, 1 vol. in-8 avec 37 planches, contenant 550 figures. — Fig. noires, 15 fr. ; fig. color.   25 fr.
CUYER et KUHFF. Le corps humain. Structure et fonctions, formes extérieures, régions anatomiques, situation, rapports et usages des appareils et organes qui concourent au mécanisme de la vie, démontrés à l'aide de planches coloriées, découpées et superposées, dessinées d'après nature, par Édouard CUYER, lauréat de l'École des beaux-arts. Texte par G. A. KUHFF, docteur en médecine, préparateur au laboratoire d'anthropologie de l'École des hautes études. 1 vol. gr. in-8 de 314 et 56 pages de texte, avec atlas de 27 pl. coloriées. Ouvrage complet, cart. en 2 vol. 75 fr.

Séparément :

Les organes génitaux de l'homme et de la femme. 2ᵉ édition, gr. in-8, 62 pages de texte avec 65 fig. et 2 planches coloriées. .   7 fr. 50
Le corps humain. 25 planches. . . . . 70 fr.
— **Les allures du cheval**, démontrées à l'aide d'une planche coloriée, découpée, superposée et articulés. 1885, 44 pages avec 1 pl. et fig. dans le texte. . . . . 7 fr. 50
CUYER et ALIX. Le Cheval, conformation générale, extérieur, structure, fonctions, races. 1885, 1 volume grand in-8 avec planches coloriées, découpées et superposées.
CYON. Principes d'électrothérapie, 1873, 1 vol. in-8 de VIII-275 pages avec figures. . . . . 4 fr.

DAGONET. Nouveau Traité élémentaire et pratique des maladies mentales, suivi de Considérations pratiques sur les asiles d'aliénés, par H. Dagonet médecin de l'asile des aliénés de Sainte-Anne. Paris, 1876, in-8 de 752 pages, avec 8 planches en photoglyptie, comprenant 38 types d'aliénés et une carte statistique des établissements d'aliénés de la France. 15 fr.

DALTON. Physiologie et hygiène des écoles, des collèges et des familles, Paris, 1870, 1 v. in-18 jés. de 500 p., avec 66 fig. . . . 4 fr.

D'ARDENNE. Les microbes, les virus et les septicémies. Études des doctrines panspermistes au point de vue de la pathologie générale et de la clinique, 1882. 1 vol. in-18 jésus de 378 pages. . . . . . 4 fr.

DARDENNE (L.). **De l'allaitement artificiel.** Paris, 1881, in-18, 519 pages. . . . . 5 fr.

DAREMBERG (CH.). **Histoire des sciences médicales,** comprenant l'anatomie, la physiologie, la médecine, la chirurgie et les doctrines de pathologie générale. Paris, 1870, 2 vol. in-8 . . . . 20 fr.

DAVAINE (C.). **Traité des Entozoaires et des maladies vermineuses** chez l'homme et les animaux domestiques. *Deuxième édition.* Paris, 1877, 1 vol. in-8 de 1000 pages, avec 100 fig. . . . . 14 fr.

DAVASSE. La Syphilis, ses formes, son unité, 1865. 1 v. in-8, 570 p. 8 fr.

DECAYE. Précis de thérapeutique chirurgicale par le docteur Decaye. Paris, 1882, 1 vol. in-18 de XII-572 pages. . . . . 6 fr.

DECHAUX. La femme stérile, 1882, par le docteur Dechaux. 1 vol. in-18 de 240 pages . . . . 2 fr. 50

DEGLAND et GERBE. Ornithologie européenne, ou Catalogue descriptif, analytique et raisonné des oiseaux observés en Europe. *Deuxième édition* entièrement refondue. Paris, 1867, 2 vol. in-8. . . . . . . 24 fr.

DELÉFOSSE. Procédés pratiques pour l'analyse des urines, des dépôts et des calculs urinaires. *Deuxième édition.* Paris, 1876, 1 vol in-18 jésus, 200 pages avec 18 pl., comprenant 72 figures. . . . . . . 2 fr. 50

— **Pratique de la chirurgie des voies urinaires.** Paris, 1877, in-18 jésus de IX-539 pages avec 133 figures. . . . . 6 fr.

DELÉFOSSE. Annales des maladies des organes génito-urinaires (urologie) voy. page 36.

DELPECH. Salles d'asile et écoles primaires. Premiers symptômes des maladies contagieuses qui peuvent atteindre les jeunes enfants. Introduction demandée par M. le Préfet de la Seine au Conseil d'hygiène publique et de salubrité. 1880, in-18 jésus . . . . 25 c.

DENUCÉ. Traité clinique de l'inversion utérine, par P. Denucé, doyen et professeur à la Faculté de médecine de Bordeaux, 1885, in-8° 645 pages avec 103 figures dans le texte. . . . . 12 fr.

DESHAYES (G.-P.) **Conchyliologie de l'île de la Réunion** (Bourbon). Paris, 1863, gr. in-8, 144 pages, avec 14 planches coloriées. . . 10 fr.

— **Description des animaux sans vertèbres** découverts dans le bassin de Paris, comprenant une revue générale de toutes les espèces actuellement connues; 1860-1866. *Ouvrage complet,* 3 vol. in-4 de texte et 2 vol. in-4 de 196 planch., publiés en 50 livraisons. Prix de chaque livrais., 5 fr. — Prix de l'ouvrage complet . . . . 250 fr.

DESPINE et PICOT. Manuel pratique des maladies de l'enfance, par A. Despine, professeur de pathologie interne à l'Université de Genève, et C. Picot, médecin de l'infirmerie du Prieuré de Genève. *Troisième édition.* Paris, 1884, 1 vol. in-18 jésus, XII-800 pages. . . . . . 7 fr.

DESPRÉS (A.) **La prostitution en France.** Études morales et démographiques avec une statistique générale de la prostitution en France, par A. Després, chirurgien de l'hôpital de la Charité, 1882. 1 vol. grand in-8 de XII-208 pages avec 2 planches lithographiées . . . . . . 6 fr.

DESPRÉS. La Chirurgie journalière, leçons de clinique chirurgicale, professées à l'hôpital Cochin. *Deuxième édition.* Paris, 1881. 1 vol. gr. in-8° de 850 pages avec figures. . . . . 12 fr.

Dictionnaire de Médecine, de Chirurgie, de Pharmacie, de l'Art vétérinaire et des Sciences qui s'y rapportent, publié par J.-B. Baillière et Fils. *Quinzième édition*, entièrement refondue par E. LITTRÉ, membre de l'Institut de France (Académie française et Académie des inscriptions), Ouvrage contenant la synonymie *grecque, latine, allemande, anglaise, italienne et espagnole* et le Glossaire de ces diverses langues. Paris, 1884, 1 volume grand in-8 de 1880 pages à deux colonnes, avec 550 figures... 20 fr
   Demi-reliure maroquin, plats en toile................. 4 fr.
   Demi-reliure maroquin à nerfs, plats en toile, très soignée... 5 fr.
   Ouvrage longtemps connu sous le nom de *Dictionnaire de médecine de Nysten* et devenu classique par un succès de quatorze éditions.

DOLÉRIS (A.). **La fièvre puerpérale** et les organismes inférieurs, pathogénie et thérapeutique des accidents infectieux des suites de couches. Paris, 1880, 1 vol. in-8, 334 pages avec 5 pl. comprenant 25 fig.   6 fr.

DONNÉ. Conseils aux mères sur la manière d'élever les enfants nouveau-nés. 7e *édition*. Paris, 1884, 1 vol. in-18 jésus de 350 p.   3 fr.

— **Hygiène des gens du monde.** *Deuxième édition.* Paris, 1879, in-18, 448 pages................................ 3 fr. 50

DUBAR. Anatomie pathologique des ostéites. 1885, gr. in-8° avec 7 planches................................... 5 fr. 50

— **Des tubercules de la mamelle.** Paris, 1881, in-8, 116 pages, avec 3 planches chromolithographiées................. 5 fr. 50

DUBRAC. Traité de jurisprudence médicale et pharmaceutique, comprenant la législation, l'état civil et les questions qui s'y rattachent, les dispositions à titre gratuit, la responsabilité médicale, le secret professionnel, les expertises, les honoraires des médecins et les créances des pharmaciens, l'exercice illégal de la médecine, les contraventions aux lois sur la pharmacie, les rentes viagères, les assurances sur la vie, la police sanitaire, les ventes de clientèle médicale, l'inaptitude au service militaire, les eaux minérales et thermales, etc., par F. DUBRAC, président du tribunal civil de Barbezieux, 1882, un vol. in-8 de 800 pages.   12 fr.

DUCHARTRE. Éléments de Botanique, comprenant l'anatomie, l'organographie, la physiologie des plantes, les familles naturelles et la géographie botanique. *Troisième édition.* Paris, 1884, 1 vol. in-8 de 1272 pages, avec 571 figures. Cart................... 20 fr.

DUCHENNE. De l'Électrisation localisée et de son application à la pathologie et à la thérapeutique. *Troisième édition*, entièrement refondue. Paris, 1872, 1 vol. in-8 avec 279 fig. et 5 pl. noires et coloriées.   18 fr.

— **Physiologie des mouvements**, démontrée à l'aide de l'expérimentation électrique et de l'observation clinique, et applicable à l'étude des paralysies et des déformations. Paris, 1867, in-8, XVI-872 pages avec 101 figures.................................. 14 fr.

— **Mécanisme de la physionomie humaine, ou analyse électro-physiologique de l'expression des passions**, publié en trois éditions:
1° *Édition* grand in-8 formant 1 vol. de 264 pages, avec 9 planches représentant 144 fig. photographiées. *Deuxième édition* ...   20 fr.
2° *Édition de luxe* formant 1 vol. grand in-8, avec atlas composé de 74 planches photographiées et de 9 planches représentant 144 fig. *Deuxième édition.* Cart................................ 68 fr.
3° *Grande édition* in-folio, 84 pages de texte in-folio à deux colonnes et 84 planches, dont 74 sur plaques normales et représentant l'ensemble des expériences électro-physiologiques.............. 200 fr.

DUPOUY. Les poètes latins. Observations médicales et études sur les mœurs de l'ancienne Rome. 1885, 1 volume in-18 jésus de 400 pages.

DUVAL (MATH.). **Précis de Technique microscopique et histologique,** ou Introduction pratique à l'anatomie générale, avec une introduction par CH. ROBIN. 1878, in-18, 315 pages, avec 45 figures dans le texte. . . . . 4 fr.

— **Cours de physiologie.** Voyez Kuss, page 23.

École de Salerne (L'), traduction en vers français, par Ch. Meaux Saint-Marc avec le texte latin, précédée d'une introduction par le Dr. DAREMBERG, et suivie de commentaires, 1880. 1 vol. in-18 jésus de 600 pages avec 7 figures. . . . . 7 fr.
    Papier de Hollande, tiré à 100 exemplaires. . . . . 14 fr.

ELOUI. Recherches histologiques sur le tissu connectif de la cornée des animaux vertébrés. 1881, 1 vol. gr. in-8, avec 6 planches chromo. 6 fr.

L'Encéphale. Journal des maladies mentales et nerveuses, sous la direction de MM. B. BALL et J. LUYS, médecins des hôpitaux. Paraît par cahiers de 8 feuilles (128 pages) avec planches tous les deux mois.
    Prix de l'abonnement : Paris, 20 francs. Départements, 22 fr. Union postale, 1re zone, 24 fr. 2e zone, 25 fr.
    Paraît depuis 1881. Les années 1881, 1882, 1883 et 1884 forment chacune un beau volume avec planches et sont en vente au prix de 18 fr. l'année.

Encyclopédie internationale de chirurgie, publiée sous la direction du docteur John Ashhurst et illustrée de figures intercalées dans le texte. Ouvrage précédé d'une introduction, par L. GOSSELIN, 6 volumes gr. in-8 de chacun 800 pages à 2 colonnes avec environ 2500 figures.
    En vente. Tome I : Pathologie chirurgicale générale, maladies chirurgicales infectieuses et virulentes. — Tome II : Chirurgie générale, maladies chirurgicales communes aux divers tissus organiques. — Tome III : Peau muscles, vaisseaux et ganglions lymphatiques ; vaisseaux sanguins, nerfs. — Tomes IV : Os et articulations : résections et tumeurs.
Sous presse. Tomes V et VI · Maladies chirurgicales des régions. Prix de chaque volume. . . . . 17 fr. 50

ENGEL. Nouveaux éléments de chimie médicale et de chimie biologique, avec les applications à l'hygiène, à la médecine légale et à la pharmacie, par R. ENGEL, professeur à la Faculté de médecine de Montpellier. Deuxième édition, revue et augmentée. Paris, 1885, 1 vol. in-18 jésus de VIII-671 p. avec 118 fig. . . . . 8 fr.

ESPANET (ALEXIS). **La pratique de l'homœopathie simplifiée.** *Deuxième édition.* 1879. 1 vol. in-18 jésus de VIII-496 pages, cartonné. . . . 5 fr.

— **Traité méthodique et pratique de Matière médicale et de Thérapeutique,** basé sur la loi des semblables. Paris, 1861, in-8 de 808 p. . . 9 fr.

EUSTACHE (G.). **Manuel pratique des maladies des femmes,** médecine et chirurgie par le Docteur G. EUSTACHE, professeur à la Faculté libre de médecine de Lille. Paris, 1881, in-18, 748 pages. . . . . 8 fr.

FAGET (J.-C.). **Monographie sur le type et la spécificité de la fièvre jaune.** 1875, gr. in-8 de 84 p., avec 109 tracés graphiques. . . . 4 fr.

— **L'art d'apaiser les douleurs de l'enfantement.** Paris, 1880, in-8 de 87 pages. . . . . 2 fr.

FALRET (J.-P.). **Des maladies mentales et des asiles d'aliénés.** Paris, 1864, in-8, LXX-800 pages avec 1 planche. . . . . 11 fr.

FAU (J.). **Anatomie artistique élémentaire du corps humain.** *Sixième édition.* Paris, 1880, 1 vol. in-8, 17 pl. gravées, avec texte explicatif, figures noires. . . . . 4 fr.
    LE MÊME, figures coloriées. . . . . 10 fr.

FELTZ. Traité clinique et expérimental des embolies capillaires. *Deuxième édition.* 1870, in-8 de 450 pages, avec 11 planches chromolithographiées, comprenant 90 dessins. . . . . 12 fr.

FERRAND (A.). Traité de thérapeutique médicale, ou guide pour l'application des principaux modes de médication thérapeutique et au traitement des maladies, par le docteur A. Ferrand, médecin des hôpitaux. Paris, 1875, 1 vol. in-18 jésus de 800 pages, cart. . . . . 8 fr.

FERRAND (E.). Aide-mémoire de pharmacie, vade-mecum du pharmacien à l'officine et au laboratoire. *Quatrième édition*, comprenant les médicaments nouveaux et les formules nouvelles en concordance avec le Codex de 1884. Paris, 1885. 1 vol. in-18 jésus, de 815 pages avec 188 fig. cart. 7 fr.

FERRAND (E). Premiers secours aux empoisonnés, aux noyés, aux asphyxiés, aux blessés en cas d'accident, et aux malades en cas d'indisposition subite, avec 86 figures. 1878, in-18 jés. de 288 pages. 3 fr.

FEUCHTERSLEBEN. Hygiène de l'âme, traduit de l'allemand. *Troisième édition.* Paris, 1870. 1 vol. in-18 de 260 pages. . . . 2 fr. 50

FOLEY. Étude sur la statistique de la Morgue. Paris, 1880, in-8 de 84 pages avec 15 figures. . . . . 2 fr.

FONSSAGRIVES. Hygiène et assainissement des villes; campagnes et villes; conditions originelles des villes; rues; quartiers; plantations; promenades; éclairage; cimetières; égouts; eaux publiques; atmosphère; population; salubrité; mortalité; institutions actuelles d'hygiène municipale; indications pour l'étude de l'hygiène des villes. Paris, 1874, 1 vol. in-8 de xii-568 pages . . . . 8 fr.

— **Thérapeutique de la phthisie pulmonaire** basée sur les indications. *Deuxième édition.* 1880, in-8, lxiv 560 pages. . . . . 9 fr.

— **Principes de thérapeutique générale** ou le médicament étudié aux points de vue physiol., posol. et clinique, 1884, 1 vol. in-8 de 590 pages. 2ᵉ *édition.*. . . . . 9 fr.

— **Hygiène alimentaire** des malades, des convalescents et des valétudinaires, ou du Régime envisagé comme moyen thérapeutique. *Troisième édition*, revue et corrigée. Paris, 1881, 1 vol. in-8 de xxxii-670 p. 9 fr.

— **Traité d'hygiène navale.** *Deuxième édition*, complètement remaniée et mise soigneusement au courant des progrès de l'art nautique et de l'hygiène générale. Paris, 1877, 1 vol. in-8°. xvi-920 p. et 145 fig. . . 15 fr.

FOURNIER (H.). De l'Onanisme, causes, dangers et inconvénients pour les individus, la famille et la société, remèdes, par le docteur H. Fournier. Paris, 1875, 1 vol. in-12 de 175 pages. . . . . 1 fr. 50

FOVILLE (ACH.) Les aliénés aux États-Unis, législation et assistance. Paris, 1875, in-8 de 118 pages. . . . . 2 fr. 50

— **Les aliénés.** Etude pratique sur la législation et l'assistance qui leur sont applicables. Paris, 1870, 1 vol. in-8 de xiv-207 pages. . . . 3 fr.

FOVILLE. La législation relative aux aliénés en Angleterre et en Ecosse, rapport de missions remplies en 1885, par A. Foville, 1885, 1 volume grand in-8 . . . . fr.

FOX. Iconographie photographique des maladies de la peau, par G. H. Fox, professeur de clinique dermatologique au collège des médecins et des chirurgiens, à New-York, chirurgien du dispensaire de New-York, quarante-huit planches photographiées d'après nature, coloriées à la main, 1882, 1 vol. in-4 cartonné. . . . . 120 fr.

FRERICHS. Traité pratique des maladies du foie et des voies biliaires, 3ᵉ *édition.* 1877, 1 vol. in-8 de xvi-896 pages avec 158 figures. 12 fr.

— **Le Diabète.** Ouvrage traduit avec l'autorisation de l'auteur et annoté par A. Lubanski, professeur agrégé à l'Ecole de médecine du Val-de-Grâce, 1885, 1 volume grand in-8 avec figures et planches . . . . fr.

GALEZOWSKI. Échelles optométriques et chromatiques pour mesurer l'acuité de la vision, les limites du champ visuel et la faculté chromatique, accompagnées de tables synoptiques pour le choix des lunettes, 54 planches noires et coloriées, 1885, in-8° cart. . . . . 7 fr. 50

— **Traité des maladies des yeux.** *Deuxième édition.* Paris, 1875, 1 vol. in-8 de XVI-896 p. avec 416 fig. . . . . 20 fr.

— **Traité iconographique d'ophthalmoscopie,** comprenant la description des différents ophthalmoscopes, l'exploration des membranes internes de l'œil et le diagnostic des affections cérébrales et constitutionnelles. Nouvelle édition. Paris, 1885, in-4 de 281 p., avec atlas de 20 pl. chromolithographiées. . . . . 50 fr.

— **Échelles portatives des caractères et des couleurs** pour mesurer l'acuité visuelle. Paris, 1880, in-18, 54 planches, cartonné. 2 fr. 50

GALEZOWSKI. Du diagnostic des maladies des yeux par la chromatoscopie rétinienne, précédé d'une étude sur les lois physiques et physiologiques des couleurs. Paris, 1868, 1 v. in-8 de 267 p., avec 31 figures, une échelle chromatique comprenant 44 teintes et cinq échelles typographiques tirées en noir et en couleurs. . . . . 7 fr.

GALEZOWSKI et DAGUENET. Diagnostic et traitement des affections oculaires. *Première partie :* Conjonctive, cornée, sclérotique, iris, 1885. — *Deuxième partie :* Cristallin, corps vitré, choroïde, rétine et nerf optique. — *Troisième partie :* Muscles, accommodation, réfraction, paupières, voies lacrymales, orbite et blessures de l'œil. Prix de l'ouvrage complet. . . . . 16 fr.

GALIEN. Œuvres anatomiques, physiologiques et médicales, traduites par le Dr Ch. Daremberg. Paris, 1854-1857, 2 vol. gr. in-8 de 800 p. 20 fr. Séparément, le tome II. 10 fr.

GALISSET et MIGNON. Nouveau traité des vices rédhibitoires ou **Jurisprudence vétérinaire,** contenant la législation et les garanties dans les ventes et échanges d'animaux domestiques, la procédure à suivre, la description des vices rédhibitoires, le formulaire des expertises, procès-verbaux et rapports judiciaires, et un précis des législations étrangères. *Troisième édition.* 1864, in-18 jésus de 542 p. 6 fr.

GALLARD. Clinique médicale de la Pitié, 1877, 1 vol. in-8 de XLIV-656 pages avec 25 fig. . . . . 10 fr.

— **Leçons cliniques sur les maladies des femmes.** *Deuxième édition,* 1879, in-8 de 800 pages avec 100 figures . . . . 14 fr.

— **Leçons cliniques sur la menstruation et ses troubles,** recueillies par le docteur André Petit. 1885, 1 volume in-8, 525 pages avec 57 fig. 6 fr.

GALLOIS. Formulaire de l'Union médicale. Douze cents formules favorites des médecins français et étrangers. *Troisième édition.* Paris, 1882, 1 vol. in-32 de XXVIII-622 pages, cart. . . . . . 3 fr. 50

GALOPEAU. Manuel du pédicure, ou l'Art de soigner les pieds, par Galopeau. Paris, 1877, 1 vol. in-18, 132 p., avec 28 fig. . . . . . 2 fr.

GAUJOT et SPILLMANN (E.). Arsenal de la chirurgie contemporaine. Description, mode d'emploi et appréciation des appareils et instruments en usage pour le diagnostic et le traitement des maladies chirurgicales, l'orthopédie, la prothèse, les opérations simples, générales, spéciales et obstétricales, 1867-1872, 2 vol. in-8 avec 1855 fig. . 32 fr. *Séparément :* Tome II, 1 vol. in-8 de 1086 p. avec 1457 figures. . 18 fr.

GAUTIER (A.). La sophistication des vins, méthodes analytiques et procédés pour reconnaître les fraudes par A. Gautier, professeur agrégé de la Faculté de médecine. 3e *édition* accompagnée d'une planche comprenant 53 tons de vin. Paris, 1884, 1 v. in-18 jés. de 268 p. 4 fr. 50

— **Le cuivre et le plomb** dans l'alimentation et l'industrie, au point de vue de l'hygiène. 1883, in-18, 310 pages. . . . . 3 fr. 50

GAUTIER (L. M.). **Les champignons** considérés dans leurs rapports avec la médecine, l'hygiène publique et privée, l'agriculture, l'industrie et description des principales espèces commestibles suspectes et vénéneuses de la France. 1884, 1 vol. grand in-8 de 508 pages avec 16 planches chromolitographiées et 195 figures dans le texte. . . . . 24 fr.

GELLÉ. Précis des maladies de l'oreille, comprenant l'anatomie, la physiologie, la pathologie, la thérapeutique, la prothèse, l'hygiène, la médecine légale, la surdité et la surdi-mutité et les maladies du pharynx et des fosses nasales. 1885, in-18, 708 pages avec 157 figures dans le texte . . . . 9 fr.

GERBE. *Voy.* Brehm, Degland, pages 9 et 15.

GERMAIN (de Saint-Pierre). **Nouveau Dictionnaire de botanique,** comprenant la description des familles naturelles, les propriétés médicales et les usages économiques des plantes, la morphologie et la biologie des végétaux (étude des organes et étude de la vie). Paris, 1870, 1 vol. in-8 de xvi-1588 pages avec 1640 fig. . . . . 25 fr.

GIGOT-SUARD. L'Herpétisme, pathogénie, manifestations, traitement, pathologie expérimentale et comparée. 1870, 1 vol. gr. in-8, 468 p. 8 fr.

— **Pathologie expérimentale.** L'uricémie, affections de la peau, des muqueuses, du poumon, du foie, des reins, du système nerveux, du système circulatoire, des articulations, diabète et cancer, 1875, in-8. . 4 fr. 50

GILLET. Les Champignons (fungi hyménomycètes) qui croissent en France, description et iconographie, propriétés utiles ou vénéneuses. Paris, 1878, 1 vol. in-8, de 828 pages, avec atlas de 155 planches coloriées, ensemble 2 vol. cart. . . . . 68 fr.

GILLETTE. Chirurgie journalière des hôpitaux de Paris, répertoire de thérapeutique chirurgicale. Paris, 1878, 1 vol. in-8 de xvi-772 pages avec 662 figures, cart. . . . . 12 fr.

— **Clinique chirurgicale des hôpitaux de Paris.** Paris, 1877, 1 vol. in-8, 324 p. avec fig. . . . . 5 fr.

GIRARD (H.). **Études pratiques sur les Maladies nerveuses et mentales,** 1863, 1 vol. grand in-8 de 254 pages. . . . . 12 fr.

GIRARD (M.). **Les insectes, Traité élémentaire d'Entomologie,** comprenant l'histoire des espèces utiles et leurs produits, des espèces nuisibles et des moyens de les détruire; l'étude des métamorphoses et des mœurs, les procédés de chasse et de conservation, par Maurice Girard, président de la Société entomologique de France. Tome I, Introduction. Coléoptères. Paris, 1873, 1 vol. in-8 de 840 pages, avec atlas de 60 pl. et Tome II, Névroptères, Orthoptères, Hyménoptères porte-aiguillon, in-8 de 1028 pages, avec atlas de 15 planches.—Tome III., fasc. I. 1882. Hyménoptères térébrants, Macrolépidoptères. p. 1 à 640 avec 23 planches. figures noires. 70 fr. — Figures coloriées. . . . . 150 fr.
Séparément : Tome II, 2ᵉ partie (pages 577 à 1028), fig. noires. 10 fr. Figures coloriées. . . . . 14 fr.
Séparément : Tome III, fasc. I. fig. noires, 20 fr.—fig. col. 40 fr.

— **Les abeilles,** organes et fonctions, éducation et produits, miel et cire, Paris, 1878, 1 vol. in-18 jésus de viii-280 p. avec 1 planche color. et 50 figures . . . . 4 fr. 50

GIRAUD-TEULON (F.). **La vision et ses anomalies,** cours théorique et pratique sur la physiologie et les affections fonctionnelles de l'appareil de la vue, 1881, gr. in-8, 936 pages avec 117 figures dans le texte. 20 fr.

GLONER. Nouveau dictionnaire de thérapeutique comprenant l'exposé des diverses méthodes de traitement employées par les plus célèbres praticiens pour chaque maladie, 1874, 1 vol. in-18 de viii-805 pages. 7 fr.

GODET. Les Japonais chez eux, étude d'hygiène, 1881, 1 vol. in-8 2 fr. 50

GODRON (D.-A.). **De l'espèce et des races dans les êtres organisés**, et spécialement de l'unité de l'espèce humaine. 2ᵉ *édition*. Paris, 1872, 2 vol. in-8.. . . . . 12 fr.

GOFFRES. Précis iconographique de bandages, pansements et appareils. Nouveau tirage. Paris, 1873, 1 vol. in-18 jésus, 596 pages avec 81 planches gravées. Figures noires, cartonné. . . . . 18 fr.
⎯ LE MÊME figures coloriées, cartonné. . . . . 56 fr.

GOMBAULT (J.-E.). **Le vétérinaire populaire.** Traité pratique des principales maladies des animaux domestiques, 1884, 1 volume grand in-8, figures . . . . 5 fr.

GORDON. Traité expérimental d'électricité et de magnétisme, traduit de l'anglais et annoté par M. J. RAYNAUD, docteur ès sciences, professeur à l'École supérieure de télégraphie, précédé d'une introduction par M. A. CORNU, 1881, 2 vol. in-8, ensemble 1332 pages, avec 571 fig. et 58 planches noires et coloriées. . . . . 35 fr.

GOSSELIN (L.). **Clinique chirurgicale de l'hôpital de la Charité.** *Troisième édition*. Paris, 1879, 3 vol. in-8, avec figures. . . . . . 36 fr.

GOURRIER. Les lois de la génération, sexualité et conception, par le docteur H.-M. GOURRIER. Paris, 1875, 1 vol. in-18 jésus de 200 p. 2 fr.

GOYAU. Traité pratique de maréchalerie, comprenant le pied du cheval, la maréchalerie ancienne et moderne, la ferrure rationnelle appliquée aux divers genres de service, la médecine et l'hygiène du pied, 1882, in-18, 528 pages avec 364 figures dans le texte. . . . . 10 fr.

GRAEFE. Clinique ophthalmologique. Edition publiée par le docteur Ed. MEYER. Paris, 1866, in-8 avec 21 figures. . . . . 8 fr.

GRENIER. Flore de la chaîne jurassique. Edition complète, précédée de la *Revue de la Flore du mont Jura*, 3 parties formant 1 vol. in-8 de 1092 pages, cart. . . . . 12 fr.

GRIESINGER. Traité des maladies infectieuses. Maladies des marais, fièvre jaune, maladies typhoïdes (fièvre pétéchiale ou typhus des armées, fièvre typhoïde, fièvre récurrente ou à rechutes, typhoïde bilieuse, peste), choléra. *Deuxième édition* revue et annotée par le Dʳ E. VALLIN, professeur à l'École du Val-de-Grâce. Paris, 1877, 1 vol. in-8, XXXII-742 pages . . . . 10 fr.

GRISOLLE. Traité de la pneumonie. *Deuxième édition*, refondue et augmentée. Paris, 1864, in-8, XVI-744 pages. . . . . 9 fr.

GROS (C.-H.). **Mémoires d'un estomac,** écrits par lui-même pour le bénéfice de tous ceux qui mangent et qui lisent, et édités par un ministre de l'intérieur, traduit de l'anglais par le docteur C.-H. GROS. 2ᵉ édition. Paris, 1875, 1 vol. in-12 de 186 pages. . . . . 2 fr.

GUARDIA (J. M.). **La Médecine à travers les siècles.** Histoire et philosophie, Paris, 1865, 1 vol. in-8 de 800 pages. . . . . 10 fr.

GUBLER (A.). **Cours de thérapeutique,** professé à la Faculté de médecine, 1880. 1 vol. in-8 de 600 pages. . . . . 9 fr.

GUBLER et LABBÉE. Commentaires thérapeutiques du Codex medicamentarius ou histoire de l'action physiologique et des effets thérapeutiques des médicaments inscrits dans la pharmacopée. *Troisième édition*, revisée d'après le Codex de 1884. 1885, 1 vol. grand in-8, publié en 4 fascicules. . . . . 15 fr.

GUEGUEN. Étude sur la marche de la température dans les fièvres intermittentes et les fièvres éphémères. 1878, in-8, avec planches graphiques. . . . . 5 fr.

GUÉRIN (ALPH.) **Du pansement ouaté** et de son application à la thérapeutique chirurgicale par ALPH. GUÉRIN, président de l'Académie de médecine, chirurgien de l'Hôtel-Dieu. 1885, in-18, 592 pages avec figures dans le texte . . . . 4 fr.

GUIBOURT. Histoire naturelle des drogues simples. *Septième édition*, par G. PLANCHON, professeur à l'Ecole de pharmacie. Paris, 1876, 4 forts vol. in-8, avec 1077 figures. 36 fr.

GUISLAIN. Leçons orales sur les phrénopathies ou traité théorique et pratique des maladies mentales, *deuxième édition*, 1880. 2 v. in-8 avec 54 figures et 2 plans. . . . . 22 fr.

GUNTHER. Nouveau manuel de médecine vétérinaire homœopathique 2e *édition*. Paris, 1871, 1 vol. in-18 de xn-504 pag. avec 34 fig. 5 fr.

GUYON. Eléments de chirurgie clinique, comprenant le diagnostic chirurgical, les opérations en général, l'hygiène, le traitement des blessés et des opérés, par J.-C.-Félix GUYON, professeur à la Faculté de Paris. Paris, 1873, 1 vol. in-8 de xxxviii-672 pages, avec 63 figures. 12 fr.

— **Leçons cliniques sur les maladies des voies urinaires,** professées à l'hôpital Necker. Paris, 1885, 1 vol. grand in-8 de 1000 pages avec 46 figures. 2e *édition* . . . . 14 fr.

HAHNEMANN. Exposition de la doctrine médicale homœopathique, ou Organon de l'art de guérir. *Cinquième édition.* Paris, 1873, 1 vol. in-8 de 640 pages avec le portrait de S. HAHNEMANN. . . . . 8 fr.

— **Traité de matière médicale homœopathique,** comprenant les pathogénésies du Traité de matière médicale pure et du Traité des maladies chroniques. Traduit par Léon SIMON, et V.-P.-Léon SIMON, de l'hôpita Hahnemann. Paris, 1877-1880, tomes I et II, in-8. . . . . . 16 fr Séparément, t. II, in-8. 8 fr. Tome III, sous presse.

HAHNEMANN. Etudes de médecine homœopathique. Paris, 1855, 2 séries publiées chacune en 1 vol. in-8 de 600 p. Prix de chacune. . . 7 fr.

HALLOPEAU. Traité élémentaire de pathologie générale, comprenant la pathologie et la physiologie pathologique. 1884, in-8 de 723 pages avec figures dans le texte. . . . . 11 fr.

HALLOPEAU. Du mercure, action physiologique et thérapeutique, par le Dr H. HALLOPEAU, médecin des hôpitaux. Paris, 1878, gr. in-8, 275 p. 5 fr.

HAMILTON. Traité pratique des fractures et des luxations. Traduit sur la 6e édition et augmentée de nombreuses additions par G. POINSOT, professeur agrégé à la Faculté de médecine de Bordeaux, chirurgien des hôpitaux. 1884, grand in-8 de 1284 pages avec 514 figures avec 514 figures dans le texte. 24 fr.

HAMMOND. Traité des maladies du système nerveux comprenant les maladies du cerveau, les maladies de la moelle et de ses enveloppes, les affections cérébro-spinales, les maladies du système nerveux périphérique et les maladies toxiques du système nerveux, par W. HAMMOND, professeur des maladies mentales et nerveuses à l'Université de New-York. Traduction française augmentée de notes et d'un appendice, par le docteur F. LABADIE-LAGRAVE. 1879, 1 v. gr. in-8 de xxiv-1300 p. avec 116 fig. cart. 22 fr.

HANOT (v.). Du traitement de la pneumonie aiguë. Paris, 1880, in-8 de 316 pages. . . . . 5 fr.

HARRIS et AUSTEN. Traité théorique et pratique de l'art du dentiste, traduit de l'anglais et annoté par E. ANDRIEU. Paris, 1884, 1 vol. in-8 de 1200 pages avec 465 figures. Cartonné. . . . . 20 fr.

HÉRAUD. Nouveau dictionnaire des plantes médicinales, description, habitat et culture, récolte, conservation, partie usitée, composition chimique, formes pharmaceutiques et doses, action physiologique, usages dans le traitement des maladies, suivi d'une étude générale sur les plantes médicinales au point de vue botanique, pharmaceutique et médical, avec une clef dichotomique, tableau des propriétés médicales et mémorial thérapeutique, par le docteur A. HÉRAUD, professeur d'histoire naturelle à l'Ecole de médecine de Toulon. *Deuxième édition.* 1884, 1 vol. in-18, cartonné, de 620 pages, avec 273 figures. . . . . 6 fr.

HÉRAUD. Les secrets de la science, de l'industrie et de l'économie domestique. Recettes, formules et procédés d'une utilité générale et d'une application journalière. Paris, 1879, 1 vol. in-18 jésus, x-654 p. avec 205 figures. . . . . 6 fr.
— **Jeux et récréations scientifiques**, applications usuelles des mathématiques, de la physique, de la chimie et de l'histoire naturelle. 1884, in-18 jésus, 636 pages avec 297 figures, cart. . . . . 6 fr.
HERING. Médecine homœopathique domestique. Traduction nouvelle, par Léon Simon. 6ᵉ *édition*. 1873, in-12, xii-756 p. avec 169 fig. . 7 fr.
HIPPOCRATE. Œuvres complètes, traduction nouvelle, avec le texte en regard, suivie d'une table des matières, par E. Littré. Ouvrage complet. Paris, 1859-1861, 10 vol. in-8, de 700 p. chacun. . . . . . 100 fr.
Il a été tiré quelques exempl. sur jés. vélin. Prix de chaque vol. 15 fr.
HIRSCHEL. Guide du médecin homœopathe au lit du malade, et Répertoire de thérapeutique homœopathique. Traduction par V.-Léon Simon. 2ᵉ *édition*. Paris, 1874, in-18 jésus de xxiv-540 p. . . . . . 5 fr.
HOCQUARD. Contribution à l'étude des staphilomes antérieurs (cirsophthalmie), 1881, in-8, 46 pages avec planches coloriées. . . 5 fr.
HOFMANN (E). Nouveaux éléments de médecine légale, introduction et commentaires par P. Brouardel, professeur à la Faculté de médecine. Paris, 1880, in-8, 816 pages avec 50 fig. . . . . 14 fr.
HOLMES. Thérapeutique des maladies chirurgicales des enfants, par T. Holmes, chirurgien de l'hôpital des Enfants malades, 1870. 1 vol. in-8 de 917 pages avec 330 figures . . . . 15 fr.
HORTOLÈS (CH.). Étude du processus histologique des néphrites, 1881, gr. in-8, 182 pages avec figures et 5 planches coloriées. . 6 fr.
HUBERT (EUG.). Cours d'accouchements professé à l'Université de Louvain. 1878, 2 vol. grand in-8 avec figures dans le texte. . . . 18 fr.
HUFELAND. L'art de prolonger la vie ou la Macrobiotique, nouvelle édition française, augmentée de notes par J. Pellagot. Paris, 1871, 1 vol. in-18 jésus de 640 pages. . . . . 4 fr.
HUGHES (R.). Action des médicaments homœopathiques, ou éléments de pharmaco-dynamique, traduit de l'anglais et annoté par le docteur I. Guérin-Méneville. Paris, 1874, 1 vol. in-18 jésus de xvi-647 p. 6 fr.
HUGHES. Manuel de thérapeutique selon la méthode de Hahnemann. Traduit par I. Guérin-Méneville, 1881, 1 vol. in-18 jés. xvi-668 pages. 6 fr.
HUGUENIN. Anatomie des centres nerveux, par Huguenin, professeur à l'Université de Zurich, traduit par Th. Keller et annoté par le docteur Mathias Duval. 1879, in-8 de 368 pages avec 149 figures. . . . . . 8 fr.
HUGUIER. Mémoire sur les allongements hypertrophiques du col de l'utérus dans les affections désignées sous les noms de *descente*, de *précipitation de cet organe*, et sur leur traitement par la résection ou l'amputation de la totalité du col suivant la variété de cette maladie, in-4, 231 pages, avec 13 planches lithographiées. . . . . . . 15 fr.
— **De l'hystérométrie** et du cathétérisme utérin, de leurs applications au diagnostic et au traitement des maladies de l'utérus et de ses annexes et de leur emploi en obstétrique. Paris, 1865, in-8 de 400 pages avec 4 planches . . . . 6 fr.
HURTREL-D'ARBOVAL. Dictionnaire de médecine, de chirurgie et d'hygiène vétérinaires, par L.-H.-J. Hurtrel-d'Arboval. Édition entièrement refondue et augmentée de l'exposé des faits nouveaux observés par les plus célèbres praticiens français et étrangers, par A. Zundel, vétérinaire supérieur d'Alsace-Lorraine. Paris, 1877, 3 vol. grand in-8 à 2 colonnes, avec 1600 figures. *Ouvrage complet*. . . . . 60 fr.
HUXLEY. La place de l'homme dans la nature, traduit, annoté, précédé d'une introduction par le docteur E. Dally, avec une préface de l'auteur. Paris, 1868, in-8 de 368 pages, avec 68 fig. . . . . 7 fr.

HUXLEY. **Les sciences naturelles** et les problèmes qu'elles font surgir (*Lay Sermons*). Edition française publiée avec le concours de l'auteur et accompagnée d'une Préface nouvelle. Paris, 1877, 1 vol. in-18 jésus de 500 pages. . . . . 4 fr.

IMBERT-GOURBEYRE. **Des paralysies puerpérales**. Paris, 1861, 1 vol. in-4 de 80 pages. . . . . 2 fr. 50

JAHR. **Nouveau Manuel de Médecine homœopathique**, divisé en deux parties : 1° Manuel de matière médicale, ou Résumé des principaux effets des médicaments homœopathiques, avec indication des observations cliniques; 2° Répertoire thérapeutique et symptomatologique, ou table alphabétique des principaux symptômes des médicaments homœopathiques, avec des avis cliniques. *Huitième édition*, 1872, 4 vol. in-18 jésus. 18 fr.

— **Principes et règles qui doivent guider dans la pratique de l'Homœopathie**. Exposition raisonnée des points essentiels de la doctrine médicale de Hahnemann. Paris, 1857, in-8 de 528 pages. . . . . . . 7 fr.

— **Du Traitement homœopathique des Affections nerveuses** et des Maladies mentales. Paris, 1854, 1 vol. in-12 de 600 pages. . . . . . . 6 fr.

JAHR. **Du Traitement homœopathique des Maladies des Organes de la Digestion**, comprenant un précis d'hygiène générale et suivi d'un répertoire diététique à l'usage de tous ceux qui veulent suivre le régime rationnel de la méthode de Hahnemann. Paris, 1859, 1 vol. in-18 jésus de 520 pages. . . . . 6 fr.

JEANNEL (J.). **Formulaire officinal et magistral, international**, comprenant environ 4,000 formules tirées des Pharmacopées légales de la France et de l'étranger ou empruntées à la pratique des thérapeutistes et des pharmacologistes, avec les indications thérapeutiques, les doses des substances simples et composées, le mode d'administration, l'emploi des médicaments nouveaux, etc., suivi d'un mémorial thérapeutique. *Troisième édition*, contenant les médicaments nouveaux et les formules nouvelles d'après le Codex de 1884. Paris, 1885, 1 vol. in-18 de xxxvi-966 p. cart. . . . . 6 fr.

JEANNEL (J.) **De la prostitution dans les grandes villes, au dix-neuvième siècle**, et de l'extinction des maladies vénériennes; questions générales d'hygiène, de moralité publique et de légalité, mesures prophylactiques internationales, réformes à opérer dans le service sanitaire; discussion des réglements exécutés dans les principales villes de l'Europe. Ouvrage précédé de documents relatifs à la prostitution dans l'antiquité. *Deuxième édition*, refondue et complétée par des documents nouveaux. Paris, 1874, 1 vol. in-18 de 650 pages avec figures. . 5 fr.

JEANNEL (M.). **Arsenal du diagnostic médical**, mode d'emploi et appréciation des instruments d'exploration employés en séméiologie et en thérapeutique, avec les applications au lit du malade, par le docteur Maurice Jeannel. Paris, 1877, 1 vol. in-8 de xvi-440 p., avec 262 fig. 7 fr.

— **L'Infection purulente ou pyohémie**, ouvrage couronné par la Société de chirurgie. Paris, 1880, in-8. . . . . 7 fr.

JOBERT. **De la réunion en chirurgie**, 1864, 1 vol. in-8, xvi-720 pages, 7 pl. dessinées d'après nature, gravées en taille-douce et color. 12 fr.

JOLLY. **Le tabac et l'absinthe**, leur influence sur la santé publique, sur l'ordre moral et social, 1876, 1 vol. in-18 jésus, de 216 pages. . 2 fr.

— **Hygiène morale**. Paris, 1877, 1 vol. in-18 jésus, 300 pages. . 2 fr.
Table des matières. L'homme, la vie, l'instinct, la curiosité, l'imitation, l'habitude, la mémoire, l'imagination, la volonté.

JOUSSET (P.). **Éléments de pathologie et de thérapeutique générales**. Paris, 1873, 1 vol. in-8 de 245 pages. . . . . 4 fr.

— **Leçons de clinique médicale**. Paris, 1877, gr. in-8° xi-552 p. 7 fr. 50

— **Éléments de médecine pratique**, contenant le traitement homœopathique de chaque maladie. *Deuxième édition*. Paris, 1877, 2 vol. in-8. 15 fr.

JOUSSET. Traité élémentaire de matière médicale expérimentale et de thérapeutique positive par P. Jousset, avec la collaboration de Bon, Claude, Gabalda, Guérin-Meneville, M. Jousset, Piedvache et J. P. Tessier. 1884, 2 vol. in-8. . . . . 18 fr.
— Essai sur les hématocèles utérines intra-péritonéales. 1883, in-8. 5 fr.
JULLIEN (Louis). **Traité pratique des maladies vénériennes.** *Deuxième édition.* 1885, 1 vol. in-8 de 1120 pages avec 127 figures, cartonné. 20 fr.
— De la transfusion du sang, 1875, 1 vol. in-8 de 329 pag. avec fig. 5 fr.
JUNGFLEISCH (E.) **Manipulations de chimie,** guide pour les travaux pratiques de chimie. 1885, 1 volume grand in-8 de 850 pages avec 500 figures intercalées dans le texte. . . . . 20 fr.
KOCHER. De la criminalité chez les Arabes au point de vue de la pratique médico-judiciaire en Algérie. 1884, in-8 de 244 pages. . . 5 fr.
KIENER (L.-C.). **Species général et iconographie des coquilles vivantes,** comprenant la collection du Muséum d'histoire naturelle de Paris, la collection Lamarck et les découvertes récentes des voyageurs, par L.-C. Kiener, continuée par le Dr Fischer, aide-naturaliste au Muséum d'histoire naturelle. Paris, 1837-1880, 12 vol. in-8° avec 902 planches col. 900 fr.
L'ouvrage est complet en 165 livraisons. Prix de chacune, de 6 planches color. et 24 pages de texte, grand in-8, fig. color. 6 fr. — In-4, fig. col. . . . . 12 fr.
Les livraisons 139 et 140 contiennent le texte complet du genre TURBO rédigé par M. Fischer. 128 pages et 6 pl. nouv.
Les livraisons 141 à 165 contiennent le texte du genre TROQUE et 70 planches nouvelles par M. Fischer, pl. 44, 47 à 49, 53, 54, 57 à 120 (fin de l'ouvrage). On peut acquérir chaque famille, chaque genre séparément.
KOEBERLÉ. Des maladies des ovaires et de l'ovariotomie, par E. Koeberlé. Paris, 1878, in-8, 135 pages avec figures. . . . . 4 fr. 50
KUSS et **DUVAL.** **Cours de physiologie,** d'après l'enseignement du professeur Kuss, publié par Mathias Duval, professeur agrégé de la Faculté de médecine de Paris. *Cinquième édition,* complétée par l'exposé des travaux les plus récents. Paris, 1883, 1 v. in-18 jés., viii-684 p., avec 201 fig., cart. . . . . 8 fr.
KUSSMAUL. Les troubles de la parole, par Kussmaul, professeur à la Faculté de médecine de Strasbourg, traduction française augmentée de notes et d'additions par A. Rueff et précédée d'une introduction par le professeur Benjamin Ball, 1884, in-8. . . . . 7 fr.
LABADIE-LAGRAVE. Du froid en thérapeutique. Paris. 1878, 1 volume, in-8°, 282 pages, avec 26 pl. et fig. . . . . 6 fr.
Voy. Hammond, page 20.
LABOULBÈNE. Nouveaux éléments d'anatomie pathologique descriptive et histologique. Paris, 1879, 1 vol. gr. in-8, 930 pages, avec 297 fig. dans le texte, cartonné. 20 fr.
— **L'Hôpital de la Charité** de Paris. 1606-1878. Paris, 1879, in-8. 5 fr.
LANDOUZY (L.). **Des paralysies dans les maladies aiguës.** Paris, 1880, in-8. 362 pages. . . . . 6 fr.
LA POMMERAIS. Cours d'Homœopathie, par le docteur Ed. Couty de la Pommerais. Paris, 1863, in-8, 555 pages. . . . . 4 fr.
LAVALLÉE (A.). **Arboretum segrezianum,** icones selectæ arborum et fruticum in hortis segrezianis collectorum. Livraison 1 à 5. Paris, 1880-1882, in-4 de 90 pages et 30 pl. . . . . 50 fr.
Cet ouvrage paraît en livraisons de 6 pl. avec texte explicatif. Prix de chaque livraison . . . . 10 fr.
LAVALLÉE. Les Clématites à grandes fleurs. Description et iconographie des espèces cultivées dans l'arboretum de Segrez. 1884, in-4 avec 24 planches dessinées d'après nature. . . . . 40 fr.

LAVERAN (A.). **Nature parasitaire des accidents de l'impaludisme**, description d'un nouveau parasite, trouvé dans le sang des malades atteints de fièvre palustre. Paris, 1881, in-8, de 101 p. et 2 planches. 3 fr.

LAVERAN et **TEISSIER**. **Nouveaux éléments de pathologie et de clinique médicales**, par A. Laveran, professeur à l'École de médecine militaire du Val-de-Grâce, et J. Teissier, professeur à la Faculté de médecine de Lyon. *Deuxième édition*. Paris, 1883, 2 vol. petit in-8 avec fig. Ouvrage complet. 18 fr.

LAYET. **Hygiène des professions et des industries**, précédé d'une étude générale des moyens de prévenir et de combattre les effets nuisibles de tout travail professionnel, 1875, 1 v. in-12 de xiv-560 pages. 5 fr.

LEBERT. **Traité d'Anatomie pathologique générale et spéciale**, ou Description et iconographie pathologique des affections morbides, tant liquides que solides, observées dans le corps humain. *Ouvrage complet*. Paris, 1855-1861, 2 vol. in-fol. de texte, et 2 vol. in-fol. comprenant 200 planches dessinées d'après nature, gravées et coloriées. 615 fr.

Le tome Ier comprend : texte, 760 pages, et tome Ier, planches 1 à 94 (livraisons I à XX).

Le tome II comprend : texte, 734 pages, et le tome II, planches 95 à 200 (livraisons XXI à XLI).

On peut toujours souscrire en retirant régulièrement plusieurs livraisons. Chaque livraison est composée de 30 à 40 p. de texte, sur beau papier vélin, et de 5 pl. in-folio gravées et coloriées. Prix de la livraison. 15 fr.

LE BLOND. **Manuel de gymnastique hygiénique médicale**, comprenant les exercices du corps et leurs applications au développement des forces, à la conservation de la santé et au traitement des maladies. Avec une Introduction par le docteur H. Bouvier. Paris, 1877, 1 vol. in-18 jésus, avec 80 fig. 5 fr.

LEFORT (JULES). **Traité de chimie hydrologique** comprenant des notions générales d'hydrologie et l'analyse chimique des eaux douces et des eaux minérales, 2e *édition*. Paris, 1873, 1 vol. in-8, 798 pages avec 50 figures et une planche chromolithographiée. 12 fr.

LEGOUEST. **Traité de Chirurgie d'armée**, par L. Legouest, médecin-inspecteur de l'armée. *Deuxième édition*. Paris, 1872, 1 fort vol. in-8 de 800 p. avec 149 fig. 14 fr.

LEGRAND du SAULLE. **Les hystériques**, état physique et état mental, actes insolites, délictueux et criminels. Paris, 1882, in-8 de 625 p. 8 fr.

LE JOLIS. **Liste des algues marines de Cherbourg**. Paris, 1880, in-8, 168 pages, avec 6 planches. 5 fr.

LENHOSSEK. **Des déformations artificielles du crâne**. 1880, in-4, 134 pages, avec 5 pl. et 16 fig., cartonné. 14 fr.

LETIEVANT. **Traité des sections nerveuses**, physiologie pathologique, indications, procédés opératoires, par le docteur Letievant, chirurgien des hôpitaux de Lyon. Paris, 1873, 1 vol. in-8 avec 20 figures 8 fr.

LEUDET. **Clinique médicale de l'Hôtel-Dieu de Rouen**, 1874, 1 vol. in-8 de 650 pages. 8 fr.

LEURET et **GRATIOLET**. **Anatomie comparée du système nerveux** considérée dans ses rapports avec l'intelligence; 1839-1857. *Ouvrage complet*. 2 vol. in-8 et atlas de 32 pl. in-folio, dessinées d'après nature et gravées avec le plus grand soin. Fig. noires. 48 fr.

Le même, figures coloriées. 96 fr.

Séparément le tome II. Paris, 1857, in-8 de 692 pages, avec atlas de 16 planches dessinées d'après nature, gravées. Figures noires. 24 fr.

Figures coloriées. 48 fr.

LEVY (MICHEL). **Traité d'hygiène publique et privée**. *Sixième édition*, 1879, 2 vol. gr. in-8, ensemble 1900 pages avec figures. 20 fr.

LITTRÉ. **Dictionnaire de médecine**. Voyez Dictionnaire.

LEYDEN (E). **Traité clinique des maladies de la moelle épinière** par E. LEYDEN, professeur de clinique médicale à l'Université de Berlin, traduit par les docteurs Eugène Richard et Ch. Viry, 1879, 1 vol. gr. 850 pages. . . . . 14 fr.

LIVON (CH.) **Manuel de vivisections** par Ch. LIVON, professeur d'anatomie et de physiologie à l'école de médecine de Marseille. 1882, 1 vol. in-8 avec 119 figures noires et col. . . . . 7 fr.
Dans une première partie, l'auteur passe en revue les généralités, c'est-à-dire tout ce que doit connaître celui qui veut entreprendre une vivisection ; dans une seconde il décrit les opérations qui se pratiquent sur les appareils digestif, circulatoire, urinaire, sur le système nerveux, etc.

LOCARD. Étude sur les variations malacologiques. Paris, 1881, 2 vol. gr. in-8, 1033 pages avec pl. . . . . 35 fr.

LOMBARD. Traité de climatologie médicale, comprenant la météorologie médicale et l'étude des influences du climat sur la santé, par le docteur H. C. LOMBARD, de Genève. Paris, 1877-1879, 4 vol. in-8°. 40 fr.
— **Atlas de la distribution géographique des principales maladies** dans ses rapports avec les climats. 1880, in-4° de 25 cartes imprimées en couleurs avec texte explicatif, cart. . . . . 12 fr.
Cet atlas est le complément nécessaire du *Traité de climatologie médicale*.
— **Les stations sanitaires au bord de la mer et dans les montagnes,** les stations hivernales, choix d'un climat pour prévenir ou guérir les maladies, 1880, in-8° 92 pages. . . . . 2 fr.

LORAIN. Études de médecine clinique et physiologique. *Le Choléra observé à l'hôpital Saint-Antoine.* Paris, 1868, 1 vol. grand in-8 raisin de 300 pages avec planches graphiques, dont plusieurs coloriées. 7 fr.
— **Le Pouls, ses variations et ses formes diverses dans les maladies.** Paris, 1870, 1 vol. gr. in-8, 372 pages avec 488 fig. . . . . . . 10 fr.
— **De la température du corps humain** et de ses variations dans les diverses maladies. Publication faite par les soins du professeur BROUARDEL, 1878, 2 vol. gr. in-8, avec figures et portrait. . . . . . 30 fr.
— **De l'Albuminurie.** Paris, 1860, in-8, avec une planche. . . . . 2 fr. 50
Voy. VALLEIX, *Guide du Médecin praticien.*

LUCAS-CHAMPIONNIÈRE (JUST). **Chirurgie antiseptique,** *Deuxième édition.* Paris, 1880, 1 vol. in-18, 305 pages et 15 figures. . . . . 5 fr.

LUTON. Études de thérapeutique générale et spéciale avec applications aux maladies les plus usuelles, par A. LUTON, professeur de clinique médicale à l'École de médecine de Reims. 1882, in-8, 472 pages. 6 fr.

LUYS (J.). **Iconographie photographique des centres nerveux.** Paris, 1873, 1 vol. gr. in-4° de texte et d'explication des planches VIII-74, 40 pages avec atlas de 70 photogr. et 65 schémas lithogr., cart. en 2 vol. . . . . 150 fr.
— **Études de physiologie et de pathologie cérébrales.** Des actions réflexes du cerveau dans les conditions normales et morbides de leurs manifestations. Paris, 1874, 1 vol. gr. in-8 de XII-200 pages, avec 2 pl. contenant 8 fig. tirées en lithographie et 2 fig. tirées en photoglyptie. 5 fr.

LYELL. L'Ancienneté de l'homme, prouvée par la géologie, et remarques sur les théories relatives à l'origine des espèces par variation. *Deuxième édition* française revue et corrigée par HAMY. Paris, 1870, in-8 de XVI-560 pag. avec 68 figures. — **Précis de Paléontologie humaine,** par HAMY, servant de supplément. Paris, 1870, 1 vol. in-8, avec figures. 16 fr.
Séparément : **Précis de Paléontologie humaine,** par HAMY. Paris, 1870, 1 vol. in-8 avec fig. 7 fr.

MAGITOT (E.). **Mémoire sur les tumeurs du périoste dentaire** et sur l'ostéo-périostite alvéolo-dentaire. 2e *édit.* Paris, 1873, in-8, 1 pl. 5 fr.

MAGNE. Hygiène de la vue, par le docteur A. MAGNE. *Quatrième édition,* revue et augmentée. Paris, 1866, in-18 jés. de 350 p. avec 30 fig. 3 fr.

MAGNIN (ANTOINE). **Recherches sur la géographie botanique du Lyonnais**. Bas-plateaux lyonnais, Cotière méridionale de la Dombes, 1880, 1 vol. grand in-8° 160 pages avec 2 cartes coloriées. . . . . . . 8 fr.

MAHÉ. Manuel pratique d'hygiène navale, ou des moyens de conserver la santé des gens de mer, à l'usage des officiers mariniers et marins des équipages de la flotte. Paris, 1874, 1 vol. in-18 de xv-451 pages. Cartonné. . . . . 3 fr. 50

— **Programme de séméiotique et d'étiologie, pour l'étude des maladies exotiques et principalement des maladies des pays chauds**, 1879, 1 vol. in-8°, 428 pages. . . . . 7 fr.

MARCHAND (A.-H.). **Étude sur l'extirpation de l'extrémité inférieure du rectum**. Paris, 1873, in-8 de 124 pages. . . . . . 2 fr. 50

— **Des accidents qui peuvent compliquer la réduction des luxations traumatiques**. 1875, 1 vol. in-8 de 149 pages. . . . . 3 fr.

MARCHANT (G.). **Des épanchements sanguins intracrâniens consécutifs au traumatisme**. 1881, in-8, 200 pages. . . . . 4 fr. 50

MARTIN (F.). **Les cimetières et la crémation**, étude historique et critique. Paris, 1881, in-8, 182 pages. . . . . 5 fr.

MARTINS. Du Spitzberg au Sahara. Étapes d'un naturaliste au Spitzberg, en Laponie, en Écosse, en Suisse, en France, en Italie, en Orient, en Égypte et en Algérie. Paris, 1866, in-8, xvi-620 pages. . . . . 8 fr.

MARVAUD (ANGEL). **Les aliments d'épargne** : alcool et boissons aromatiques, café, thé, coca, cacao, maté, par le docteur MARVAUD. 2ᵉ édit. Paris, 1874, 1 vol. in-8 de 504 pages avec figures. . . . . . . 6 fr.

MARVAUD. Le sommeil et l'insomnie, étude physiologique, clinique et thérapeutique. Paris, 1881, in-8, 157 pages. . . . . 3 fr. 50

MATHIEU (M.) **Du cancer précoce de l'estomac**. 1884, grand in-8, 150 pages . . . . fr.

MAURIAC (CH.). **Leçons sur les maladies vénériennes**, professées à l'hôpital du Midi, par CH. MAURIAC, médecin de l'hôpital du Midi. 1883, in-8, 1072 pages . . . . 18 fr.

MAURIAC. Rapport général sur les travaux de la Commission des logements insalubres, par le docteur E. MAURIAC. Paris, 1882. Grand in-8 de 153 pages . . . . 3 fr.

MAYER. Des Rapports conjugaux, considérés sous le triple point de vue de la population, de la santé et de la morale publique. *Huitième édit.*, revue et augmentée. Paris, 1884, 1 v. in-18 jésus de 370 pag. . 3 fr.

— **Conseils aux femmes sur l'âge de retour**, médecine et hygiène. Paris, 1875. 1 vol. in-12 de 256 pages. . . . . 3 fr.

MÊLIER. Relation de la fièvre jaune survenue à Saint-Nazaire en 1861, 1863, in-4 de 276 pages avec 3 cartes. . . . . 10 fr.

MERCIER (J.). **Conseils aux personnes affaiblies**. 1883, in-18. 4 fr.

MIARD (A.). **Des troubles fonctionnels et organiques, de l'amétrope et de la myopie en particulier**, de l'accommodation binoculaire et cutanée dans les vices de la réfraction. Paris, 1873, 1 vol. in-8 de viii-460 p. 7 fr.

MOITESSIER. La Photographie appliquée aux recherches micrographiques, Paris, 1866, 1 vol. in-18 jésus, avec 41 figures gravées d'après des photographies et 3 planches photographiques. . . . . . . 7 fr.

MOLINARI (PH DE). **Guide de l'homœopathiste**, indiquant les moyens de se traiter soi-même dans les maladies les plus communes en attendant la visite du médecin. *Seconde édit.* Bruxelles, 1861, in-18, 256 pag. 5 fr.

MONDOT (LOUIS). **De la stérilité de la femme**, in-18, vii-400 p. 5 fr.

MONOD. Étude sur l'angiome simple sous-cutané circonscrit, nævus vasculaire sous-cutané, angiome lipomateux, angiome lobulé, 1873, in-8 de 86 pages avec 2 planches. . . . . 2 fr. 50

— **Étude comparative des diverses méthodes de l'Exérèse**. 1875, 1 vol. in-8 de 175 pages. 2 fr. 50

MOQUIN-TANDON. Éléments de Botanique médicale, contenant la description des végétaux utiles à la médecine et des espèces nuisibles à l'homme, vénéneuses ou parasites. *Troisième édition*. Paris, 1875, 1 vol. in-18 jésus, avec 128 figures. . . . . 6 fr.

MOQUIN-TANDON. Histoire naturelle des Mollusques terrestres et fluviatiles de France, contenant des études générales sur leur anatomie et leur physiologie, et la description particulière des genres, des espèces, des variétés. Ouvrage complet. Paris, 1855, 2 vol. grand in-8 de 450 pages, avec un atlas de 54 planches, figures noires. . . . 42 fr.
    L'ouvrage complet avec figures coloriées. . . . . 66 fr.
    Cartonnage de 5 vol. grand in-8. . . . . 4 fr. 50

MORACHE. Traité d'hygiène militaire. Paris, 1874, 1 vol. in-8 de 1050 pages avec 175 figures. . . . . 16 fr.

MORDRET. De la folie à double forme, circulaire alterne par A.-E. Mordret, médecin de l'Asile d'aliénés de la Sarthe. 1885, 1 vol. gr. in-8 256 pages. . . . . 6 fr.

MOREL (ch.). **Traité élémentaire d'histologie humaine**, normale et pathologique, précédé d'un exposé des moyens d'observer au microscope, par le docteur Ch. Morel, professeur d'histologie à la Faculté de médecine de Nancy. *Troisième édition.* Paris, 1880, in-8, 418 pages, avec atlas de 36 planches dessinées d'après nature par A. Villemin. 16 fr.

MŒLLER. Thérapeutique locale des maladies de l'appareil respiratoire par les exhalations médicamenteuses et les pratiques aérothérapiques, par le docteur Mœller. Paris, 1882. 1 vol. in-8 de 328 pages avec figures . . . . 7 fr.

NAEGELÉ et GRENSER. Traité pratique de l'art des accouchements, traduit sur la dernière édition allemande, annoté et mis au courant des derniers progrès de la science, par G.-A. Aubenas, profess. à la Faculté de médecine de Strasbourg. Ouvrage précédé d'une introduction par J.-A. Stoltz, doyen de la Faculté de médecine de Nancy. *Deuxième édition.* Paris, 1880, 1 vol. in-8 de 800 pages, avec une planche sur acier et 207 figures. 12 fr.

NOTHNAGEL et ROSSBACH. Nouveaux éléments de matière médicale et de thérapeutique, exposé de l'action physiologique et thérapeutique des médicaments, avec une introduction par Ch. Bouchard, professeur de pathologie et de thérapeutique générales à la Faculté de médecine de Paris. 1880, 1 vol. in-8 de xxxii-860 pages . . . . . . 14 fr.

NUSSBAUM (J.-N. de). Le pansement antiseptique, exposé spécialement d'après la méthode de Lister. Traduit par le docteur E. de la Harpe, 1880, gr. in-8, 185 pages. . . . . 3 fr.

ORIARD (f.). **L'homœopathie mise à la portée de tout le monde.** *Troisième édition.* Paris, 1865, in-18 jésus, 370 pages. . . . . . . 4 fr.

* **ORIBASE. Œuvres**, texte grec, traduit en français, avec une introduction, des notes, des tables et des planches, par les docteurs Bussemaker, Daremberg et A. Molinier. Paris, 1851-1876, 6 vol. in-8 de 700 pages chacun. Ouvrage complet. . . . . 72 fr.

OUDET. Recherches anatomiques, physiologiques et microscopiques sur les Dents et sur leurs maladies. 1862, in-8, avec une pl. . . . 4 fr.

PARISOT (P.) **Recherches sur le pouls** dans le cours de la convalescence, et la rechute de la fièvre typhoïde. 1884, grand in-8 avec 6 planches hors texte en photolithographie . . . . 3 fr.

PARSEVAL (lud.). **Observations pratiques** de Samuel Hahnemann, et Classification de ses recherches sur les **Propriétés caractéristiques des médicaments.** Paris, 1857-1860, in-8 de 400 pages. . . . . 6 fr.

* **PAULET et LÉVEILLÉ. Iconographie des Champignons**, de Paulet. Recueil de 217 planches dessinées d'après nature, gravées et coloriées, accompagné d'un texte nouveau présentant la description des espèces figurées, leur synonymie, l'indication de leurs propriétés utiles ou vénéneuses

l'époque et les lieux où elles croissent, par J.-H. Léveillé. Paris, 1855,
1 vol. in-folio de 135 pages, avec 217 planches coloriées, cartonné.   170 fr
    Séparément le texte, par M. Léveillé, pet. in-fol. de 135 pages.   20 fr.
    Séparément chacune des dernières planches in-folio coloriées. .   1 fr.
PENARD. **Guide pratique de l'Accoucheur et de la Sage-Femme.**
6e *édition*. Paris, 1885. 1 vol. in-18, xxiv-697 p., avec 180 fig. . .   6 fr
PERRET. **Erreurs et superstitions,** doctrines médicales, par le doc-
teur L. Perret. Paris, 1879, 1 vol. in-8, xii-350 pages. . . . . .   5 fr.
PERRUSSEL (h.). **Guide médical et hygiénique de la mère de famille,**
1882, 1 vol. in-18, 496 pages, cartonné. . . . .   7 fr
PEYROT. **De la valeur thérapeutique et opératoire de l'iridectomie,** par
le Dr J.-J. Peyrot, chirurgien des hôpitaux. 1878, gr. in-8° 104 p.   5 fr. 50
PICARD. **Névroses des organes génito-urinaires** de l'homme, par
Ultzmann. Paris, 1885, in-8 de 100 pages . . . .   2 fr. 50
PICTET. **Traité de Paléontologie,** ou Histoire naturelle des animaux
fossiles considérés dans leurs rapports zoologiques et géologiques.
Deuxième édition, corrigée et augmentée. Paris, 1853-1857, 4 volumes
in-8, avec atlas de 110 planches grand in-4. . . . .   80 fr.
PIESSE. **Des odeurs, des parfums et des cosmétiques,** histoire naturelle, composition chimique, préparation, recettes, industrie, effets physiologiques et hygiène des poudres, vinaigres, dentifrices, pommades, fards,
savons, eaux aromatiques, essences, infusions, teintures, alcoolats, sachets,
etc. *Seconde édition*. 1877, in-18 jés. de xxxvi-580 p., avec 92 fig. .   7 fr.
PINARD. **Les vices de conformation du bassin,** étudiés au point de vue
de la forme et des diamètres antéro-postérieurs. Recherches nouvelles de
pelvimétrie et de pelvigraphie, 1874, in-4 de 64 pages, avec 100 planches représentant 100 bassins de grandeur naturelle. . . . . .   7 fr.
— **Des contre-indications de la version dans la présentation de l'épaule** et
des moyens qui peuvent remplacer cette opération. 1875, in-8 de 140 p.   5 fr.
POINCARÉ. **Le système nerveux** au point de vue normal et pathologique, leçons de physiologie, par le docteur Poincaré, professeur
à la Faculté de Nancy. 1873-1876, 3 vol. in-8 de 500 p., avec fig.   18 fr.
POLOSSON. **Traitement de l'anus contre nature et des fistules sterco-**
rales. 1883, in-8, 216 pages . . . .   4 fr.
POULLET (j.) **Des diverses espèces de forceps,** leurs avantages et leurs
inconvénients 1883, in-8 avec 80 fig. dans le texte. . . . .   6 fr.
PROST-LACUZON. **Formulaire pathogénétique** usuel ou Guide homœopathique pour traiter soi-même les maladies. 5e *édition* 1877, in-18
jésus de 583 pages. . . . .   6 fr.
QUATREFAGES et HAMY. **Les Crânes des races humaines** décrits et
figurés d'après les collections du Muséum d'histoire naturelle de Paris,
de la Société d'Anthropologie de Paris et les principales collections de la
France et de l'Étranger, par A. de Quatrefages, membre de l'Institut,
professeur au Muséum, et Ern. Hamy, aide-naturaliste au Muséum. *Ouvrage
complet.* 1881, in-4 de 500 p. avec 100 planches lith. et fig.   160 fr.
    L'ouvrage complet en 11 livraisons, chacune de 5 à 6 feuilles de texte et de
10 pl. — Prix de chaque livraison. . . . .   14 fr.
QUATREFAGES. **Hommes fossiles et hommes sauvages,** études d'anthropologie comparée par A. de Quatrefages, membre de l'Institut, professeur
au Muséum d'histoire naturelle. 1885, 1 vol. gr. in-8 de 650 pages avec
209 figures dans le texte et une carte . . . .   15 fr.
Relié en toile, fers spéciaux. . . . .   18 fr.
RACLE. **Traité de Diagnostic médical.** Guide clinique pour l'étude des
signes caractéristiques des maladies, contenant un Précis des procédés
physiques et chimiques d'exploration clinique. *Sixième édition*, par Ch.
Fernet et I. Straus, médecins des hôpitaux, agrégés de la Faculté. Paris,
1878, 1 vol. in-18 jésus, xii-860 pages, avec 99 fig., cart. . . .   8 fr.

RANVIER (L). **Leçons d'anatomie générale**, faites au Collège de France. *Appareils nerveux terminaux des muscles de la vie organique* : cœurs sanguins, cœurs lymphatiques, œsophage, muscles lisses par L. RANVIER, professeur au Collège de France. Leçons recueillies par MM. Weber et Lataste, revues par le professeur. 1880, 1 vol. in-8° VII-536 pages avec figures et tracés. . . . . 10 fr.

— **Terminaisons nerveuses sensitives, cornée.** Paris, 1881, 1 vol. in-8, avec figures. . . . . 10 fr.

RAOULT DESLONGCHAMPS. Du traitement des fractures des membres, nouvelle méthode dispensant du séjour au lit et permettan le transport du blessé, au moyen de nouveaux appareils en zinc laminé 1 vol. in-8, VIII-440 pages avec figures. . . . . 6 fr

REDARD (PAUL). **De la section des nerfs ciliaires et du nerf optique,** 1879, in-8°, 156 pages. . . . . 3 fr. 50

— **Examen de la vision chez les employés de chemins de fer.** Rapport présenté à M. le Ministre des Travaux publics. Paris, 1880, in-8, 64 pages avec quatre planches coloriées. . . . . 4 fr.

— **Études de thermométrie** clinique par le docteur P. REDARD, chef de clinique chirurgicale de la Faculté de médecine. 1885, 1 vol. in-8° de 500 pages avec 200 figures dans le texte.

RÉGUIS. Essai sur l'histoire naturelle des vertébrés de la Provence et des départements circonvoisins, par J.-M.-F. RÉGUIS. Paris, 1882, 1 vol. in-8 de 429 pages. . . . . 8 fr.

REMAK. Galvanothérapie, ou de l'application du courant galvanique constant au traitement des maladies nerveuses et musculaires. Paris, 1860, 1 vol. in-8 de 467 pages. . . . . 7 fr.

RENOUARD. Lettres philosophiques et historiques sur la Médecine au XIXᵉ siècle. *Troisième édition.* Paris, 1861, in-8 de 240 p. . 3 fr. 50

REVEIL. Formulaire raisonné des Médicaments nouveaux et des médications nouvelles. *Deuxième édition,* revue et corrigée. Paris, 1865, 1 vol. in-18 jésus de XII-698 pages avec figures. . . . . 6 fr.

REVEILLÉ-PARISE. Guide pratique des goutteux et des rhumatisants. Édition refondue par E. CARRIÈRE. Paris, 1878, in-18 jés., VIII-306 p. 3 fr. 50

— **Physiologie et hygiène** des hommes livrés aux travaux de l'esprit, édition entièrement refondue et mise au courant des progrès de la science par le Dʳ ED. CARRIÈRE, lauréat de l'Institut. 1881, 1 vol. in-18 jésus, 435 pages. . . . . 4 fr.

REYNIER. (P.) **Des nerfs du cœur,** anatomie et physiologie. Paris, 1880, gr. in-8 de 171 pag. . . . . 4 fr.

RIANT. Matériel de secours à l'Exposition. Paris, 1878, in-8 avec fig. 4 fr.

— **Hygiène du cabinet de travail,** 1885, 1 vol. in-18 de 182 pages. 2 fr. 50

RIBES. Traité d'Hygiène thérapeutique, ou Application des moyens de l'hygiène au traitement des maladies, 1860, 1 v. in-8 de 828 p. . . 10 fr.

RICHARD. Histoire de la génération chez l'homme et chez la femme, par le docteur David RICHARD. 1875, 1 vol. de 350 pages, avec 8 planches gravées en taille-douce et tirées en couleur. Cart. . . . . 12 fr.

— **Histoire de la génération** chez l'homme et chez la femme. 1881, 1 vol. in-18 jésus de 320 pages, avec figures. . . . . 3 fr. 50

RICHELOT. De la péritonite herniaire et de ses rapports avec l'étranglement. 1874, in-8 de 88 pages. . . . . 2 fr.

— **Du tétanos.** 1875, in-8 de 147 pages. . . . . 3 fr.

— **Des tumeurs kystiques de la mamelle,** 1878, gr. in-8° . 3 fr. 50

RICORD. Lettres sur la Syphilis. *Troisième édit.* 1863, 1 v. in-18 jésus de VI-558 pages. . . . . 4 fr.

RIVIÈRE (E.). **Paléoethnologie. Antiquité de l'homme dans les Alpes-Maritimes.** Paris, 1879-1884, livraisons I à IX. In-4 avec planches lithographiées et figures intercalées dans le texte. Prix de chaque livraison. 5 fr.
Formera 10 livraisons.

ROBIN (A.). **Des troubles oculaires dans les maladies de l'encéphale.** Paris, 1880, 1 vol. in-8 de 601 pag., avec 46 fig. et 1 pl. lithogr. 9 fr.

— **Des affections cérébrales** consécutives aux lésions non traumatiques du rocher et de l'appareil auditif. 1883, in-8 . . . . . . 5 fr. 50
Voy. BALFOUR.

ROBIN. (CH.). **Traité du microscope** et des injections, de leur emploi, de leurs applications à l'anatomie humaine et comparée, à la physiologie, à la pathologie médico-chirurgicale, à l'histoire naturelle animale et végétale et à l'économie agricole. *Deuxième édition*. 1877, 1 vol. in-8 1101 pages avec 336 figures, cart. . . . . 20 fr.

— **Leçons sur les humeurs** normales et morbides du corps de l'homme, professées à la Faculté de médecine de Paris. *Deuxième édition*. Paris, 1874, 1 vol. in-8 de 1008 pages avec 35 figures, cart. . . . . 18 fr.

— **Anatomie et physiologie cellulaires**, ou des cellules animales et végétales, du protoplasma et des éléments normaux et pathologiques qui en dérivent. Paris, 1873, 1 vol. in-8 de 640 p., avec 83 fig., cart. 16 fr.

— **Programme du cours d'Histologie**. *Deuxième édition*. Paris, 1870, 1 vol. in-8 de XL-416 pages. . . . . 6 fr.

— **Mémoire sur la rétraction, la cicatrisation et l'inflammation des vaisseaux ombilicaux** et sur le système ligamenteux qui leur succède. Paris, 1860, 1 vol. in-4 avec 5 planches lithographiées. . . . . 3 fr. 50

— **Mémoire sur les modifications de la muqueuse utérine** pendant et après la grossesse. Paris, 1861, in-4, avec 5 pl. lithographiées. 4 fr. 50

— **Mémoire sur l'évolution de la notocorde**, des cavités des disques intervertébraux et de leur contenu gélatineux. Paris, 1868, 1 vol. in-4, 202 pages avec 12 planches . . . . 12 fr.

— **Mémoire sur le développement embryogénique des Hirudinées.** Paris, 1875, in-4 de 472 p., avec 19 planches . . . . 20 fr.

ROBIN (CH.). et **VERDEIL**. **Traité de Chimie anatomique et physiologique** normale et pathologique, ou des Principes immédiats normaux et morbides qui constituent le corps de l'homme et des mammifères. 1853, 3 forts volumes in-8, avec atlas de 45 planches dessinées d'après nature, gravées, en partie coloriées. . . . . 36 fr.

ROBINSKI. **Du développement du typhus exanthématique**, sous l'influence des eaux malsaines et d'une mauvaise alimentation. 1881, in-8. 4 fr.

ROCHARD. **Histoire de la chirurgie française au XIX° siècle**, étude historique et critique sur les progrès faits en chirurgie et dans les sciences qui s'y rapportent, depuis la suppression de l'Académie royale de chirurgie jusqu'à l'époque actuelle. Paris, 1875, 1 v. in-8 de XVI-800 p. 12 fr.

ROUBAUD (FÉLIX). **Traité de l'impuissance et de la stérilité**, chez l'homme et chez la femme, comprenant l'exposition des moyens recommandés pour y remédier. 3° *édition*. Paris, 1876, in-8 de 804 pages. 8 fr.

ROUSSEL (A.). **De la syphilis tertiaire** dans la seconde enfance et chez les adolescents. Étude accompagnée d'observations recueillies à l'hospice de l'Antiquaille de Lyon. Paris, 1881, gr. in-8, 141 pages. . . 4 fr. 50

ROUSSEL (TH). **Traité de la pellagre et des pseudo-pellagres.** Ouvrage couronné par l'Institut. 1866, in-8 de 656 pages . . . 10 fr.

ROUX (J.). **De l'ostéomyélite et des amputations secondaires**, d'après les observations sur les blessés de l'armée d'Italie. 1860, 1 vol. in-4, avec 6 planches lithographiées. . . . . 5 fr.

RUFUS (d'Ephèse). Œuvres. Texte collationné sur les manuscrits, traduit pour la première fois en français avec une introduction. Publication commencée par le docteur Ch. Daremberg, continuée et terminée par Ch.-Emile Ruelle. 1880, 1 vol. grand in-8°, liv-678 pages. . 12 fr.

SABATIER (z.-l.). **Des températures générale et locale**, dans les maladies du cœur. 1881, in-8 avec planches. . . . . 3 fr. 50

SAINT-VINCENT. Nouvelle médecine des familles à la ville et à la campagne, à l'usage des familles, des maisons d'éducation, des écoles communales, des curés, des sœurs hospitalières, des dames de charité et de toutes les personnes bienfaisantes qui se dévouent au soulagement des malades : remèdes sous la main, premiers soins avant l'arrivée du médecin et du chirurgien, art de soigner les malades et les convalescents, par le docteur A.-C. de Saint-Vincent. 6e *édition*. Paris, 1883, 1 vol. in-18 jésus de 451 pages avec 142 figures. Cartonné. . . . . 3 fr. 50

SAUREL. Traité de Chirurgie navale, suivi d'un Résumé de leçons sur le **service chirurgical de la flotte**, par le docteur J. Rochard, inspecteur du service de santé de la marine. Paris, 1861, in-8 de 600 pages, avec 106 figures. . . . . 8 fr.

SCIENCE ET NATURE. Revue internationale illustrée des progrès de la science et de l'industrie, paraissant tous les samedis par numéros de 16 pages gr. in-8 jésus à 2 colonnes avec couverture spéciale, imprimé par C. Motteroz sur papier teinté d'Essonnes, illustré par les meilleurs artistes. Le premier numéro a paru le 1er décembre 1883.

Les abonnements partent tous du 1er de chaque mois.

Paris.	Trois mois.	5 fr.	Six mois.	10 »	Un an.	20 fr.
Départements. .	—	6 »	—	12 »	—	24 »
Union postale. .	—	6 25	—	12 50	—	25 »
Autres pays. . . .	—	8 »	—	16 »	—	32 »

Chaque numéro se vend séparément. . . . . 50 c.

SCHLEMMER. Études sur les bronchites, dans leurs rapports avec les maladies constitutionnelles. Paris, 1885, in-8 de 254 pages . . . 4 fr.

SCHWARTZ (ch.-e.). **Ostéosarcomes des membres.** Paris, 1880, gr. in-8 de 267 pages. . . . . 4 fr.

— **Des différentes espèces de pieds bots, et leur traitement.** 1883, gr. in-8. . . . . 4 fr.

SCHIMPER. Traité de Paléontologie végétale, ou la flore du monde primitif dans ses rapports avec les formations géologiques et la flore du monde actuel, par W.-P. Schimper, professeur de géologie à la Faculté des sciences et directeur du Musée d'histoire naturelle de Strasbourg. Paris, 1869-1874, 3 vol. grand in-8, avec atlas de 110 planches grand in-4, lithographiées. . . . . 150 fr.

Séparément, t. III. Paris, 1874, 1 vol. gr. in-8 de 850 p. avec atlas de 20 pl. 50 fr.

SCHRIBAUX et NANOT. Éléments de botanique agricole, à l'usage des Écoles d'agriculture, des Écoles normales et de l'enseignement agricole départemental. 1882, 1 vol. in-18 de 328 pages, avec 262 figures intercalées dans le texte. . . . . 7 fr.

SEMMOLA. Médecine vieille et médecine nouvelle, par le Dr M. Semmola, professeur de thérapeutique à l'Université de Naples, traduit par Girerd. 1881, 1 vol. in-8, 109 pages. . . . . 2 fr. 50

SERRES (e.). **Anatomie comparée transcendante. Principes d'embryogénie**, de zoogénie et de tératogénie. Paris, 1859, 1 vol. in-4 de 942 pages avec 26 planches . . . . 16 fr.

SICARD (h.). **Éléments de zoologie**, par H. Sicard, professeur à la Faculté des sciences de Lyon. 1885, 1 vol. in-8, 842 pages avec 758 figures dans le texte. . . . . 20 fr.

SICHEL. Iconographie ophthalmologique, ou Description avec figures coloriées des maladies de l'organe de la vue, comprenant l'anatomie pathologique, la pathologie et la thérapeutique médico-chirurgicales, par le docteur J. Sichel, professeur d'ophthalmologie. Paris, 1852-1859. *Ouvrage complet*. 2 vol. grand in-4 dont 1 vol. de 840 pages de texte, et 1 volume de 80 planches dessinées d'après nature, gravées et coloriées avec le plus grand soin, accompagnées d'un texte descriptif. . . . . 172 fr. 50
Demi-rel. des deux vol. dos de maroquin, tr. supérieure dorée. 15 fr.
— Cet ouvrage est complet en 25 livraisons. Prix de chaque livraison. . . 7 fr. 50
On peut se procurer séparément les dernières livraisons.

SIEBOLD. Lettres obstétricales. Traduit de l'allemand, avec introduction et des notes, par J.-A. Stoltz. Paris, 1866, in-18, 268 pages. 2 fr. 50

SIGNOL. Aide-mémoire du vétérinaire. Médecine, chirurgie obstétrique, formules, police sanitaire, jurisprudence commerciale. 1884, 1 vol. in-18 jésus de 543 pages avec 595 figures intercalées dans le texte. . . 6 fr.

SIMON (Léon). **Des Maladies vénériennes et de leur traitement homœopathique.** 1860, 1 vol. in-18 jésus, xii-744 pages. . . . . . 6 fr.
Voy. Hering, p. 20.

SIMON (Max). **Le monde des rêves**, par P.-Max Simon, médecin en chef de l'asile des aliénés de Bron. Paris, 1882, 1 vol. in-16 de 456 p. 5 fr. 50

SIMPSON. Clinique obstétricale et gynécologique. Traduit et annoté par G. Chantreuil, professeur agrégé à la Faculté de médecine de Paris. 1874, 1 vol. grand in-8 de 820 p. avec fig. . . . . 12 fr.

SOLLER. Contribution à l'étude de la pneumatométrie, spécialement au point de vue de la résistance des parois thoraciques et du traitement mécanique des affections pulmonaires. Paris, 1882, gr. in-8 de 95 p. 2 fr. 50

SOUBEIRÁN. Nouveau dictionnaire des falsifications et des altérations des aliments, des médicaments et de quelques produits employés dans les arts, l'industrie et l'économie domestique; exposé des moyens scientifiques et pratiques d'en reconnaître le degré de pureté, l'état de conservation, de constater les fraudes dont ils sont l'objet, par J.-Léon Soubeiran, professeur à l'Ecole supérieure de pharmacie de Montpellier. Paris, 1874, 1 vol. grand in-8 de 640 pages avec 218 fig. Cart. . . . . . 14 fr.

STRAUS. Des ictères chroniques, par le docteur Isidore Straus, médecin du bureau central des hôpitaux. Paris, 1878, in-8°, 176 p. . 5 fr. 50
Voy. Racle. *Diagnostic.*

TARDIEU (A.). **Médecine légale :** folie, pendaison, empoisonnement, attentats aux mœurs, avortement, infanticide, blessures, maladies accidentelles, identité. 9 vol. in-8. . . . . 54 fr.
— **Étude médico-légale sur la folie.** 2ᵉ édition, Paris, 1880, 1 vol. in-8 de xxii-610 pages avec 15 fac-similé d'écriture d'aliénés. . . . . . 7 fr.
— **Étude médico-légale sur la pendaison, la strangulation et la suffocation,** 2ᵉ édit. Paris, 1879, 1 vol. in-8, xii-354 pages avec pl. . . 5 fr.
— **Étude médico-légale et clinique sur l'empoisonnement** (avec la collaboration de M. Z. Roussin, pour la partie de l'expertise médico-légale relative à la recherche chimique des poisons). *Deuxième édition.* Paris, 1875, 1 vol. in-8 de 1072 pages avec 2 planches et 52 figures. . 14 fr.
— **Étude médico-légale sur les Attentats aux mœurs.** *Septième édition.* Paris, 1878, in-8 de 224 pages, 5 planches gravées. . . . 5 fr.
— **Étude médico-légale sur l'Avortement,** suivie d'observations et recherches pour servir à l'histoire médico-légale des grossesses fausses et simulées. 4ᵉ *édition.* Paris, 1881, in-8, viii-300 pages. . . . . . . 4 fr.
— **Étude médico-légale sur l'infanticide.** 2ᵉ édit. 1880, Paris, 1 vol. in-8, avec 5 planches coloriées. . . . . 6 fr.

TARDIEU (A) — **Étude médico-légale sur les blessures** comprenant les blessures en général et les blessures par imprudence, les coups et l'homicide involontaire. 1879, in-8. . . . . 6 fr.

— Étude médico-légale sur les maladies accidentellement ou involontairement produites par imprudence, négligence ou transmission contagieuse. Paris, 1878, in-8, de 500 pages. . . . . 4 fr.

— **Question médico-légale de l'identité** dans ses rapports avec les vices de conformation des organes sexuels, contenant les souvenirs et impressions d'un individu dont le sexe avait été méconnu. *Deuxième édition.* Paris, 1874, 1 vol. in-8 de 176 pages. . . . . 5 fr.

TCHIHATCHEF (P. DE). **Espagne, Algérie et Tunisie.** Paris, 1880, 1 vol. gr. in-8 de 995 pag. et 1 carte de l'Algérie. . . . . 12 fr.

TEISSIER. De la valeur thérapeutique des courants continus, par le docteur L.-J. TEISSIER, professeur agrégé de la Faculté de médecine de Lyon. Paris, 1878, in-8°, 176 pages. . . . . 5 fr. 50

> *Voy.* LAVERAN.

TEMMINCK et LAUGIER. Nouveau Recueil de planches coloriées d'Oiseaux, pour servir de suite et de complément aux planches enluminées de Buffon. Ouvrage complet en 102 livr. Paris, 1822-1858, 5 vol. grand infolio, avec 600 planches gravées et coloriées. . . . . 1,000 fr.

> LE MÊME avec 600 planches grand in-4, figures coloriées. . . . 750 fr.
> Demi-reliure, dos en maroquin, des 5 vol. grand in-fol. . . . 90 fr.
> — — des 5 vol. grand in-4. . . . . 60 fr.

> L'ouvrage est *complet* en 102 livraisons. La dernière livraison contient des tables scientifiques et méthodiques.

TESTE. — Systématisation pratique de la Matière médicale homœopathique. Paris, 1853, 1 vol. in-8 de 616 pages . . . . 8 fr.

— **Traité homœopathique des maladies aiguës et chroniques des Enfants.** *Deuxième édition.* Paris, 1856, in-18 de 420 pages. . . 4 fr. 50

TESTE. Comment on devient homœopathe. *Troisième édition,* Paris, 1873. 1 vol. in-18 jésus de 522 pages. . . . . 5 fr. 50

THOMPSON (H.). **Traité pratique des maladies des voies urinaires,** par sir Henry THOMPSON, professeur de clinique chirurgicale et chirurgien à University College Hospital. 2ᵉ édition, revue et complétée avec le concours de l'auteur; précédé de **Leçons cliniques sur les maladies des voies urinaires.** Traduction par le docteur E. LE JUGE DE SEGRAIS. *Deuxième édition.* Paris, 1881, 1 vol. in-8 de 1,000 pages avec 280 figures . . . . 20 fr.

THOMPSON. Leçons sur les tumeurs de la vessie et sur quelques points de la chirurgie des voies urinaires. Traduit par le docteur ROBERT JAMIN. 1885, 1 volume in-8, avec figures . . . . fr.

TRIPIER (AUG.). **Manuel d'électrothérapie.** Exposé pratique et critique des applications médicales et chirurgicales de l'électricité. Paris, 1861, 1 vol. in-18 jésus, XII-624 pages, avec 89 figures. . . . . 6 fr.

TROUSSEAU. Clinique médicale de l'Hôtel-Dieu de Paris, par A. TROUSSEAU, professeur à la Faculté de médecine de Paris, médecin de l'Hôtel-Dieu. *Sixième édition,* par le docteur MICHEL PETER. Paris, 1882, 3 v. in-8, ensemble 2616 p., avec un portrait gravé de l'auteur. 32 fr.

> Cette sixième édition a reçu des augmentations considérables. Les sujets principaux que j'ai ajoutés à cette édition sont : les névralgies, la paralysie glosso-laryngée, l'aphasie, la rage, la cirrhose, l'ictère grave, le rhumatisme noueux, le rhumatisme cérébral, la chlorose, l'infection purulente, la phlébite utérine, la phlegmatia alba dolens, les phlegmons périhystériques, les phlegmons iliaques, les phlegmons périnéphriques, l'hématocèle rétro-utérine, l'ozène, etc., etc. (*Extrait de la préface de l'auteur.*)

TURCK. Méthode pratique de laryngoscopie. Paris, 1861, in-8 de 80 p., avec une pl. lithographiée et 29 figures. . . . . 3 fr. 50

VALETTE. Clinique chirurgicale de l'Hôtel-Dieu de Lyon, 1875, 1 vol. in-8 de 720 pages avec figures . . . . 12 fr.

VALLEIX. Guide du Médecin praticien, ou Résumé général de Pathologie interne et de Thérapeutique appliquées. *Cinquième édition*, entièrement refondue et contenant le résumé des travaux les plus récents, par P. Lorain, professeur de la Faculté de médecine. Paris, 1866, 5 volumes grand in-8 de chacun 800 pages, avec 411 figures. . . . . 50 fr.

Tome I. Fièvres, maladies pestilentielles, maladies constitutionnelles, névroses. — Tome II. Maladies des centres nerveux, maladies des voies respiratoires. — Tome III. Maladies des voies circulatoires, maladies des voies digestives. — Tome IV. Maladies des annexes des voies digestives, maladies des voies génito-urinaires. — Tome V. Maladies des femmes, maladies du tissu cellulaire, de l'appareil locomoteur, maladies de la peau, maladies des yeux et des oreilles. Intoxications par les venins, par les virus, par les poisons d'origine animale, végétale et minérale. Table générale.

VERLOT. Guide du botaniste herborisant. Conseils sur la récolte des plantes, la préparation des herbiers, l'exploration des stations des plantes phanérogames et cryptogames et les herborisations aux environs de Paris, dans les Ardennes, la Bourgogne, la Provence, le Languedoc, les Pyrénées, les Alpes, l'Auvergne, les Vosges, au bord de la Manche, de l'Océan et de la mer Méditerranée. *Deuxième édition*. 1879, in-18, 650 pages avec figures, cartonné. . . . . 6 fr.

VERNEAU. Le bassin dans les sexes et dans les races. Paris, 1875, in-8 de 156 pages, avec 16 planches. . . . . 6 fr.

VERNEUIL. De la gravité des lésions traumatiques et des opérations chirurgicales chez les alcooliques, communications à l'Académie de médecine, par MM. Verneuil, Hardy, Gubler, Gosselin, Rémidi, Richet, Chauffard et Giraldès. Paris, 1871, in-8 de 160 pages. . . . . . 3 fr.

VERNOIS. Traité pratique d'hygiène industrielle et administrative, comprenant l'étude des établissements insalubres, dangereux et incommodes. Paris, 1860, 2 vol. in-8 de chacun 700 pages . . . . . 16 fr.

— **De la Main des ouvriers et des artisans** au point de vue de l'hygiène et de la médecine légale. Paris, 1862, in-8 avec 4 pl. chromolithographiées. . . . . 3 fr. 50

VIDAL. Traité de Pathologie externe et de Médecine opératoire, avec des Résumés d'anatomie des tissus et des régions, par A. Vidal (de Cassis), professeur agrégé à la Faculté de médecine de Paris, etc. *Cinquième édition*, par le docteur Fano, 1861, 5 vol. in-8, avec 761 fig. . 40 fr.

VIGOUROUX (P.). De l'électricité statique, et de son emploi en thérapeutique, 1882, in-8, 103 pages . . . . 3 fr. 50

VILLEMIN. Études sur la tuberculose, preuves rationnelles et expérimentales de sa spécificité et de son inoculation, 1868, 1 vol. in-8 de 640 pages. . . . . 8 fr.

VIRCHOW. La pathologie cellulaire basée sur l'étude physiologique et pathologique des tissus. *Quatrième édition*, par I. Straus, professeur agrégé à la Faculté de médecine. Paris, 1874, 1 vol. in-8 de xxiv-582 pages avec 157 fig. 9 fr.

VOISIN. Traité de la paralysie générale des aliénés, par le docteur Auguste Voisin, médecin de l'hospice de la Salpêtrière. 1879, 1 vol. gr. in-8, xvi-540 pages avec 15 planches dessinées d'après nature, lithographiées et coloriées, graphiques et fac-similé. . . . . 20 fr.

— **De l'Hématocèle rétro-utérine** et des Épanchements sanguins non enkystés de la cavité péritonéale du petit bassin, considérés comme accidents de la menstruation. Paris, 1860, in-8 de 368 pages, avec une planche. . . . . 4 fr. 50

— **Leçons cliniques sur les maladies mentales et sur les maladies nerveuses**, professées à la Salpêtrière, 1883. 1 vol. grand in-8 de viii-770 pages, avec photographies, planches lithographiées et figures intercalées dans le texte. . . . . 15 fr.

VUILLEMIN. **De la valeur des caractères anatomiques** au point de vue de la classification des végétaux. Tiges des composées. 1884, grand in-8 avec figures dans le texte . . . . fr.

WATELET (A.-D.). **Description des plantes fossiles du bassin de Paris.** Paris, 1865-1866, 2 vol. in-4 de 300 pages et de 60 planches lithographiées, cartonnés. . . . . 60 fr.

WUNDT. **Traité élémentaire de physique médicale,** par le docteur Wundt, professeur à l'Université de Heidelberg, traduit avec de nombreuses additions, par le docteur Imbert. 2e édition. Paris, 1884, 1 vol. in-8 de 704 p. avec 596 fig. y compris 1 pl. en chromolith. . . . . . 12 fr.

YVAREN. **Entretiens d'un vieux médecin** sur l'hygiène et la morale, par le Dr P. Yvaren. 1882, 1 vol. in-18 jésus de 671 pages. . . . 5 fr.

WARLOMONT. **Traité de la vaccine et de la vaccination humaine et animale,** 1883, in-8° 585 pages avec 1 planche. . . . . 7 fr.

ZEILLER (c.). **Végétaux fossiles du terrain houiller de la France.** Paris, 1880, 1 vol. in-8, 185 pages avec atlas de 18 pl. lith. . . 18 fr.

Tous les ouvrages portés dans ce Catalogue seront expédiés par la poste, dans les départements, l'Algérie et les pays de l'Union postale, franco et sans augmentation de prix, à toute personne qui en aura envoyé le montant en un mandat sur Paris ou en un mandat postal ou en timbres-poste.

Tous les ouvrages dont le poids dépassera deux kilogr. pour l'Union postale ou trois kilogr. pour la France seront divisés pour l'envoi par la poste.

Toute personne qui désirera que l'envoi à elle fait soit recommandé à la poste, devra joindre 25 centimes par paquet.

EN DISTRIBUTION

CATALOGUE GÉNÉRAL DES LIVRES DE SCIENCES PHYSIQUES, NATURELLES ET MÉDICALES.

Grand in-8, 96 pages à 2 colonnes, avec table alphabétique, sera envoyé *gratis* et *franco* à toute personne qui en fera la demande par lettre affranchie.

CATALOGUE GÉNÉRAL

DES LIVRES D'HISTOIRE NATURELLE

Histoire naturelle générale, 16 pages. — **Géologie, Minéralogie, Paléontologie,** 36 p. (Mai 1874). — **Botanique,** 80 pages (Avril 1877). — **Zoologie,** 128 pages (octobre 1877).

Les Catalogues spéciaux seront envoyés *franco* à toute personne qui en fera la demande par lettre affranchie.

Nous publions tous les 2 mois une notice de nos nouvelles publications, et nous l'envoyons régulièrement à toute personne qui nous en fait la demande par lettre affranchie.

Pour paraître en 1885 :

TRAITÉ D'EMBRYOLOGIE COMPARÉE, par Francis-M. Balfour, d'Edimbourg. Traduction française et notes par H.-A.-M. Robin et Mocquart. Tome II et dernier. In-8 avec 700 figures. . . . .

DIAGNOSTIC ET THÉRAPEUTIQUE DES AFFECTIONS OCULAIRES, par Galezowski et Daguenet. 1 vol. grand in-8, d'environ 650 pages, avec environ 100 figures intercalées dans le texte.

LE DIABÈTE par Frerichs, professeur à l'Université de Berlin, ouvrage traduit avec l'autorisation de l'auteur et annoté par *A. Lubanski*, professeur agrégé à l'École de médecine du Val-de-Grâce. 1 vol. gr. in-8, avec planches chromolithographiées.

L'ENCÉPHALE. Journal des maladies mentales et nerveuses, sous la direction de MM. B. Ball et J. Luys, médecins des hôpitaux. Paraît par cahiers de 8 feuilles (128 pages) avec planches tous les deux mois.

Prix de l'abonnement : Paris, 20 francs. Départements, 22 francs. Union postale : 1re zone 24 fr. 2e zone 25 fr.

MANIPULATIONS DE CHIMIE, cours de travaux pratiques, professé à l'Ecole de pharmacie, par E. Jungfleisch, 1 vol. grand in-8 de 800 pages avec 400 figures intercalées dans le texte.

ENCYCLOPÉDIE INTERNATIONALE DE CHIRURGIE, publiée sous la direction du docteur John Ashurst, et illustrée de figures intercalées dans le texte. Ouvrage précédé d'une introduction par L. Gosselin. 6 vol. gr. in-8 de chacun 800 pages à 2 colonnes avec environ 2500 figures.

En vente. Tome I, II, III et IV.

Sous presse. Tomes V et VI : Maladies chirurgicales des régions. Prix de chaque volume . . . . 17 fr. 50

PRÉCIS DE MÉDECINE LÉGALE, par le docteur C. A. Vibert, médecin expert près les tribunaux. 1 vol. in-18 jésus avec figures.

MÉDECINE ET THÉRAPEUTIQUE SIMPLIFIÉES par le docteur Coiffier. 1 vol. in-18 jésus. . . . . 6 fr.

LES MÉDECINS GRECS par le docteur A. Corlieu. 1 vol. in-8 avec figures et cartes. . . . . 5 fr.

ICONOGRAPHIE PATHOLOGIQUE DE L'ŒUF HUMAIN FÉCONDÉ en rapport avec l'étiologie de l'avortement par le docteur G. J. Martin-Saint-Ange. 1 vol. in-4 d'environ 240 pages avec atlas de 19 planches dessinées d'après nature et chromolithographiées.

TRAITÉ DE BOTANIQUE DESCRIPTIVE appliquée à l'agriculture et à l'industrie manufacturière par J. Vesque, maître de conférences à la Faculté des Sciences de Paris, 1 vol. in-8 d'environ 800 pages avec environ 1700 figures intercalées dans le texte.

LE CHEVAL, conformation générale, extérieur, structure, fonctions, races, par E. Cuyer, professeur à l'Ecole des Beaux-Arts et E. Alix, vétérinaire de l'armée. 1 volume grand in-8 avec planches coloriées, découpées et superposées.

11581. — Typographie A. Lahure, rue de Fleurus, 9, Paris.

* 9 7 8 2 0 1 9 4 7 9 4 9 7 *